# EVIDENCE-BASED EMERGENCY CARE
DIAGNOSTIC TESTING AND CLINICAL DECISION RULES

# EBM救急医学

## クリニカル・ディシジョン・ルールと診断テスト

著 ◆ パインズ／カーペンター／ラジャ／シューア
監訳 ◆ 阿部 智一

西村書店

Evidence-Based Emergency Care
Diagnostic Testing and Clinical Decision Rules
Second Edition

Jesse M. Pines, MD, MBA, MSCE, FACEP, FAAEM
Christopher R. Carpenter, MD, MSC, FACEP, FAAEM
Ali S. Raja, MD, MBA, MPH, FACEP, FAAEM
Jeremiah D. Schuur, MD, MHS, FACEP
Copyright © 2013 by John Wiley & Sons, Ltd.
Japanese edition copyright © 2016 by Nishimura Co., Ltd.

All Rights Reserved. Authorised translation from the English language edition published by
John Wiley & Sons Limited. Responsibility for the accuracy of the translation rests solely with
Nishimura Co., Ltd. and is not the responsibility of John Wiley & Sons Limited. No part of this
book may be reproduced in any form without the written permission of the original copyright
holder, John Wiley & Sons Limited.

Printed and bound in Japan

本書に掲載された内容は、出版時の最新情報に基づき正確を期するように努めておりま
すが、医学は日進月歩で進んでおり、情報は常に変化しております。
著者（監訳者、訳者）ならびに出版社は、本書中の誤り、省略、および内容について保
証するものではありません。また、本書の情報を用いた結果生じた、いかなる不都合に
対しても責任を負うことは一切ありません。

# 監訳者序文

　救急医療は医の原点，救急医学はプロセス学である。患者の短期予後がよくなった今，救急外来のフェーズではそのアウトカムよりも診療のプロセスや質を重要視し始めている。短期のアウトカムが変わらないからといって，医師によって検査をやりすぎたり，やらなさすぎたりでよいのであろうか？　後医は名医でよいのであろうか？　我々はそれぞれの主訴に対する診療プロセスの標準化と診療の質の向上を図り，いつ病院に来ても，誰が担当であっても変わらぬ医療を提供することが望まれている。一方で日本の医学界において，救急を専門に働き続ける人はいまだ少ない。人手不足のため，救急医療は各科の優秀な当直医の多大なる協力で成り立っている。救急患者は常にいるため，幸か不幸か若い医師の救急医療の経験は十分確保されている。しかし，救急医学教育が十分に行きわたっているとは言いがたく，体系的に救急医学を学べる場もないため，教育がどうしても他の専門科の上級医からの視点に偏っている。

　診療には問診，身体所見などの変わらないものと新規の検査や有効性の検証による治療戦略などの変わりゆくものがある。医学の進歩は目まぐるしい。我々が10年単位で追加してきた知識を一度に覚えなければならない医学生の苦労は気の毒にすら思う。現在は論文がopen access時代となり，スマートフォンを用いてなんでもすぐに読めるようになったが，逆に情報は溢れ，取捨選択することの方が難しくなってきた。正しいプロセスで診療するためには問診や身体所見等の変わらない基本に忠実であること，その使い方と限界を知ること，コンセンサスを得ている診療戦略を十分に解釈することが重要である。

　それらのベースになる臨床研究を整理整頓，解釈してくれている本書は，忙しい臨床医にとって非常にありがたい。これは臨床を始めたばかりの医師の経験を補うツールになる。また，ベテラン医師は自らの経験と照らし合わせ納得がいく内容も多いだろう。新しく知る情報もあるかもしれない。普段の診療の疑問からアプローチすることも可能である。詳細を読めば，その分野をレビューすることもできる。疑問が本書で解決されなければ，それをリサーチクエスチョンとして研究をしてもいいだろう。

　Less is moreという考え方がある。それはこれまでのプラスの医療を見直す流れとなり，世界的にchoosing wiselyというキャンペーンが広がっている。救急領域でも侵襲的な検査を行わないという判断をする方が，行うよりはるかに難しい。我々救急医は神の手を求められているわけではない。国際標準化された医療を，自己流ではない医療を迷うことなく提供するサポートとして本書が役立つことを願う。

監訳者　阿部智一

# 訳者一覧

## 監訳者

**阿部智一** 茨城メディカルセンター病院 救急診療科

## 訳者 (五十音順)

**秋根　大** 自治医科大学附属病院 感染症科（25 〜 32章）

**糸井　覚** 国立国際医療センター 血液内科（46、47章）

**鎌田一宏** 地域医療機能推進機構 東京城東病院 総合内科（33 〜 38章）

**河野　衛** 茨城西南医療センター病院 整形外科（7 〜 14章）

**近藤　豊** Department of Surgery, Beth Israel Deaconess Medical Center, Harvard Medical School（15 〜 20章）

**永田　功** 横浜市立みなと赤十字病院 集中治療部（52 〜 58章）

**長嶺育弘** 宮崎大学医学部附属病院 救命救急センター（39 〜 45章）

**福田龍将** 東京大学大学院医学系研究科 救急医学（48 〜 51章）

**藤江敬子** 筑波大学医学医療系 臨床研究地域イノベーション学（1 〜 6章）

**本間洋輔** 東京ベイ・浦安市川医療センター 救急集中治療科（21 〜 24章）

# 原著者一覧

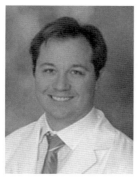

**Jesse M. Pines**：MD, MBA, MSCE. Healthcare Quality センターの責任者で，ジョージワシントン大学の救急医学と医療政策学の准教授，救急科専門医，アメリカ政府のメディケアとメディケイドサービスセンターの上級アドバイザー。バージニア大学で救急医学のレジデンシーを，ペンシルベニア大学の臨床疫学生物統計センターでリサーチフェローを終了し，いくつかの政府機関と私立財団から研究のための助成金を得ている。また，120 以上のピアレビュー論文の著者でもある。

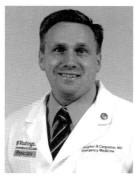

**Christopher Carpenter**：MD, MSc, FACEP, FAAEM. セントルイスのワシントン大学 Barnes Jewish 病院救急部門の EBM 責任者。ピッツバーグの Allegheny 総合病院で内科学と救急医学のレジデンシーを，ワシントン大学で臨床研究の修士を終了，EBM を用いた高齢者救急ケアの改善や implementation science に焦点を当てた研究で連邦政府や財団から資金を得ている。アメリカ救急医学会老年医学部門の時期会長であり，マクマスター大学の Evidence based clinical practice course の教員でもある。40 以上のピアレビュー論文を出版し，Academic Emergency Medicine の "Evidence Based Diagnostics" シリーズを発展に導いた。

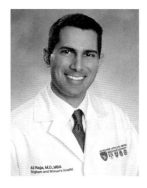

**Ali S. Raja**：MD, MBA, MPH. 救急部門の Network Operations and Business Development の責任者かつ Brigham and Women's 病院の外傷部門の副責任者，ハーバード大学医学部（救急医学）の准教授，Brigham and Women's 病院の Evidence-based Imaging センターの教員。シンシナティ大学で救急医学のレジデンシーを終了，ハーバード公衆衛生大学院で公衆衛生修士をデューク大学で医学の学士と経営学修士の学位を取得。40 以上のジャーナルのピアレビュー論文の著者で，連邦助成金を受け画像診断の利用適正の改善や外傷患者のマネージメントにフォーカスをおいている。また，空軍予備役であり，ボストン FBI・SWAT チームの戦術医師も務める。

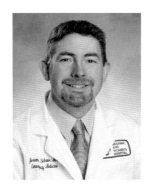

**Jermiah Schuur**：MD, MHS, FACEP. Brigham and Women's 病院の救急医学の Quality, Patient Safety, Performance Improvement の責任者で，ハーバード大学医学部の助教。プロビデンスのブラウン大学の救急医学レジデンシーを終了し，イェール大学の Robert Wood Johnson Clinical Scholar でフェローシップを終了。連邦政府および財団から助成を受け，救急医学のケアの質や患者安全の測定の開発，評価，改善にフォーカスを当てている。アメリカ救急医学会の Quality and Performance 委員会の議長，アメリカ内科学会 Performance Improvement 協会の救急医学代表。また，MEDCAC（medical evidence development and coverage advisory）のメンバーにも任命されている。

# 前書き

　診断は真実とフィクションを正しくラベルされた箱に分類することである。診断は知力と経験とエビデンスを要する。知力は遺伝するかもしれない。経験は稼がないといけない。しかし，エビデンスは読むことによって獲得されるに違いない。この『EBM救急医学　クリニカル・ディシジョン・ルールと診断テスト』第2版は，初版のスタンスを引き継ぎ，深すぎず広すぎない，救急診療の診断学のエビエンスを得る一連のリソースを提供している。ベッドサイドの救急医学のクリニカル・ディシジョンについて，このように普遍的で，同時性があり，経済的かつ加速的にデータを集められる一塊のリソースは他にない。本書は日常診療のための効率的なポケット・リファレンスであるとともに，鍵となる研究の解釈や背景を論文なしに理解するための，専門家による解説書でもある。無駄のない記載様式で読者の時間に配慮する一方で，救急医療全般を58の章立てにて考慮している。本書は頭部外傷の低リスク患者の画像選択のような基本的なトピックだけでなく稀なものも取り上げており，それらの有用なデータはベテラン臨床医にも驚きと情報を与えるであろうと確信している。側頭動脈炎の予測因子としての顎跛行の陽性尤度比はどれくらいか？　このデータを知りたいと思えば第53章をひらき，限られた時間と集中力の持続時間のため，各章を凝縮したサマリーテーブルを見ればよい。

　私は本書がすべての過程において少なくとも一回は思考過程を改善し，能率化すると信じている。しばしば言われることだが，知識は力である。本書は大量の知識を伝えているが，さらに重要なのはデータアクセスを容易にすることによって，臨床医のストレスを減らすことである。つまり，知識を診断ノウハウに変換するのを助けるのだ。だから，次に胸痛患者を診る際に，急性冠動脈症候群のディシジョン・ルールや出版されているディシジョンの手段やその著者ら，確証のレベルなどを調べることに貴重な能力を費やす必要がない。代わりに，あなたは（少なくとも少しは）リラックスでき，価値ある結果のために注意を向けて患者の話を聞き，彼らが何を言っているのか考える時間に充てることができる。また，この注意力は臨床的真実とフィクションを正しく分類するノウハウに充てられる。

　本書において，Pines，Carpenter，Raja，Schuurは救急医学の臨床で真に役立つツールを提供してきた。ぜひ，本書をあなたの次のシフトの際に傍らにおいて欲しい。

Jeffrey Kline

# 序章

　救急医学における最も重要なスキルに，緊急治療が必要か必要でないかを識別する能力がある。それが主に意味するところは，細かい問診，熟達した身体所見，臨床判断への精通である。熟達した臨床医は，問診をとる，身体診察を行う，合理的な臨床判断を発展させるという基本教義を医学部やレジデントトレーニングを通じて獲得するが，この知識は救急診療において，患者を評価し取り扱う経験を通じて，コンスタントにアップデートされる。

　救急患者の評価に利用できるテクノロジーは，ここ50年で急速に開発が進み，画像技術の進歩や新型の検査によって急速に発展し続けている。診断研究の実施と報告の方法も顕著に発展した。加えて，臨床医は現在，診断研究の確証に満ちた解釈を妨げる無数のバイアスを認識している。そして，診断メタアナリシスの中で個々の研究の質を評価する方法も発展した。

　現代の救急医学は，診断テストへのエビデンスに基づいたアプローチの実践において繊細なバランスが要求される。そこではしばしば"適正使用"という言葉が用いられる。適正使用とは，オーバユース（例：低リスク患者への過剰検査）とアンダーユース（例：未診断の，潜在的致死的状態での帰宅）の間のバランスを見つけることを意味する。適正検査は患者中心になされ，合理的かつエビデンスに基づかなければならない。しかし，ヘルスケアコストの悪循環という事実も意識する必要がある。これは，救急医としての仕事の確かな位置側面である。

　多くの疾患プロセスは，クリニカル・クライテリア単独によって，安全かつ確実に除外することができる。テストオーダリングを計画的にガイドする研究の拡散がある。良い例は足関節捻挫のレントゲン使用で，レントゲンで臨床的に顕著な骨折を示す患者はごくわずかである。これらの診断テストのクリニカル・ディシジョン・ルールは，テストからどの患者が利益を得てどの患者が得ないか決める指針として役に立てることができる。これらのスキルのため，診断テストの技術と科学は救急診療の中心であり，救急医や救急現場で働く医療従事者はこの領域のエキスパートでなければならない。

　本書の目的は，日々の救急診療で挙がる診断テストに関する疑問の提示と，利用可能な最良のエビデンスへのコメントである。本書の前半は，診断テストの科学としての概略とクリニカル・ディシジョン・ルール開発の背景にあるプロセス，救急診療医が近年直面している診断テスト利用の効率向上に対するプレッシャー調査である。後半の章は，オリジナル研究に基づいた臨床上の疑問に焦点を当てている。本書は，特定の疑問に対する現代の文献と，臨床的疑問に対する文献の解釈，臨床医としてエビデンスをどのように患者ケアに反映させるかを提供する。重要なことは，実際のデータ，サンプルサイズ，統計の提供も試みた点である。読者は，単に研究の結論だけでなく，様々な研究デザインの限界を理解することによって，利用可能な最良のデータの解釈方法について，自分自身の結論に

たどりつくかもしれない。警告しておきたいのは，我々のコメントは標準的ケアとして解釈されるべきではないということである。すべての救急診療現場が検査や治療において同じリソースを持っているわけでも，同じ利用可能なコンサルトを持つわけでもない。それゆえに，各現場のリソースと診療パターンという文脈において文献解釈を評価することが不可欠となる。

第2版となる本書は，2008年刊行の第1版に新しいエビデンス，多くの新しい章を加え，大幅に拡張した。本書を熟読し，その努力が患者にとって益をなすことを望んでいる。

Jesse M.Pines ／ Christopher R.Carpenter ／ Ali S.Raja ／ Jeremiah D.Schuur

**謝辞**

『EBM救急医学　クリニカル・ディシジョン・ルールと診断テスト』第2版に貢献してくれた以下の方々に感謝を述べたい。原作者として，また本書第1版の執筆に協力してくれたWorth W. Everett，MDに感謝する。ワシントン大学セントルイス校のLisa Hayesにも画像許可において助けられた。ブリガムアンドウィメンズ病院の救急医学画像ライブラリーから画像入手の援助をしてくれたDorothea B. Hempel，MDにも感謝する。

# 目　次

監訳者序文　iii

訳者一覧　iv

原著者一覧　v

前書き　vi

序章　vii

## PART1
## 診断テストとクリニカル・ディシジョン・ルールの科学

第1章　救急医療における診断検査 ····· 2

第2章　エビデンスに基づく医療：
　　　　　そのプロセス ····· 7

第3章　診断検査の疫学・統計学 ····· 12

第4章　クリニカル・ディシジョン・
　　　　　ルール ····· 22

第5章　限られた資源の中での適切な検査：
　　　　　実務と政策の考察 ····· 26

第6章　診断研究における
　　　　　バイアスの理解 ····· 32

## PART2
## 外傷

第7章　頚椎骨折 ····· 38

第8章　小児の頚椎骨折 ····· 44

第9章　高齢者の頚椎骨折 ····· 47

第10章　腹部鈍的外傷 ····· 50

第11章　急性膝部外傷 ····· 52

第12章　急性足関節・足部外傷 ····· 54

第13章　小児鈍的頭部外傷 ····· 57

第14章　鈍的頭部外傷 ····· 63

第15章　鈍的胸部外傷 ····· 69

第16章　不顕性股関節骨折 ····· 73

第17章　頚部軟部組織の鈍的外傷 ····· 77

第18章　舟状骨不顕性骨折 ····· 80

第19章　腹部穿通性外傷 ····· 83

第20章　四肢穿通性外傷と血管損傷 ····· 87

## PART3
## 心臓学

第21章　心不全 ····· 92

第22章　失神 ····· 96

第23章　急性冠症候群 ····· 100

第24章　動悸 ····· 108

## PART4
## 感染症

第25章　小児における細菌性髄膜炎 ····· 114

第26章　月齢1～3ヶ月の乳児における
　　　　　重症細菌感染症 ····· 116

第27章　壊死性筋膜炎 ····· 118

第28章　感染性心内膜炎 ····· 121

第29章　咽頭炎 ····· 125

第30章　副鼻腔炎 ····· 128

第31章　肺炎 ····· 131

第32章　尿路感染症 ····· 135

第33章　敗血症 ····· 137

第34章　化膿性関節炎 ····· 142

第35章　骨髄炎 ····· 146

第36章　性行為感染症 ····· 152

ix

第37章 インフルエンザ ・・・・・・・・・・・ 156
第38章 乳幼児（3～36ヶ月）の発熱 ・・・ 160

## PART5
# 外科的症状と腹部症状

第39章 急性，非特異的，
　　　　非外傷性の腹痛 ・・・・・・・・・・ 164
第40章 小腸閉塞 ・・・・・・・・・・・・・・ 168
第41章 急性膵炎 ・・・・・・・・・・・・・・ 171
第42章 急性虫垂炎 ・・・・・・・・・・・・・ 174
第43章 急性胆嚢炎 ・・・・・・・・・・・・・ 179
第44章 大動脈緊急疾患 ・・・・・・・・・・・ 182
第45章 卵巣捻転 ・・・・・・・・・・・・・・ 184

## PART6
# 泌尿器学

第46章 腎結石症 ・・・・・・・・・・・・・・ 188
第47章 精巣捻転 ・・・・・・・・・・・・・・ 192

## PART7
# 神経学

第48章 非外傷性くも膜下出血 ・・・・・・・ 198
第49章 急性脳卒中 ・・・・・・・・・・・・・ 201
第50章 一過性脳虚血発作 ・・・・・・・・・・ 204
第51章 痙攣 ・・・・・・・・・・・・・・・・ 206

## PART8
# その他：血液学，眼科学，呼吸器学，リウマチ学，老年学

第52章 静脈血栓塞栓症 ・・・・・・・・・・・ 210
第53章 側頭動脈炎 ・・・・・・・・・・・・・ 217
第54章 眼内圧 ・・・・・・・・・・・・・・・ 220
第55章 気管支喘息 ・・・・・・・・・・・・・ 225
第56章 非外傷性背部痛 ・・・・・・・・・・・ 231
第57章 血管内容量 ・・・・・・・・・・・・・ 235
第58章 老年症候群 ・・・・・・・・・・・・・ 238

参考文献 ・・・・・・・・・・・・・ 244
索引 ・・・・・・・・・・・・・・・ 250

**PART 1**

# 診断テストと
# クリニカル・ディシジョン・ルールの科学

第1章　救急医療における診断検査　2

第2章　エビデンスに基づく医療：そのプロセス　7

第3章　診断検査の疫学・統計学　12

第4章　クリニカル・ディシジョン・ルール　22

第5章　限られた資源の中での適切な検査：実務と政策の考察　26

第6章　診断研究におけるバイアスの理解　32

# 第1章

# 救急医療における診断検査

救急医として，我々は診断検査のオーダーやその解釈，および検査結果待ちのために多大な時間を浪費している。重症の可能性を除外するための検査を誰が必要としているか決定するにあたり，救急医はエキスパートである。エキスパートたる理由はいくつかあるが，第一に，そして最も重要なのは，我々が多くの患者を診ていることである。特に，多忙な病院で働いている者として，すべての患者に対してタイムリーに質の高い診療を行い，患者に良好な予後を保証することが期待されている。もしもすべての患者に時間のかかる検査をしていたら，今よりずっと救急科emergency department（ED）の混雑は悪化し，効率は低下し，診療コストも上昇し，患者の待ち時間もさらに長くなるであろう。加えて，米国の救急医に対する報酬は，近年accountable care organization＊や包括支払い制といった仕組みにより変わりつつある。そのため，どの患者に検査が必要で，どの患者には必要でないか，エビデンスに基づいて注意深く判断せよという圧力はますます強くなっている。

EDにおいて，さらなる検査の必要性を識別するのは複雑なプロセスである。過去30〜40年にわたり，診断検査の科学・研究，ならびに救急医療におけるクリニカル・ディシジョン・ルールは大幅に進歩してきた。現在，信頼性や感度，特異度，および全体の精度に関し，検査の性能に対する理解は非常に進んでいる。どの患者に検査が必要か識別するための客観的なクライテリアを供する，検証済みのクリニカル・ディシジョン・ルールもある。頭蓋内出血や頚椎骨折など生命の危険がある重篤な状況であれば，臨床的背景だけで検査対象外となる。また，肺塞栓のような所見に対し，何らかの検査をオーダーする前に疾患の可能性を判定するための良いリスク分類ツールもある。

患者を検査すべきか否か，我々はどのように判断したらよいのだろうか。明らかに検査が必要な患者がいる。たとえば，頭部を負傷して異常な精神状態をきたしていたり，頭部出血が疑われ，CTスキャンによる一刻も早い出血の発見が予後に関わると考えられる場合である。一方，単純な歯痛や軽度の上気道感染など，明らかに検査が必要でない患者もいる。さらに，検査の判断がしばしば困難な患者群がおり，実際はそのような患者が多数を占める。このような患者を前にすると，検査に関して"どっちつかず"の状態に陥ってしまう。そうした多数派の患者群では，検査をするかどうか，あるいは受け取った検査結果をどう解釈するかさえ明らかでないことが多い。また，予想と異なる検査結果であった場合，それを個々の患者の治療にどうつなげるのが最善なのか迷うことがある。

救急医療において診断検査がどれほど困難なのか，いくつか例を挙げてみよう。本日のシフトを開始し，同僚がDダイマー測定（肺塞栓の検査）のオーダーをした患者の担当となったとする。患者は83歳女性で，急性の呼吸困難，胸痛，低酸素血症（室温酸素飽和度＝89％）を示していた。過去に肺塞栓の既往があり，軽度の左前胸壁圧痛と顕著な肺音を除いては目立った身体所見はなかった。Dダイマー測定結果は陰性であった。これで肺塞栓は十分に否定されただろうか。肺動脈造影か胸部CTスキャンを行うべきか，あるいは肺換気血流（V/Q）スキャンを考慮すべきではないだろうか。Dダイマー測定は最初に行う検査として適切だったと言えるか。

別のシナリオを考えてみよう。22歳男性で非典型的胸痛があり，リスク因子はなく，心拍70回/分，室温酸素飽和度100％を含め身体所見は正常であったが，Dダイマー測定値は陽性を示した。次に何をするべきだろうか。抗凝固療法をして入院させるべきだろうか。この患者は肺塞栓があるのだろうか。治療を始める前に，さらに確認のための検査へと進むべきだろうか。それとも，リスクは低いので問題ないと見るだろうか。もちろん，リスクが低いのならなぜ最初にDダイマー測定がオーダーされたのか，と疑問に思うかもしれない。

3つ目の例は77歳女性である。転倒し，急性臀部痛があり，歩行不能である。臀部X線画像上は異常がないが，さらに追及すべきだろうか。CTかMRIを撮ろ

---

2　PART 1　診断テストとクリニカル・ディシジョン・ルールの科学

うとするだろうか。しかし，たとえ臀部X線画像で異常がなかったとしても，彼女は帰宅できるだろうか。

これらは，検査結果が臨床上の疑いを支持しなかった例である。このようなケースではどうしたらよいか。その検査結果を信じるべきか，それとも検査をオーダーする前の自分の臨床的判断を信じるべきだろうか。それらはそもそも最適な検査だったのだろうか。救急医療における師との，診断検査についての会話を振り返ってみよう。彼らはいつも「検査結果によって患者管理をどう変えるのか」「検査が陽性，陰性，あるいは中間だったらどうするのか」と問いかけなかっただろうか。

診断検査の目的は，疾患があるかないかを我々が十分に納得できる状態に到達することである。検査結果は疑わしい病態への罹患率，つまりその患者の疾患有無に関する我々の臨床的疑いに関連づけて解釈される。たとえば，冠動脈疾患の患者は多いが，25歳の患者を見つけようと思っても難しいだろう。冠動脈疾患はその年齢の若者には大変珍しいからである。一方，臨床上の疑いが非常に強いため，客観的な検査を必要としないことも多々あり，その場合は治療に進むことができる。一例として，救急医の中には最初にX線撮影をせずに，診察に基づいて肩脱臼を治療する者がいることが挙げられる。しかし，検査は診断を確認するため，あるいはより重篤で生命を脅かす疾患を除外するため，しばしば必要とされるものである。

EDにおいて検査をするかしないかの選択は，病院や患者のリソースにも依存する。X線検査や検体検査を容易に受け入れる病院もあれば，そうでない病院もある。CTスキャナーのない病院もある。夜間や週末はスタッフがおらず，（MRIや超音波検査のような）特定の検査ができない病院もある。症状が悪化してまた戻ってくるに違いないと医師が思っても，検査を受けようとしない患者もいる。検査を受けたい時だけ救急の症状を訴えていると思われる患者もいる。たとえば患者に「今週，かかりつけ医のところでストレス試験をして」と言うのは，その患者がかかりつけ医を持っていなかったり，医療へのアクセスが良くなかったりする場合には実際的でない。検査をいくつもオーダーできない環境（発展途上国など）において診療を行っている医療者も多い。検査設備のないオフィス環境で診療することもある。しかし，EDや他の急性期状況において検査をオーダーする理由が何であれ，診断検査の利用は多くの場合，患者の治療管理のしかたを変える可能性があることは確かである。

検査をするかしないか，あるいは早期に専門家に参加してもらうか，自分の選択に疑問を感じることがあるかもしれない。右下腹部痛と発熱，吐き気があり，虫垂炎の可能性がある若い男性がいたら，まずCTスキャンを行うべきか，それともすぐに外科医を呼ぶべきか。CTスキャンにより患者管理が変わった症例を何例経験してきたか。その患者が妊娠していない若い女性だったとしたら，プランは変わるのだろうか。

クリニカル・ディシジョン・ルールを実際に使ってみてはどうだろうか。患者が特定の臨床クライテリアに合うかどうか判定することで，もし低リスクであればその患者には検査はしない，と決めることができる。足首を捻挫した患者全員にX線検査が必要なのか。子供にはオタワ足関節ルール Ottawa ankle rule は使えるのか。クリニカル・ディシジョン・ルールの限界は何か。カナダ頚椎ルール Canadian C-spine rule を70歳の女性に適用することは可能なのか。十分に"低いリスク"とは何なのか。これらの疑問は救急医療の現場で日々湧き上がってくる。事実，医師間での診断のばらつきは，主として検査をオーダーするかしないかにより生じるのである。研修期間を振り返り，患者について指導医に説明する準備をしていた時のことを思い出してみよう。「この場合，指導医ならどうするだろう。どんな検査をオーダーするだろうか」と自分に問いかけなかっただろうか。

検査結果を知ることは，疾患を治療するか，もっと検査をするか，あるいはその症状についてもう心配する必要はないか，決定するための助けとなる。クリニカル・ディシジョンの認知心理学はここ数十年で急速に進化してきた。救急医として，我々は経験によりこのプロセスに自信を得ていく。本書に書かれている検査の背景にある経験科学や数学の多くが本能的で直観的なものになるほど，我々は救急医療を実践し続けられる。同じような症状を示した最近の患者100人の検査が全員陰性だったので，この患者の検査は必要ないと考えることがある。あるいは，（くも膜下出血のような）生命の危険がある病態の微妙な臨床所見を見逃したばかりに，"黒焦げ"になったことが一度はあるかもしれない。そのような症状を訴える次の患者は，頭部CTとそれに続く腰椎穿刺を受ける可能性が高いと思われる。これはエビデンスに基づいていると言えるだろうか。個人による診断バイアスを認識することは，臨床判断の誤りの可能性を低下させ，効率性や有効性を上昇させるひとつの道である。

しばし立ち止まり，検査のオーダーに際して我々が

何をするかを考えてみよう。ある患者を診察し、最もありふれており、最も生命を脅かす疾患の可能性の鑑別診断に迫られたとする。以下は1980年にPaukerとKassirerにより提唱されたクリニカル・ディシジョンの方法である[1]。診断検査の基準を2つの異なる閾値で捉え、それぞれを"I"(indeterminate)とする。図1.1の下部のスケールは検査前確率、すなわち何も検査していない状態での対象疾患の確率を示す。実際には検査前に確率を知ることは困難であることが多く、経験を積んだ医師の間でも検査前確率についての意見がかなり異なることがよくある。しかし、ここでは検査前確率が既知の量であると仮定する。

**図1.1**では、"検査非実施"と"検査実施"の間の閾値を検査閾値testing thresholdとし、"検査実施"と"治療実施"の間を検査-治療閾値test-treatment thresholdとしている。この図によれば、もし疾患の検査前確率が検査閾値より低ければ、治療は控えるべきであるし、検査も行わなくてよい。もし検査前疾患確率が検査-治療閾値より高ければ、検査なしで治療すべきである。そして、検査前確率が検査閾値と検査-治療閾値の間にある場合、検査は行うべきであり、患者はその結果に従って処置されるべきである。これは理論であるが、もっと臨床に関連づけてみよう。

疾患が臨床的に明白であり、治療へ進む前に検証的な検査が必要ないことがある。明らかな蜂窩織炎の患者を診察したら、何らかの検査をする前に抗生物質を処方することを選ぶであろう。急性胸痛のある50歳男性で、急性心筋梗塞(AMI)に合致する著明なST上昇が心電図上に見られる場合はどうだろうか。この患者の急性期管理において、心臓マーカーはそれほど役に立たない。これは、まず患者の治療が優先である状況の一例であり、患者にはアスピリン、抗凝固剤、βブロッカーや酸素を与え、もし病院内にあるのであれば心臓カテーテル室に運び、心臓カテーテルができなければ代わりに経静脈的血栓溶解術を行う。では、この患者にマルファン症候群Marfan's syndromeの既往があり、AMIを起こしていると考えたものの、抗凝固療法前に大動脈解離がないことを確かめるため胸部X線かCTスキャンを撮りたい場合はどうするか。その時は"検査する"側に入るのである。

脳卒中に組織型プラスミノーゲン活性化因子(tPA)を使うかどうかのシナリオを考えてみる。これもEDでよく遭遇する状況である。患者が脳卒中徴候の発症から数時間以内にEDに来た場合は、急いでCTスキャナーに運ぶだろう。なぜか。第一の理由は、脳卒中が虚血性か出血性かを鑑別するためであり、主にその違いによりtPA使用の適応となるか否かが決まる。

続いて、検査閾値を下回るケースを見てみよう。筋骨格系の胸痛と思われる痛みのある32歳男性が来たとする。彼に他の症状がなく、身体所見が正常だったとしたら、緊急の検査はまったく必要なしとする医師が多いだろう。気胸や心疾患のような隠れた病態を除外するために胸部X線と心電図を取る医師もいるだろうし、肺塞栓を否定するためDダイマーを測定する医師さえいるかもしれない。この患者はどう扱うのが正しいだろうか。その判断には何らかの根拠はあるか、あるいは単なる医師の好みだろうか。患者によっては、EDでの診察の最後まで、確定的な答えが出ない場合がある。非典型的胸痛があり、心電図と心臓マーカーが正常な45歳女性を、EDではストレス検査をしない病院で診断するとしよう。この患者はAMIを除外するため入院させ、ストレス検査を受けさせた方がよいだろうか。

PaukerとKassirerが30年以上前に検査-治療閾値を考案した頃は、病院内での確定的な診断検査がこれほど急激に普及するとは予想できなかった。確かに検査閾値の下限は以前より低くなっているし、上限もまた、診断名が明らかな場合にさえ検査なしで治療するのは気が引けるほどに高くなっている。これは、救急医療においてはオッカムの剃刀Occam's razorがしば

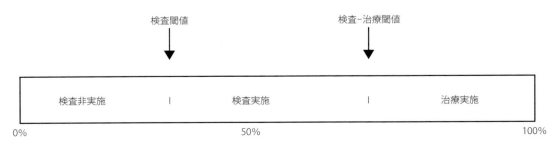

**図1.1** 疾患の検査前確率 (Data from Pauker and Kassirer〈1980〉)

しば当てはまらないためである。オッカムの剃刀とは何か。14世紀の哲学者William of Occamは「必要以上に多くを仮定するなかれ」と言ったが，これは「多くの対立する仮説の中で，最もシンプルなものを選べ」と解釈されてきた[2]。検査−治療閾値に当てはめると，肺炎様の客観的所見（例：低酸素症，浸潤物，咳の症状）のある患者はおそらく肺炎であり，経験的に治療されるべきであるが，肺塞栓の可能性もあることを我々は認識している，ということである。診断の単純性は重要であると理解する一方で，検査−治療閾値の原理はしばしば，もし検査−治療閾値を上回ったら患者を確実に治療するだけでなく，別の疾患の客観的徴候が出ている患者ではさらに検査を考慮すべきであると示している。

外傷外科医がどのように働くか考えてみよう。多発外傷患者に対し，彼らのアプローチは検査，検査，検査であろうか。重症患者の場合でも，外傷外科医は全身スキャン（別名pan-scan）を実施しないことがある。反対に，患者が症状を訴えていない部位までCTスキャンをオーダーする医師もいるが，このアプローチは非論理的ではないと彼らは主張する。ひどい自動車事故に遭い，左大腿骨と左橈骨を骨折し，腹部に弱い圧痛がある患者の場合，腹腔内損傷や頭蓋内損傷を除外するため，さらにCTスキャンを必要とするだろうか。オッカムの剃刀が鈍るのは，最も単純な診断（橈骨と大腿骨の骨折のみ）が可能な場合であっても，多発外傷患者は明らかな所見だけでなく隠れた傷害も有していることが多いためである。そのため，腕と脚の骨折が明白な患者でも，見えない腹腔内，胸郭内，および頭蓋内損傷の診断探索が必要となる。

リスク許容度risk toleranceは，我々が不安なくある疾患を確定したり除外したりできる，疾患の検査後確率に関連する。すなわち，リスク許容度は，我々が自分の検査閾値や検査−治療閾値の設定を安心して行えるところにあり，これら閾値をどこに置くのか，隠れた疾患をどこまで追うのかの指標となる。治療方針を決める際，我々は自身のリスク許容度を，トレーニング歴や臨床専門技能，経験ならびに病院の標準診療や患者，家族，その患者の治療にあたる他の医師の考え方に基づいて確立する。

例として，急性冠症候群の疑い例を挙げてみる。EDで心臓マーカー，心電図，胸部X線による評価を行った結果，追加検査をせずに帰宅させたら，この患者が30日以内に予期せぬ心イベントを発症するリスクは2％と見積もったとする。このレベルのリスクな

ら，帰宅させても大丈夫だろうか。2％とはAMIを見逃す確率の公表値ではなかったか。リスクが1％だったらどうするか。0.5％か0.1％だったとしたら。

いつ検査をオーダーするか，それともすぐに治療するか，どうやって決めるのだろうか。検査前確率をどう決定するのか。検査の結果を個々の患者にどのように当てはめるのか。これこそが，研究やエビデンスに基づく医療evidence-based medicine（EBM）の実践が現場の活動に影響しうる点であり，検査結果やクリニカル・ディシジョン・ルールに関する文献上の最高のエビデンスを受け入れ，その情報を患者の診療法についての意思決定に活用することに他ならない。第2章，第3章ではEBMのプロセスについての最新の概説をするとともに，EDでの個々の患者へのEBMの適用例やエビデンスのレベル，および診断検査に関する多数の文献の評価法を述べる。第4章は，実臨床におけるディシジョン・ルールをいかに引き出し，検証し，その影響をどう判定するかに関する改訂版考察である。第5章は本書第2版からの新しい章であり，最近の医療政策の傾向，すなわち検査オーダーを減らしクリニカル・ディシジョン・ルールを利用するように強いるトレンドについて概説する。第6章では，研究の場において診断精度の推定値を歪めうる様々なバイアスを解説する。

診断検査の背景にあるエビデンスを理解し，どのような場合に検査をしないのかというクリニカル・ディシジョン・ルールを使用することは，救急医療活動の核心部にあたる。EDでの直近のシフトを振り返ってほしい。あなたは検査をいくつオーダーしただろうか。

本書の目的は，EDでの日常の意思決定の根拠となるエビデンスを注意深く評価することにより，救急医療における診断検査やクリニカル・ディシジョン・ルールのエビデンスをわかりやすく解説することである。本書では前述の疑問の背後にあるエビデンスについての客観的な情報を提供するとともに，利用できる最高のエビデンスのもとで特定の臨床的問題を有する患者をどう管理するかについての我々の意見を述べている。ただ，我々はあくまでも大学の救急医の視点から書いていることは注意していただきたい。我々は皆，相談相手や最先端の研究室，高解像度画像診断装置へのアクセスが容易な（必ずしも速いとは言えないが）大学のEDで働いている。したがって，すべての救急医療が同じようにはいかず，自分の臨床活動の環境に合わせて自分自身で文献を解釈しなければならな

いと理解すべきである。

　本書の各章は，日々の救急医療活動の中から湧いてくるクリニカル・クエスチョンに沿って構成されている。第2版では章を増やすとともに，従来の章もすべて，2008年の第1版出版以降に論文発表された最新かつ適切な研究や洞察を含むよう改訂した。各々の疑問に対しては，公表された研究の客観的データを提示し，それらの検査を実践でどう使うかに関して専門家としてのコメントを加えた。繰り返しになるが，我々は個々の検査方法について文献をいかに解釈するかに対する見解を述べるけれども，そのコメントを救急医療における診療の標準として捉えてはならない。診療の標準とは，診療ガイドラインとともに医療機関内の診療パターンにも基づくものだからである。むしろ本書の各章は，フォーラムあるいは議論のための土台として機能するべきである。もしあなたが研究者ならば，救急医療における診断検査に関して本当にわかっていることとわかっていないこと，およびさらなる研究が求められていることに対し，本書をロードマップとして利用することも可能である。最後に，厳密で妥当な研究は完遂までに何ヶ月も何年もかかることが多く，公表までにはさらに時間を要することがある。そのため我々が示した考察は，より新しく大規模で包括的な研究が公表されたり，新たなプレディクションおよびディシジョン・ルールが検証・再現されたり，新たな診断技術が導入されたりすれば変わりうるのである。

訳注
＊米国の医療保健制度改革（いわゆるオバマ・ケア）の中で設立が認められた組織で，医師や医療機関の連携により地域住民の健康に責任を持とうとするもの。医療の質を維持しつつコストを抑制しようとする仕組みであり，診断名ごとにあらかじめ決めた金額を実際にかかったコストが下回った場合，ACOメンバーに還元されるというインセンティブがある。

# 第 2 章

# エビデンスに基づく医療：
# そのプロセス

本書において使用するプロセスは，エビデンスに基づく医療 evidence-based medicine（EBM）と称される。最初の質問は "EBMとは何か" である。EBMは，"患者診療の際のクリニカル・ディシジョンにおいて，現在の最高のエビデンスを入念に，明確に，思慮深く使用すること" と定義されている[1]。しかし，エビデンスだけではEBMの定義とはならない。EBMは我々の臨床的専門技能の中に発生し，患者それぞれの独自な状況や嗜好を包含するものである。救急科（ED）におけるEBMを最も適格に表現すると，（i）適切で注目すべきクリニカル・クエスチョンを設定し，（ii）そのクエスチョンへの回答となる文献を探し，（iii）文献を批判的に吟味して，特定の推奨の根拠となるエビデンスの強さを理解した上で結論を出し，（iv）そのエビデンスをEDにおいて個々の患者の管理方法に適用するプロセスと言える。本書においては，EDでの診断検査やクリニカル・ディシジョン・ルールの使用についての重要で適切なクリニカル・クエスチョンに答えるために，EBMのプロセスを使うことにする。本書で我々が尋ね，答えようとするクエスチョンの多くは，診断検査やクリニカル・ディシジョン・ルールをいつ，どうやって使い，どれだけ信頼するか，さらには公表されている知見をどのように各々の患者に当

てはめるか，に関わるものである。そこで本書では診断検査とクリニカル・ディシジョン・ルールに焦点を絞るが，救急医療におけるEBMは診断検査以外にも，患者にとっての最善の治療法の決定といった他の用途にも適用されうる。

本章の目的はEBMのステップを詳細に検討し，救急医療の現場で診断検査に関するEBMをどう使うかを考察することである。EBMの実践とは，前述の通り4つのシンプルなステップに従うプロセスを言う（表2.1）。

EBMにおける疑問は2つのカテゴリーに分けられる。すなわち，（i）一般的な医学的疑問（例：尿路感染症診断における尿試験紙検査の感度はどの程度か），および（ii）患者に応じた特異的な疑問（例：リスク因子はないが非典型的胸痛と，非特異的な心電図変化がある45歳女性では，トロポニン陰性の値はいくつか）である。本書の全般を通じ，我々は前者の一般的な医学的疑問を取り扱う。我々が提示する文献をモデルとし，そこから上記のプロセスを辿って特異的な疑問に答えたり，自分の臨床的環境に適した診断計画の策定のため自分の文献解釈を適用したりすることをお奨めする。

PICOという頭字語は，診断検査について答えるべ

**表2.1** エビデンスに基づく医療（EBM）を救急科での診断検査に実践・適用するステップ

---

**ステップ1**：患者の問題から明確なクエスチョンを策定する。この患者には検査が必要か。どんな検査が必要なのか。たとえば，非典型的胸痛があるが他の面のリスクが低い患者には，トロポニン検査は必要だろうか。"救急患者における急性冠症候群のスクリーニング検査としてのトロポニンIはどれくらい正確なのだろうか" と，自分に問いかける。"これは答えを出すべきクエスチョンなのか" とも自問する。

**ステップ2**：このクエスチョンに対応した臨床論文を文献探索する。理想的には，同じような症状か，疾患プロセスを示す救急患者を含んでいるとよい（すなわち，胸痛があるがトロポニンが測定されるような急性冠症候群のリスクは低い患者）。まず救急科での胸痛患者の探索から始め，そのあと心臓バイオマーカーの使用について扱っている論文へと探索範囲を狭めていくとよい。

**ステップ3**：論文を読み，妥当性や個々の患者への適用可能性を批判的に評価する。つまり，"その患者はこの研究の選択基準に合っているのか"，あるいは "この患者はその研究に参加した患者たちと同じなのか" と自問する。

**ステップ4**：研究成果を用い，それぞれの患者の診療に適用する（例：この患者はトロポニンI検査が必要か。救急科でどのように心臓トロポニン測定に取り組めばよいか）。

き疑問の4つの要素を定義するのに用いられてきた[2]。PICOのそれぞれの文字は，患者または集団patient or population，調査investigation，比較comparison（すなわち，参照基準criterion standardは何か），および関心のある結果outcome of interestを指す。先ほどの例では，P＝心リスク因子を持たない40歳代女性，I＝トロポニンI測定，C＝心臓カテーテルまたは可能なら冠動脈造影，O＝介入可能な冠動脈病変の識別または（リスク分類のための）冠動脈疾患の存在，となる。

　解決すべきクリニカル・クエスチョンを思いついたら，すぐに探索を始める。オンラインデータベース（MEDLINEなど）にアクセスできる人にとっては，そこから始めるのが最善であろう。特定の検索条件を入力して，適切に検索結果を絞ることができるからである。PubMed（www.pubmed.com）のようなウェブサイトは抄録に自由にアクセスでき，中には論文の全文を読めるものもある。時には病院や大学が法人会員となって，より多くの全文にアクセスできる場合もある。また，UpToDateのような他のリソースを使用することもできるが，これは特定のトピックにおける最新の文献を調査し，時にはエビデンスに基づく治療の推奨も行うものである。他のリソースにはEMBASE，LILACS，CINAHL，およびコクラン共同計画Cochrane Collaborationなどがある。医学情報の検索には他にも多くの情報源があるが，自分の病院や大学が何を提供しているかを知るひとつの方法は，自施設の医学図書室で司書に教えてもらい，すべてのリソースを見て回ることである。医学は急速に進化している領域であり，21世紀の医療提供者は現行の診断・治療技術はもちろんのこと，エビデンスに基づく医療に関する情報に最短でアクセスできる，最新の電子検索エンジンを知っておくことが重要である。

　さて，MEDLINEデータベースにログオンしたとして，何をするか。できることは"troponin"と"chest pain"のような特定の検索条件を使って検索するか，あるいはMeSH（Medical Subject Headings）システムの使用など，より厳密な方法を取るか，のいずれかである。MeSHはMEDLINEやPubMedにおいて，論文に索引をつけるのに用いられる語彙である。同じトピックであっても異なる用語が使われることがあるため，MeSHの使用は検索するのにより確実な方法と言える。英国人がbootと呼ぶものを米国人がtrunkと呼ぶのと同じように，このような違いは医学用語においてもよく目にする。たとえばshortness

of breathについて知りたいと思っても，論文ではshortness of breathではなくrespiratory distressやdyspnea，breathlessnessのように別の表現がされている場合がある。PubMedをより効率的に検索する別の方法は"Clinical Query"を使うことであり，それによりユーザーはtherapy，etiology，diagnosis，prognosis，clinical prediction guideといったカテゴリーごとに臨床研究を探すことができる[3]。もうひとつのよくある技は，検索に"limits"をかけることであり，総説など特定のタイプの論文のみを探したり，特定の年齢層，性，公表日，発表言語に限定して検索したりできる。あるクリニカル・トピックに関し，見出しうる最高のエビデンスを見つけた後は，自分でその文献の批判的吟味をしなければならない。伝統的にクリニカル・トピックにまつわる文献の評価は，カンファレンスや研修医のジャーナルクラブでのグループ討議の良い素材であるが，重要で意義のあるクリニカル・クエスチョンに答えるために，自分で直接文献に当たってもよいのである。

　診断検査に関する研究の評価は，4つの批判的ステップを含む[4]。これらのステップは表2.2に詳述する。クリニカル・ディシジョン・ルールについての研究評価も同様に4つのステップから成り，表2.3に詳述する[5]。

　検査やクリニカル・ディシジョン・ルールについての研究文献を読んだ際，もしも表2.2もしくは表2.3に示された基準に合っていなかったとしたら，懐疑的になるのは仕方がない。しかし，実臨床や本書からわかるように，これらの要件をすべて十分に満たす研究など，通常ではなくむしろ例外である。そうした場合にすべきことは，潜在的な弱点を認識した上で文献を解釈し，その結果を医療の実践方法に適用するため最善を尽くすことである。確かにある検査では，強い推奨の元となる膨大な文献があるかもしれない（例：Dダイマーまたはオタワ足関節ルールOttawa ancle rule）。一方，側頭動脈炎を除外するための赤血球沈降速度（ESR）のように，これらの要件すべてを満たす文献がないこともある。

　次のステップは，文献からわかったことを各々の患者に当てはめることである。研究から学んだことを実際に患者に適用するには数学的な解説を要するが，感度，特異度，尤度比，ベイジアン分析といった用語については第3章で詳しく述べる。特定の患者における疾患の検査前確率（あるいは有病率）を決めることにより，我々は検査後確率を計算できるだけでなく，そ

8　PART 1　診断テストとクリニカル・ディシジョン・ルールの科学

**表2.2** 診断検査に関する研究評価のステップ

**ステップ1**：診断の参照基準（すなわちgold standard）との，独立かつ盲検化された比較がなされていたか。救急医療における適切な参照基準の例としては，虫垂炎患者の外科的評価，あるいは開腹術か腹腔鏡検査での生検結果や，急性冠症候群の可能性のある患者での心臓カテーテル検査の結果や，肺塞栓が疑われる患者での肺血管造影の結果などが挙げられる。肺塞栓における，胸部CTスキャン陰性とそれに続く脚部超音波検査陰性の使用のように，参照基準を不完全に測定するような方法もありうる。
**ステップ2**：その診断検査は，問題の患者と同じ患者集団において評価されていたか。この疑問は年齢，性別，場所（例：EDの患者だったか），主症状（例：胸痛を訴える患者）によって分類できる。すなわち，Dダイマーの感度が95%とメタアナリシスに書かれていた場合，自分の患者はそれらの研究の対象患者と同じなのか，を検証する。
**ステップ3**：すべての患者に参照基準の検査が実施されたか，または，その検査が陽性か陰性かを確認できるようなフォローアップがなされたか。例を挙げると，もし問題の検査が陽性であった患者に対してのみ参照基準の検査を実施したとしたら，感度の評価結果を歪めてしまうかもしれない。たとえば，赤血球沈降速度（ECR）が陽性の患者にのみ側頭動脈炎の生検を行ったとしたら，ESRが陰性で生検が陽性を示す患者を見逃してしまう。これを検証バイアスと呼ぶ。
**ステップ4**：その検査は，他の独立した患者集団においても検証されたか。これは，検査が特定の集団内で実施・検証された場合に特に重要である。たとえば，ある診断検査がカナダでうまく機能したとして，米国でも同様の結果が得られると考えてよいのか。

文献3より

**表2.3** クリニカル・ディシジョン・ルールに関する研究評価のステップ

**ステップ1**：患者の選定にバイアス（偏り）はないか，また，対象とした患者は広い範囲の疾患重症度を代表しているか。たとえば，Canadian head CT ruleに関する研究への登録基準は，意識消失を伴う小さな瘤のある患者から大きな頭部外傷患者までを網羅しているか。
**ステップ2**：すべての患者に対して，参照基準の盲検化評価がなされたか。先の例でいえば，その研究に登録されたすべての患者がCTスキャンを受けたか。
**ステップ3**：結果を知ることなしに，予測因子や実際のルールの明確で正確な解釈がなされていたか。医師はCTの結果を知る前に症例報告書に記入したか。評価者間信頼性の検証はされたのか。
**ステップ4**：登録患者の100%がフォローアップされたか。退院した患者に対しては，特定の期間内に痛みやCTでの問題所見，予後の悪化などがなかったか確認するための追跡をしたか。

文献4より

もそも検査をする必要があるのかどうかを判断できる。

EDにおける診断検査の目的は，必ずしも100%の確実さを求めることではない。むしろ，クリニカル・ディシジョンを最適化できるよう，不確かさのレベルを下げようとすることにある。検査閾値と検査−治療閾値の間を動くために，我々は第1章に立ち戻り，最終的にはどちらかの閾値を越えることにより患者管理を変えうるような検査のみをオーダーしなければならない。

EBMを診断検査やクリニカル・ディシジョン・ルールに適用する際には，ピットフォール（落とし穴）にはまることがある。第一のピットフォールは，PICOの要素 "P"（patient or population）にあまり制限をかけずに規定しようとすることである。たとえば，非典型的胸痛があり心電図変化のない45歳女性において，トロポニンIの感度がどのくらいかを決定するとしよう。まったく同じ状況の45歳女性のみを対象にトロポニンの感度を述べている研究など，ありそうにない。一方で，"P" をどのように選択したらよ

いかわからない場合も，やはり苛立たしく思うだろう。仮に，あらゆる種類の症状を持つ異なる年齢の患者群を扱った研究を用いて，この患者にとっての検査感度を決めようとしたら，それは一般的すぎて特定の患者には合わないかもしれない。

PICOの要素 "I（investigation）" は概して非常に単純であるが，診断検査においては標準化が不十分になりやすいことを臨床医は認識するべきである。どんな検査を自施設のラボが使用しているか，我々は知っておく必要がある。自分の病院では，DダイマーをELISAと免疫測定法のどちらで測定しているのか。これが重要な理由は，2つの検査法の感度が実際には異なるからである。また，公表されている測定法の性能は，自分の病院で使っているものと必ずしも同じではない。

要素 "C" は比較であり，典型的には興味を持っている何らかの検査を，参照基準とされる検査と比較することである。参照基準は，存在する中で最も信頼できる検査を指す。例として，虫垂炎における参照基準は，手術で摘出された虫垂標本における炎症部位の組

織学的診断と考えられている。しかし，参照基準の検査であっても合併症のリスクが高い場合には（肺塞栓における肺血管造影法など），すべての患者にオーダーされるわけではない。また，骨盤内炎症性疾患のような病態に対しては，参照基準を使うことはおそらくない。その参照基準は，腹腔鏡下での腹腔内病変の生検サンプルにおいてバクテリア培養が陽性となることであるが，EDでは困難であるため，臨床的所見から治療の判断を導かねばならないのである。研究者たちはまた，参照基準の検査を実施しなかった患者に対して追跡評価することができる。ひとつの例は，頚椎骨折の可能性がある患者に14日後にフォローアップの電話をかけることであるが，もし14日後に痛みがないのであれば，骨折はないと推定される。

要素"O"は結果であり，結果は客観的で明快でなくてはならない。たとえば，患者は30日後に生存していただろうか。そのデータが正当な方法で集められたものなら，生存は疑いの余地のない結果となる。それに対し，患者が入院したか否かのように，救急医療の文献として理想的とは言えない結果もある。入院の判断は主観的になりがちであるから，主要な結果にそうした評価者間のばらつきの可能性のある主観的評価を使用している研究には，疑いを持った方がよい。

PICOを使ってクリニカル・クエスチョンが構造化されたなら文献検索を進めていけばよいが，注意が必要なのは"limit"を適切に使って検索することである。もし子供を対象とした研究を検索するのであれば，年齢制限を使う。しかし，高齢者を対象とする場合は，年齢の上限を設定すると重要な研究を見逃すことになりかねない[6]。

文献が見つかったら，図2.1に示すエビデンスのピラミッドevidence pyramidの適切な位置にそれらを配置することが重要である。まずピラミッドの頂上のメタアナリシスから始めよう。メタアナリシスとはある問題に関する信頼性の高い研究を集め，それらがあたかもひとつの大きな研究であるかのように，統計的手法を用いてまとめて評価するものである。システマティックレビューは，ある特定の疑問についての臨床トピックに焦点を当て，方法論的に妥当で広範囲な文献レビューにより行われる。採用された文献は精査・

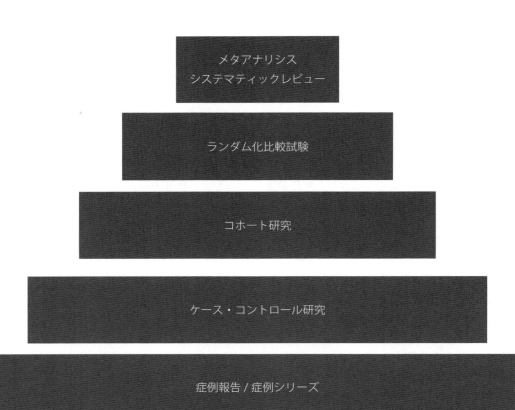

**図2.1** エビデンスのピラミッド

評価され，結果が集約される。コクラン共同計画はシステマティックレビューで多大な業績を残している。

エビデンスのピラミッドを一段下りるとランダム化比較試験となる。これは治療（あるいは，本書の場合は診断検査やクリニカル・ディシジョン・ルール）の効果を実際の患者で研究するプロジェクトである。ランダム化のレベルは患者単位（例：すべての患者が検査1または検査2に割り当てられる）のこともあれば，グループ単位（例：病院ごとに異なるクリニカル・ディシジョン・ルールに割り当てられる）のこともある。ランダム化はバイアスの可能性を低下させ，未測定の交絡因子を2群間でそろえた上で，治療（または検査やクリニカル・ディシジョン・ルール）群と対象群との比較を可能にする。診断検査の有効性を調べる研究は，典型的にはその検査と参照基準との比較を行なう。たとえば，運動負荷試験は心臓カテーテル検査（参照基準）の結果と比較される。

コホート研究は発症前の患者の大きな集団を一定期間フォローし，特定の治療や環境への暴露に基づいて疾患発症の確率を調査するのが典型的である。コホート研究は"観察的"であり，一般的にランダム化比較試験ほど質が高くないが，それは比較する2群が測定した項目でも未測定の項目でも異なる可能性があるからである。測定した差異は多変量解析により調整できるが，未測定の差異は調整できない。

ケース・コントロール研究は，とある疾患を持つ患者グループを，その疾患を持たない人々のグループと比較し，それら2群において特定の暴露の影響を評価するものである。この研究は，ある暴露についての医療記録の調査や患者の思い出し（研究開始時点では，患者は自分が問題の疾患にかかっているか否か知っていることが多いため，バイアスがかかりやすい）に頼ることになる。たとえば，もしあなたが脳腫瘍を患ったとしたら，そうでない場合よりも，特定の暴露（毎日の携帯電話使用など）があったと報告することが多くなるだろう。ケース・コントロール研究は通常，ランダム化比較試験やコホート研究より信頼性が低いと見られている。

症例報告や症例シリーズは，単独または複数の患者の治療についての，単一もしくは一連の報告である。これらはいずれも症例の報告のみで対照群を持たないため，統計解析も比較もできない。

まとめると，EBMのプロセスを理解すれば，本書にある一般的な医学的疑問への我々の回答を，EDで出会う患者に適用することができる。このプロセスが活かせるかどうか臨床シナリオを用いて検討する際には，EBMのピットフォールを理解することも重要である。文献の限界や，その研究がエビデンスのピラミッドのどこに位置するかを認識することも大事であるし，実臨床と臨床ガイドラインの双方で結論に至った場合でも，その診断検査に関する文献におけるエビデンス群の限界を考慮しなければならない。

# 第 3 章

# 診断検査の疫学・統計学

　本書の大半を通して，我々は感度，特異度，陰性適中率（NPV），陽性適中率（PPV），尤度比といった診断検査の特徴について述べている。また，罹患率と有病率のような基礎的な疫学用語についての参照も入れてある。リスクを示す用語はオッズと確率である。オッズ比は通常，群間の相対リスクを示すために文献内で用いられる。信頼区間もまた頻繁に用いられるが，概念を誤解されることもある。より複雑な統計量だが，診断検査ではよく使用されるため述べておきたい他の2つは，receiver operator characteristic curve（ROC 曲線）と区間尤度比（interval likelihood ratio）である。本章では，本書で用いるこれらの用語を解説するとともに，救急科（ED）の実臨床ではどのように使用されるのかを例示する。

## 2×2表

　本書では，医学部の生物統計の授業で覚えたであろう下記の2×2表を扱うことにする。

|  |  | 疾患 | | |
|---|---|---|---|---|
|  |  | ＋ | － | 合計 |
| 検査 | ＋ |  |  |  |
|  | － |  |  |  |
|  | 合計 |  |  |  |

　この表の上部には "疾患" が，左側には "検査" が配置されている。2×2表の構造を覚える簡単な方法は，"真実は天にある" と記憶することである。そうすれば，参照基準（criterion standard），すなわち "真実" が常に上にくる。"疾患" と "検査" はさらに "＋"，"－" および "合計" に分けられる。"疾患" において "＋" とは，（所定の参照基準に基づき）疾患があることを意味し，"－" は疾患がないことを表す。同様に，"検査" の "＋" は検査で陽性であることを，"－" は陰性であることを示す。

　これらのセル内の情報を用いて，感度，特異度，陽性適中率，陰性適中率，尤度比といった基本的な検査の特徴のすべてが計算できる。また，疾患の検査前確率（ある検査が実施される前に，特定の疾患にかかっている確率）をあらかじめわかっている感度や特異度に当てはめ，検査後確率を算出することもできる。正しい利用法を知っていれば，2×2表はEDにおいて非常に有用である。それらを完全に理解すると，第2章で述べたように "リアルタイムで" エビデンスに基づく医療（EBM）を適用することが可能になる。最初に，検証された重症度分類ツールか我々自身の臨床的判断のいずれかに基づき，検査前確率を計算する。正確に検査前確率を求めるのは，アートでもありサイエンスでもある。その疾患はよくあるのか稀なのか，総合的な有病率を考えなくてはならない。次に，問題となる患者個人において，その疾患の可能性がどの程度なのか考える。しかし，肺塞栓や急性冠症候群のような広く研究されている疾患は別にして，得られた検査前確率が正しいのかどうかを知るのが困難な場合もある。ある選択から出てきた計算結果が複数あったら，どれが恣意的と考えられるか，推測しなければならないことも多い。検査前確率における変動がどの程度のものかを知るよい方法は，次のシフト勤務の際に簡単な実験をすることである。自分または別のチームメンバー（看護師，研修医，医学生など）が患者を評価し，診断検査プランを立てた後，その患者が問題の疾患を持つ確率は0〜100％スケールでどのくらいか尋ねてみる。これを3〜4人の患者で試すと，経験を積んだ医療者でさえ，同じ患者を評価しても検査前確率の査定が劇的に異なる場合があることがわかるだろう。時にはそれが10〜20倍も変動することがある。たとえば，ある医療者は "低リスク" を20％と考え，他の医療者は1％と考えるかもしれない，検査前確率の査定が異なると，感度や特異度のようなエビデンスに基づく検査特性を利用するのがきわめて困難になる。なぜなら，最初の査定がどのくらい間違っているかにより，検査後確率が同じように変動してしまうからである。それに対し，ある疾患，とりわけより良い

エビデンスがある疾患に関しては，検査前確率の査定が医療者間で一致しやすいことに気づくだろう。

　検査前確率が決まったら（それがおそらく不完全なものであっても），次のステップでは感度，特異度などの診断検査の特性を利用する。そこから検査後確率（すなわち，検査結果がわかった後に患者が特定の疾患を持つ確率）がどの程度か確定することができる。検査後確率を使うことにより，個々の患者へどう対応するかが決まってくる。そう，それがEBMの実践なのである！

## 感度と特異度

　感度sensitivityとは，疾患が実際に存在する場合に，その疾患を検知する検査能力のことをいう。感度を説明するためによく使われてきた頭字語が，PID（positive in disease）である。検査結果が，その疾患があるとわかっている人々の集団においてのみ解釈されるので，感度というのは診断の正確さのマーカーとしては不合理であるように思える。言い換えれば，患者の疾患罹患状況がわかっているのなら，検査の必要などないのではないか。2×2表では，感度は次のように示される。

|  |  | 疾患 |  |  |
| --- | --- | --- | --- | --- |
|  |  | + | − | 合計 |
| 検査 | + | 85 |  |  |
|  | − | 15 |  |  |
|  | 合計 | 100 |  |  |

　この例では，疾患を持つ100人のうち85人が検査で陽性となり，15人が陰性（偽陰性ともいう）と出た。よって，この検査の感度は85/100で85％となる。

　それに対し，特異度specificityは疾患が存在しないことを正しく識別するものである。つまり，疾患のない人々において，特異度は検査が陰性の人の割合を意味する。これはNIH（negative in health）という頭字語により容易に覚えることができる。特異度はその疾患がないとわかっている集団においてのみ解釈される。2×2表では，特異度は次のように示される。

|  |  | 疾患 |  |  |
| --- | --- | --- | --- | --- |
|  |  | + | − | 合計 |
| 検査 | + |  | 20 |  |
|  | − |  | 80 |  |
|  | 合計 |  | 100 |  |

　この場合，疾患のない100人のうち80％が検査で疾患陰性と出て，残り20％は陽性（偽陽性ともいう）となった。したがって，検査の特異度は80/100で80％である。

　感度と特異度に関するもうひとつの問題は，それらがデータの二分化を必要とするが，多くの臨床検査（例：Dダイマーや脳性ナトリウム利尿ペプチド〈BNP〉）は0から無限大までの連続データだということである。連続データをグループに分割すると，貴重な診断精度の詳細情報が失われてしまう。この問題は区間尤度比を用いることにより解消される。区間尤度比とは異常な検査結果のレベルごとに固有の値を当てはめ，特定の検査結果に基づき疾患の検査後確率の計算をするというものである。

## 罹患率と有病率

　疾患の有病率prevalenceは，ある時点において疾患を持つ人々の，全人口に対する割合として定義される。罹患率incidenceは有病率と関連するが，ある一定期間における新規発症症例を対象とする点で異なっている。たとえば，1月1日に1,000人の健康な集団があり，そのうち5人が12月31日までに特定の疾患を発症したとすると，その疾患の罹患率は5/1,000/年となる。

　しかし，診断検査に関しては，有病率の方がより重要な特性である。有病率は疾患の検査前確率とほぼ同じ意味で用いられる。2×2表を使うと，有病率（または検査前確率）の概念は次のように示すことができる。

|  |  | 疾患 |  |  |
| --- | --- | --- | --- | --- |
|  |  | + | − | 合計 |
| 検査 | + |  |  |  |
|  | − |  |  |  |
|  | 合計 | 100 | 100 | 200 |

総数200人の集団の中で，100人が疾患を持ち（疾患陽性），残り100人は疾患がない（疾患陰性）。この集団において，有病率は100/200で50％となる。一方，下の表からわかるように，感度と特異度はこの集団の有病率とは独立している。

| | | 疾患 | | |
|---|---|---|---|---|
| | | + | − | 合計 |
| 検査 | + | 85 | 20 | 105 |
| | − | 15 | 80 | 95 |
| | 合計 | 100 | 100 | 200 |

つまり，感度と特異度は有病率が変化しても変わらない。それに対し，予測値は有病率によって変化する。

## 予測値

陽性適中率（予測値）とは，検査が陽性である場合に実際に疾患が存在する確率である。

| | | 疾患 | | |
|---|---|---|---|---|
| | | + | − | 合計 |
| 検査 | + | 85 | 20 | 105 |
| | − | | | |
| | 合計 | | | |

このケースでは，検査で陽性であった105人のうち，85人が実際に疾患を有していた。よって，陽性適中率は85/105で81％となる。

陰性適中率は，検査が陰性である場合に疾患が存在しない確率である。

| | | 疾患 | | |
|---|---|---|---|---|
| | | + | − | 合計 |
| 検査 | + | | | |
| | − | 15 | 80 | 95 |
| | 合計 | | | |

検査が陰性であった95人中80人が疾患を有していなかった。したがって，陰性適中率は80/95で84％となる。

## 統合概念

感度・特異度を予測値と統合して理解するには，記憶術を使うとよい。感度に対する記憶記号 "Snout"（疾患を否定 "rule out" する）や，特異度に対する記号 "Spin"（疾患を肯定 "rule in" する）などが提案されてきた。リスクの低い患者に対し（クリニカル・ディシジョン・ルールや診断検査により）何かを否定したいとき，その検査は完璧に近い感度を持つのが理想であり，その場合は相応に高い陰性適中率（すなわち，疾患が否定される）が得られるだろう。反対に何かを肯定したいときには，完璧に近い特異度と，それに伴う高い陽性適中率（すなわち，疾患が肯定される）を持つ検査が理想的である。

## 2×2表の利用例

感度や特異度とは違い，陽性および陰性適中率は有病率の変化とともに変わりうる。一例として，ある患者を診察し，最初の見立てでは疾患の検査前確率が高い場合を考える。その確率の推定値を80％と仮定しよう。もし前述の例と同じ，感度85％，特異度80％という検査特性だとしたら，予測値はどうなるだろうか。

まず，有病率を80％としてみると，200人から成る仮想集団の中では，160人が疾患を持ち40人が持っていないことになる。

| | | 疾患 | | |
|---|---|---|---|---|
| | | + | − | 合計 |
| 検査 | + | | | |
| | − | | | |
| | 合計 | 160 | 40 | 200 |

ここに先ほどと同じ，感度85％，特異度80％を追加してみる。真陽性の患者は136人，偽陽性は8人，真陰性は32人，偽陰性は24人となる。

| | | 疾患 | | |
|---|---|---|---|---|
| | | + | − | 合計 |
| 検査 | + | 136 | 8 | 144 |
| | − | 24 | 32 | 56 |
| | 合計 | 160 | 40 | 200 |

さて，この集団において検査が陽性であった場合，

陽性適中率は136/144 = 94%（有病率が50%のときよりも高い），陰性適中率は32/56 = 57%（有病率50%のときより低い）となる。つまり，有病率が高くなるにつれ，検査の陽性はより真の陽性に近づき，検査陰性はより真の陰性から遠のく傾向にある。

もし有病率が低かったらどうなるだろうか。有病率10%と仮定してみよう。

|  |  | 疾患 |  |  |
|---|---|---|---|---|
|  |  | + | − | 合計 |
| 検査 | + |  |  |  |
|  | − |  |  |  |
|  | 合計 | 20 | 180 | 200 |

ここにも同じ検査特性，すなわち感度85%，特異度80%を当てはめてみる。

|  |  | 疾患 |  |  |
|---|---|---|---|---|
|  |  | + | − | 合計 |
| 検査 | + | 17 | 36 | 53 |
|  | − | 3 | 144 | 147 |
|  | 合計 | 20 | 180 | 200 |

この場合，陽性適中率は17/53 = 32%（有病率50%のときより低い），陰性適中率は144/147 = 98%（有病率50%のときより高い）となる。有病率が低いと，検査陽性は真の陽性から離れていき，検査陰性はより真の陰性に近づいていく。

一般原則として，有病率が高くなるにつれ陽性適中率は上昇するし，有病率が低下すれば陰性適中率が上昇する。すなわち，あなたが気になっている患者がある疾患に対して高リスクと考えられ，検査が陽性であった場合，真の陽性である可能性が高いと言える。反対に，患者がおそらく低リスクで，（25歳の患者に対し急性冠症候群を否定するための心電図のような）不完全な検査をオーダーしてその結果が正常だったとしたら，真の陰性である可能性は非常に高い。

本章ですでに述べたように，研究から導かれた有病率は，疑われる疾患の検査前確率と同一と考えられる。ある患者を診察したら，有病率はその患者の検査前確率に等しい。同じ症状を持つ100人の患者を診たとしたら，何%にその疾患があるだろうか。言い換えると，臨床医は疾患の“+/−/合計”ボックスに数字を外挿することにより，個々の患者に対する検査前確率を見積もり，予測値を決定することができる。

救急医療の現場でEBMをどのように利用できるかを説明するため，ある患者の例を見てみよう。間欠的で鋭い右側胸痛と息切れが一週間続いている55歳女性を診察しているとする。肺塞栓や冠動脈疾患に対する従来からのリスクファクターはない。右胸部を触診すると圧痛がある以外は，身体所見は正常である。バイタルは，心拍数のみ110回/分であるが規則正しく，それ以外は正常範囲内にある。

この患者に対し肺塞栓の診断を考え，肺塞栓のリスクを決定したいとしよう。クリニカル・クエスチョンを設定し，文献を調査し，そしてWellsクライテリアに関する研究を評価し，それを使おうと決める。Wells criteriaは肺塞栓について検査前確率を決定する方法である（表3.1）[2]。

Wellsクライテリアに従って，あなたは自分の臨床的判断に基づき，心拍数>100回/分に対し1.5点を与える。これでこの患者は“低リスク”に分類され，何

**表3.1 肺塞栓診断のWellsクライテリア**

|  | 得点 |
|---|---|
| 深部静脈血栓症（DVT）の症状・徴候がある | 3 |
| 他の疾患より肺塞栓が疑わしい | 3 |
| 心拍数>100回/分 | 1.5 |
| 4週間以内の安静か手術 | 1.5 |
| DVTまたは肺塞栓の既往 | 1.5 |
| 喀血 | 1 |
| 悪性腫瘍 | 1 |

| 肺塞栓の確率 | 総得点 | 確率 |
|---|---|---|
| 低い | <2 | 3.6% |
| 中程度 | 2〜5 | 20.5% |
| 高い | >5 | 66.7% |

らかの検査をするまでもなくWellsクライテリアに基づいて，検査前確率は3.6％と決定される。これは原著に示された，そのカテゴリーの患者での肺塞栓の有病率に他ならない。正確にはこの患者に特異的な検査前確率とは言い切れないものの，肺塞栓のリスクが相対的に低いことには異論はないだろう。

この患者は低リスクであるため，Dダイマー測定のオーダーをすることにする。ここで，2つの重大な問題のひとつに立ち返る。"もし陽性だったらどうするか"または"陰性ならばどうするか"。2×2表を見てみよう。まず，この患者の検査前確率を入れることから始める。この患者と同じだと見なせる200人のうち，大体7人が肺塞栓であると考えられる。

| | | 疾患 | | |
|---|---|---|---|---|
| | | ＋ | － | 合計 |
| 検査 | ＋ | | | |
| | － | | | |
| | 合計 | 7 | 193 | 200 |

次にDダイマーの感度と特異度を調べてみよう。MEDLINEで見つけた総説に，メタアナリシスではDダイマーの感度は94％，特異度は45％と示されていた[3]。我々の病院では偶然にも，このメタアナリシスで検討されていたのと同じDダイマー測定法を使っている。

感度と特異度を元に数字を入れて，どうなったか確認する。

| | | 疾患 | | |
|---|---|---|---|---|
| | | ＋ | － | 合計 |
| 検査 | ＋ | 6 | 106 | 112 |
| | － | 1 | 87 | 88 |
| | 合計 | 7 | 193 | 200 |

完全ではないが，これらの数字からDダイマーが6/7（85％）の有病者を拾えると単純にはいえるだろう。

さて，我々の検査が陽性であった場合，陽性適中率はどうなるか。6/112＝5.4％と計算できる。Dダイマーが陽性でも，3.5％（7/200）の検査前確率から5.4％の検査後確率に少し上がっただけであるから，これはあまり良い結果ではない。これではどんな治療閾値も越えられないに違いない。すなわち，肺塞栓の確率が

5.4％の患者にヘパリンやエノキサパリン（肺塞栓の治療剤）で抗凝固療法を行うのは，副作用の懸念があることを考えると積極的になれない。では，検査が陰性であったらどうか。陰性適中率を計算すると87/88＝98.9％となり，大変良い数値である。つまり，検査が陰性ならば3.6％の検査前確率が1.1％の検査後確率になった。検査後確率1.1％では，その診断がほぼ否定されたと考えるのが合理的であろう。この例からわかるように，Dダイマーは感度が高いため，疾患を否定するには良い検査である。"Snout"を思い出してみよう。

## オッズ，確率とオッズ比

本書ではリスクを表すのに，オッズoddsと確率probabilityという2つの関連した用語を使用する。オッズと確率を区別せずに使うことも多いが，本来は別々のことを表すものである。ある場合には確率の方がオッズより直観的に捉えやすいが，しばしば統計学的には，あるグループが別のグループより論点のアウトカムを起こす尤度（likelihood）を表すのに，オッズ比（odds ratio）が一般的に使用される。

まずは理解しやすい確率から始めよう。確率とは，総数に対する期待値である。簡単な例として6面のサイコロを使ってみよう。1回サイコロを転がして6の目が出る確率は1/6＝16.7％である。仮想的臨床例で言うと，冠動脈疾患のリスク因子があり，急性胸痛と新規の心電図異常のある50歳男性が，急性冠症候群（ACS）を起こす確率は高い（推定で80％か）。つまり，100人の同じような患者のうち，80人がACSを起こすであろう。

オッズは確率と関連するが異なるものである。オッズとは，発生する確率と発生しない確率の比を表す。同じ例を用いると，サイコロで6の目を出すオッズは1：5であり，50歳男性がACSを発症するオッズは4：1である。

次の式を使用すると，オッズを確率に変換できる。

オッズ＝確率／（1－確率）

確率＝オッズ／（1＋オッズ）

オッズ比は，オッズ間の違いの程度の指標であり，医学文献においてリスクを表すのによく用いられる，それは，あるグループにおけるイベントまたはアウトカムのオッズの，別のグループでのイベントまたはアウトカムのオッズに対する比として定義される。これらグループは伝統的に，高齢者（65歳以上）対非高齢者（65歳未満），男性対女性のように2つに区分さ

れる。治療群と対照群との違いでもよい。オッズ比が1に等しいときは，イベントかアウトカムが両グループで等しく起こりうることを意味する。オッズ比が1より大きければ，疾患やアウトカムは第1のグループにおいてより起こりやすい。そして，オッズ比が1より小さい場合は，第1のグループでより起こりにくいということになる。

オッズ比において，pはグループ1のアウトカムの確率で，qはグループ2のアウトカムの確率とする。前述したように，オッズ比を計算するためのオッズとして，確率を用いた式を立てることができる。

オッズ比 $= (p/(1-p))/(q/(1-q))$

臨床例として，急性胸痛を訴える救急患者が男性100人と女性100人いる場合を考えよう。これはオッズ比の計算法を示すための理論上の例でしかなく，何かの研究に基づいたものではない。100人のうち，男性は20人，女性は10人がその胸痛に対する重篤な原因を持っている。胸痛の重篤な原因を持つ男性のオッズは20対80，または1：4であり，一方，胸痛の重篤な原因を持つ女性のオッズは10対90，または1：9である。上記の式を使えば，オッズ比は次のように算出できる：

オッズ比 $= (0.20/(1-0.20))/(0.10/(1-0.10)) = 2.25$

この計算結果は，男性は胸痛に対する重篤な原因を持つオッズが，女性の2.25倍高いことを示すと解釈される。これはまた，オッズ比が確率の違いよりどれほど大きくなるかを表している。男性は確率としては2倍高いが，オッズ比にすると2.25倍とより高くなる。

### 尤度比と区間尤度比

尤度比は感度と特異度を組み込む別の方法であり，検査結果（陽性か陰性か）がどれだけ疾患のオッズを変化させるかに対し，直接的な推定値を与える。陽性の結果に対する尤度比（陽性尤度比：LR＋）は，2区分の検査が陽性の場合に疾患のオッズがどの程度上昇するか，を示す。陰性の結果に対する尤度比（陰性尤度比：LR－）からは，2区分の検査が陰性のときに疾患のオッズがどれだけ低下するかがわかる。

尤度比を使うためには，検査前オッズを特定しなければならない。検査前オッズとは，何らかの検査を行う前に患者が特定の疾患を持つ尤度である。検査前オッズは疾患の有病率と関連し，患者集団全体の特徴（コミュニティの中でその疾患が発生しそうか）や患者個人の特徴（その患者にその疾患は発生しそうか）によって，上方修正したり下方修正したりされる。

尤度比を計算するには，以下の式を用いる。

陽性尤度比 = 感度／（1－特異度）

陰性尤度比 = （1－感度）／特異度

検査後オッズ = 検査前オッズ×陽性尤度比（検査陽性の場合）

検査後オッズ = 検査前オッズ×陰性尤度比（検査陰性の場合）

大まかにいって，尤度比＞10または＜0.1だと検査後の疾患確率がかなり変化するが，尤度比が0.5～2.0の場合はほとんど影響がない。独立した検査を連続して行うときも（例：ACS診断のための心電図と，それに続くトロポニンI検査），尤度比を使用することが可能である。尤度比は連続して掛け算することができる。

連続データを2分値として示すと，貴重な診断の詳細を無視したり単純化しすぎたりすることにつながる。感度と特異度が常に"＋"か"－"の2分した結果として報告されるのに対し，尤度比が感度や特異度より優れている点のひとつは，連続データに対し区間尤度比が計算できることである。連続データをいくつかの範囲に階層化すると，臨床医にとってはより多くの診断情報が得られ，検査結果のより適切な解釈が可能になる。区間尤度比の計算については本章の受信者操作特性（ROC）曲線のセクションを参照されたい。残念なことに，区間尤度比について報告している研究論文はほとんどない。

### オッズ，確率，尤度比の使用例

オッズ，確率，ならびに尤度比を説明する最良の方法は，臨床例を用いることである。Dダイマーを例として，感度94％，特異度45％と仮定してみよう。

$(0.94)/(1-0.45)$ という式から陽性尤度比LR＋ $= 1.71$ と計算される。同様に，$(1-0.94)/(0.45)$ という式から，陰性尤度比LR－ $= 0.13$ である。

さあ，数学の話をしよう。

まず検査前確率が10％とする。次のステップはこれをオッズに変換することである。$(0.10)/(1-0.10) = 0.1111$。つまり，検査前オッズは0.1111である。もし尤度比を利用したいのなら，検査の結果を知る必要がある。検査が陽性であれば，LR＋が1.71であったことより，検査陽性の式を用いて検査後オッズは$1.71 × 0.1111 = 0.1899$となる。もし検査が陰性だとしたら，LR－が0.13であることを用いて，検査陰性の式より検査後オッズは$0.13 × 0.1111 = 0.0144$となる。さて，これらを確率に戻さなくてはならない。オ

ッズ0.1899は，確率（0.1899）/（1 + 0.1899）= 16.0%に等しい。オッズ0.0144は，確率（0.0144）/（1 + 0.0144）= 1.4%に等しい。

これを言葉で表すと，検査前確率が10%の場合，もしDダイマー検査が陽性であったら，検査後確率は16%になる。検査後確率はまた，陽性適中率でもある。Dダイマー検査が陰性ならば，検査後確率は1.4%である。検査陰性の場合に検査後確率を表すもうひとつの方法は，陰性適中率である。この例では，陰性適中率は（1 − 検査後確率）=（1 − 0.014）= 98.6%となる。

検査前確率から始まり，尤度比を経て検査後確率へ至るさらに簡単な方法は，尤度比モノグラムを使用することである（図3.1）。目盛りに従い，左カラムに検査前確率を取り，中央カラム上の尤度比と線で結ぶ。これら2つの点を通る直線を右カラムへ延長すると，新たな検査後確率が得られる。

### ベイズの定理

話はより複雑になるが，検査前確率と既知の感度，特異度から検査後確率を計算するためには，ベイズの定理を用いてすべてを1ステップで行うことが可能である。

検査が陽性の場合には，検査後確率（または陽性適中率）を次の式により計算することができる。

検査後確率 =（検査前確率 × 感度）/［（検査前確率 × 感度）+（1 − 検査前確率）×（1 − 特異度）］

検査が陰性の場合，検査後確率（または，1 − 陰性適中率）は次の式を用いて計算できる。

検査後確率 =（1 − 検査前確率）× 特異度／｛［（1 − 検査前確率）× 特異度］+［検査前確率 ×（1 − 感度）］｝

第1章で扱った，息切れと胸痛，および肺塞栓の既往があり，Dダイマーが陰性の83歳女性の例に戻ってみよう。この患者の肺塞栓に対する検査前確率は85%であるとすると，検査後確率（および陰性適中率）はベイズの定理を用いて次のように計算できる。

検査後確率 =（1 − 0.85）× 0.45／｛［（1 − 0.85）× 0.45］+［0.85 ×（1 − 0.94）］｝

これを計算すると，検査後確率は57.0%となり，陰性適中率は（1 − 0.570）= 43.0%と算出される。検査結果が陰性でも，この患者が肺塞栓である確率は57.0%であるから，肺塞栓を否定してしまうのは安全でない。そのため，胸部CTやV/Qスキャンのようなさらなる検査や，もしかすると肺血管造影さえ必要とされる。また，検査前確率が非常に高いことから，すぐに治療するという議論もできそうである。しかし，

抗凝固療法は有害事象の可能性がないわけではないことを考えると，検証的検査のオーダーが可能ならば，その方が理に適っているだろう。

そもそも我々は，最初にDダイマー検査をオーダーすべきだったのだろうか。答えはおそらく否である。検査が陰性の場合，検査-治療閾値を越えないため，何の助けにもならないからである。

### 信頼区間

本書の全般において，信頼区間について触れていきたい。95%信頼区間のことをCIと略す。信頼区間は統計学において，未知の母集団パラメーター（オッズ比や母平均など）が含まれそうな値の推定範囲を表すのによく用いられる。簡単な例として，人口50,000人の郡に住む全員の平均年齢を推定してみよう。それを行うにあたり，無作為に100軒を選んで一戸ずつ訪問し，住民の年齢を尋ねて，全部で322人の標本が得られたとする。そこから平均年齢は32歳であるとわかった。しかし，32歳が母集団における本当の平均年齢なのか，どのくらい確かなのだろうか。32歳が平均であるという代わりに，我々ができるのは信頼区間を示すことである。そこで我々は得られた数字を統計プログラムに入力し，平均は確かに32歳であるが，95%信頼区間は26歳から42歳だということを知る。ここから言えるのは，真の値がどうであれ（もし50,000人全員を調べたとしたら），26歳から42歳の間にあるのが95%確実だということである。区間は通常95%の信頼で表されるが，より確実にしたいのであれば，99%信頼区間のようなもっと広い区間を示すこともできる。

臨床例を挙げてみよう。先述のように，我々は胸痛に対する重篤な原因を持つ男性のオッズを求めて，女性のオッズと比較したい。すべきことは，標本データを収集し，胸痛のある男女を調べて標本データをもとにオッズ比を推定して，この問いに答えることである。データを用い，オッズ比が2.25，95%信頼区間は1.5-3.5と計算された。それゆえ，男性と女性の間の真の違いは1.5倍から3.5倍の範囲にあると，95%の自信を持って言える。信頼区間の下限が1より大きいので，男性は女性に比べて，重篤な原因により胸痛を起こすリスクが有意に高いとも言うことができる。

信頼区間の幅は，我々がこの未知のパラメーターについてどれほど不確かであるかを教えてくれる。たとえば，オッズ比2.3（95% CI 2.0-2.5）と出たら，推定にかなりの自信が持てる。しかし，オッズ比2.3

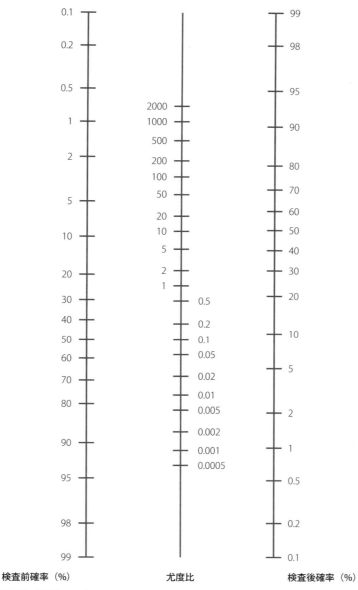

**図3.1 尤度比ノモグラム**
注：真っ直ぐな縁（定規など）を使うと，検査前確率から尤度比を通して検査後確率が得られる。

（95％ CI 0.3-10.0）だったとしたら，あまり自信が持てないだろう。信頼区間の幅が広いと，そのパラメーターに関し明確なことは何も言えない。経験的に，信頼区間の幅が小さいパラメーターの推定値は，幅が大きい場合よりも信頼度が高い。

### ROC曲線

特定の診断検査の感度・特異度は，我々が"異常"と定義する検査値によって決まる。異常の閾値の設定しだいで，真陽性，真陰性，偽陽性，および偽陰性の数が決定される。例として，Dダイマー検査が異常の患者が，500 ng/mLという特定の閾値上にいるとしてみよう。もしカットオフ値をより高いレベル（例：2,000 ng/mL）に設定したとしたら，真の陽性患者の割合は増加するだろうが，偽陰性の割合も増えてしまう。ROC曲線の目的は，感度と特異度の両方を最大化するような検査のカットオフ値を見出し，検査の使用や解釈が臨床的に有意義になるようにすることであ

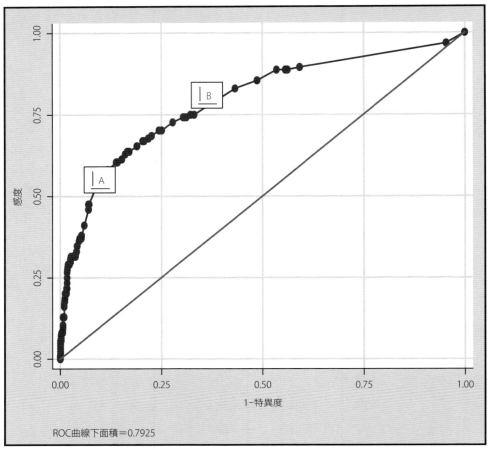

**図 3.2** 受信者操作特性（ROC）曲線
注：A と B は ROC 曲線上の 2 つの点。これら 2 点間の直線の傾きが区間尤度比。

る。図3.2は ROC 曲線を示す。

　ROC 曲線とは，異なる閾値での感度と特異度をプロットし，検査の陽性と陰性の定義を決めようとするものである。伝統的に ROC 曲線は，偽陽性率（1−特異度）に対して真陽性率（感度）をプロットする。検査の精度は，その検査が疾患を持つ人と持たない人をどれだけ正確に識別できるか，にかかっている。検査精度は ROC 曲線の曲線下面積により測定することができる。もし面積が1であれば，その検査は完璧である。面積が0.5なら役に立たない検査である。表3.2は ROC 曲線下面積を使っての，診断検査の精度の分類に関するおおよその目安を示している。

　ROC 曲線下面積を別の言葉で表すと，識別能のテストと言える。つまり，疾患を持つ人と持たない人を正しく分類する検査性能の測定である。2つの患者群があり，片方には潜在性菌血症があり，もう片方にはない状況を考えよう。もし無作為に菌血症のグループから1人，もうひとつのグループから1人の患者を選び，両者の白血球数（WBC）を測定して結果を比較したら，より高い WBC の患者が潜在性菌血症のあるグループの患者だと考えられる。ROC 曲線下面積は，これが真実となる（すなわち，その検査は無作為ペアの2人の患者を正しく分類する）ようなペアを無作為的に抽出してくるパーセンテージを示している。本書では今後も ROC 曲線を用いた研究について触れていく。

**表 3.2** ROC 曲線下面積を使用した診断検査の精度の判断

| 値 | 精度 |
|---|---|
| 0.90 〜 1.00 | 優 |
| 0.80 〜 0.90 | 良 |
| 0.70 〜 0.80 | 可 |
| 0.60 〜 0.70 | 不可 |

ROC曲線のもうひとつの利用法は，区間尤度比の決定である。**図3.2**においてAとBの間の検査結果の区間尤度比は，それら2点間を結ぶ直線の傾きとなる。$(Y_2 - Y_1)/(X_2 - X_1)$ または $(B_{sen} - A_{sen})/(B_{1-spec} - A_{1-spec})$。区間尤度比は診断検査のどんな2値間においても求められる。2分の尤度比は陽性か陰性で区別されるのに対し，区間尤度比は単純にひとつの値であり，疾患を持つ人々のうちこの範囲内に検査値が入る確率を，疾患を持たない人々の中でこの範囲内に検査値が入る確率で割ったものを表している。検査前確率からの検査後確率の計算は，2分の尤度比について本章で述べたのと同じように行うことができる。

最後に，診断検査の特性（感度，特異度，予測値，および尤度比）の使用法，適切なカットオフ値や検査の精度の決定法，および結果（オッズ比や信頼区間）の報告法を学ぶことは，EDでのEBM実践に有用である。検査の威力と限界を深く理解していれば，診断やクリニカル・ディシジョンにおける助けとなる。

# 第4章

# クリニカル・ディシジョン・ルール

クリニカル・ディシジョン・ルールは，診断検査が必要か否か，あるいは特定の疾患や病態の有無の可能性がどれくらいか，を決定する際の助けとなるよう作成された実用的なツールである。それは，シンプルであるように，かつ，検査や治療が必要な患者を必要でない患者と区別するための実践的な意思決定の指針を与えるように設計されている。クリニカル・ディシジョン・ルールは一般に，患者の病歴，身体所見，簡単な補助的検査から少なくとも3つの要素を含んでおり，救急科（ED）の現場だけでなく，オフィスでも我々を指導してくれる[1]。ディシジョン・ルールは，明確なクリニカル・クエスチョンに対する一連の研究結果を用いて導かれる。その後は検証され，別の集団で試されなくてはならない。ディシジョン・ルールの誘導 derivation，検証 validation，および外部試験 external testing の各ステップには，それぞれに応じた研究デザインと統計解析が求められる。開発プロセスの各段階において，まさにその研究がどのように行われたかという状況（すなわち，患者集団と明確なアウトカム）が，ディシジョン・ルールの解釈の仕方や実臨床での使用法に影響を与える。本章では，研究者がクリニカル・ディシジョン・ルールを誘導（作成），および検証（実際に役立つことの提示）するのに辿るステップについて述べる。

ディシジョン・ルールの起源は，特定のリサーチ・クエスチョンである。診断検査に関連していえば，一般的には次のような疑問からスタートする。「XYZはよく疑われる疾患であるが，検査の陽性率が低い。XYZのリスクがある場合に検査陰性の症例を臨床的に識別し，他の検査をオーダーせずにXYZを除外できるような方法はないか」。ここでXYZは，頭蓋内出血や骨折，あるいは感染症のような，真っ先に除外したいが検査結果での陽性率が低い，ありふれた疾患を指すことが多い。判断支援ツールもまた，胸痛や一過性脳虚血発作（TIA），失神のような症状の組み合わさった短期有害転帰について，患者のリスクを階層化するために開発されてきた。クリニカル・ディシジョ

ン・ルールをどういう場合に使えるか，使うべきかには制限があることを認識するのは重要である。たとえば，あるディシジョン・ルールにおける選定基準を考える。鈍的外傷の患者に対し頭蓋内病変を除外するため，頭部単純CTスキャンを実施すべきか，に関するディシジョン・ルールの誘導と検証が18歳以上の成人患者でのみ行なわれていたとしたら，同様の外傷の小児患者集団でも検証されないかぎり，そのディシジョン・ルールは小児患者には適用できないだろう。

ディシジョン・ルールは病歴，身体所見，または簡単で再現性がある診断検査を要素として含むよう作られている。クリニカル・ディシジョン・ルールの要素はまた，理想的には2分値（イエスかノーか）で，少なくとも曖昧でない選択肢のある離散的なものである方がよい。主観性はできる限り取り除き，評価者間信頼性を最大化することが望ましい。これは2人の別々の人がルールの要素を評価する際，その要素の結果が一致する確率が高いことを意味する。たとえば72歳の患者がいたとして，その患者が72歳であることに異論が生じることはまずない。基準を「その患者は65歳以上か」とした場合も，2人の評価は完全に一致するだろう。しかし，ディシジョン・ルールの中で「その患者には足首のいずれかの踝に圧痛があるか」といった身体検査の所見を用いようとすると，不一致の確率が高くなる。「腹部診察で反跳痛か筋性防御があるか」のような，より主観的な所見を使おうとすれば，もっと不明瞭になってくる。このため臨床医は，身体検査のやり方や臨床兆候の解釈の仕方により，異なる検査結果を得る可能性が高い。クリニカル・ディシジョン・ルールはまた，臨床環境におけるその他の無形要素を考慮に入れていないことが多い。すなわち，クリニカル・ディシジョン・ルールは完全なものではない。カナダ頭部CTルール Canadian head CT rule は，鈍的頭部外傷を受けた患者に頭部CTスキャンが必要か否かを決定するルールであるが，2時間以内にグラスゴー・コーマ・スケール Glasgow Come Scale（GCS）が15点に達しないことが要素のひとつとなっ

22　PART 1　診断テストとクリニカル・ディシジョン・ルールの科学

ている。もしGCSが15点の患者が鈍的頭部外傷の30分後に異常な挙動を示したとしたら，正常に戻るか観察するため2時間待つべきではないし，頭部CTスキャンの速やかなオーダーを考慮するべきだろう。クリニカル・ディシジョン・ルールからは，検査を正当化するほどに疾患の可能性が低いかどうかわかることもある。しかし，必ずしも拘束力のあるものではない。クリニカル・ディシジョン・ルールはたとえ理論上100%の感度に設計されたとしても，実臨床で試せば，ほとんどの場合感度は100%未満である。臨床経験やゲシュタルトは救急医療における貴重な資源であるが，クリニカル・ディシジョン・ルールに組み込むことのできない無形の構成要素の一部でもある。

過去15年にわたり，多くのクリニカル・ディシジョン・ルールが作成されてきた。最も重要で，かつ，おそらく最も広く知られているのが，オタワルールOttawa rule（膝関節ルールおよび足関節ルール）と呼ばれるルール一式である。カナダのオタワ州のIan Stiellらは，検査が頻繁に行われるが陽性と出ることが比較的稀という，ありがちな臨床症状を解釈する仕事をする中で，誰が検査を必要とし誰が必要でないのかを明らかにしようとした。Steillの研究は，非常にシンプルかつ直接的な質問を問うことにより，その検査をしても利益がなさそうな低リスク患者を特定するディシジョン・ルールを導き，不必要な検査をやめて診断のばらつきを減らすことを目指していた。クリニカル・ディシジョン・ルールを用いて不必要な検査をやめることの別のメリットは，（i）EDで患者を診る時間を減らし，（ii）（画像診断のための）放射線被爆を減らし，（iii）最終的には患者と医療保険制度の両方にとってのコストを削減できることである。

## クリニカル・ディシジョン・ルールの開発プロセス

ルール作成にあたり最初にすべきは，ディシジョン・ルールが必要なほどよくある臨床状況を考えることである。離散的で限定的なクリニカル・クエスチョンを探してみよう。たとえば，足首に痛みのあるすべての患者にX線撮影が必要なのか。検査が陽性である頻度はどれくらいか。足首の傷害は世界中のEDで訴えられている一般的な症状であるが，足首のX線は陰性のことが多い。それゆえ，低リスクの基準を策定して不必要な足首のX線撮影を減らすことができるルールは，臨床的に有用であろう。この場合のクリニカル・クエスチョンは「骨折はあるのか，ないのか」で

あり，プラクティカル・クエスチョンは「X線撮影は必要か」となる。

ディシジョン・ルール作成にどのように取り組むか。本章ではこの後，研究者が実臨床で役立つルールを開発するために欠かすことのできない必須ステップについて述べることにより，その方法を要約することにする。さらに詳細を知りたい場合は，これらの方法を説明・考察している論文がいくつかあるので参照されたい[1-3]。医学論文の賢明な読者として，ディシジョン・ルールを自分の患者に使用するかどうかを決定するために，これらの各ステップを実用レベルで理解することが不可欠である。

第一のステップはアウトカムを定義することである。アウトカムは明確に記述され，検討されている病状に対して臨床的に適切でなければならない。足首のどちらかの踝に骨折があるか。その患者は急性虫垂炎か，頚椎（C-spine）骨折があるか。これらはすべて，イエス・ノーの相対する回答が得られる離散的な状況である。病状を類型化したり検査を実施したりする中で，研究者はルール策定のために患者集団も定義する必要がある。アウトカムや適切な対象患者集団を定義することは，ディシジョン・ルールが適用される患者集団の決定につながるため重要である。アウトカムの定義には，EDの医師にとどまらず，関連する専門家を含めた幅広い視点や，患者主体のアウトカムも取り入れるべきである。一例として，カナダ頭部CTルールは外科的処置を必要とする頭蓋内損傷のアウトカムを決定するために，100人を超えるEDおよび脳神経外科の医師に意見を募った。臨床医の中には，臨床的に重要度の低い頭蓋内損傷であっても可能な限りCTスキャンで確認すべきと考え，このアウトカムに基づき検証されたカナダ頭部ルールを無視する者もいる。

次に，アウトカムまたは診断を予測するのに用いられる最も適切で論理的な因子として，何が考えられるだろうか。最終的なディシジョン・ルールは初期の予測因子の集合から導かれる。予測因子は通常，人口統計学的因子，病歴，患者の受傷にまつわる状況（傷害機序やタイミング），身体検査所見，時には血液検査結果や心電図所見，画像検査結果を含む。予測因子の存在を正確かつ一貫性を持って判断するのは，どの因子を最終的にディシジョン・ルールに取り込むかを決定するために不可欠である。ディシジョン・ルールへの採用には，観察者内一致（同一臨床医による繰り返し測定間の一致）と観察者間一致（異なる臨床医による測定間の一致）の率がいずれも高くなければならな

い。統計的測定の観点からは，研究者は検討中の予測因子が十分に高い再現性を持つことを，$\kappa$（カッパ）統計量の形式で示す必要がある。$\kappa$統計量は-1から1までの数値を取り，0は一致なし，-1は完全な不一致，1は完全な一致を示す。主観的すぎて$\kappa$の値が低い（<0.6）因子はディシジョン・ルールに取り入れるべきではない。

　足首の痛みがある患者の病歴や身体検査所見に基づき，骨折を確実に除外することがゴールであるならば，予測因子はX線撮影の結果を知る前に決定されなければならない。同様にX線の結果は，患者の病歴や身体検査所見を知った上で解釈してはならない。予測因子や画像検査からのアウトカムを盲検化評価することで，結果の信頼性に対する観察者バイアスや確認バイアスがないことが確認できる。一例として，ある患者を診察して内果に圧痛があったとする。我々は該当部位に骨折を探そうとして，X線画像のその部位周辺を特に注意深く精査し，何らかの不整があれば骨折だと考えてしまうだろう。これに対して放射線科医は，身体所見を知らず影響も受けずに同じX線を読影し，骨折はないと判断する。

　ディシジョン・ルールの誘導段階は，予測因子を含むデータを標準的な方法で収集し，それらのデータの信頼性を評価し，検討中のアウトカム（足首の例で言えば，アウトカムは骨折）を決定するプロセスである。そこで研究者たちは，予測因子の中から最もアウトカムを予測可能な因子を選び出すために統計学的手法を利用する。よく使われる2つの方法は，再帰分割法とロジスティック回帰分析である。再帰分割法は，ある特定のアウトカムを持つグループに，患者を順次あてはめていく。そこから生じる患者の小集団は，アウトカムに関連する共通の予測因子を持っている。ロジスティック回帰分析は，統計学的に最適な予測因子の組み合わせを用いてアウトカムを予測するモデルを作成するが，そのアウトカムは2分値（骨折があるかないか）でなくてはならない。機能上，このタイプの分析では，予測因子の有無に基づくアウトカム発生のオッズが発生する。いずれの方法もその最終結果として，ディシジョン・ルールを構成する最適な予測因子のセットが示される。

　誘導段階に続く次のステップは検証段階である。検証段階においては，実際にディシジョン・ルールが対象とする患者たちに適用され，アウトカムは盲検状態で判定される。ディシジョン・ルールの要素は，最終的な臨床アウトカムの決定とは関係なく評価され，盲

検化様式に記録される。その後研究者は，ディシジョン・ルールの性能をアウトカムと比較する。

　検証は通常（第3章で触れたのと同じ）2×2表の形式を利用し，ディシジョン・ルールの結果（ルールが陽性か陰性か）を研究のアウトカム（X線が陽性か陰性か）と比較して示す。

　検証研究の結果は明確に提示されなければならない。この形式に整えることにより，ディシジョン・ル

|  | アウトカム発生（+） | アウトカム発生（-） |
|---|---|---|
| クリニカル・ディシジョン・ルール（+） | a | b |
| クリニカル・ディシジョン・ルール（-） | c | d |

ールの感度と特異度を計算することができる。

　感度，特異度，および尤度比は，ルールや実施した検査の性能特性であり，アウトカム発生の有病率の影響は受けない。それに対し，適中率（予測値）は陽性であれ陰性であれ，対象とする疾患やアウトカムの有病率とともに変化するものであり，そのため，異なる集団や異なる環境にディシジョン・ルールが適用された場合には変わってくる。検査の性能における統計学的信頼性もまた明確に示すことが求められ，通常は第3章で述べた95％信頼区間の形式で示される。

　ある研究ではプロセスを合理化するため，誘導段階と検証段階のデータ収集を同時に行うことがある。これらの研究においては，ディシジョン・ルール作成のため最適な予測因子を抽出するのに，おおよそ半分の患者データが使用される。続いて，残りの患者データがディシジョン・ルールを検証するために使われる。この分割サンプリング検証法は許容できるが，ディシジョン・ルールが他の集団に適用された場合，その精度が制限されるようなバイアスがかかる可能性が大きくなる。このためStiellらは，ディシジョン・ルールの検証レベルのヒエラルキーを提案した（**表4.1**）。

　最終的なルールには，使い勝手や実用性の問題も考慮に入れる必要がある。ディシジョン・ルールの使いやすさは，臨床現場に受け入れられ，利用されることにつながると考えられる。したがって，要素があまりに多かったり，複雑で解釈や適用が困難だったり，曖昧または主観的な因子を含んでいたりするルールは，広く受け入れられにくいであろう。

　ディシジョン・ルール策定の最後のステップは，実臨床におけるそのルールの影響力と費用対効果を評価

24　PART 1　診断テストとクリニカル・ディシジョン・ルールの科学

**表4.1** クリニカル・ディシジョン・ルールのヒエラルキー

---

**レベル1**：様々な状況において有用であり，臨床行動を変容させアウトカムを改善するだけの信頼性があるルール。ひとつ，もしくはそれ以上の異なる集団において前向きに検証されたルールや，臨床行動の有益な変容を明らかにするインパクト分析を含む。

**レベル2**：様々な状況において有用であり，幅広いスペクトラムの患者や医師を対象とする大規模前向き研究ひとつ，あるいはいくつかの異なる小規模な集団のいずれかにおいて，精度を明らかにすることにより検証されてきたルール。

**レベル3**：研究対象の患者が自分の環境の患者と同じであるならば，注意して使ってもよいと臨床医が考えるルール。ここには，単独かつ狭い範囲で定義された前向きの集団で検証された研究が含まれる。

**レベル4**：臨床利用の前にさらなる検討が必要なルール。分割サンプルや後ろ向きデータベースにおいて，もしくは統計学的手法により誘導・検証されたルールを含む。

---

Adapted from McGinn TG, Guyatt GH, Wyer PC, et al. Users' Guides to the Medical Literature XXII: How to Use Articles About Clinical Decision Rules. JAMA 2000; 284 (1):79-84.©2000, American Medical Association, All Right Reserved.

することである。ディシジョン・ルールの影響力についての報告は，実装研究において述べられている。そこでは，ルールの使用が医療行為や行動パターンの変化をもたらすか，が明らかにされる。一度有用性が示されれば，次は経済効果が評価される。資源が節約されること，医療貯蓄口座 health savings account（米国で2004年から始まった消費者主導型ヘルスプランのひとつで個人が医療費を蓄えるための非課税の貯蓄口座で，医療費のためにのみ使うことができる）で負担できること，効率が良いこと，あるいは，好ましくはこれらすべてが明示されると，ディシジョン・ルールが成功か失敗かを判定することができる。これらの試験はクリニカル・ディシジョン・ルールのレベル1の基準に相当する。"インパクト分析"の試験デザインはクラスターランダム化試験であることが多く，すべての参加病院は様々な教育法やリアルタイム指示法を通じて，そのクリニカル・ディシジョン・ルールを使うか使わないかのいずれかに無作為に振り分けられる。よくできたインパクト分析の例として，カナダ頚椎ルール Canadian C-spine rule の実施の影響力を検証するため12施設で行われた研究がある[3]。この研究では，6施設がカナダ頚椎ルールの実施に積極的戦略を取るよう無作為に割り付けられ（例：教育，方針，およびリアルタイムの催促），一方，別の6施設は介入を行わないよう割り付けられた。その結果，プラスの影響があることが示された。介入を受けたグループでは画像検査が試験前と比べて13％（CI 9–16％）減少したのに対し，対照グループでは反対に画像検査率が13％（CI 7–18％）増加した。有害事象はどの施設でも起こらなかった。

コンセプトから最終的なディシジョン・ルールまでのプロセスには，数年かかることが多い。誘導段階と検証段階の研究はしばしば別々に公表される。クリニカル・ディシジョン・ルールについての実装試験と費用対効果の試験もさらに年月を要し，ルールが実臨床において受け入れられ，使用されるようになるまでは長い道のりである。実際，これらの後半のステップで確認されたディシジョン・ルールはほとんどない。誘導研究の結果を用いて，誘導研究のみに基づく有望な新ディシジョン・ルールを作ろうとする試みもある。しかし，たとえその結果がどれほど素晴らしく見えようとも，この試みは明らかに推奨できない。最初の誘導および検証研究は，これらの研究に使うデータを取得したり記録したりするのに，高度に訓練された研究職員が担当することが多く，実質的に有効性試験である。すなわち，理想的な臨床研究の条件と環境において，本当にルールを作り，それを適用できるのか。これは，研究環境ではない日常の臨床的状況において，そのディシジョン・ルールがどれだけ機能するかを検討する有用性試験とは，まったく別物である。有望で新しいディシジョン・ルールは，批判的かつ注意深く検討されなければならない。新しいディシジョン・ルールを診療に取り入れる前には，最初の誘導・検証研究とは別の新たな環境において同じ結果が得られることを確認する，外的検証研究を待つべきである。

本書内には誘導，検証，外的検証，実装，および費用対効果研究を通した良い例がほとんど紹介・考察されていない。実際，よくあるクリニカル・クエスチョンの多くが部分的にしか評価されていないか，まだ評価の途中段階にある。本書の初版が出版された2008年以降，クリニカル・ディシジョン・ルールの科学は発展してきたが，文献における多くのギャップを埋めるために，今後も研究の継続が求められる。我々の目標はこれらの議論に対し，臨床的に重要なクエスチョンの新たな探索と，新しく革新的なディシジョン・ルールの開発を活性化することである。

# 第5章

# 限られた資源の中での適切な検査：実務と政策の考察

　診断検査の使用に関する医師の意思決定は，上昇する医療コストにまつわる議論においてどのような役割を果たすだろうか。診断検査は国民医療費の割合を有意に増大させる。適切にオーダーすれば，腹痛に対するコンピューター断層撮影computed tomography（CT）のような診断検査は，入院やさらなる介入の必要のない患者を特定することにより，資源の消費を減らすのに役立つ。しかし，確実性を追い求めるあまり，我々は時折，クリニカル・ディシジョンには関係なさそうな検査までオーダーしてしまう。多くの検査は何の情報ももたらさず，クリニカル・ディシジョンに影響も与えない（例：胃腸炎のある成人への"決まりきった血液検査"）。さらに悪いことに，伝統や習慣，あるいは他者からの要請により，つい最近も実施して何の恩恵もなかった検査を，我々は繰り返してしまう。有益な情報をもたらさない診断検査は明らかな医療廃棄物であり，医師には直接見えるしコントロールもできるだろう。一方で，救急医には見えにくいが，コストの観点からより重要なことは，診断検査の下流のコストである。不必要な検査はたびたび偽陽性の結果を生み，そのせいで当初は疑わなかった疾患を患者が持っていないことを確認するために，多数のフォローアップ検査や治療をしなければならなくなる。多くの診断検査はほとんど，もしくはまったく価値がないという圧倒的なエビデンスにも関わらず，実状を変えるのは難しい。たとえば，何の価値もないとの強いエビデンスがあるにも関わらず，健康成人へのお決まりの術前検査は米国中で標準になっている。

　診断検査の妥当性を改善することは，患者ケアの質の向上の中で成されることなので，医療専門家がコストを減らし医療の価値を高めることができるひとつの方法であると考えられる。残念なことに，今まで多くの医師はこのことに興味も能力もほとんど示してこなかった。臨床で最高のエビデンスを適用し，保険や政府の規制者が行う前に，我々を支援するシステムを構築する──これは我々の挑戦である。

　本章では医療コストに対する診断検査の役割を考察し，医師が検査の妥当性改善のために実施可能な診療変更法を明らかにし，さらに検査を減らすための政策アプローチについて議論する。

## 医療支出に対する診断検査の影響力

　医療コストやその効果に関する議論は一般紙にも医学論文にも多いが，診断検査の重要性を理解するためいくつかのデータを概観しておく価値はある。医療支出は世界中で，経済成長率や社会の増税の流れを上まわる速度で上昇している。米国では，2010年の国民医療費は2.6兆ドル，住民一人当たり8,402ドルであり，対GDPでは17.9％を占める[1]。2021年までには，医療費は4.7兆ドル，住民一人当たり14,000ドルを超え，US GDPの19.6％にのぼると推測されている[2]。なぜこれが重要なのか。社会として，コストの上昇は我々に，医療ケアか他の優先事項かの選択を迫る。医療は単独では現在および将来の超過支出における最大要素であるので，医療コストの上昇は他の多くの領域に影響する政治的対立や停滞状態につながる。個人のレベルでは，医療コストが上昇すると，高額医療費による破産などのため，病気になっても医療ケアが受けられなくて苦しむ人々が増加する。このような状況下では，医療提供者は近い将来，資源が不変もしくは縮小すること，および患者当たりのコスト削減の大きな圧力がかかることを覚悟しなければならない。単刀直入に言えば，もし医療提供者が解決策を見出せなければ，政治家や企業が医療をコントロールせざるを得ないだろう。コスト上昇への政治的解決では，利用できる最高の科学的エビデンスが反映されるとは思えない。

　診断検査は米国のような西洋の先進国において，国民医療費の大きな割合を占め，その割合は上昇し続けている。診断検査は医療費の中でいくつかの異なるカ

26　PART 1　診断テストとクリニカル・ディシジョン・ルールの科学

テゴリーに参入されるため（例：入院ケア，医師によるサービス，他の医療職によるサービス），また入院中などには他のコストと一括化されることがあるため，検査に対する支出を正確に算定するのは困難である。診断検査の推定コストは，2003 〜 2007年の間には年間1000億ドル前後であり，米国の総医療費の約5%であった。診断検査のひとつの要素である画像診断のコストは，近年劇的に増加している。2003 〜 2008年まで，メディケア受益者における画像診断の利用は毎年増加していた。画像コストの一要素に過ぎないが，画像診断に関連する医師サービスに対する支出は，この期間内に実施ごとの償還を大幅にカットしたにも関わらず，96億ドルから117億ドルに増加した[3]。診断検査の実施割合が不適切で回避可能かもしれないので，診断検査の直接コストを削減できる可能性は大いにある。

### 診断検査の下流のコスト

診断検査の直接コストと同じくらい重要なのは，不必要な検査から得られる結果の下流のコスト（downstream cost）である。我々は特定のクエスチョンに答えてくれる診断検査をオーダーするべきであるが，その検査結果がはっきりと答えを出してくれないこともある。代わりに，それらの結果は疾患の確率に影響しうる様々な情報をもたらす。それどころか，意図しなかった他のクエスチョンに対する情報まで提示することがある。偽陽性の検査結果は，我々の他の予測と一致するとは限らないが，それでもやはり，さらに下流の検査が必要となる。一例として，市中肺炎で血液培養の結果グラム陽性球菌が検出され，救急科（ED）から入院に至った患者がおり，それが最終的には黄色ブドウ球菌だと判明する場合を考える。血液培養は，再度の血液培養や心エコーなどの下流の検査を生み出すことがある。研究では，偽陽性の血液培養はそうでない場合と比べて，患者の総入院コストを何万ドルも余計に増やすと試算されている。さらに，診断検査は考えもしなかったクエスチョンへの答えをもたらすことがある――いわゆる "incidentaloma（偶発腫瘍）" である。たとえば，患者が肺塞栓かどうか診断するため肺血管造影CTスキャンをオーダーすると，そのスキャンにより胸部や上腹部に，肺結節や腎腫瘍のような所見が偶然見つかることがしばしばある。標準医療行為では，これらの "incidentaloma" を適切にフォローアップすることが求められ，通常は画像検査を繰り返し，生検や最終的な治療が必要になる場合もある。こ

のように，元々の検査に伴う間接コストには，偽陽性や偶然の発見に対する精密検査や治療が含まれる。多くのよくある診断検査の間接コストは公式には調査されていないものの，不必要な検査の直接コストを上まわることは確実である。

### 検査における変動と不適切な検査

米国で実施されてきた診断検査は，患者の臨床症状や入手できる最高のエビデンスに基づけば，かなりの割合が回避できた可能性があるというエビデンスがある[4]。これを検証する方法のひとつは，具体的な検査の適応を確かめることである。診断検査サービスの後ろ向き研究では，診断検査の大部分はその患者への使用を支持するエビデンスがないことが示されている。地理的なバリエーションに関する研究もこれを強く裏付けている[5]。たとえば，米国のある地域の患者は別地域の患者と比較して，その処置自体の妥当性には関係なく，安定狭心症診断のためや急性心筋梗塞の後に心臓カテーテル法を実施される傾向がかなり強い。同様の傾向が臨床検査や他の診断検査の使用においても示されている。このようなバリエーションは，患者の臨床症状や合併症を調整した後でさえ，病院内にも部門内にも，診療ごとにも存在する。非典型的腹痛に対する腹部CTのような，明確なエビデンスがほとんどない診断検査であれば仕方がない。しかし，足首のX線や肺塞栓へのCTのように，十分に研究されていて検証済みのクリニカル・ディシジョン・ルールが利用できる病態に対しては，正当化するのは難しい。

### 不適切な検査の原因

診断検査の不適切な使用は，過少使用underuse，過剰使用overuse，誤使用misuseの3つのカテゴリーに分類できる。診療における望ましくない多様性を明らかにする中で，Dartmouth Atlas of Health Care の創設者である John Wennberg は，観察された多様性を分類するため，これらのカテゴリーを定義した。過少使用は，患者にとって好ましい結果を生むというエビデンスがあるのに，医療サービスが提供されないことを指す。過剰使用は検査や治療が医学的正当性なしに――診断検査がその症状，患者，またはセッティングでの使用を支持するエビデンスなしで――使われるときに起こる。好みに左右されやすいケアの誤使用は，（初期の虫垂炎のため非定型症状のある若い女性における，CTか観察かの選択のように）利用できる選択肢の中で重大なトレードオフが存在する状況をい

う。選択は患者自身の価値観に基づくべきであるが，そうならないこともよくある。誤使用は，選択肢のリスクとベネフィットを正確に伝えることができないこと，および診断検査を患者の価値観や好みに応じて選択できないことから生じる。本章では診断検査の過剰使用と誤使用に焦点を当てるが，それは現在議論している医療のコスト抑制において重要な論点だからである。**表5.1**に診断検査における過剰使用と誤使用のタイプを示す。

　米国では診断検査の過剰使用に多くの力が働いているが，中でも主要なものは，診断の確実性を求める臨床医の探求心である。臨床医は，ほとんどあるいはまったく価値がないとわかっている診断検査をなぜオーダーするのかという疑問に対し，診断漏れの恐れ（"防衛的医療defensive medicine"）や患者の希望，他の医師の求めなど多くの理由を挙げる。加えて，出来高払い医療制度など，不適切な検査を助長する金銭的インセンティブもある。特に米国の救急医療では，医師の診療報酬は来院時にどれだけ複雑なことをするかによって決まる。診断検査のオーダーや解釈は，複雑性の主な決定因子である。たとえば，軽度外傷性頭部損傷の患者を日常的にオーダーするCTで評価すると，クリニカル・ディシジョン・ルールを使用してCTをオーダーしない場合より多額の費用がかかる。これらの理由はそれぞれが診断検査の過剰オーダーに関与しているが，医学的確実性を追求する文化ほど重要ではない。William Oslerによれば，医療はその核心において，不確実性のアートとサイエンスである＊。診断検査の進歩は不確実性を減らす我々の能力を劇的に改善したものの，不確実性は決してなくなりはしない。米国ではベイズの定理や診断検査ごとの限界について知られているにも関わらず，診断の確実性を求める文化が確立されてきた。このことは，「その診断を除外するために，この検査をしましょう」といった臨床言語，連続値の検査結果において単一のカットオフ値で正常と異常を分けるようなシステム，死亡症例検討会などの医療文化，および法律制度に反映されている。診断の確実性の追求により主に犠牲となるのは，ベッドサイドでの臨床エビデンスの理解と使用である。診断の確実性を他の何よりも重視するならば，医師が検査をオーダーする際に利用可能なエビデンスを学び，適用する動機はほとんどなくなる。すると当然，医師は診断検査オーダーの決断をするのに最高のエビデンスを日常的に利用することはなく，それが不適切な検査につながると考えられる。

　医療の賠償責任や訴訟への恐れが医師を過剰な診断検査へと向かわせるが，これらが不適切な検査の主な原因というわけではない。医師の医療過誤への恐れが診断検査の不適切な使用につながるという，一貫した研究結果は得られていない[6]。医学的エビデンスに裏打ちされていない検査をオーダーしても，医師を賠償責任から守ってはくれないことは覚えておくべきだろう。その上，不適切な検査をすると，予想と一致せず説明できない検査結果が出たり（例：感染症の他の兆

**表5.1** EDにおける診断検査の過剰使用と誤使用のカテゴリー

| カテゴリー | 論理的根拠 | 例 |
|---|---|---|
| **悪い検査** | その臨床適応に対してその診断検査の使用を支持するエビデンスがない | ・敗血症性関節炎の診断のための赤血球沈降速度（ESR）やC反応性タンパク（CRP）<br>・非典型的腹痛に対する腹部連続X線撮影（KUB） |
| **良い検査だが患者が間違い** | その患者集団においてその診断検査の使用を支持するエビデンスがない | ・重症でない市中肺炎の症例に対する血液培養<br>・非常に低リスクの患者（PERCルール陰性）に対するDダイマー測定 |
| **良い検査だが時期またはセッティングが間違い** | その遭遇時期におけるその診断検査の使用を支持するエビデンスがない | ・ダニの同定や駆除の時点におけるライム病の血清検査 |
| **他の検査がオーダーされている状況で追加情報なし** | その検査をしても実施中の他の検査以上に情報が追加されることはない | ・膵炎診断のためのリパーゼ検査に追加してのアミラーゼ検査<br>・急性心筋梗塞診断のためのトロポニン検査に追加してのクレアチニンキナーゼ検査（最近心筋梗塞を起こした患者を除く） |
| **診断検査の誤使用** | 利用できる選択肢や患者の好みに基づくとその検査は適切でない | ・初期の虫垂炎が疑われる右下腹部痛を訴える若い女性において，（自宅またはEDの観察室での）経過観察が望まれる場合の，腹部および骨盤CTの習慣化した使用 |

候がない患者における白血球の増多），"incidentaloma" により外来患者のフォローアップが必要になるなど，新たな責任に臨床医たちは晒される[7]。医療の賠償責任を制限すれば，我々の診断確実性へのこだわりは変わるかもしれないが，不適切な検査それ自体はなくならない。我々は患者やその家族にも診断の確実性を求めるように教育してきたからである。不適切な検査を減らすには，その不確実性を医療者だけでなく患者とともに認識し，臨床医がベッドサイドで最高のエビデンスを診断の決定に適用できるシステムを構築しなければならない。本書がそこへ向かうひとつのステップとなれば幸いである。

### 診断検査の妥当性の改善：実務的考察

医師ひとりひとりが，診断検査オーダーの妥当性の改善策を講じることができる。第一に，診断検査の前後の数ある判断の場面に対し，最高のエビデンスを学び，適用してみる。すなわち，診断検査に関する良い情報源を特定し，常に読み込み，ベッドサイドでその知識を使用するのである。本書のような手引書やウェブサイトの使用も，多忙な臨床状況では役に立つだろう。

EDも含め，医師の実務においては，検査オーダーの妥当性を改善するためのシステムを遂行すべきである。そのシステムとは，標準化されたパスやガイドライン，クリニカル・ディシジョン・サポート，および，検査コストについてのデータも含めて医療提供者にフィードバックする監査活動などを指す。**表5.2**に妥当性改善への取り組み法を列記する。

標準化されたクリニカル・パスやガイドラインは数多く発表されているが，個々の医師の診療行動へはほとんど影響を与えてこなかった。医療行為は実施者の自律と例外主義に重きを置いた，個人の技能として教えられてきたからである。ガイドラインのように標準化された診療は，医師の自律にとって受け入れがたいものと見られることもよくある。医師たちはいくつかのステップを踏めば，これらの障壁を乗り越え，診療ガイドラインをうまく実践することができる。第一に，ガイドラインはローカルの診療パターンや懸案事項に対処できるように，ローカルに開発・改変されるべきである。次に，クリニカル・ディシジョンの指導者（診療科のリーダー，あるいは大変尊敬されている同僚）がガイドラインを支持し，推進する必要がある。三番目に，診療ガイドラインを使用して臨床ワークフローへ統合できるように，臨床システムを変更しなければならない。最後に，医師たちは自らの診療実績のデータを得て，ガイドラインのグループと比較する必要がある。ユタ州の統合医療供給システムであるインターマウンテン・ヘルスケア Intermountain Healthcare は，多数の診療領域にわたりこのようなパスを実践している先駆者である。インターマウンテン・ヘルスケアの Institute for Healthcare Delivery Research の所長である Brent James は，ガイドラインを開発する医師のリーダーを育成し，そのガイドラインをインターマウンテンの臨床文化，情報システム，および診療の全体にわたり組み入れてきた。その結果，検査の使用は減少し，入院期間は短縮され，コストが低減し，医療の質も改善されることが示された[8]。しかし，これは簡単な仕事ではなく，医師たちには診療を変えていくのに助けとなるツールが必要であろう。

ひとつの重要なツールはクリニカル・ディシジョン・サポートであり，これは患者のデータを用いて，

---

**表5.2** 不適切な診断検査に対処するための改善活動

| 介入 |
| --- |
| 医療提供者の知識の改善 |
| ・より良いエビデンス：相対的有効性研究，システマティックレビュー，ガイドライン |
| ・医療提供者の気づき：ジャーナルクラブ，必読書 |
| ・コスト意識 |
| オーダー時点でのエビデンス利用 |
| ・ローカルの診療，患者の特徴，および臨床状況に合わせたガイドラインの調整 |
| ・ポスターやポケットカード |
| ・コンピューター化された判断サポートシステム |
| 実績の監視とフィードバック |
| ・診断検査の使用と診断率 |
| ・診断検査の妥当性 |
| ・診断検査のコスト |

限られた資源の中での適切な検査：実務と政策の考察

それぞれの症例に応じた臨床的助言を生成するコンピューターシステムである。たとえば、放射線診断のオーダーシステムのディシジョン・サポートは検証済みのクリニカル・ディシジョン・ルールを包含し、臨床医は検査をオーダーする前にそのシステムへの入力を完了することが求められる（例：肺塞栓評価のためのWells criteria）。臨床医がガイドラインにない検査をオーダーしようとすると、医師に逸脱の理由を記録するように求めるものから監督医との相談を要求する厳しい中止まで、システムは様々な程度の妨害を行う。ディシジョン・サポートシステムは検査オーダーの妥当性を改善し、診断検査の使用を減少させることが明らかにされてきた[9]。ディシジョン・サポートのもうひとつの特徴は、オーダーと同時に、診断検査のコストを積極的に医師に提示することである。こうして検査のコストを可視化することで、検査の使用削減と妥当性の改善につながることが示されている。

### 医療政策の考察

　米国の医療コストの上昇に対し、支払者や政策立案者は診断検査の使用削減のための方策を講じている。その例として、相対的有効性研究への資金提供、ガイドラインの公表、公的報告と報奨金による補償（"成果主義"）を目的とした成績評価の実施、ならびに診断検査オーダー前の事前許可要求などがある。医師や病院が増え続ける診断検査のコストをコントロールできないと、政府が我々に外的統制をかける覚悟をしなければならない。

　政府と民間の支払者は、臨床医が利用可能な診断検査に関するエビデンスの質を改善しようとしている。政府の医療系研究資金の大半が、基礎科学研究とアメリカ国立衛生研究所 National Institutes of Health の主な目的である新しい診断や治療の開発に投入されていることは、長い間指摘されてきた。いまある検査と治療を効果的に適用する方法についての研究は、それに比べてほんのわずか、主に医療研究・品質調査機構 Agency for Healthcare Research and Quality を通じての資金提供に留まっている。しかし最近は、2つ以上の検査や治療を比較して患者中心のアウトカムを検討する、相対的有効性研究への資金提供の増加が注目されている。相対的有効性研究はアカデミックコミュニティからは強い支持を得ているが、それは政府の医療配分における最初のステップに過ぎないと考える政策立案者は多く、彼らはイデオロギー的理由から反対している。そういった研究への資金提供は増えているものの、2009年の米国医療制度改革法 US Affordable Health Care Act には、メディケアや他の政府系医療保険による給付金の範囲を決定するのに、相対的有効性研究を使ってはならないと明記されている。

　公的および民間支払者は、公への報告や成果主義プログラムのために、診断検査の成績評価基準を開発・実施している。これらの成績評価基準は品質尺度としても知られ、診断検査の使用状況や妥当性を評価することを目的とする。使用に関する評価は、メディケアへの請求のように大規模な管理データベースからたやすく計算できるため、開発と測定は非常に簡単である。それに対し妥当性の評価は、その診断検査がオーダーされた患者にとって適切であったかどうかを決定するため、臨床情報を使おうとする。妥当性評価には電子的な医療記録やカルテの審査が求められ、そのため実施により多くの時間を要し、費用もかかる。支払者と医療提供者は、管理者への請求から計算された使用評価の正確性に関して意見が食い違っており、この議論はコスト増大に対する圧力が強まるにつれ激化すると思われる。ひとつの例はメディケアの新しい基準である "OP-15：ED における非外傷性頭痛に対する脳CTの使用" である。この基準は、頭痛のある患者に行われた脳CTスキャンの妥当性を決定するためにメディケアの請求を利用するが、それでは患者の臨床状況が正確に説明されていないと医療提供者側は懸念している[10]。

　診断検査の使用を最も直接的にコントロールする方法は、事前許可を要求することである。民間の支払者は高額な検査や治療に対し、こうした許可制を急速に導入してきている。CTやMRIのようなコストの高い画像検査は、ほぼ例外なく対象となる。EDの場合は当初は除外されているが、今後ますます事前許可の取得が求められるようになるか、または遡及拒否の対象となるだろう。MedPac（メディケア支払い諮問委員

**表5.3** 米国における検査の使用削減に向けた政策および規制面での取り組み

| | 例 |
| --- | --- |
| 検査オーダーへの規制 | 画像検査への事前許可の要求 |
| 患者間によるコストのシェア | 高コストの診断検査に対する自己負担金（例：MRI） |
| 診断検査における成果主義プログラム | 画像検査の有効性のメディケア基準　非外傷性頭痛に対するEDでの頭部CT　腰痛に対する保存療法の前のMRI |

30　PART 1　診断テストとクリニカル・ディシジョン・ルールの科学

会）は2010年にメディケアに対する事前許可の実施を提案したが，現在までこの提案は進展していない。

表5.3には米国における診断検査削減への政策面および規制面の取り組みを示す。

訳注

＊Medicine is a science of uncertainty, and an art of probability.（医学とは不確実性のサイエンスであり，確率のアートである）

# 第6章

# 診断研究におけるバイアスの理解

第2章では，個々の研究の質を評価し，実際の患者ケアに研究を適用する方法を含めて，エビデンスに基づく医療（EBM）のプロセスについて述べた。このプロセスを学ぶには，医療における他のすべてのスキルセットとまったく同様に，指導教育と一貫した実践が必要である[1]。しかし，過去10年にわたり開発されてきたいくつかのツールを使えば，臨床医が個々の疑問に対する診断研究のエビデンスの質を評価する助けとなる。

そのようなツールのひとつが，Standards for Reporting of Diagnostic Accuracy Studies（STARD）基準である。STARDとは診断研究の実施と報告への系統的取り組みである[2,3]。STARDは，診断研究をする人や臨床医が診断研究の論文の質を評価する際に考慮すべき，重要事項に関する25項目のチェックリストを提示している（**表6.1**）。

第2章で述べたように，システマティックレビューはエビデンス・ピラミッドの頂点にある（すなわち，バイアスが最も少ない形式のひとつである）が，診断検査に対するシステマティックレビューの方法はつい最近開発されたばかりであり，まだあまり使われていない[4]。Quality Assessment Tool for Diagnostic Accuracy Studies（QUADAS）法は，ある研究における診断精度の推定値を歪めうる4つのドメインのバイアス——患者の選択，インデックス検査，参照基準（criterion standard），およびタイミング[5-7]——を評価

**表6.1** STARD基準

| チェックリスト項目 |
| --- |
| ・診断精度に関する研究として論文を位置づけている |
| ・研究目的を明確に提示している |
| ・除外基準や場所を含む研究対象集団について述べている |
| ・研究参加者の募集について述べている |
| ・研究参加者の抽出法について述べている |
| ・データ収集の時期と方法について述べている |
| ・参照基準とその根拠について述べている |
| ・インデックス検査および参照検査に採用された資材と方法の技術的仕様について述べている |
| ・インデックス検査および参照基準の単位，カットオフ値，およびカテゴリーについて述べ，正当化している |
| ・インデックス検査や参照基準を解釈する研究担当者の数と専門技能について述べている |
| ・インデックス検査や参照基準の解釈者が他の検査の結果に対して盲検化されたかを述べている |
| ・診断精度の比較測定や不確実性を定量化するための方法を述べている |
| ・検査の再現性を算出するための方法を述べている |
| ・研究の時間枠を明確に提示している |
| ・研究対象集団の臨床的および人口統計学的特徴が報告されている |
| ・フローダイアグラムが選択基準を満たしながらインデックス検査も参照基準も受けなかった患者について説明している |
| ・インデックス検査と参照基準の間の時間間隔，およびその間に実施された治療に関し報告されている |
| ・対照とした病状を持つ患者における疾患重症度の分布が報告されている |
| ・インデックス検査の結果（不確定および欠損結果を含む）を参照基準の結果に対してクロス集計表化しているか，また連続データの場合は（区間尤度比を求めるため）参照基準により層別化されたインデックス検査の結果の分布が示されている |
| ・インデックス検査および参照基準からの有害事象が報告されている |
| ・診断精度の推定値が信頼区間付きで報告されている |
| ・不確定な結果，欠落した反応，および外れ値をどのように取り扱ったか報告されている |
| ・患者のサブグループ，アウトカムの評価者，または医療機関の間における診断精度のばらつきの推定値が報告されている |
| ・検査の再現性の推定値が報告されている |
| ・研究から得られた知見の臨床的妥当性について考察されている |

文献2, 3より

するツールを提供している。QUADASは，診断のメタアナリシスにおけるエビデンスの質の評価にも推奨されるツールである。Meta-Analysis of Observational Studies in Epidemiology（MOOSE）声明は，診断精度の研究では主流のデザインである観察研究の，システマティックレビューとメタアナリシスに対する構造的枠組みを提供している[8]。コクラン共同計画Cochrane Collaborationは，診断のシステマティックレビューに対する最も明確なガイドラインを提示する[9]。本章では，診断研究において考慮すべきバイアスの型について述べるとともに，これらのデータをガイドラインに組み入れるための提案をしたい。

　診断の研究は，そのエビデンスを批判的に吟味する際に医師が認識すべきいくつかの型のバイアスに対して脆弱である（表6.2）[10-13]。この議論に関し，研究者により評価中の新しい検査はインデックス検査index testと呼ばれ，一方，それにより疾患の有無が判断される基準は参照基準と呼ばれる。参照基準とは，特定の徴候に対し利用できる中で最も正確な検査である。たとえば虫垂炎の場合，すべての診断検査は虫垂炎の参照基準である虫垂の炎症の病理的所見と比較されるだろう。

## バイアスの型

　背景バイアスcontext biasは，アウトカムの評価者がインデックス検査と参照基準のデータを検討しようとする際に，周囲の状況が彼らに影響を与える場合に問題となる。たとえば，インフルエンザの大流行中に臨床医がインフルエンザ様疾患influenza-like illness（ILI）を疑って様々な症状を評価したならば，おそらくILIの有病率が低い時期よりも，倦怠感や発熱をILI由来と判断する確率が高いであろう。放射線検査の文献はこの型のバイアスにしばしば言及するが，検出が難しく，ほとんど報告されていない[14]。

　二重参照基準バイアスdouble criterion standard biasは，研究者がある参照基準をインデックス検査陽性の患者に対して使い，別の（通常，より侵襲性が低くより不正確な）参照基準をインデックス検査陰性の患者に使う場合に起こりうる[15,16]。このシナリオでは，インデックス検査陰性の患者は最も信頼できる参照基準の検査を受けていないために，疾患が検出できなかったのかもしれない[17,18]。病歴や身体所見から得た様々な知見から鑑別的な精密検査戦略へと進んだ場合にも，インデックス検査の精度の推定値にバイアスがかかる。たとえば，胸痛と息切れ，および一側性下肢腫脹のある患者は，喀痰を伴う咳，発熱，および胸

**表6.2** 診断研究におけるバイアスの種類

| 診断精度への懸念 | 別名またはサブタイプ | 説明 |
| --- | --- | --- |
| **背景バイアス** | 有病率バイアス | アウトカム評価者が総合的な有病率や最近経験した症例に影響される |
| **二重参照基準バイアス** | 検証バイアス，精査バイアス，照会バイアス，抽出バイアス，選択バイアス | インデックス検査に基づき適用される参照基準が変動する |
| **不確定参照基準バイアス** | | 参照基準が不完全または十分に受け入れられていない |
| **間隔バイアス** | | インデックス検査と参照基準検査の間の時間が延びたため，疾患の状態や重症度，アウトカム評価者が利用できる診断データ，または両方が変わってしまう |
| **参照バイアス** | 包含または解釈バイアス | インデックス検査を解釈中のアウトカム評価者が参照基準の結果にアクセスするか，その逆か，または両方 |
| **範囲バイアス*** | case-mixまたはサブグループバイアス | 診断検査の特性が一部の患者集団に特有であるため，検査の性能が疾患重症度により影響を受ける |
| **カットオフバイアス*** | | 連続データを"正常"と"異常"に区別する閾値が，任意またはデータ分析の後に定義される |
| **時間バイアス*** | | 技術的進歩，操作者の専門技能，またはその両方が，時間とともに以前の研究における精度の制限を改善する |

文献10〜13より
*範囲バイアス，カットオフバイアス，および時間バイアスは，検査された集団以外の症例群，定義された検査閾値，または検査が実施された時期によっては診断検査性能の推定値を歪める。検査された集団に限っては，診断検査性能の推定値は有効かつ正確である。

部X線での肺浸潤が見られた患者よりも，肺塞栓（PE）の確定的な診断検査を受ける可能性が高い。臨床のセッティングでは，この鑑別検査は理にかなっているが，診断精度の研究をデザインする際には，精査バイアスworkup biasが結果を歪めることがある。不確定参照基準バイアスindeterminate criterion standard biasは，インデックス検査が以前からある参照基準より優れている場合に起こる。このバイアスが疑われるときには，研究者は検査結果が食い違う症例の予後や治療結果を調査するのに加え，この不一致を解決するため，第3の"審判試験"を用いてこれらの症例を評価しなくてはならない[19]。

　間隔バイアスinterval biasは，インデックス検査と参照基準との間に，疾患ステータスが変化するほどに長い臨床的に有意な遅れがある場合に発生する。一般にこの型のバイアスは，感染症のように短期間に疾患ステータスが急速に変わりうる場合にのみ当てはまる。認知症のような慢性の病態は，自然に病理過程が反転することはない。間隔バイアスは急性の病態においても，診断精度の推定値に影響しうる。くも膜下出血を例にとると，CTは警告頭痛の発症直後には最も感度の良い検査であるが，24時間後では感度が落ちてしまう。

　主観的検査解釈は，研究関係者が他の臨床情報を知ったことから起こる，参照バイアスreview biasと呼ばれるタイプのバイアスである。参照バイアスには3つの型がある。もしインデックス検査の解釈中に参照基準の結果がわかっていたら，検査参照バイアスtest review biasが診断精度の推定値を歪める可能性がある。反対に，参照基準を解釈中のアウトカム判定者にインデックス検査の結果が知らされたら，診断参照バイアスdiagnostic review biasが問題となる[20]。3つ目に，もしインデックス検査が参照基準の要素のひとつだったとしたら，包含バイアスincorporation biasが起こりうる[21]。これらの型の参照バイアスのリスクを減らすため，研究者はインデックス検査を実施し解釈する臨床医を参照基準に対して盲検化する一方で，同時に（参照基準をもとに患者が"疾患あり"か"疾患なし"かに分類する）アウトカム判定者もインデックス検査に対して盲検化する。

　最後の3つの型のバイアスは，必ずしも精度が低くはないが，一部の患者集団にしか，またはインデックス検査結果の特殊な解釈にしか使えないと，診断検査の性能を見積もってしまう。疾患はたいてい重症度が広範囲にわたるものであるが，予備的な診断研究では照会パターンや患者へのアクセスのしやすさにより，特定の患者集団を対象にすることが多い。この型の選択バイアスは範囲バイアスspectrum biasを生じ，同じような疾患重症度の患者にだけは正確な診断検査性能の推定値をもたらす[22,23]。連鎖球菌性咽頭炎は範囲バイアスの一例であるが，それは咽頭炎があり高いセンタースコアCentor score（A群溶連菌感染陽性の可能性が高いことを意味する。第29章参照）を示す患者に対して行なった迅速連鎖球菌検査からは，同じ検査を連鎖球菌性咽頭炎とは考えにくい患者を評価するのに使った場合に比べて，より高い感度が得られるためである。したがって，この型のバイアスの可能性を判断するため，診断研究の報告には患者選択の方法やcase mix *についての詳細が必須である。範囲バイアスを最小にするには，診断精度の研究には可能なかぎりいつでも患者を連続的に組み入れるべきである。それが難しければ，研究者は意図的に，その診断検査が特に有用であると考えられるような，明確に定義され臨床的に適切な患者集団を対象とすることができる。

　カットオフバイアスcutoff biasは，異なる研究（または同じ研究）が連続データを"疾患あり"か"疾患なし"かの2分値に変換するのに，その都度変わるような不明確な閾値を用いる場合に起こる。第3章で述べたように，感度と特異度を同時に最大化するよう連続データに対する最適なカットオフ値を決めるためには，receiver operator characteristic curve（ROC曲線）が使用される。しかし，研究者たちはデータ分析の後，どんなカットオフ値がどのように用いられたか明確に説明できなかったり，これらの閾値を特定できなかったりすることがある[24]。テクノロジーの進歩は読者の専門技能と同様に常に改善されているので，特に放射線診断検査において時間バイアスtemporal biasが問題となる[25]。たとえば第52章に述べるように，第1世代のスキャナーを使っての肺塞栓に対するCTスキャンの精度は70％であったが，最近のPIOPED II研究によれば，より新しいスキャナーを使用すると83％の感度が得られた[26]。

　診断検査のシステマティックレビューやメタアナリシスは，様々なバイアスの型を考慮しながら新しい検査の研究エビデンスを評価するひとつの方法となる[27]。システマティックレビューが示すもうひとつの型のバイアスは，出版バイアスpublication biasである[28]。QUADASおよびMOOSEガイドラインは，これらの原稿に対する統一された枠組みを提供している[5-8]。他の診療科における診断のシステマティック

レビューも，救急科（ED）には非常に有用である。一例として，米国医師会雑誌 Journal of the American Medical Association の合理的臨床検査シリーズ rational clinical exam series には，多岐にわたる内科的および外科的トピックについての診断に関するシステマティックレビューが，20年分も掲載されている[29]。しかしながら，他科のシステマティックレビューではEDの患者集団，臨床的状況，または診断戦略に焦点が当たっていない場合がある。米国救急医学会雑誌 Academic Emergency Medicine のエビデンスに基づく診断シリーズは，検査－治療閾値の推定値や今後の診断研究への示唆を与えてくれる，EDに特化したシステマティックレビューの場を紹介している[30,31]。

## バイアスを超えて有用性へ

診断の精度の研究においてバイアスの評価は必須であるが，それは第一段階でしかない。検査の精度は患者指向性アウトカムの代替に過ぎないからである。疾患があるのかないのか，臨床医がよりよく理解していれば，アウトカムは改善されるという暗黙の了解がある。Grading of Recommendations Assessment, Development and Evaluation（GRADE）基準は，利用可能なエビデンスに基づき，診断検査の総合的な有用性を患者中心に精査するためのひとつのアプローチを構成している[32]。GRADEのアプローチとは，診断の精度や診断検査の臨床的有用性のデータの評価を通じて，それらの検査をガイドラインの中で使用するためにすぐに実施可能な提案をすることにある。診断戦略の評価のためバイアスを最小化した研究デザインは，ランダム化比較試験 randomized controlled trial（RCT）であるが，そのような試験は稀にしか行われない。その代わり，大半の診断研究は観察研究であり，インデックス検査と参照基準の両方を受けた患者を便宜的にサンプリングすることにより，検査の特徴を判断する。GRADE基準に従って，診断検査に関する臨床的に最も意義ある研究は，診断の不確実性が存在する中でも代表的な患者を連続的に集めている。焦点を当てるべきは，医師が診療の過程でその検査を適用するのが合理的と考える患者，EDにおいては第1章で述べたように，診断の印象が検査閾値と治療閾値の間のどこかに入っている患者である。

診断検査のRCTは稀であるが，精度の研究だけでは不十分な場合に確立された基準がある[33]。最初のステップは，新しい検査と古い検査との感度の比較である。もし感度が同じであれば，いずれの検査も同じよ

うに真の疾患例を検出するだろう。このシナリオにおいて，新しい検査の方が優れた特異性を持っていたとしたら，偽陽性に対する追加の検査や治療といった有害事象の可能性が低下し，RCTは不必要になる。さらに，新しい検査が古い検査より安価であったり簡便であったりする場合にも，RCTは必要ない。

もし新しい検査が古い検査より感度が高く，特異度は同じだとしたら，新しい検査のベネフィットは治療のRCTにより明らかにされた真陽性の症例の治療効果に関連する。たとえば，仰臥位と腹臥位で行なわれたCT大腸検査は，腹臥位だけの場合より（特異度は同じで）感度が高い[34]。治療試験では，同じ重症度の結腸直腸ポリープならば，早期の発見と治療が生存率改善に関連することが示されているため，診断を行なう医師はRCTを待たずとも，腹臥位と比較して両ポジションでのCT大腸検査の方が生存率を改善すると推測するのが合理的である。しかし，これらの治療的RCTを評価する際には，インデックス検査で特定された新たな症例にその結果が適用できるかどうか，医師は十分に検討する必要がある。古い（より感度が低い）検査で検出された症例と同じように，新たな症例も治療に反応するであろうか。たとえば，1960年代には古い画像診断法を用いて（または剖検の際に），きわめて生命の危険がある症例にのみ肺塞栓の診断がつけられていたが，最近のCT技術は小さく臨床的に重要でない塞栓でも高感度に同定することができる。これらの些細な塞栓は，我々が肺塞栓の治療管理の対象としている重度の肺塞栓と同程度に，抗凝固療法に反応するだろうか[35]。新たに同定された症例が現行の治療に反応し，新しい検査にネガティブな特性（例：安全性，特異性，コスト）がないのであれば，RCTを待たずに新しい検査を使用すべきである。もしネガティブな特性があるのなら，新しい検査を使用する前に慎重にトレードオフを検討しなければならない。より感度の高い新しい検査が治療に反応しない症例を追加で見出し，その追加症例が同じ疾患重症度を代表しているか否か推定できない状況では，RCTを待つのが妥当である[33]。様々なデザインのRCTが，患者中心のアウトカムに対する新たに開発された検査や，検査戦略の効果を評価するであろう[12]。これらの診断的RCTは正確な検査に対し，時折驚きの結果を示すことがある。一例として，BNPはうっ血性心不全を呼吸困難の他の病因と区別するための正確な検査であるが（第21章参照），EDで実施された複数のRCTは一貫して，この新しい診断技術に有意な患者中心のベネ

フィットを見出せなかった[36]。

ひとつの提案は，研究のアウトカムを6つのカテゴリー——技術的有効性，診断精度の有効性，診断的思考の有効性，治療的有効性，患者アウトカムの有効性，および社会的有効性——に分類する階層的アプローチを用いて新しい検査を評価することである（表6.3）[37,38]。これらのカテゴリーは，潜在的影響度に基づき検査をだんだん除去していくような，診断検査の評価のレベルを表している。技術的有効性は最初のレベルであり，操作者と機器の特性を，信頼性を含めて評価する役割がある。次のレベルは，検査の診断精度を従来の基準を用いて評価する。3つ目のレベルである診断的思考の有効性では，必要なコストと同様に新しい検査が原因で最終診断が変化した症例の割合を精査する。4番目の研究レベルは治療的有効性であり，検査情報を元に管理法を変更した症例の割合を評価する。5番目の研究レベルである患者アウトカムの有効性では，症状の重症度，機能の状態および死亡率に対する新しい検査の影響を，質調整生存年quality-adjusted life years（QALY）を用いて各々のアウトカム変数が1ユニット変化するごとのコストを報告する費用対効果分析を含めて評価する。6番目かつ最後の研究レベルは，新しい検査のコストとベネフィットを社会的観点から評価する。

大半の診断検査は，この階層における2番目のレベルの評価の後に，実際の診療へと統合される。実際には研究セッティングでの診断検査の評価は，この階層に直線的に従うわけではない。むしろこのプロセスは，循環したり繰り返したりするのが通常である[38]。本書は診断精度の量的推定値を与える一方で，よりレベルの高い診断研究が存在するかぎりは検証をしていく。しかし，診断研究に対する科学的手法は進化し続けるものであるから，EDで正確かつ確実に疾患を特定できる臨床医としての能力を高めるため，実施中の研究についても知っていなければならない。

**訳注**
＊病院・ヘルスケアサービス提供施設においてサービス内容により患者を分類する方法。

**表6.3** 診断研究へのアウトカム立脚型の階層的アプローチ

| レベル | ドメイン | 検討事項 |
|---|---|---|
| 1 | 技術的有効性 | 受容性<br>分析感度<br>観測者内および観測者間信頼性<br>実行可能性<br>測定の不正確さ，精度の低さ<br>操作者への依存性，トレーニング，およびスキルの維持 |
| 2 | 診断精度の有効性 | ROC曲線下面積<br>尤度比<br>予測値（的中率）<br>感度と特異度 |
| 3 | 診断的思考の有効性 | 診断の信頼性<br>臨床的診断によるコストの変化<br>検査情報を得る前後での臨床医による検査後確率推定値の違い<br>検査が有用と判断される症例の割合<br>検査が最終的な診断を変えた症例の割合 |
| 4 | 治療的有効性 | さらなる検査が避けられた症例の割合<br>管理法が変更された症例の割合<br>新たな診断戦略下での総コストおよび患者当たりコスト |
| 5 | 患者アウトカムの有効性 | アウトカム変数の1ユニット変化当たりのコスト<br>質調整生存年（QALY）の構成における検査の期待値<br>機能の状態<br>死亡率の検査により避けられた病的状態 |
| 6 | 社会的有効性 | 社会的観点からの費用対効果分析 |

文献37，38より

**PART 2**

# 外傷

第 7 章 　頚椎骨折　　38

第 8 章 　小児の頚椎骨折　　44

第 9 章 　高齢者の頚椎骨折　　47

第 10 章 　腹部鈍的外傷　　50

第 11 章 　急性膝部外傷　　52

第 12 章 　急性足関節・足部外傷　　54

第 13 章 　小児鈍的頭部外傷　　57

第 14 章 　鈍的頭部外傷　　63

第 15 章 　鈍的胸部外傷　　69

第 16 章 　不顕性股関節骨折　　73

第 17 章 　頚部軟部組織の鈍的外傷　　77

第 18 章 　舟状骨不顕性骨折　　80

第 19 章 　腹部穿通性外傷　　83

第 20 章 　四肢穿通性外傷と血管損傷　　87

# 第7章

# 頸椎骨折

## ハイライト

- 鈍的外傷における頸椎骨折の発生率は低い（約1〜2％）。
- 救急科における頸椎レントゲン撮影が不要である鈍的外傷患者に対するクリニカル・ディシジョン・ルールとして，カナダ頸椎ルールやNEXUS低リスクルールが有効である。
- 頸椎CTは単純撮影よりも感度が高く，必要であると判断した際には速やかに撮影すべきである。
- 神経学的所見はないが，正中に持続的な疼痛を認める重症感のある症例で，CTで異常所見がない場合には椎間板−靭帯損傷を危惧し，MRI撮影を検討すべきである。

## 背景

米国では年間1400万人以上が頸椎（C-spine）レントゲンを撮影するが，明らかな椎体・脊髄損傷例は2％以下である。結果として，多くの受傷していない患者が所見陰性のレントゲンを撮影することになっている。頸椎損傷における低リスク群を判別する明確なクリニカル・ディシジョン・ルールの制定は，不必要な画像検査を行なわないためにも有効である。

現在2種類のクリニカル・ディシジョン・ルールが存在する。1つはNational Emergency X-ray Utilization Study（NEXUS）から適用されたNEXUS低リスク・ルール（NLR）であり，もう1つはカナダ頸椎ルールCanadian C-spine rules（CCR）である[1,2]。どちらも大規模かつ多様な救急科（ED）患者で有効性の検証が実施され，高い感度と陰性適中率（NPV）を有している。

頸椎の画像評価として，単純レントゲン（図7.1）の他に，CTスキャン（図7.2）とMRIがある。CTやMRIはより詳細に骨折などの評価を可能にする一方で，単純レントゲンはCTより少ない被曝量で広範に調べることができる。しかし，撮影肢位不良例や体型，関節変性症や加齢に伴う骨棘増体症例などの場合，単純レントゲンでの評価は困難である。

通常の側面撮影ではC7-T1間の正確な評価は困難であり，損傷の有無を評価するためにはswimmer's positionなどの特殊な条件の連続撮影が必要である。不十分なX線の患者には連続撮影の代わりにCTを選択する医師もいる。MRIは靭帯や脊髄損傷の評価において，CT以上の情報を得ることができる。

頸椎損傷において，ある疑問が浮上する。頸椎損傷の2つのディシジョン・ルールは，CTやMRIより感度が低い単純レントゲンによって評価されている。臨床医の中には，頸椎骨折患者に関しては，骨折の有無や受傷部位によって，予後への理解や固定方法，ペインコントロールの内容が大きく異なってくるため，このディシジョン・ルールは感度が不十分である，という意見がある。NEXUSとカナダ頸椎ルールにおける微細な骨折として，頸椎棘突起骨折，椎体高25％以上の消失を伴う単純楔状骨折，靭帯損傷を伴わない剥離骨折，タイプ1の歯突起骨折，椎体終板骨折，骨棘

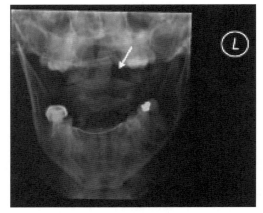

図7.1 単純レントゲン開口位歯突起撮影。第1頸椎椎体外側が離開しており（矢印），急性期骨折の所見を認める

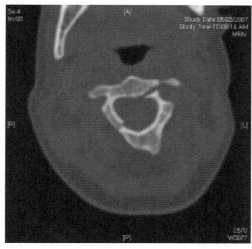

図7.2 頚椎CTにおける第2頚椎骨折の所見

骨折，海綿骨骨折，横突起骨折などが該当する。靭帯損傷や脊髄損傷の判別のためにMRIを撮影すべきか否かに関しては未解決のままであり，他検査（CTや単純レントゲンなど）を要する。

## Clinical Question
レントゲン撮影が不要な，低リスクの頚椎損傷例の病歴と身体所見とはなにか。

NEXUSはパイロットデータおよび，コンセンサスの得られた5つの要素を含むクリニカル・ディシジョン・ルールから構成されている（表7.1）。NEXUSクライテリアは，存在する，存在しない，もしくは評価不能の3つで認識される。NEXUSクライテリアの項目が評価不能であれば，その患者はクライテリアを満たしていないと認識されていた。患者が5つのクライテリアをすべて満たしていれば，頚椎損傷の低リスク群としてみなされ，レントゲンは必要ない。

NEXUSクライテリアの最初の研究は，クライテリアのすべてに合致した鈍的外傷患者は頚椎損傷の可能性が非常に低いという仮説を検証する米国の21ヶ所のメディカルセンターにおける前向き観察研究である。鋭的外傷やそれに関連した外傷でなければすべての患者に頚椎の画像検査を行なった。標準的な3方向撮影（側面，正面AP方向，開口位）による単純レントゲンもしくは発達した検査（CTもしくはMRI）を実施した。34,069例がNEXUSクライテリアに参加した。画像診断上の頚椎損傷の発生率は2.4%であった。表7.2に結果を提示する。

表7.1 NEXUS低リスク・クライテリア

・後頚部正中の圧痛がない
・神経学的局在所見なし
・意識障害なし
・中毒症状なし
・注意をそらすような激痛を伴う他部位の損傷なし

文献1より

表7.2 NEXUS低リスク・クライテリアの検査結果

| | 頚椎損傷例すべてに施行した群 | | |
|---|---|---|---|
| ディシジョン・ルール | 陽性 | 陰性 | 合計 |
| 陽性 | 810 | 28,950 | 29,760 |
| 陰性 | 8 | 4,301 | 4,309 |
| 合計 | 818 | 33,251 | 34,069 |
| 感度（CI） | | 99%（98-100%） | |
| 特異度（CI） | | 13%（13-13%） | |
| 陽性尤度比（LR＋） | | 1.1 | |
| 陰性尤度比（LR－） | | 0.08 | |

| | 臨床上明らかな頚椎損傷を認める群 | | |
|---|---|---|---|
| ディシジョン・ルール | 陽性 | 陰性 | 合計 |
| 陽性 | 576 | 29,184 | 29,760 |
| 陰性 | 2 | 4,307 | 4,309 |
| 合計 | 578 | 33,491 | 34,069 |
| 感度（CI） | | 100%（99-100%） | |
| 特異度（CI） | | 13%（13-13%） | |
| 陽性尤度比（LR＋） | | 1.1 | |
| 陰性尤度比（LR－） | | 0.03 | |

文献1より

このクライテリアで欠落したのは8例であったが，そのうち頚椎損傷であったのは2例のみである。しかも，その2例とも外科的処置を要せず，長期間の治療を要するものではなかった。100%の感度と陰性適中率を有したことから，この診断基準をすべて満たした例は，画像診断を必要としない低リスク群であるといえる。

カナダにおいてほぼ同時期に似た研究が，Stiellらによりカナダ頚椎ルールとして実施された。このディシジョン・ルールは2001年の研究によるものである[2]。NEXUSと同じく彼らの研究目標も，鈍的頚椎損傷の救急患者における高感度の予測方法の確立であった。カナダ10ヶ所の救急病院におけるコホート研究であり，頚椎損傷例における身体所見・病歴を踏まえたものである。NEXUSでは頚椎以外の外傷は評価していない，という点でNEXUSと異なる。意識清明（GCS15点）でバイタルサインが安定している（収縮期血圧>90mmHgかつ10回/分<呼吸数<24回/分），

頭部および頚部への鈍的外傷患者を対象としている。以下に挙げる項目を1つ以上満たす患者は除外している，すなわち，16歳以下，頭部・頚部鈍的外傷以外による受傷（裂創や擦過創など），GCS15点未満，バイタルサイン異常例，48時間以上経過した症例，貫通性の外傷，急激な麻痺を有する例，椎体疾患の既往例，再評価症例や妊婦の場合である。

神経学的所見・病歴・身体所見において20項目のデータを集めた。頚椎画像検査の有無は，臨床医が決定する。画像検査は強制的ではなく，検査を行なわなかった人は，その後電話で経過を確認することで，フォローアップを行なった。この混成した診断体制の目的は，画像検査を受けていない者の中で，外傷患者がいるようなことがないようにするためである。臨床上画像検索が必要でないと判断された群は14日目に電話をかけ，以下の項目を確認した。（ⅰ）頚部痛は減弱もしくは消退したか，（ⅱ）頚椎の可動域制限は減弱もしくは消退したか，（ⅲ）頚椎カラーは着用しているか否か，（ⅳ）頚部損傷は予防し得たものであったか否か。

カナダ頚椎ルールは段階的に3つのクライテリアを用いる。すべてのクライテリアを満たしていれば，頚椎損傷の低リスク群に属し，レントゲンを避けることができる可能性がある。表7.3にカナダ頚椎ルールによる安全に画像検査を避けることができる満たすべきクライラリアを示す。

この研究によれば，12,782名が該当したが，3,281名が参加せず，577名が画像検査やフォローアップが実施できず除外された。最終的に8,924名が対象となり，画像検査や14日目の電話フォローアップを行なった。頚椎損傷の発生率は2%であった。表7.4に結果を提示した。カナダ頚椎ルールはNEXUSよりも複雑で覚えるのも難しいが，パラメディカルの使用でも支障はなかった[3]。

Stiellらはカナダ頚椎ルールを実施した施設において，大規模前向き研究による2つの診断基準の比較を行なった[4]。2つの診断基準（CCR対NEXUS）を比較し，どちらが特異的であるかを示し，CCRの有効性を示そうとした。オリジナルの研究とクリニカル・ディシジョン・ルールに関しての方法は類似しているが，カナダ頚椎ルールでは該当・除外基準を設定しており，画像検索を行なわない症例も存在した（カナダ頚椎ルールはすべて満たしたが，NEXUSでは満たされなかった）。どちらも画像検索の前に評価を行なった。著者らはカナダ頚椎ルールの有効性を確立した。

## 表7.3 カナダ頚椎ルール

**基準1：レントゲンを取るべき高リスク要因はないか？** 特に以下の点に該当しないか？
- 65歳以上
- 四肢にparesthesia（異常感覚）あり
- 危険な受傷機転あり（1m以上からの転落，軸方向への頭部への外力，自動車事故　100km/時以上のスピードでの事故，横転，車から放り出された，自転車の衝突）

どれか1つでも該当すれば画像検査をすすめる。1つも該当しなければ基準2へ

**基準2：首を動かしても問題ないくらいの低リスク因子があるか？**
- 単純な追突事故（対向車の方へ押し出された場合，バスや大きなトラックによるもの，高速での場合，横転した場合を除く）
- EDで座位可能
- 歩行可能
- 遅発性の頚部痛（突然疼痛が発症した場合を除く）
- 頚椎正中の圧痛がない

これらすべてに該当しない場合は画像検査を行なう。どれか1つでも該当すれば基準3へ

**基準3：左右45°に頚を回転できるか？**
できなければ画像検査を行なうべきである。できた場合は，すべての基準を満たしたことになり，頚椎画像検査は必要ない。

Adapted from [2] Stiell IG, Wells GA, Vandemheen KL, et al The Canadian c-spine rule for radiography in alert and stable trauma patients. JAMA 2001; 286(15): 1841-1848 ©2001, American Medical Association, All Rights Reserved.
文献2より

## 表7.4 カナダ頚椎ルールの検査結果

| ディシジョン・ルール | レントゲン画像的損傷例 | | |
|---|---|---|---|
| | 陽性 | 陰性 | 合計 |
| 陽性 | 151 | 5,041 | 5,192 |
| 陰性 | 0 | 3,732 | 3,732 |
| 合計 | 151 | 8,773 | 8,924 |
| 感度（CI） | 100%（98–100%） | | |
| 特異度（CI） | 43%（40–44%） | | |
| 陽性尤度比（LR＋） | 1.8 | | |
| 陰性尤度比（LR－） | 0 | | |

文献2より

8,283名のうち7,438名が両者の基準をすべて満たし，画像検査もしくは14日目の電話での代用調査を行なった。頚椎損傷の発生率は2%であった。表7.5に結果を示す。カナダ頚椎ルールとNEXUSを比較すると，カナダ頚椎ルールの方が感度，陰性適中率，特異度で優れていた。表7.6にNEXUS低リスク・クライテリアの結果を示す。

この研究では最終的に，カナダにおける12施設，11,824名を対象としたEDにおけるカナダ頚椎ルールを用いた無作為比較試験を実施し，頚椎の画像検索は

40　PART 2　外傷

**表7.5** カナダ頚椎ルールの有効性検証検査結果

| ディシジョン・ルール | レントゲン画像的損傷例 | | |
|---|---|---|---|
| | 陽性 | 陰性 | 合計 |
| 陽性 | 161 | 3,995 | 4,156 |
| 陰性 | 1 | 3,281 | 3,282 |
| 合計 | 162 | 7,276 | 7,438 |
| 感度（CI） | 100%（96-100%） | | |
| 特異度（CI） | 45%（44-46%） | | |
| 陽性尤度比（LR＋） | 1.8 | | |
| 陰性尤度比（LR－） | 0.01 | | |

文献4より

**表7.6** NEXUS低リスク・クライテリアの検査結果

| ディシジョン・ルール | レントゲン画像的損傷例 | | |
|---|---|---|---|
| | 陽性 | 陰性 | 合計 |
| 陽性 | 147 | 4,599 | 4,746 |
| 陰性 | 15 | 2,677 | 2,692 |
| 合計 | 162 | 7,276 | 7,438 |
| 感度（CI） | 91%（85-94%） | | |
| 特異度（CI） | 37%（36-38%） | | |
| 陽性尤度比（LR＋） | 1.4 | | |
| 陰性尤度比（LR－） | 0.24 | | |

文献4より

12.8％減少した（CI 9-16％，61.7％ 対 53.3％，P=0.01）。一方で，コントロール群は12.5％の増加であった（CI 7-18％，52.8％対58.9％，P=0.03）[5]。さらに，両者ともに骨折の見落としや診断の相違はなかった。著者らはカナダ頚椎ルールの導入により，必要ない画像検査を減らすことが可能であると述べている。

## Clinical Question
**鈍的外傷後の頚椎損傷検索における単純レントゲンおよびCT検査はどのように行なうのか。**

　CTは，技術の発達により頚椎の精査において広く用いられている。頚椎骨折の精査に関して単純レントゲンとCTの検索能力がどれほどなのかが問題になってくる。2005年に発表されたメタアナリシスでは，1995 ～ 2004年までの英語文献において，単純レントゲンとCT両方の画像検査を行なっていた7つの研究が選択された[6]。単純レントゲンでは最低3方向（AP撮影，側面像，開口位）を含み，CTでは後頭部から第1胸椎を含む5mm未満のスライス幅での撮影を行なった。3,834症例が対象となり，単純レントゲンの

診断基準は5例中の最新のものとし，CTでは2例の中から用いた。頚椎損傷の発生率は12％であり，EDにおいて有意に高かった。研究の不均一性により，集められた研究すべての中を構成する外傷の一貫した定義がなかった。頚椎損傷における統合感度（pooled sensitivity）は，単純レントゲンでは52％（CI 47-56％），CTでは98％（CI 96-99％）であったが，参照基準criterion standardの欠落が多かったために単純レントゲンとCTともに特異度は算出不能であった。

　最近の研究では，臨床的に重要な外傷（手術適応やハロー装具などの強固な頚椎カラーの適応など）に対して階層別化した分類や，受傷タイプに応じてレベルⅠの外傷センターで診るような低リスク症例から中等度，高リスク群といった分類を試みている[7]。患者はNEXUSでの評価を1回以上は行なっている。1,505例中78例（5％）は頚椎単純レントゲンもしくは頚椎CTの検査を行なっている。うち50例（3％）は臨床的に重要な外傷であった。頚椎レントゲンのみで検出したのは18例で感度は36％であったが，CTの臨床的に重要な外傷の感度は100％であった。頚椎損傷の高度，中等度，低リスク例における単純レントゲンの感度は46％，37％，25％であった。

## Clinical Question
**神経学的所見と単純レントゲンでの所見は正常であるが，靭帯・脊髄損傷をMRIで評価すべき症例とは何か。**

　CTにて有意な所見はないが，頚部に持続的な疼痛を認める症例に対して，頚椎MRIを椎間板・靭帯損傷評価目的に行なった研究が最近発表された[8]。オーストラリアのレベルⅠ外傷センターでの研究であり，持続する疼痛に対してCTとMRIを行なっている。結果としては，MRIにて頚椎靭帯，椎間板，脊髄，その他軟部組織の損傷が明らかになった。CTで所見のなかった178例において，78例（44％）がMRIにて急性頚椎損傷を指摘された。38例（21％）が介入を要した。33例が2 ～ 12週の頚部カラーを必要とし，5例が手術適応となり，そのうち1例は遅発性の椎間不安定性を認めた。頚椎損傷を来した例とCT所見の関連性においては，頚椎変性（OR11.6, CI 3.9-34.3％），胸腰椎の孤発性骨折（OR5.4, CI 1.5-19.7％），多方面からの頚椎圧迫（OR2.5, CI 1.2-5.2％）が挙げられる。

## コメント

NEXUSもカナダ頚椎ルールも，頚椎鈍的外傷に対して有効であることがEDでの大規模コホート研究にて証明された。高い感度（99.3％＜）と，陰性適中率（99.9％＜）を有する。さらに，カナダ頚椎ルールにより単純レントゲン撮影回数の縮小が多施設研究により示された。

2者を比較した場合，Stiellらはカナダ頚椎ルールの方が優れていると述べたが，我々からすれば両者の違いを明確にしたとは言い難い。表7.7に由来・有効性・適応の相違点を示した。

違いはあるが，どちらも安定した鈍的外傷患者に対して有効である。NEXUSは覚えやすいため適応しやすい。カナダ頚椎ルールはより複雑であり，段階的なやり方を身に付ける必要性がある。我々の経験では，

**表7.7** NEXUS クライテリアとカナダ頚椎ルールの比較

| | NEXUS 低リスク・クライテリア（NLR） | カナダ頚椎ルール（CCR） | コメント |
|---|---|---|---|
| それぞれの診断基準の特質 | 中毒例や注意をそらすほどの外傷例は除外している | 高リスク例を筆者らが定義している | NLR<br>・著者らは中毒例や注意そらすほどの疼痛がある外症例は，きわめて特徴的であり，厳密に定義すると臨床的実践への使用を制限すると考えている<br><br>CCR<br>・中毒例は受傷予測因子ではなく検査制限因子であるため含まれていない<br>・高リスク例は提示されているが，列挙されていないものも多い |
| 対象となる患者 | 鈍的外傷にとる頚椎画像検査実施例 | すべての患者が対象（画像検査例および未撮影群に対する14日間の電話調査例） | NLR<br>・リスク評価において選択バイアスがかかっている可能性があり，一般化に欠けやすい<br><br>CCR<br>・すべてに患者に画像検査を行なったわけではないが，未検査群には代用方法を行なっている |
| 除外基準 | 穿通性外傷例や他外傷のために頚椎画像を必要とする例 | 除外群に列挙した群 | NLR<br>・鈍的外傷に重点をおいている<br><br>CCR<br>・除外基準は普遍化を制限してしまう |
| 年齢制限 | なし | 16歳以上 | NLR<br>・年齢制限なし<br><br>CCR<br>・16歳以下を除外し，制限している |
| 受傷率 | 2％ | 2％ | ― |
| 検査規模（検証研究） | 米国の病院21ヶ所における患者総数34,000人以上 | カナダの病院9ヶ所における患者総数7,400人以上 | 多様なED患者が含まれ普遍化を成している |
| 感度％（検証研究） | 99％（CI98-100％） | 100％（CI96-100％） | 陰性予測値が比較して的高い |
| 特異度％（検証研究） | 13％（CI12.8-13.0％） | 45.1％（CI44-46％） | CCRの方が特異度が高く，偽陽性率が低い |
| 決定方法 | 5つの要素に該当するか否か | 3つの大項目基準および14の細項目から成る；画像検査の有無を指示する | NLR<br>・少ない要素で端的に述べており，使いやすいように簡素化されている<br><br>CCR<br>・項目が多く煩雑である<br>・年齢基準の設定により高齢者にとっては簡素化されている |

NEXUSで最も欠落しやすく，単純レントゲンを必要とする理由が，正中の圧痛である。カナダ頚椎ルールはNEXUSよりも特異的であり，頚部痛の症例に対しても単純レントゲンの必要性を評価しやすい。

カナダ頚椎ルールの特異度が高いため，我々はEDでのファーストステップとして用いている。カナダ頚椎ルールもNEXUSのどちらも感度と陰性適中率が高いが，カナダ頚椎ルールは偽陽性率がやや低い。決してNEXUSを使うべきではないと言っているわけではないが，陰性適中率が高いということはかなり重要である。さらに，NEXUSの特異度は低いため，必要のない画像検査を行ないがちである（例えば，偽陽性の患者に対して画像検査を求めるケース）。我々は，いずれのルールも他の情報なしにデザインされたものではないことに目を向けるはずである。

病歴と所見による判断から，頚椎損傷を疑う場合には，たとえクリニカル・ディシジョン・ルールを満たしていなくても画像検索を行なうべきである。頚椎の鈍的外傷に対する初期画像評価として，単純レントゲンとCTの両者もしくはどちらかを選択することが多いが，CTの方がより感度が高い。しかし，EDにおける頚椎損傷の頻度が増しており，NEXUSやカナダ

頚椎ルールの研究対象数の6倍にも上る。この選択バイアス（初期外傷センターを受診する患者を対象とした）は，軽度な車の衝突事故のように，救急蘇生室ではなくEDで見られる患者に対して，適用することが困難である。頚椎損傷を疑うのであれば，単純レントゲンよりもCT検査を優先すべきということになってしまう。しかし，放射線被曝や検査コストという2つの要素に関して十分な検証はされていない。単純レントゲンよりもCTの有効なサブグループ（高度の肥満や関節変性疾患の既往歴を有する者，高齢者，手術既往者など）において，この点は不利である。

最終的には，CTで所見のない頚部痛を訴える外傷患者に対してMRI撮影を行なうことで，発見しづらい重要な疾患を特定できる。しかし，今研究での外傷患者は，とりわけ外傷チームが診察するように選択された患者群で構成されている（すなわち，すでに非常にリスクが高い患者）。したがって，低リスクのED患者で正中の圧痛があるというだけでMRIを撮影すべきではない。加えて，この研究は単施設で行なわれたことは重要であり，臨床経過の変化に応じて結果を何度も吟味することが重要であると述べている。

# 第 8 章

# 小児の頚椎骨折

## ハイライト

- 鈍的外傷による小児の外傷性頚椎損傷の発生率は約 1％ である。
- NEXUS は小児に適応できるが，8 歳以下の小児のデータは極端に少ない。
- 小児の鈍的頚椎外傷においては単純レントゲンでの評価を行なうべきである。
- 8 歳以下の小児において画像評価が必要な場合，上位頚椎の損傷を疑うのであれば頭部 CT および歯突起レントゲン撮影，それが困難であれば後頭部から C3 までの CT 撮影を行なうべきである。
- 小児の新しいディシジョン・ルールは現在報告されているが，確証には至っていない。

## 背景

　小児の鈍的外傷において，頚椎損傷は稀である。全体的な頻度は 1.3％ であり，新生児期の 0.4％ から青年期の 2.6％ へと段階的に増加している[1]。しかしながら，CT による小児の頚椎損傷の発見が近年増加しており，特にレベル I の外傷センターでの報告例が多い[2]。小児の不要な電離放射線被曝をできるだけ避け，最大限に安全性をもたらす画像検索を行なうために，救急医は頚椎損傷において画像評価が不要な低リスク群の判別をする必要がある。

## Clinical Question

**小児の頚椎損傷において，レントゲン撮影が不要な低リスク群の病歴・身体所見の特徴とは何か。**

　小児の鈍的外傷における頚椎損傷の画像検査導入のクリニカル・ディシジョン・ルールを検討した多施設前向き研究が報告されている[3]。その研究は，NEXUS に参加した患者の中で NEXUS のクライテリアが適応された 18 歳未満の事前設定解析である（**表8.1**）。

　NEXUS のコホート研究では 34,069 名の対象患者中，小児は 3,065 人である（全体の 9％）[4]。頚椎損傷の発生率は 1.0％（n＝30）であり，**表8.2** に小児における NEXUS での判別結果を示す。感度は 100％ であるが，受傷者もわずかながら存在し，信頼区間は広い（88-100％）。著者らは 603 名（全体の 20％）の低リ

スク群に分類（陰性と判別）された者のなかで，頚椎損傷を受傷した者は 0 名であった述べている。しかし，3,065 名中 3 ～ 8 歳は 817 名（27％）であり，そのうち頚椎損傷者は 4 名（0.5％）であった。同様に 0 ～ 2 歳児は 88 名（2.8％）であり，そのうち受傷者はいなかった。著者らも 8 歳以上の小児に対して NEXUS は有効であるが，それよりも若年齢群に対しては受傷者数が少なすぎると述べている。

**表8.1 NEXUS 低リスク・クライテリア**

- 後頚部正中の圧痛がない
- 神経学的巣症状なし
- 意識障害なし
- 中毒症状なし
- 注意をそらすような激痛を伴う他部位の損傷なし

文献 3 より

**表8.2 小児への NEXUS 低リスク・ルール研究結果**

| ディシジョン・ルール | レントゲン画像的損傷例 | | |
|---|---|---|---|
| | 陽性 | 陰性 | 合計 |
| 陽性 | 30 | 2,432 | 2,462 |
| 陰性 | 0 | 603 | 603 |
| 合計 | 30 | 3,035 | 3,065 |
| 感度（CI） | 100％（88-100％） | | |
| 特異度（CI） | 20％（19-21％） | | |
| 陽性尤度比（LR＋） | 1.3 | | |
| 陰性尤度比（LR－） | 0.08 | | |

文献 3 より

44　PART 2　外傷

NEXUSは小児の頚椎損傷のリスクを前向きに集め
た大きなデータセットであるが，一方，2つの最近の
研究は外傷の低リスク患者群を特定するようにデザイ
ンされた意思決定手段としても焦点を当てている。

Leonardら は Pediatric Emergency Care Applied
Research Network（PECARN）において，16歳以下
の頚椎鈍的外傷に関するケース・コントロール研究を
行なった[5]。540名を対象とし（画像検索なしで頚椎
椎体損傷，靭帯や脊髄損傷を疑った者），非外傷例の
コントロール群と頚椎損傷における8項目（**表8.3**）
に関しての評価を行なった。1つ以上の項目を満たせ
ば頚椎損傷の感度は98％であり（CI 96-99％），特異
度は26％（CI 23-29％），LR + 1.3，LR − 0.08であ
った。このディシジョン・ルールには確証が必要とな
るが，NEXUSに類似した識別能力は備えていると思
われる。

Pieretti-Vanmarckeら は，レベル I もしくは II の外
傷センター22施設において，鈍的外傷を受傷した3
歳未満の小児を対象とした研究を行なった[6]。12,537
名の患者数に対し診断基準を導入し，3分の2におい
てディシジョン・ルールによる評価が必要となり，残
りの3分の1は有効性を評価できた。83名（0.66％）
が頚椎損傷（頚椎にCT，レントゲン，MRIで骨・靭
帯損傷が認められる）が認められ，（**表8.4**）に彼らの
ディシジョン・ルールは0〜8の幅があり，スコア0
〜1点は頚椎損傷が除外対象であり，感度93％，特

異度70％，LR + 3.1，LR − 0.10であった。これは後
ろ向き研究であり，多施設前向き試験による検証が必
要ではあるが，弱年齢層における頚椎損傷の画像検査
の必要性可否に関して，NEXUSだけでは不十分であ
ることは示された。

## Clinical Question

臨床的にはっきりしない鈍的外傷の小児を評価すると
き，どの頚椎画像手段が用いられるべきか。

小児の放射線被曝におけるリスクはあるが，
NEXUSで臨床上明らかではない鈍的外傷に対しては
画像検査を行なうべきである[7]。若年者は頭部が比較
的大きく，成人よりも頚椎にかかるトルクと回旋力が
高いため，上位頚椎損傷をきたしやすい。臨床的に不
透明な小児に対しては，CTにて後頭骨からC3まで
の検査を推奨する[8]。

GartonとHammerは，自施設における20年間の小
児鈍的外傷239名に対してビリングコードを用いての
後ろ向き研究を行ない，適切な画像記録を得た187名
（78％）を対象にした[9]。8歳以上の小児157名での単
純レントゲンでの感度は93％であり，後頭部からC3
までのCTでは97％と増加していた。8歳以下の33名
（22％）においては単純レントゲンの感度は75％であ
り，本章での撮影方法によるCTでの感度は94％と増
加していた。今回の研究の制限は，後ろ向き研究やビ
リングコードへの信頼性ではあるが（診断のみの者も
含まれており，特異度の算出が不可能であり，受傷者
の正確な人数も不明である），小児の頚椎損傷に対す
る研究としては大規模なものである。

8歳以下の小児の外傷例は少ないが，Viccellioら は
16歳の少女において，CT検査後のC7骨折の診断漏
れがあったと報告している[3]。Hernandezらも同様に
自施設の救急科（ED）での小児患者606名を対象と
した後ろ向き研究を行ない，単純レントゲンにより明
らかな臨床診断を下せたのは459名（76％）であっ
た[10]。残りの147名に対してCT検査を行なったとこ
ろ，頚椎の骨折や脱臼・不安定性を指摘されたのはわ
ずか4名（2.7％）であった。それらはすべてレント
ゲンでも陽性であった。

**表8.3** 小児における鈍的外傷後の頚椎損傷と示唆する
PECARN診断項目

- ・精神状態が異常である
- ・神経学的巣症状を認める
- ・頚部痛あり
- ・斜頚
- ・体幹損傷合併例
- ・頚椎損傷を起こしやすい受傷機転
- ・飛び降り例
- ・高エネルギーの交通事故

文献5より

**表8.4** 3歳以下の小児における頚椎損傷の低リスク・ディシ
ジョン・ルール

0〜1点であれば頚椎の画像診断の必要はない
- ・GCS＜14（3点）
- ・交通事故（2点）
- ・GCS（eye）＝1（2点）
- ・2歳以上（1点）

文献6より

## コメント

小児の鈍的外傷による頚椎損傷のリスクのディシジ

ョン・ルールを調べる唯一の前向き研究の中でViccellioらはNEXUS基準が最も高い感度を有していると述べている。しかし同時にNEXUSでの研究において，臨床医にとって気にかかるのは小児の非骨傷性脊髄損傷 spinal cord injury without radiographic abnormality（SCIWORA）の症例は0件であることだ。患者総数3,065人中，頚椎損傷例は30件しかおらず，見逃し症例がなかったとしても，信頼区間も試験値に留まってしまうため，注意が必要であると著者らは述べている。信頼区間を0.5％以内に収めるためには約80,000人の症例が必要であり，最近行なっているNEXUSクライテリアの他研究ではそれをふまえている。

NEXUSクライテリアにおいて，乳児（0〜2歳）・幼児（2〜8歳）は症状の有無を伝える言語能力に欠けていることが最大の問題である。30症例あった頚椎損傷中，8歳以下は4例しかなかったが，4例とも少なくとも1つの項目が陽性であった。我々はすべての小児患者がNEXUSを用いるときに，乳幼児からNEXUSのいくつかの項目が得られないことに注意することを提言している。

小児の鈍的外傷における頚椎の単純レントゲンでの評価は，行なうべきであると考える。8歳以下の小児に頭部からの歯突起までのCT評価は必要ないが，上位頚椎損傷評価のために後頭骨からC3までのCT検査は行なうべきである。

# 第9章

# 高齢者の頚椎骨折

## ハイライト

- 高齢者（65歳以上）の外傷性頚椎骨折の発生率は若年者の約2倍である。
- 低エネルギー外傷に対しても，高齢者は解剖的・物理的に耐久力が弱いので積極的に画像検査を行なうべきである。
- NEXUS低リスク・クライテリアにおける高齢者サブグループ群の感度は，全体の感度と拮抗している。

## 背景

　高齢者（65歳以上）の鈍的外傷患者が救急科（ED）に来た場合，潜在的な頚椎損傷を疑うべきである。骨質減少・骨増殖症・骨強直症などによる解剖・物理的脆弱性により，衝撃が少ない低エネルギー外傷に対して頚椎損傷が起こりうるのである。加えて，臨床的に重要な頚椎損傷の可能性が低い患者を同定する最も一般的なディシジョン・ルール（カナダ頚椎ルールCanadian C-spine rule）の1つは65歳以上の高齢者を画像検査が必要なハイリスク群としている。ここ1年における高齢者の頚椎骨折患者における死亡率は24〜28％であり，EDにおいても迅速な判別が求められる[1,2]。

## Clinical Question

**高齢者の頚椎損傷の低リスク評価のディシジョン・ルールはあるのか。**

　頚椎損傷における高齢者の低リスク評価のクリニカル・ディシジョン・ルールに関する研究は3つある。2つはNEXUS低リスク・クライテリアを用いた研究であり，超高齢者（80歳以上）を対象にしたもの[3]と，一般的な高齢者（65歳以上）を対象にしたものである[4]。3つ目は頚椎損傷を層化し，適切な画像検査をガイドするために65才以上を調査した[5]。

　第1の研究は80歳以上の患者1,070名に対し，NEXUSを用いてサブグループ解析を行なった[3]。NEXUS低リスク・クライテリアでは，5つの診断基準（**表9.1**）を満たせば画像検索は不要であると述べ

ている。定義済みの研究が，NEXUSの特性について超高齢者に対しても有効性があるかを検証している。さらに外傷をパターン別に分類し，全体に占める割合も評価している。結果として，超高齢者の頚椎損傷の受傷率は4.7％であり，NEXUSでのコホート研究（2.4％）の約2倍であった。**表9.2**にこのサブグループの結果を記載した。

　このコホート研究での見逃し外傷はなかった。13％が低リスク群に分類され，画像検査不要であった。C1，C2損傷は受傷者の約半分（47％）であり，若年

**表9.1** NEXUS低リスク・クライテリア

- 後頚部正中の圧痛がない
- 神経学的局在所見なし
- 意識障害なし
- 中毒症状なし
- 注意をそらすような激痛を伴う他部位の損傷なし

文献4より

**表9.2** 80歳以上の高齢者に対するNEXUS診断基準の研究結果

| ディシジョン・ルール | レントゲン画像的損傷例 | | |
|---|---|---|---|
| | 陽性 | 陰性 | 合計 |
| 陽性 | 50 | 888 | 938 |
| 陰性 | 0 | 132 | 132 |
| 合計 | 50 | 1,020 | 1,070 |
| 感度（CI） | 100%（93–100%） | | |
| 特異度（CI） | 13%（11–15%） | | |
| 陽性尤度比（LR＋） | 1.1 | | |
| 陰性尤度比（LR－） | 0 | | |

文献4より

者では下位頚椎損傷が多かったのと対照的であった。

第2の研究では，65歳以上の患者2,943名がNEXUSのサブグループ解析に参加した[4]。受傷率は4.6%であり，これは第1の研究における超高齢者のものと似ていた。NEXUSによる判別により，頚椎損傷における感度は全体で99%であり，臨床的に頚椎損傷を認めたものの中では100%であった（表9.3）。

高齢者の頚椎損傷は135名であり，2名を除いてNEXUSで判別した。NEXUSで分類不能な2例に関しては，外科的介入を必要とした。65歳以上での特徴として，頚椎骨折のうち半数以上がC1，C2骨折であり，第1の研究における超高齢者の割合と似ていた。NEXUSのクライテリアに合致しなかった，すなわち低リスクに分類されなかったのは，正中の圧痛が最も多く（53%），次に注意をそらすような痛みのある損傷（44%）であった。

ワシントン州のシアトルで1995～2002年にかけて，高齢者の頚椎損傷に対するケース・コントロール・スタディがBubらによってなされている[5]。彼らの目的は65歳以上の高齢者で病歴や既往歴を用いて画像検査をガイドし，頚椎骨折を同定するクリニカル・ディシジョン・ルールを作り，検証することである。

入院レジストリーから対象を集めた。65歳以上の非穿通性外傷患者で死亡前に頚椎画像検査を行なったものを対象とした。紹介バイアスを避ける目的で救転院症例は除外した。コントロール群としては，1995～2002年にEDを受診した65歳以上の頚椎骨折以外の鈍的外傷で，搬送例ではない患者群を対象とし，統計学的方法を用いて交絡因子を調整した。EDにおける頚椎骨折の頻度は2.6%であった（n = 3,958）。103例の外傷群と107例のコントロール群を評価した。最終のクリニカル・プレディクション・ルール（図9.1）により患者を層化する頚椎骨折のリスクと定義を表9.4に提示する。著者は特定のサブグループにおいて画像診断の有無を推奨しているのではなく，それぞれのグループのリスクを理解するために開発したものであり，リスクをふまえた上で個々の臨床医が画像検査

**表9.3** 65歳以上に対するNEXUS診断基準の研究結果

|  | 感度 | 特異度 | 陽性尤度比 (LR＋) | 陰性尤度比 (LR－) |
|---|---|---|---|---|
| 何らかの頚椎損傷ありと評価したもの | 99%（95-100%） | 15%（15-15%） | 1.2 | 0.07 |
| 臨床的に頚椎損傷を認めたもの | 100%（97-100%） | 15%（15-15%） | 1.2 | 0 |

文献4より

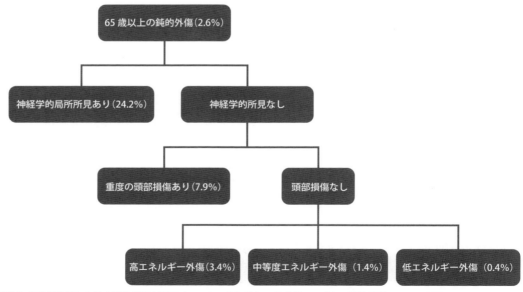

**図9.1** 高齢者外傷における頚椎骨折の診断チャート。それぞれのサブグループ内に頚椎骨折のリスクを示した

**表9.4** クリニカル・プレディクション・ルールの定義

| クライテリア項目 | 定義 |
| --- | --- |
| 重度の頭部外傷 | ・髄外内出血<br>・頭蓋骨骨折<br>・意識消失<br>・挿管例 |
| 高エネルギー損傷例 | ・10フィート以上からの転落<br>・歩行者による自動車事故<br>・飛行機事故<br>・30km/h以上での高スピードでの交通事故 |
| 中等度エネルギー外傷 | ・30km/h＞での交通事故<br>・10フィート＞からの転落事故<br>・スキー事故 |
| 低エネルギー外傷 | ・立位もしくは座位からの転落 |

文献5より

を決定すべきであると述べている。

## コメント

　若年者なら怪我をしないような椅子や立位からの転倒でも，高齢者は頚椎損傷の可能性があることは臨床的に理解可能であろう。さらに，高齢者の場合は内科疾患や認知障害を認めることがあり，若年者ほど正確に症状や状況を説明できないかもしれない。しかし，Bubらが[5]開発したクリニカル・プレディクション・ルールには注意しなければならないだろう。その研究は臨床的に有意な外傷のすべてのタイプの外傷よりも，後ろ向きのチャートレビューで頚椎骨折のみを事前に外傷レジストリーから選択した同じ設定の患者から抽出され，検証されている。

　簡単な結果として，高齢者の頚椎骨折のリスクは高く，画像検索以上の有効な手段はなく，それはNEXUSやカナダ頚椎ルールのどちらでも同様である。（第7章で論じている）。

　NEXUSとは対照的に，カナダ頚椎ルールでは年齢の基準があり，65歳以上の高齢者群に対して画像検査の除外を禁じている。今まで，カナダ頚椎ルールで高齢者のサブ解析は行なわれていない。それに対し，NEXUSでは高齢者（65歳以上）や超高齢者（80歳以上）の低リスク群の評価に適しているという報告がある。101歳の超高齢者がNEXUSによる判別で低リスク群に誤認された報告や，その他（似たような症例で報告されていないもの）もあるが，よく検証されたNEXUSクライテリアを救急医が，この章で記した2つのサブグループ解析のような高齢者に適応するのを阻止するものではない[3,4,6]。

# 第10章

# 腹部鈍的外傷

## ハイライト

- 鈍的外傷における腹部損傷の診断方法は多く，CTやFASTや診断的腹腔内洗浄法（DPL）がある。
- FASTは腹部損傷の診断に対して迅速に行なえる非侵襲的検査であり，成人に対して高い感度と正確性を有する有効な手段である。
- 全身状態が不安定でCT検査が困難な患者に対してもFASTは有効である。
- FAST陰性であっても臨床症状が強い場合，積極的にCTや外科的処置を考慮すべきである。
- 小児外傷に対してのFASTは，感度が低いため注意が必要である。

## 背景

救急科（ED）において，腹部損傷の患者に対して臓器損傷や腹腔内出血を診断するための手段は多く存在する。CT検査と超音波検査を比較した報告は数多く存在し，その大半がCT検査の方が腹腔内損傷に対して有効であることを示している。しかし，不安定な患者に対してCT検査は行なえないという欠点がある。腹腔内出血の診断のために，診断的腹腔内洗浄法（DPL）が従来から行なわれてきた。しかし，この10年間で不安定な患者に対するFASTの安全性や迅速性・非侵襲性が評価され，DPLに取って代わっている（図10.1）。FASTの感度は100％ではなく，腹腔内出血の存在を完全に除外することは不可能ではあるが，外傷患者に対して腹腔内出血を疑う初期情報として有効である。

## Clinical Question

成人の鈍的腹部外傷において，FASTはCTに比べてどれくらい正確なのか。

腹腔内損傷の早期診断に対して，DPLとCTと超音波検査の比較試験が中国で行なわれた[1]。Liuらは，腹腔内損傷の確定診断において，3つの手順を踏まえた前向き検討試験を行なった。初期蘇生後で全身状態の安定している患者に対して，CT・超音波検査を行ない，全例にDPLを実施した。3つの検査のいずれかが陽性である場合，開腹を行ない参照基準（criterion standard）と検査結果を比較検討した。55症例を対象とし，感度・特異度・精度を表10.1に示す。

その後，成人の腹部鈍的外傷に対して，超音波検査の有効性評価の研究が多数報告されている（表10.2）。

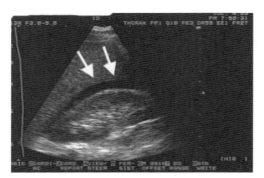

図10.1 FASTの所見。モリソン窩（矢印）に液体貯留を認める

表10.1 外科的処置を行なった55症例に対するCT，診断的腹腔内洗浄法（DPL），超音波診断の感度・特異度・精度の比較

|  | 感度 | 特異度 | 精度 |
| --- | --- | --- | --- |
| CT | 97.2 | 94.7 | 96.4 |
| DPL | 100 | 84.2 | 94.5 |
| 超音波 | 91.7 | 94.7 | 92.7 |

文献1より

**表10.2** 腹部鈍的外傷後の腹腔内損傷における超音波診断に関する報告例

| 著者 | 症例数 | 感度, % | 特異度, % | 精度, % |
|---|---|---|---|---|
| Hoffman et al[2] | 291件の重症度例（ISS>20） | 89 | 97 | 94 |
| McKenney et al[3] | 鈍的外傷1000件 | 88 | 99 | 97 |
| Rothlin et al[4] | 胸腹部鈍的外傷312件 | 90 * | 100 | NR |
| Rozyski et al[5] | 腹部鈍的外傷476件 | 79 | 96 | NR |
| Dolich et al[6] | 腹部鈍的外傷2576件 | 86 | 98 | 97 |

\* 98%の腹腔内液体貯留と41%の充実性臓器損傷。 NR = 報告なし

腹部鈍的外傷に対して，超音波検査の精度と信頼性を評価したシステマティックレビューが2001年に行なわれた[7]。この研究では統計学的分析を用い，重み付けしたロバスト回帰モデルを用いたサマリーROC曲線（SROC）を使用しており，感度と特異度の最高値が等しい精度曲線から示されたQ*を定めた。そして，統合尤度比（LR）機能としての検査後確率を求めた。123件中30件の報告を抽出し，対象患者総数は9,047人になった。超音波検査の有効性に対するQ*は0.91（1.0が完全な感度と特異度を示す）であり，陰性予測確率は72〜99%であった。スクリーニング検査での遊離体液におけるSROCでは，Q*は0.89であった。超音波検査は臓器損傷を指摘することはできても，除外することは不可能であった（LR−0.2）。腹部鈍的外傷に対しての検査前確率は50%（0.5）であり，検査後確率は約25%であったことから，超音波検査は，高い特異度にもかかわらず感度は低く，腹部損傷と遊離体液の区別が困難であることが原因と考えられる。そのため，腔内損傷を疑う場合（検査前確率は高い）には，CTなどの他検査を併用すべきであると述べている。著者らは，管穿孔の見逃しを防ぐためにも，腹部超音波検査は有効であると述べている。

## Clinical Question
**FASTは，小児の腹部鈍的外傷除外にも有効か。**

小児の腹腔内損傷の開腹の必要性を評価するためのFASTの感度に関して調べた報告が3つあり[8-11]，感度は33〜55%であった。Luksらは89%という高い感度が得られたと報告しているが，すべての症例に標準的に勧められてはいない[12]。

## コメント

FASTは腹腔内出血の診断に関して比較的高い感度を有し，腹部鈍的外傷後の全身状態が不安定な患者に対して有効である。多くのレベル I の外傷センターにおいてFASTは全身状態が不安定な患者だけでなくほとんどの患者の腹部損傷に対しての初期・二次評価として用いられており，不安定な患者に対してはDPLに取って代わっているが，確定診断に至ることは不可能であり，確定診断には用いることはできない。検査前確率が高い場合は，他検査の併用や開腹を考慮して外傷外科医にコンサルトするのが望ましい。

# 第11章

# 急性膝部外傷

## ハイライト

・救急科における急性膝部外傷での骨折は稀である。
・オタワ膝ルールとピッツバーグ膝ルールは高い感度を有し，成人・小児共に急性膝部外傷の
　診断に有効である。

## 背景

　急性の膝部痛は救急科（ED）では一般的である。鈍的外傷により膝関節骨折を疑う場合，クリニカル・ディシジョン・ルールに照ら合わせる前に単純レントゲンを撮影してしまうことが多い。しかし，足関節損傷と同様に，膝部外傷における骨折の頻度は低い（約7％）。急性膝部外傷において画像検査の必要性を判断するクリニカル・ディシジョン・ルールとして，オタワ膝ルールとピッツバーグ膝ルールがあり，**表11.1**に示す。

## Clinical Question

**オタワ膝ルールは，レントゲン撮影の判断を決定する判断材料として有効か。**

　膝ルールのあるシステマティックレビューがこの質

問に直接答えるものである[1]。感度と特異度を決定する患者レベルの情報を報告した論文を含む。2つのレビューにて，オタワ膝ルールがどのように使われているのか，その方法論的な特徴を含めて報告されている。11件の報告から6件が抽出され，4,249人の成人患者総合分析に適切とされた。陰性尤度比は0.05（CI 0.02-0.23），感度99％（CI 93-100％），特異度は49％（CI 43-51％）であった。膝関節骨折の頻度は7％，オタワ膝ルール陰性患者中の膝関節骨折の発生率は1.5％であった。**表11.2**に6例のレビューにおける感度と特異度を示す。

## Clinical Question

**オタワ膝ルールとピッツバーグ膝ルールを比較するとどうか。**

　3つの学術的機関において，この問いに対する前向き研究が行なわれた[8]。レントゲン撮影を行なうか否かは，臨床医の判断による。レントゲンはすべて3つの撮影方向（AP方向，側面，オブリーク）で行ない，膝蓋骨骨折を疑う症例に対してはサンライズビューを追加している。オタワ膝ルールとピッツバーグ膝ルールに対する評価は，データシートおよび放射線科医による単純レントゲン読影結果を踏まえてなされた。934人の対象症例に対して，オタワ膝ルールは745例，ピッツバーグ膝ルールは750例の評価を行なった。**表11.3**に結果を示す。

　ピッツバーグ膝ルールの方が特異度が高かった（33％の差，CI 28-38％）が，感度においては差がなかった。しかし，この比較検討の妥当性に関して疑問が2つ残る。1つ目として，レントゲン撮影を行なっていない群に対してフォローアップを行なっておら

**表11.1 膝部鈍的外傷に対する画像検査の診断基準**

**オタワ膝ルール**
　オタワ膝ルールとして，以下5項目のうち1つでもあてはまれば，膝関節x線検査を要する
1. 55歳以上
2. 腓骨骨頭に圧痛
3. 単独の膝蓋骨圧痛
4. 膝を90°曲げられない
5. 受傷時およびEDで4歩以上荷重歩行不可能
　除外項目：18歳未満，表皮損傷例，7日以上経過例，再受傷例，意識障害，対麻痺，多発外傷など

**ピッツバーグ膝ルール**
　ピッツバーグ膝ルールとして，以下に挙げる項目の1つでもあれば膝関節X線検査を要する
1. 12歳未満もしくは50歳以上
2. EDで4歩以上荷重歩行不能
　除外項目：6日以上経過，表皮剥離もしくは擦過創のみ，膝部損傷往歴を有する例，再受傷例

52　PART 2　外傷

**表11.2** オタワ膝ルールによる感度と特異度に関する報告例

| 文献 | 年 | 感度 | 特異度 |
|---|---|---|---|
| Steill et al [2] | 1996 | 100% (CI 94–100%) | 50% (CI 46–53%) |
| Steill et al [3] | 1997 | 100% (CI 94–100%) | 48% (CI 45–51%) |
| Richman et al [4] | 1997 | 85% (CI 65– 96%) | 45% (CI 39–52%) |
| Emparanza and Aginaga [5] | 2001 | 100% (CI 96–100%) | 52% (CI 50–55%) |
| Szucs et al [6] | 2001 | 100% (CI 63–100%) | 47% (CI 36–58%) |
| Ketelslegers et al [7] | 2002 | 100% (CI 87–100%) | 32% (CI 26–38%) |

**表11.3** オタワ膝ルールとピッツバーグ膝ルールの比較研究

| | 感度 | 特異度 | 陽性適中率<br>(PPV) | 陰性適中率<br>(NPV) | LR+ | LR− |
|---|---|---|---|---|---|---|
| ピッツバーグ膝ルール | 99% (CI 94–100%) | 60% (CI 56–64%) | 24% | 100% | 2.5 | 0.02 |
| オタワ膝ルール | 97% (CI 90–99%) | 27% (CI 23–30%) | 15% | 99% | 1.3 | 0.11 |

文献4より

ず，潜在的な選択バイアスが含まれる点である。しかし以前の研究では，膝部痛があるものの単純レントゲンを撮影しなかった357症例に対して2週間後に電話による調査を行なっているが，特にクリニカル・リアセスメントはなかった。2つ目として，3件中2件の報告がピッツバーグ大学の関連病院で行なわれており臨床医たちはすでにピッツバーグ膝ルールやオタワ膝ルールを用いている可能性があるため，対象者に対する選択バイアスの発生につながる。

## Clinical Question

**オタワ膝ルールは小児にも有効か。**

小児に対してオタワ膝ルールの感度と特異度を調査した報告が存在する[9]。EDにおいて，2〜16歳の小児を対象とした膝外傷の多施設前向き比較検討試験を7日間行なった。レントゲン撮影オーダーは通常臨床と同様とした。骨折の有無を評価し，レントゲン未撮影群は14日間のフォローアップを入れている。750例が対象となり，670件がレントゲン撮影を行ない，

骨折は10%（n = 70）未満であった。オタワ膝ルールの感度は100%（CI 95–100%）であり，特異度は43%（CI 39–47%）であった。著者は，オタワ膝ルールは小児に対しても有効であると述べている。

## コメント

成人・小児の急性膝外傷において，ピッツバーグ膝ルールもオタワ膝ルールもEDでの単純レントゲン撮影の必要性に関して有効である。転落による膝への直達外力を伴う鈍的外傷は，全膝関節骨折の80%を占めており，この受傷機転を含むピッツバーグ膝ルールは特異的に優れる。この受傷機転では，他に比べ骨折のリスクが4倍ほど高い[10]。単純レントゲン撮影を行なわない判断基準である特異度は，ピッツバーグ膝ルールの方が高いのに対し，感度は両者ともにほぼ100%であり，EDでの使用において安全である。また，オタワ膝ルールは，2〜16歳の小児に対しても有効であるとの報告もされている。

# 第12章

# 急性足関節・足部外傷

## ハイライト

- 救急科における足関節捻挫での骨折の頻度は約15%である。
- オタワ足関節ルールは，骨折の低リスク群を把握するのに有効なクリニカル・ディシジョン・ルールであり，広く用いられている。
- オタワ足関節ルールは小児でも高い感度を有するが，意思疎通が可能であり，受傷前は歩行可能であることが前提である。

## 背景

足関節の内反強制位による足関節および足部の外傷は，救急科（ED）で度々目にする。受傷機転に関係なく，足関節骨折（足関節3方向撮影による）もしくは足部骨折（足部3方向撮影による）となることが多い。従来は腫脹・圧痛の部位から，足関節もしくは足部，または両方のいずれかを類推してきた。しかし，オタワ足関節ルールによって，骨折の頻度がそれほど高くはない（約15%）ことが示された。オタワ足関節ルールは，感度100%の診断基準であり（図12.1，12.2に提示），この診断基準で骨折が否定されれば画像評価は不要である。

研究はオタワ足関節ルールに基づき，受傷してからの時間が経過している場合（1週間以上）や，精神疾患患者，妊婦の場合は除外される。

オタワ足関節ルールは，救急診療における診断基準としては最高峰に位置するものである。どのような地域・施設でも用いることが可能である。この章ではオタワ足関節ルールの小児への有効性をレビューする。

## Clinical Question

**足関節および前足部骨折の除外診断におけるオタワ足関節ルールのエビデンスは，どの程度か。**

2003年，Bachmannらは，オタワ足関節ルールに関するメタアナリシスおよびシステマティックレビューを報告した[1]。参加人数的にも方法論的にも十分な検討をすることで，ディシジョン・ルールとしての感度を算出することが目的であった。ブーツストラップ法を用いることで，統計的分析における標準誤差の推定や，多集団における陰性尤度比（LR−）を算出した。方法論的な質を評価し，後ろ向き試験や放射線科医読影をブラインド化していないものは除外した。32件の報告から27件を抽出し，15,581症例を対象とした。足関節における陰性尤度比は0.08（CI 0.03-0.18）であり，前足部においては0.08（CI 0.03-0.20）であった。小児においては陰性尤度比0.07（CI 0.03-0.18）であった。データはブーツストラップ法により感度と特異度を算出し，骨折の頻度や受診までの時間も含め**表12.1**に提示した。n数は感度や特異度の算出に用いた報告件数を示す。

算出された骨折頻度は15%であり，診断項目から除外された群における骨折の発生率は1.4%以下であった。中足部骨折を除けば，オタワ足関節ルールがほぼ100%の感度および低い特異度を持っていることを示した。

## Clinical Question

**オタワ足関節ルールは，足関節・足部骨折の除外において小児に対しても有効か。**

最近の議論では，オタワ足関節ルールは小児においても有効であるとされているが，成人と比べての相違点が3つある。第一に，受傷に関して本人が十分に伝えることが困難であるという点である。第二に，骨折の見逃し症例のほとんどはソルター・ハリスSalter-Harris分類1型の骨折（骨端軟骨の0.3 mm転位）が多く，十分なコミュニケーションをとれる患者でないと圧痛が不明であることがある。第三に，オタワ足関

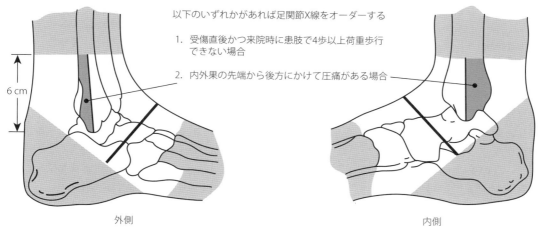

**図12.1 オタワ足関節ルール** (Reproduced with permission from Shell IG, Greenberg GH, McKnight RD, et al Decision Rules for the Use of Radiography in Acute Ankle Injuries: Refinement and Prospective Validation. JAMA 1993; 269 (9):1127-1132. ©1993, American Medical Association).

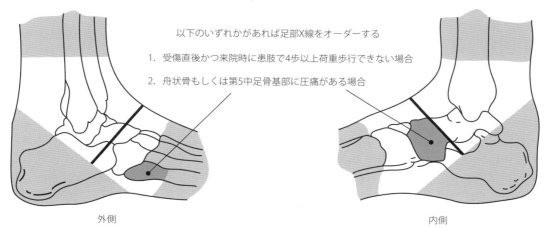

**図12.2 オタワ足部ルール** (Reproduced with permission from Shell IG, Greenberg GH, McKnight RD, et al Decision Rules for the Use of Radiography in Acute Ankle Injuries: Refinement and Prospective Validation. JAMA 1993; 269 (9): 1127-1132. ©1993, American Medical Association).

**表12.1 オタワ足関節ルールにおける感度・特異度の報告**

| カテゴリー | 感度 | 特異度中央値（四分位） |
|---|---|---|
| すべての研究（n=39） | 97.6%（96.4-98.9） | 31.5%（23.8-44.4%） |
| アセスメントの種類 | | |
| 　足関節（n=15） | 98.0%（96.3-99.3%） | 39.8%（27.9-47.7%） |
| 　足部（n=10） | 99.0%（97.3-100%） | 37.8%（24.7-70.1%） |
| 両方（n=14） | 96.4%（93.8-98.6%） | 26.3%（19.4-34.3%） |
| 母集団 | | |
| 　小児（n=7） | 99.3%（98.3-100%） | 26.7%（23.8-35.6%） |
| 　成人（n=32） | 97.3%（95.7-98.6%）. | 36.6%（22.3-46.1%） |
| 骨折の有病率 | | |
| 　<25パーセンタイル（n=7） | 99.0%（98.3-100%） | 47.9%（42.3-77.1%） |
| 　25-75パーセンタイル（n=22） | 97.7%（95.9-99.0%） | 30.1%（23.8-40.1%） |
| 　>75パーセンタイル（n=10） | 96.7%（94.2-99.2%） | 27.3%（15.5-40.0%） |
| 診察までの時間 | | |
| 　<48（n=5） | 99.6%（98.2-100%） | 27.9%（24.7-31.5%） |
| 　>48（n=34） | 97.3%（95.9-98.5%） | 36.6%（19.9-46.8%） |

文献1より

節ルールは，受傷前は歩行可能であったことが前提であり，歩行不能な小児は除外される。

Bachmannらによって，小児のオタワ足関節ルールに関する報告7件をシステマティックレビューを行なった研究に加え，高い感度を証明する報告が近年なされている[2]。著者らによると，感度は97％（CI 93-100％），特異度は29％（CI 18-40％）であり，骨折の頻度は12％であった。1件の報告において，骨折していた5症例を陰性と判断してしまっていたため，感度が83％（CI 65-94％）であったが[3]，他報告では骨折の見逃しは0件もしくは1件のみであった。

## コメント

オタワ足関節ルールは，骨折の除外診断において成人でも小児に対しても有効であり，様々な場合で使用可能である。しかし，小児に対しては会話が可能であり，受傷前は歩行可能であった時のみ使用できるということが重要である。この章でのレビューにおいて，オタワ足関節ルールで単純レントゲンを撮影しなかった群で骨折していた患者が少数いた。しかし，小児で12％，成人で15％という頻度に比較すれば低確率（1.4％以下）の範疇に入る。この骨折見逃し例の臨床的妥当性は不明である。そのため，我々は単純レントゲンが不要もしくは据置（オタワ足関節ルールを用いて）ではあるが，軟部組織の損傷が明らかな症例に対して，副子固定・アイシング・挙上・松葉杖歩行を指示し，近日中に再評価することにしている。

小児の骨折見逃し例のほとんどはソルター・ハリス1型の骨折であり，典型的な長期的結果をたどることはほとんどない。診断基準も感度が100％ではないことも注意し，基準が陰性でも検査前確率が高い症例に対しては，単純レントゲンによる評価を行なうべきである。

# 第13章

# 小児鈍的頭部外傷

13

小児鈍的頭部外傷

## ハイライト

・小児の頭部外傷は重症例や死亡例がある。しかし，頭蓋内損傷の検査に関しては放射線被曝によるリスクとのバランスがとれていなければならない。

・PECARN は有効性が認められているクリニカル・ディシジョン・ルールである。小児の重篤な頭蓋内損傷診断に関する2つの検証集団（2歳以上，2歳未満）において，高い感度を認めた。

・CATCH，CHALICE，NEXUS II，イタリア小児頭部CTルールという4つのクリニカル・ディシジョン・ルールが作られているが，有効性の証明には至っていない。

## 背景

　小児の外傷性脳損傷は時に致命的な外傷に繋がることもあり，救急科（ED）もしくは入院患者の頭部外傷において100万人に1人以上の頻度を呈している[1]。救急医としてまず評価すべきなのは，小児の頭蓋内損傷の有無である。CT検査による被曝リスクがあるため，北米やヨーロッパの研究者は小児の鈍的頭部外傷のクリニカル・ディシジョン・ルールを発明してきた。小児の頭部外傷に対して画像検査を必要としない低リスク群と，検査を行なうべき高リスク群を判別するのが主眼である。

## Clinical Question

**画像検査を必要としない，低リスク群に属する軽症小児頭部外傷の病歴や身体所見の特徴は何か。**

　小児の頭蓋内損傷に関して低リスク群の評価を行なったクリニカル・ディシジョン・ルールに関する5つの前向き研究の報告がある[2-6]。その中で有効性が認められているのは Pediatric Emergency Care Applied Research Network（PECARN）のみである[2]。これは，24時間以内に頭部外傷を受け，Glasgow Coma Scale（GCS）14もしくは15点の18歳以下の4万2,412名を対象にしており，1万4,969名（35%）が頭部CT撮影を受けている。25ヶ所の救急病院が参加し，重篤な頭部外傷として死亡例や脳神経外科手術適応例，24時間以上の気管内挿管例（画像検査目的の挿管症

例は除く）や2日以上の入院症例が該当する。カルテをレビューし，ED受診7〜90日後に電話で症状の確認を行ない，見逃し症例の有無を確認した。PECARNには3万3,785人が対象となり，8,627例のデータを収集した。

　PECARNでは，preverbal群（2歳未満）と，verbal群（2歳以上）で区分けした。これは，意思疎通能力，受傷起点，頭蓋内損傷リスクが異なるためである。抽出群で頭蓋内損傷例はpreverbal群では8,502人中73例（0.86%），verbal群では2万5,283人中215例（0.85%）であった。PECARNディシジョン・ルールは2歳未満では感度99%，特異度54%，LR＋2.2，LR−0.02であった（**表13.1**）。2歳以上では感度97%，特異度59%，LR＋2.4，LR−0.05であり（**表13.2**），それぞれの特徴は類似していた（**表13.3，13.4**）。

　2009年にPECARNは小児鈍的外傷に対して最初に有効性が認められたCT撮影に関するクリニカル・ディシジョン・ルールであるが，初めて抽出されたものではない。2006年に同様な研究に関する報告が3つなされている[3-5]。これらのうち最初のものは，Omanらによるあらかじめ予定されたNEXUS II研究の解析で，18歳以下の患者に対するNEXUS II頭部CT低リスク・ルールの性能を調べる研究がある[3]。NEXUS II頭部CT低リスク・ルールを**表13.5**に示す。小児に合わせたこの研究では，8変数のうち該当したのは7変数のみであった（年齢65歳以上というクライテリア項目が該当しなかった）。NEXUS IIでは1,666人の

57

**表13.1** PECARN頭部CTルール（2歳未満）

以下のいずれの項目にも該当しない場合，小児頭部損傷の低
リスク群をみなし，頭部CT検査を必要としない
- 精神状態が異常
- 頭皮血腫がある
- 5秒＜の意識消失
- 損傷の発生機序が中等度以上
- 触知可能な頭蓋骨骨折がある
- 親の指示に従って正常な動作ができない

文献2より

**表13.2** PECARN頭部CTルール（2歳以上）

以下のいずれの項目にも該当しない場合，小児頭部損傷の低
リスク群とみなし，頭部CT検査を必要としない
- 精神状態が異常
- 意識消失例
- 嘔吐がある
- 損傷の発生機序が中等度以上
- 頭蓋底骨折の徴候がある
- 重篤な頭痛がある

文献2より

小児に対して頭部CTを行なった。結果は拡大
NEXUS II研究として報告され，脳神経外科的治療を
必要としたり，長期神経学的障害をきたすような頭部
外傷を重要な頭蓋内損傷として定義し，有病率は
8.3％であった（138/1,666）。NEXUS II頭部CT基準
に当てはめた結果を**表13.6**に示す。NEXUS IIルール
によって抽出された小集団であることをふまえると，

この検査の特徴（高い感度と低い特異度）は，元の集
団と類似しているといえる。

イタリアにおける報告は，16歳未満の小児鈍的頭
部外傷を対象とした小児救急センターにおけるコホー
ト研究であり，頭蓋内損傷の診断の予測因子を研究し
たものである[4]。1996～1997年にかけて3,806症例
が対象となり，22例（0.58％）において頭蓋内損傷
を認めた。EDを受診した小児すべてに対して10日後
の電話でのフォローアップを実施した。頭部CTの有
無は診療医の判断に委ね，他は通常通りの検査をすべ
ての患者に行なった。**表13.7**に診断基準となる7項目
を示す。どれか1項目でも該当すれば頭蓋内損傷の高
リスクと判断し，画像検査を行なった。すべて該当し
ないものは低リスク群とした。調査結果を**表13.8**に
示す。

英国にてChildren's Head Injury Algorithm for the
Prediction of Important Clinical Events（CHALICE）
ルールが提唱された[5]。英国北西部の救急病院施設
10ヶ所にて2000～2002年の間，16歳未満の頭部損
傷（鈍的外傷のみではない）に関して調査し，40項
目のデータを採取した。主要転帰は，頭部損傷による
死亡，脳神経外科的手術の施行，もしくは頭部CTで
明らかな異常の合成転帰とした。頭部CTでの異常所
見は，頭蓋内血腫や脳挫傷，脳浮腫，頭蓋骨陥没骨折
など急性頭部外傷の所見を対象とした。非陥没性頭蓋

**表13.3** 2歳未満児におけるPECARN頭部CTルールの研究結果

| 抽出コホート | PECARNで臨床的に重要な外傷性脳損傷 | | |
|---|---|---|---|
| ディシジョン・ルール | 損傷あり | 損傷なし | 合計 |
| 陽性 | 72 | 3,901 | 3,973 |
| 陰性 | 1 | 4,528 | 4,529 |
| 合計 | 73 | 8,429 | 8,502 |
| | | | |
| 感度（CI） | 99%（93–100%） | | |
| 特異度（CI） | 54%（53–55%） | | |
| 陽性尤度比（LR＋） | 2.2 | | |
| 陰性尤度比（LR－） | 0.02 | | |

| 検証コホート | PECARNで臨床的に重要な外傷性脳損傷 | | |
|---|---|---|---|
| ディシジョン・ルール | 損傷あり | 損傷なし | 合計 |
| 陽性 | 25 | 1,015 | 1,040 |
| 陰性 | 0 | 1,176 | 1,176 |
| 合計 | 25 | 2,191 | 2,216 |
| | | | |
| 感度（CI） | 100%（86–100%） | | |
| 特異度（CI） | 54%（52–56%） | | |
| 陽性尤度比（LR＋） | 2.2 | | |
| 陰性尤度比（LR－） | 0 | | |

文献2より

58　PART 2　外傷

**表13.4** 2歳以上における PECARN 頭部 CT ルールの試験結果

| 抽出コホート | PECARN で臨床的に重要な外傷性脳損傷 | | |
| --- | --- | --- | --- |
| ディシジョン・ルール | 損傷あり | 損傷なし | 合計 |
| 陽性 | 208 | 10,412 | 10,620 |
| 陰性 | 7 | 14,656 | 14,663 |
| 合計 | 215 | 25,068 | 25,283 |
| | | | |
| 感度（CI） | | 97%（93–99%） | |
| 特異度（CI） | | 59%（58–59%） | |
| 陽性尤度比（LR＋） | | 2.4 | |
| 陰性尤度比（LR－） | | 0.05 | |
| 検証コホート | PECARN で臨床的に重要な外傷性脳損傷 | | |
| ディシジョン・ルール | 損傷あり | 損傷なし | 合計 |
| 陽性 | 61 | 2,550 | 2,611 |
| 陰性 | 2 | 3,798 | 3,800 |
| 合計 | 63 | 6,348 | 6,411 |
| | | | |
| 感度（CI） | | 97%（89–100%） | |
| 特異度（CI） | | 60%（59–61%） | |
| 陽性尤度比（LR＋） | | 2.4 | |
| 陰性尤度比（LR－） | | 0.05 | |

文献2より

**表13.5** NEXUS Ⅱ 小児頭部 CT ルール

小児で以下の項目に該当しない場合は，頭部外傷の低リスク
群とみなし，頭部 CT 撮影を必要としない
・頭蓋骨骨折の所見
・意識レベルの変化あり
・神経学的所見あり
・繰り返す嘔吐
・頭皮出血あり
・異常行動あり
・凝固障害例

文献3より

骨骨折は，"手術・緊急入院を必要とする明らかな頭蓋損傷"とはみなさないため除外した。カナダCT頭部ルールに似ているが，このルールは全例に頭部CTを行なってはいない。入院患者に対して頭部CTや単純レントゲン，もしくは脳神経外科的処置を行ない，フォローアップした。CTや単純レントゲンは，データ集積した後に相互参照を行なった。国家統計局に問い合わせ，小児頭部損傷における死亡率を調査した。

CHALICE study は小児の臨床研究では最大級の規模であり2万2,772名が対象となった。744名（3.2%）が頭部CT撮影となった。頭部損傷の罹患率は1.2%（281/2万2,772）であった。

CHALICE ルールを**表13.9**に示す。14項目で構成され，1項目でも該当すれば頭部CT検査を行なった。小児の頭蓋損傷の予測基準としての感度は98.6%，特異度は86.9%であった（**表13.10**）。

小児の軽症頭部損傷における最近のクリニカル・ディシジョン・ルールとして Pediatric Emergency Research Canada（PERC）Head Injury Study Group がある[6]。彼らの提唱する Canadian assessment of tomography for childhood head injury（CATCH）は 0 ～ 16歳の小児を対象として，10 ヶ所のカナダの小児救急病院で行なわれた。受傷後24時間以内でGCS 14 ～ 15点，鈍的頭部外傷による意識消失，健忘，見当識障害，繰り返す嘔吐（15分以内に2回以上認めるもの）や興奮状態（2歳児以下）を対象とした。第1評価を脳神経外科的手術の有無とし，第2評価はCTで頭蓋内損傷を認める者とした。CT撮影を行なわなかった者は14日後に電話にてフォローアップし，できなかった者は最終分析から除外した。

CATCHでは3,866名が対象となり，159名（4.1%）に頭蓋内損傷を認めた。診断基準は4つの高リスク因子，3つの中リスク因子からなる（**表13.11**）。高リスク因子は脳神経外科的処置の必要性を反映し，高リスク因子と中リスク因子が，CTでの脳損傷を予測する。**表13.12**に結果を示す。

**表13.6** NEXUS II 小児頭部CTルールの試験結果

| ディシジョン・ルール | NEXUS II 頭部CT基準で臨床的に重要な頭部損傷 | | |
|---|---|---|---|
| | 損傷あり | 損傷なし | 合計 |
| 陽性 | 136 | 1,298 | 1,434 |
| 陰性 | 2 | 230 | 232 |
| 合計 | 138 | 1,528 | 1,666 |

| | |
|---|---|
| 感度（CI） | 98%（95–100）% |
| 特異度（CI） | 15%（13–17%） |
| 陽性尤度比（LR＋） | 1.2 |
| 陰性尤度比（LR－） | 0.13 |

| ディシジョン・ルール | NEXUS II 頭部CT基準で臨床的に重要な頭部損傷 （age<3歳） | | |
|---|---|---|---|
| | 損傷あり | 損傷なし | 合計 |
| 陽性 | 25 | 269 | 294 |
| 陰性 | 0 | 15 | 15 |
| 合計 | 25 | 284 | 309 |

| | |
|---|---|
| 感度（CI） | 100%（86–100%） |
| 特異度（CI） | 5%（3–9%） |
| 陽性尤度比（LR＋） | 1.0 |
| 陰性尤度比（LR－） | 0 |

文献3より

**表13.7** 小児の閉鎖性頭部外傷における診断基準

以下の項目に該当する場合，頭蓋内損傷のリスクとみなし，頭部CT撮影を勧める
・GCS14点以下
・神経学的異常所見あり
・臨床的に頭蓋底・頭蓋骨骨折の所見を認める（前頭骨以外）
・意識消失遷延例
・重篤な頭痛
・傾眠傾向
・健忘例

文献4より

## コメント

　小児は頭部損傷でしばしばEDを受診するため，臨床医は電離放射線のリスクを踏まえて頭部CT撮影の有無を決定しなければならない。頭蓋内損傷の診断が研究ごとに異なるため，頭部外傷の罹患率は0.58〜8.3%という広い閾値をとっている。さらに研究ごとに主眼が異なっており，PECARNやNEXUS IIはCT撮影が不要な者を対象にしていたのに対し，他研究は撮影すべき者を対象にしていた。一見似たような学術的特徴を捉えているようだが，実際は異なっている。

**表13.8** イタリア小児頭部ルールの試験結果

| ディシジョン・ルール | 臨床的に重要な頭部損傷もしくは死亡例 | | |
|---|---|---|---|
| | 損傷あり | 損傷なし | 合計 |
| 陽性 | 22 | 478 | 500 |
| 陰性 | 0 | 3,298 | 3,298 |
| 合計 | 22 | 3,776 | 3,798＊ |

| | |
|---|---|
| 感度（CI） | 100%（84–100%） |
| 特異度（CI） | 87%（86–88%） |
| 陽性尤度比（LR＋） | 7.7 |
| 陰性尤度比（LR－） | 0 |

＊陰性結果であった8人の子供は初期評価がなかったため，含んでいない
文献4より

60　PART 2　外傷

**表13.9** Children's Head injury Algorithm for the Prediction of Important Clinical Events（CHALICE）ルール

以下の項目に該当する場合，頭部CT検査を勧める
病歴
　・5分＜の意識消失
　・5分＜の記憶消失
　・傾眠傾向
　・3回以上の嘔吐
　・非偶発的外傷を疑う
　・外傷後痙攣例（てんかんを除く）
検査
　・GCS＜14点（1歳未満なら＜15点）
　・頭蓋穿通・陥没骨折例もしくは泉門膨隆例
　・頭蓋底骨折の所見がある
　・局所的神経学的所見あり
　・1歳未満で5cm＜の打撲・腫脹・擦過創あり
受傷機転
　・高スピード（＞40マイル/時）での交通外傷
　・3m（10フィート）＜からの転落
　・高スピードでの放出例

文献5より

**表13.10** CHALICEルールの試験結果

| ディシジョン・ルール | 臨床的に重要な頭部損傷もしくは死亡例 | | |
| --- | --- | --- | --- |
| | 損傷あり | 損傷なし | 合計 |
| 陽性 | 277 | 2,933 | 3,210 |
| 陰性 | 4 | 19,558 | 19,562 |
| 合計 | 281 | 22,491 | 22,772 |
| | | | |
| 感度（CI） | | 99%（96–100%） | |
| 特異度（CI） | | 87%（87–87%） | |
| 陽性尤度比（LR＋） | | 7.6 | |
| 陰性尤度比（LR－） | | 0.02 | |

文献5より

**表13.11** CATCHルール

以下の項目が1つでもあれば頭部CTを撮影する

高リスク群（脳神経外科的処置の必要性が高い）
1.　受傷2時間後のGCS＜15点
2.　開放性もしくは陥没骨折疑い
3.　重度の頭痛
4.　興奮しており検査不可能

中リスク群（頭部CTスキャンを要する）
1.　頭蓋底骨折疑い（鼓膜内血腫，パンダの目，髄液鼻漏・耳漏，耳介後部血腫，バトル徴候など）
2.　広範な前頭部血腫
3.　重大な外力がかかったと予想されるもの（自動車事故，3フィート（91cm）≦もしくは5段≦からの転落，ヘルメット無しでの自転車からの転落など）

文献6より

例えば，PECARNの予測因子の存在がCT撮影を義務づけるわけではない。より正確に言えば，PECARNの研究者は個々の臨床判断は重要であるとしながらも，ある予測因子が存在する時は経過観察を，またある予測因子が存在する時は画像検査を勧めている[2]。最近のPECARNグループ研究において，経過観察をしていた群は最終的にCT検査を行なうことがより少なくなっており，EDでの経過観察の時間

**表13.12** CATCHルールの試験結果

| 抽出コホート | 脳神経外科的介入が必要な外傷 | | |
|---|---|---|---|
| ディシジョン・ルール | 損傷あり | 損傷なし | 合計 |
| 陽性 | 24 | 1,144 | 1,168 |
| 陰性 | 0 | 2,698 | 2,698 |
| 合計 | 24 | 3,842 | 3,866 |
| 感度（CI） | 100%（86–100%） | | |
| 特異度（CI） | 70%（69–72%） | | |
| 陽性尤度比（LR＋） | 3.3 | | |
| 陰性尤度比（LR−） | 0 | | |
| 検証コホート | CTで確認された脳損傷の存在 | | |
| ディシジョン・ルール | 損傷あり | 損傷なし | 合計 |
| 陽性 | 156 | 1,851 | 2,007 |
| 陰性 | 3 | 1,856 | 1,859 |
| 合計 | 159 | 3,707 | 3,866 |
| 感度（CI） | 98%（95–99%） | | |
| 特異度（CI） | 50%（49–52%） | | |
| 陽性尤度比（LR＋） | 2.0 | | |
| 陰性尤度比（LR−） | 0.04 | | |

文献6より

がCT検査群を減らすかもしれないと報告している。

　どのクリニカル・ディシジョン・ルールも，有益なテスト特性が存在するが，今日では唯一PECARNルールのみ，有効性が検証されている。小児の鈍的頭部外傷の低リスクを把握し，無駄な画像被爆を避けるべきである。

# 第14章

# 鈍的頭部外傷

## ハイライト

- カナダ頭部CTルールとニューオーリンズ・クライテリアはどちらも高い感度を有するクリニカル・ディシジョン・ルールであり、頭部CT撮影が不要な低リスク群の判別に有効である。
- カナダ頭部CTルールはニューオーリンズ・クライテリアよりも特異性が高く、不要な画像検査の縮小に有効である。
- 高齢者の頭部外傷による頭蓋内損傷において、低リスク群を判別するディシジョン・ルールは存在しない。

## 背景

米国において頭部外傷は年間174万件あり、死亡率は3〜4％である[1]。救急科（ED）での頭部外傷の大半は軽度な症例であり、Glasgow Coma Scale（GCS）で14〜15点、有意な神経学的所見がないことがほとんどである[2]。頭蓋内損傷の検索のために、まず頭部CTを撮影しがちではあるが、放射線被曝のリスクと撮影に伴うコストが発生する。小児の頭部鈍的外傷に関しては第13章で触れたが、今回は成人でのクリニカル・ディシジョン・ルールに関して述べる。

## Clinical Question

病歴や身体所見は、成人軽症頭部損傷において、頭蓋内損傷の可能性の低さや、CTの必要性を識別することができるか。

頭部外傷に関するCT撮影の必要性に関しては、Haydelらが2000年に報告したクリニカル・ディシジョン・ルールが最初である。これがニューオーリンズ・クライテリアであり、単一市内の救急病院において24時間以内に受傷した3歳以上の外傷患者で、意識消失か健忘があり神経学的所見は正常な、GCS 15点の者を対象としている。1,429名が研究対象となり、頭部CTを撮影した。研究の初期段階では520例が対象となった。著者らは頭部損傷で重要な8つの臨床項目を定め、頭痛、60歳＜年齢、嘔吐、薬物もしくはアルコール中毒者、短期記憶障害者、外傷後痙攣、凝固障害、鎖骨より近位の外傷とした。頭部CT撮影前に診断項目該当の有無を調査し、著者らはそれらの項目を明確に定義した。盲検の放射線科医が読影した。急性外傷性頭蓋内損傷所見（硬膜下血腫、硬膜外血腫、脳実質内血腫、クモ膜下出血、脳挫傷、頭蓋陥没骨折）を陽性とした（図14.1）。

8項目を解析し、ディシジョン・ルールの中の7つのうち一つでもあれば、感度100％であった。最終的なクリニカル・クライテリアを定め（表14.1）、検証コホート研究を行なった（n = 909）。結果とディシジョン・ルールを表14.2に示す。

ニューオーリンズ・クライテリアを発表した年、カナダのIan Stiellらによりカナダ頭部CTルールが発表された[4]。カナダの救急病院10施設において、24時間

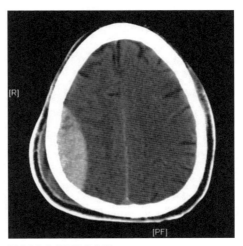

図14.1 急性硬膜外血腫

**表14.1 中等度頭部外傷に対するニューオリンズ・クライテリア**

以下の項目に1つでも該当する場合頭部CT検査を行なうべきである
- 60歳＜年齢
- 嘔吐
- 薬物もしくはアルコール中毒
- 短期記憶障害
- 外傷後痙攣
- 鎖骨より近位での外傷所見あり

文献3より

以内に頭部鈍的外傷を受傷し，意識消失や健忘，見当識障害などの神経学的所見を有し，GCS 13点以上の者を対象としている。最終的に求める2つの転帰は脳神経外科的介入の必要性（死亡もしくは脳神経外科的処置）と，入院および脳神経外科的フォローアップが必要な脳損傷の有無（入院を要する頭部CT異常）である。総計3,121名が対象となり，頭部CTを行なわなかった（必要なしと判断された）者に対しては，電話でのフォローアップを行なった。脳神経外科的介入およびCTで脳損傷が指摘された者の罹患率は，それぞれ1.4％と8.1％であった。当初22項目の診断要素を設け，最終的に7つに定め転帰により分類した。5項目は脳神経的学介入のハイリスクを識別するルールに用いられ，残りの2項目はCTで臨床的に重要な脳損傷を持つリスクを加えるために用いられた（**表**

14.3）。完全なデータを持つ患者のみが解析に用いられた。結果を**表14.4**に示す。

ニューオリンズ・クライテリアとカナダ頭部CTルールの比較検討が，カナダの研究者たちによって行なわれた[5]。カナダの救急病院9施設で行なわれ，1,822名の軽度頭部外傷患者が対象となった。2つのクリニカル・ディシジョン・ルールを直接比較するために，GCS 15点のみを対象とした。頭部CTを撮影する前にニューオリンズ・クライテリアとカナダ頭部CTルールをすべて評価し，最終評価項目はカナダ頭部CTルールと同様に，脳神経外科的処置の必要性と臨床上重要な頭部CTでの脳損傷所見の有無とした。頭部CTを撮影しなかった者に対しては，14日間の電話でのフォローアップを行なった。脳神経外科的処置の必要性と頭部CTでの脳損傷所見陽性となった者は，それぞれ全体の0.4％と5.3％であった。それぞれのクリニカル・ディシジョン・ルールの結果を**表14.5**に示す。

どちらも高い感度（100％）となり，見逃し症例は皆無であった。ニューオリンズ・クライテリアの方が偽陽性率が高く，特異度も低かった。著者らは感度においては同じだが，頭部CT撮影回数はカナダ頭部ルールの方が少なくなるだろうと結論づけた。この結果は，先のカナダの研究の著者らの何人かが共同研究した米国の最近の研究でも確認されている。カナダ頭

**表14.2 ニューオリンズ・クライテリアの誘導および検証コホート研究結果**

| 描出 | ニューオリンズ・クライテリアにおいて頭部CT陽性 | | |
|---|---|---|---|
| ディシジョン・ルール | 損傷あり | 損傷なし | 合計 |
| 陽性（≥1クライテリア項目あり） | 36 | 368 | 404 |
| 陰性（全クライテリアなし） | 0 | 116 | 116 |
| 合計 | 36 | 484 | 520 |
| | | | |
| 感度（CI） | 100%（90-100%） | | |
| 特異度（CI） | 24%（20-28%） | | |
| 陽性尤度比（LR＋） | 1.3 | | |
| 陰性尤度比（LR－） | 0 | | |
| 検証コホート | ニューオリンズ・クライテリアにおいて頭部CT陽性 | | |
| ディシジョン・ルール | 損傷あり | 損傷なし | 合計 |
| 陽性（≥1クライテリア項目あり） | 57 | 640 | 697 |
| 陰性（全クライテリアなし） | 0 | 212 | 212 |
| 合計 | 57 | 852 | 909 |
| | | | |
| 感度（CI） | 100%（96-100%） | | |
| 特異度（CI） | 25%（22-28%） | | |
| 陽性尤度比（LR＋） | 1.3 | | |
| 陰性尤度比（LR－） | 0 | | |

文献3より

**表14.3** カナダ頭部CTルール

以下の項目が1つでもあれば頭部CTを撮影する

高リスク群（脳神経外科的処置の必要性が高い）
1. 受傷2時間後のGCS＜15点
2. 開放性もしくは陥没骨折疑い
3. 受傷後2回以上の嘔吐
4. 頭蓋底骨折の所見あり
5. 65歳≦年齢

中等度リスク群（頭部CTスキャンを要する）
1. 逆行性健忘＞30分
2. 重大な外力がかかったと予想されるもの（車にはねられた歩行者，車外に放り出された，3フィート≦もしくは5段≦からの転落）

文献4より

**表14.4** カナダ頭部CTルールの試験結果

| カナダ頭部CTルール：高リスク（5項目） | 脳神経外科的介入が必要な損傷 | | |
|---|---|---|---|
| | 損傷あり | 損傷なし | 合計 |
| 陽性（≥1クライテリア項目あり） | 44 | 962 | 1,006 |
| 陰性（全クライテリアなし） | 0 | 2,115 | 2,115 |
| 合計 | 44 | 3,077 | 3,121 |
| | | | |
| 感度（CI） | | 100%（92–100%） | |
| 特異度（CI） | | 69%（67–70%） | |
| 陽性尤度比（LR＋） | | 3.2 | |
| 陰性尤度比（LR－） | | 0 | |
| カナダ頭部CTルール：中等度リスク（全7項目） | 頭部CTで臨床的に重要な脳損傷 | | |
| | 損傷あり | 損傷なし | 合計 |
| 陽性（≥1クライテリア項目あり） | 250 | 1,446 | 1,696 |
| 陰性（全クライテリアなし） | 4 | 1,421 | 1,425 |
| 合計 | 57 | 2,867 | 3,121 |
| | | | |
| 感度（CI） | | 98%（96–99%） | |
| 特異度（CI） | | 50%（47–51%） | |
| 陽性尤度比（LR＋） | | 2.0 | |
| 陰性尤度比（LR－） | | 0.04 | |

文献4より

部CTルールとニューオリンズ・クライテリアを比較したところ，感度に関してはどちらも100％であった。特異度に関して，脳神経外科的処置介入（81％〈CI 76-85％〉vs 9.6％〈CI 7.0-14％〉）も，臨床上重要な頭部CTでの脳損傷所見（35％〈CI 30-41％〉vs 9.9％〈CI 7.0-14％〉）に関してもカナダ頭部CTルールの方が高かった。

この2つの診断基準に対する外的検証研究が，オランダで2002～2004年にわたって実施された[7]。4つの大学病院における多施設研究で，頭部鈍的外傷患者3,181名を対象とした。受傷後24時間以内，GCS 13点以上で，以下に挙げるリスク項目に1つでも該当す

るものを陽性とした。リスク項目は意識消失，健忘，短期記憶障害，外傷後痙攣，重度の頭痛，嘔吐，中毒様症状，鎖骨より近位の外傷例，ワーファリン内服者などの凝固障害例，その他神経学的異常所見例である。GCSがニューオリンズ・クライテリアとカナダ頭部CTルールで異なるため，それぞれのクリニカル・プレディクション・ルールで分析を行なった。対象患者全例に頭部CT撮影を行ない，その読影に際して盲検化は行なわなかった。臨床診断は神経科医が頭部CT撮影前に行なった。研究結果としては，30日以内の脳神経外科的処置の必要性の有無，および入院が必要な頭部CTでの脳損傷所見の有無とした。

**表14.5** GCS15点におけるニューオリンズ・クライテリアとカナダ頭部CTルールの比較検討試験結果

神経外科的介入の必要性

| ディシジョン・ルール | カナダ頭部CTルール | | | ニューオリンズ・クライテリア | | |
|---|---|---|---|---|---|---|
| | 損傷あり | 損傷なし | 合計 | 損傷あり | 損傷なし | 合計 |
| 陽性 | 8 | 430 | 438 | 8 | 1,595 | 1,603 |
| 陰性 | 0 | 1,384 | 1,384 | 0 | 219 | 219 |
| 合計 | 8 | 1,814 | 1,822 | 8 | 1,814 | 1,822 |
| 感度（CI） | 100%（63-100%） | | | 100%（63-100%） | | |
| 特異度（CI） | 76%（74-78%） | | | 12%（10-13%） | | |
| 陽性尤度比（LR＋） | 4.2 | | | 1.1 | | |
| 陰性尤度比（LR－） | 0 | | | 0 | | |

臨床的に重要な頭部損傷

| ディシジョン・ルール | 損傷あり | 損傷なし | 合計 | 損傷あり | 損傷なし | 合計 |
|---|---|---|---|---|---|---|
| 陽性 | 97 | 853 | 950 | 97 | 1,506 | 1,603 |
| 陰性 | 0 | 872 | 872 | 0 | 219 | 219 |
| 合計 | 97 | 1,725 | 1,822 | 97 | 1,725 | 1,822 |
| 感度（CI） | 100%（96-100%） | | | 100%（96-100%） | | |
| 特異度（CI） | 50%（48-53%） | | | 12%（11-14%） | | |
| 陽性尤度比（LR＋） | 2.0 | | | 1.1 | | |
| 陰性尤度比（LR－） | 0 | | | 0 | | |

文献5より

**表14.6** オランダにおけるカナダ頭部CTルールとニューオリンズ・クライテリアの外部比較検証結果

神経外科的介入の必要性

| ディシジョン・ルール | カナダ頭部CTルール | | | ニューオリンズ・クライテリア | | |
|---|---|---|---|---|---|---|
| | 損傷あり | 損傷なし | 合計 | 損傷あり | 損傷なし | 合計 |
| 陽性 | 7 | 1,269 | 1,276 | 2 | 1,236 | 1,238 |
| 陰性 | 0 | 752 | 752 | 0 | 69 | 69 |
| 合計 | 7 | 2,021 | 2,028 | 2 | 1,305 | 1,307 |
| 感度（CI） | 100%（67-100%） | | | 100%（34-100%） | | |
| 特異度（CI） | 37%（34-40%） | | | 5.3%（2.5-8.3%） | | |
| 陽性尤度比（LR＋） | 1.6 | | | 1.1 | | |
| 陰性尤度比（LR－） | 0 | | | 0 | | |

外傷性脳頭蓋CT所見

| ディシジョン・ルール | 損傷あり | 損傷なし | 合計 | 損傷あり | 損傷なし | 合計 |
|---|---|---|---|---|---|---|
| 陽性 | 171 | 1,105 | 1,276 | 115 | 1,152 | 1,267 |
| 陰性 | 34 | 718 | 752 | 2 | 67 | 69 |
| 合計 | 205 | 1,823 | 2,028 | 117 | 1,219 | 1,336 |
| 感度（CI） | 83%（78-88%） | | | 98%（94-100%） | | |
| 特異度（CI） | 39%（36-43%） | | | 5.6%（2.7-8.8%） | | |
| 陽性尤度比（LR＋） | 1.4 | | | 1.0 | | |
| 陰性尤度比（LR－） | 0.44 | | | 0.36 | | |

文献7より

著者らは，ニューオリンズ・クライテリアもカナダ頭部CTルールも共に新しい背景で対象基準・除外基準も厳しく設定されており，わずかに異なっているにもかかわらず，脳神経外科的介入の必要性を転帰とした感度は100%であったと結論づけた（**表14.6**）。特異度はどちらも低く，脳損傷を示唆する頭部CT所見の有無に関する感度は，カナダ頭部CTルールは83%（CI 78-88%）であったのに比べ，ニューオリンズ・クライテリアでは98%（CI 94-100%）であった。

National Emergency X-ray Utilization Study（NEXUS）II グループによるクリニカル・ディシジョン・ルールの研究が，今までで最大の抽出研究として，鈍的頭部外傷後の頭蓋内損傷の低リスク患者を識別するために行なわれた[8]。21ヶ所の救急病院における多施設前向き観察研究であり，頭部鈍的外傷後の頭部CT撮影前に，臨床医によって19の診断項目に関して記録した。CT撮影が不要であると臨床医が判断した症例は，今研究には含まれていない。明らかな頭蓋内損傷（脳神経外科的処置なしでは，急激な容態の悪化もしくは長期の神経学的障害を来す状況）および軽症頭部外傷（GCS 15点の頭蓋内損傷）の2つの転帰に関して評価した。

13,728名の患者が対象となり，917名（6.9%）が頭蓋内損傷であり，その中で330名（2.4%）がGCS 15点であった。NEXUS II 頭部CTルールの中から8項目（**表14.7**）を抽出し評価した結果を**表14.8**に示す。しかし，この結果はまだ検証研究として報告されていない。

## コメント

ニューオリンズ・クライテリアとカナダ頭部CTルールはどちらもきわめて外的妥当性が高い。感度はどちらも一貫して100%であるが，特異度はニューオリンズ・クライテリアの方が著明に低いと思われるため，救急医はできるだけ頭部CT撮影回数を減らすためにカナダ頭部CTルールを用いることが多い。しかし，2つの研究の転帰が異なることに注意しなければならない。ニューオリンズ・クライテリアはCTでの陽性所見の発見に重点を置いているのに対し，カナダ頭部CTルールは脳神経外科的治療を要する外傷の発見を重視していることをふまえた上で，救急医は使いやすい方を用いるべきである。

NEXUS II 頭部CTルールは作成されたのみで検証されていないため，オリジナルでの有効性に対してコメントすることはできない。しかし，この3つの異なるディシジョン・ルールの類似点は覚えておいた方がよいだろう。頭部外傷証拠，高齢者，そして嘔吐は高リスク要因である。

そのため，どの基準を最終的に用いようとも関係なく，これらの要因は認識しておくべきであり，今回の研究にのみ該当するというわけではない。

American College of Emergency Physicians での成人軽症頭部外傷への画像診断に関するクリニカル・ポリシーとして，ニューオリンズ・クライテリアとカナダ頭部CTルールの両者を勧めている。ニューオリンズ・クライテリアは意識消失症例に対して特異性が高く，その使用を勧めている。対照的に，カナダ頭部CTルールは意識消失例を評価していないため，意識消失例以外の症例に対して使用を勧めている[9]。Emergency Nurses Association と米国疾病予防センターも同様のクリニカル・ポリシーを述べている。

高齢者の軽症頭部損傷における頭蓋内損傷の低リスク群のディシジョン・ルールが定まっていないのは，特筆すべきことである。その代わり，この章で挙げられている3つのディシジョン・ルールのすべてにおいて，年齢はリスク要因に入っており，ニューオリンズ・クライテリア（60歳＜年齢），カナダ頭部CTルール（65歳≦年齢），NEXUS II 頭部CTルール（65歳≦年齢）では，高齢者は軽症頭部損傷の高リスクとして認識されている。高齢者を含んだ軽症頭部損傷のディシジョン・ルールができるまで，画像検索の有無に関する決定は臨床医の経験に委ねられている。

ニューオリンズ・クライテリアもカナダ頭部CTルールも再現性と第三者的評価を得ているが，いまだに臨床医らから広く用いられてはおらず，CT撮影の回数も減ってはいない。Stiellらは2010年にカナダ頭部CTルールに関するインパクト解析を行なったが，カナダ頭部CTルールを用いている6施設の方が用いていない施設よりCT撮影回数が多かった[10]。

頭部CT撮影に関する病院間・臨床医間の大きな変動性を考慮すると[11,12]，不適当な画像検査が減少し，軽症頭部外傷に対して適切な治療が行なわれるように，今後このディシジョン・ルールが有効的に用いられる効果的な方法を開発することに注力する将来の研究が必要である。

**14**

鈍的頭部外傷

**表14.7** NEXUS II 頭部CTルール

以下の項目に1つでも該当すれば頭部CT撮影を行なうべきである
・頭蓋骨骨折の所見あり
・頭部皮下血腫あり
・神経学的所見あり
・65歳≦年齢
・意識レベル低下例
・異常行動あり
・凝固障害
・持続する嘔吐例

文献8より

**表14.8** NEXUS II 頭部CTルールの試験結果

| ディシジョン・ルール | NEXUS II 頭部CTルールで臨床的に重要な頭部損傷 | | |
|---|---|---|---|
| | 損傷あり | 損傷なし | 合計 |
| 陽性 | 901 | 11,059 | 11,960 |
| 陰性 | 16 | 1,752 | 1,768 |
| 合計 | 917 | 12,811 | 13,728 |
| | | | |
| 感度（CI） | | 98%（97–99%） | |
| 特異度（CI） | | 13%（13–14%） | |
| 陽性尤度比（LR＋） | | 1.1 | |
| 陰性尤度比（LR－） | | 0.15 | |

| ディシジョン・ルール | NEXUS II 頭部CTルールで頭部微小損傷（GCS15点） | | |
|---|---|---|---|
| | 損傷あり | 損傷なし | 合計 |
| 陽性 | 314 | 8,375 | 8,689 |
| 陰性 | 16 | 1,752 | 1,768 |
| 合計 | 330 | 10,127 | 10,457 |
| | | | |
| 感度（CI） | | 95%（92–97%） | |
| 特異度（CI） | | 17%（16–18%） | |
| 陽性尤度比（LR＋） | | 1.1 | |
| 陰性尤度比（LR－） | | 0.29 | |

文献8より

# 第15章

# 鈍的胸部外傷

## ハイライト

- 鈍的胸部外傷によるもので可能性のある損傷は，心筋挫傷，気胸，血胸，肺挫傷，横隔膜損傷，肋骨骨折，胸部大動脈損傷がある。
- 胸壁の圧痛，低酸素，胸痛は損傷の有無に対する感度は高く，大損傷の低リスク患者を同定する近年のディシジョン・ルールの検証はいまだ行なわれていない。
- 胸部CT検査は胸腔内の大損傷の有無について感度が高く，重症外傷患者ではその評価のために行なわれる。
- トロポニンI値が心筋挫傷の有無の検出に有用であるかの結論は出ておらず，高感度だとする報告もあれば，非常に低感度であったとの報告もある（23％）。
- 軽微な心筋挫傷の検出にはトロポニンI，心電図，心エコー検査が有用であったものの，合併症の有無とは関連がなかった。
- 鈍的胸部外傷を伴う小児外傷患者では，ある研究でトロポニンIが4例中1例増加したと報告されたが，しかしながらこの結果は心筋損傷を有意に予測するものではなかった。

## 背景

救急科（ED）に搬送される鈍的胸部外傷患者はしばしば心筋挫傷，肺挫傷，気胸，血胸，横隔膜損傷，肋骨骨折，胸部大動脈損傷等を除外するための診断的な検査が要求される。なぜなら多発外傷患者の70〜90％がこれらの損傷を伴うためであり，重症胸部外傷患者にとって参照基準（criterion standard）として画像検査（CT検査，血管造影）による判断がしばしば行なわれる。

多発外傷患者と歩行可能な患者で鈍的胸部外傷や胸痛の現病歴のある者は，両者とも胸部レントゲン撮影を受ける（図15.1）ものの，臨床的に大きな損傷がある可能性はかなり異なるため，両者を臨床的に区別する必要がある。患者が歩行可能だったり重症外傷でない場合，立位後前像（PA像）と側面像の胸部レントゲン撮影が行なわれる。逆に多発外傷患者では，通常まず背臥位前後撮影（AP像）が撮影されるが，これは想定される重症患者の安全性を担保するために立位のレントゲン撮影を避けているのである。また米国において，多くの重症胸部外傷患者はCT検査を受ける。初期スクリーニングとしての仰臥位の胸部レントゲンは立位に比べて胸部外傷の検出の感度は劣るものの，仰臥位レントゲンとCT検査を併用することで鈍的胸部外傷患者の初期診療に有用なものと成り得る。

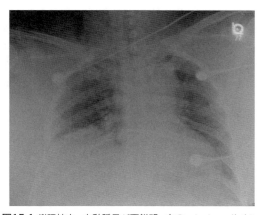

図15.1 縦隔拡大，大動脈弓が不鮮明，左のapical capサイン，NGチューブの変位などの外傷性大動脈損傷を示唆する患者のレントゲン写真

## Clinical Question

どのような救急患者が鈍的胸部外傷後に診断としての胸部レントゲン撮影が必要なのか。

2006年の研究では，鈍的胸部外傷患者507人を対

象とした[1]。研究者の目的は鈍的胸部外傷の胸腔内損傷の低リスク群を同定するクリニカル・ディシジョン・ルールを作成することであった。著者らは，15歳未満の小児，鋭的外傷，受傷後72時間以上経過したもの，頭部の単独外傷，Glasgow Coma Scale（GCS）が14点未満を除外した。研究参加の医師はレントゲン撮影の結果を見る前に，受傷機転，バイタルサイン（酸素飽和度の値を含む），患者の症状，中毒の有無，合併損傷の有無，視診での胸壁外傷の有無，胸部の圧痛の有無，胸部側方用手圧迫による痛みの有無，摩擦音や異常聴診音の有無を記載する。胸部単純レントゲン検査の結果がわからない状況で，気胸，血胸，大動脈損傷，2本以上の多発肋骨骨折，胸骨骨折，肺挫傷等の胸腔内の大損傷を診断した。大きな胸腔内損傷の有病率は6%（欠損値がなかった492人中31人）であった。それぞれのクライテリアで有意な損傷を予想できるかは，触診による圧痛と胸痛が最も感度が高く（90%），低酸素（酸素飽和度95%未満と定義した）が最も特異度が高かった（97%）。触診による圧痛と低酸素の有無の両方を併せると，すべての有意な損傷が同定できた。感度100%（CI 91-100%），特異度50%（CI 45-54%），陽性適中率（PPV）12%（CI 9-17%），陰性適中率（NPV）100%（CI 99-100%）であった。

近年のフォローアップ研究では，著者らはクリニカル・ディシジョン・ルールに基づき胸腔内損傷の超低リスク群を同定した場合，上記の理由から胸部画像検査は必要としないとした。著者らは単一のレベルⅠの外傷センターにおいて，15歳以上の鈍的外傷患者を対象に研究を行なった。有意な胸腔内損傷には，横隔膜損傷を追加したのみで，その他は先行研究にならって同じ定義を用いた。2,628人を対象とし，うち271人（10.3%）に計462ヶ所の有意な胸腔内損傷を認め，肋骨骨折（73%），気胸（38%），肺挫傷（29%）が大部分を占めた。改めて，有意な損傷の有無に最も高感度な臨床的因子は，胸痛と胸壁の圧痛であった。さらにクリニカル・ディシジョン・ルールによる高リスク群には，痛みを伴う合併損傷，中毒，60歳以上，急性一過性徐脈，覚醒度や意識レベルの変化などがあった。もしすべての因子が認められなかった場合には，感度99%（CI 97-100%），特異度14%（CI 13-15%），陰性適中率99%（CI 98-100%），陽性適中率12%（CI 11-13%）であった。前述した7項目のクライテリアの評価には，評価者間の信頼性も評価する必要がある（例えば評価者の2人が因子の有り無し

に同意するなど）が，すべての変数においてκ係数（範囲0.51-0.81）は理にかなっていた。このクリニカル・ディシジョン・ルールに対する多施設での検証試験も終了し，その結果データは現在解析中である。

## Clinical Question

鈍的胸部外傷患者の胸部外傷の除外のために胸部レントゲン撮影を行なうことは，CT検査と比べてどうなのか。

このクエスチョンに対するほとんどの研究は小規模で後ろ向き研究であり，外傷レジストリを含むため大きな外傷センターでは重症外傷患者のみである。鈍的胸部外傷患者112人を対象にしたある研究では，急性大動脈損傷患者の9人中4人は初診時の仰臥位胸部レントゲン写真において縦隔は正常であったものの，ヘリカルCT検査では9人中8人を診断できて1人は腕頭動脈損傷が疑われた[3]。オーストラリアの研究ではInjury Severity Scores（ISS）が15を超えて（多発外傷患者など）鈍的胸部外傷のある141人を対象に，2年間の後ろ向き研究を行なった[4]。患者は，仰臥位胸部レントゲン写真と胸部CT検査の両方が行なわれた。胸壁の圧痛のある患者において，胸部単純レントゲンに比べCT検査がより診断的情報を付加するものだと判明した（OR 6.7，CI 2.6-17.7）。同様にCT検査は，浅呼吸（OR 4.5，CI 1.3-15.0）や異常呼吸努力（OR 4.1，CI 1.3-12.7）のある患者において臨床情報にプラスとなる可能性が高かった。また肺挫傷，気胸，縦隔損傷，血腫や骨折（肋骨，肩甲骨，胸骨や椎体など）の検出にはルーチンの胸部レントゲン撮影よりCT検査の方が優れていることもわかった。

平均ISS 30（重症外傷患者）の鈍的胸部外傷患者103人を対象にした前向き研究では，胸部レントゲン撮影で見逃されてCT検査で診断できた胸部の重症外傷が67人（65%）に達することがわかった。そのうち33人は肺挫傷，27人は気胸（チェストチューブ留置後の気胸の残存7人も含む），21人は血胸，5人はチェストチューブの位置異常，2人は横隔膜損傷，1人は心筋破裂であった[5]。また11人はCT検査により軽微な所見もさらに見つかり，胸部レントゲン撮影と同じ検査結果であったのは，103人中わずか14例であった。

他の研究では，AP像での胸部レントゲン撮影と胸部のヘリカルCT検査の両方を受けた鈍的胸部外傷93人の連続した外傷患者をフォローアップした[6]。胸部

70　PART 2　外傷

レントゲン撮影の異常は68人（73%）に認められた。また25人中13人（52%）は胸部レントゲン撮影で異常を認めなかったものの，CT検査では2人の大動脈断裂や1人の心嚢液貯留を含む多発損傷が認められた。

## Clinical Question

鈍的胸部外傷患者の心筋損傷除外のためのトロポニンⅠの役割とは，どのようなものか。

　鈍的胸部外傷患者は，心筋損傷の可能性がある。重症症例では，血行動態不安定な心筋損傷が思いがけずに起こりうる。しかしながら軽微な外傷症例では，鈍的心損傷が軽い症状を引き起こす隠れたイベントと成り得て，その症状は筋骨格系の損傷由来ではないかと誤って診断される場合がある。CTや胸部レントゲン撮影は時として，大血管損傷や他の胸腔内損傷がない限り，心筋挫傷の診断には役に立たない。CT検査とレントゲン撮影の役割は限定的であり，心筋挫傷を見つけるためには採血検査，心電図，心エコー検査を行なうこととなる。またクレアチンキナーゼ（CK）値は心筋挫傷の診断に使用されるものの，クレアチンキナーゼ-MB（CK-MB）は骨格筋の損傷でも上昇するため，鈍的胸部外傷患者の心筋挫傷の検出は困難である。このような理由から，トロポニンⅠは心筋挫傷を潜在的に示唆するマーカーとして出現している。

　鈍的胸部外傷で心筋挫傷が疑われた患者44人に対し，繰り返しの心エコー検査とトロポニンⅠをフォローアップした研究がある[7]。44人中6人（14%）が心エコー検査で心損傷の形跡があり，そのすべての症例でCK-MBとトロポニンⅠは増加していた。またCK-MBとトロポニンⅠの両方が増加している患者で心嚢液貯留が認められたものは1人であった。

　他の研究では，症状がある急性鈍的胸部外傷で入院した32人をフォローアップした[8]。すべての患者に受傷24時間以内に経食道心エコー検査を実施し，繰り返しトロポニンⅠを測定した。計17人（53%）がトロポニンⅠ値が異常値（＞0.4ng/mL）を示し，うち10人が1ng/mLを超えていた。トロポニン値が1ng/mLを超えていた10人中6人に，心筋挫傷により心臓に分節状の壁運動異常が認められた。トロポニン値が0.4～1ng/mLの範囲内では，心エコー検査に異常があった人は誰もいなかった。

　他の研究では，外傷センターに評価のため入院した鈍的胸部外傷患者96人をフォローアップした[9]。すべての患者96人中24人（28%）が心エコー検査，心電図もしくはその両方で心筋挫傷と診断された。特記すべきは，入院した患者全員が生存しており，血行動態も安定していた。死亡した患者はおらず，また重度の心臓合併症を呈した患者もいなかった。患者を心筋挫傷の有無でCK比（CK-MB/全CK）とCK-MB濃度の増加率を比較したが，両者に明らかな差は認められなかった。心筋挫傷患者において，トロポニンⅠとトロポニンTが増加している（0.1μg/L以上を増加と定義）割合は，心筋挫傷患者の方で高かった（23%対3%）。鈍的胸部外傷患者における心筋挫傷の予測率は，トロポニンⅠとトロポニンTでそれぞれの感度，特異度，陰性適中率，陽性適中率が，23%，97%，77%，75%（トロポニンⅠ）と12%，100%，74%，100%（トロポニンT）であった。患者は18ヶ月まで追跡調査され，88%が完全にフォローアップされた。心合併症による死亡は誰もおらず，長期予後としての鈍的胸部外傷に関連した心合併症や心不全もまったく認められなかった。

　近年，このクリニカル・クエスチョンに対して小児患者を対象にした研究が行なわれた[10]。トロポニンⅠの増加と臨床的に明らかな心筋損傷の関係を明らかにするため，小児外傷患者の心筋のトロポニンⅠ上昇の有病率を特に評価した。心筋損傷の定義は心エコー検査や心電図での異常とした。著者らはISSが12を超える小児外傷患者59人という少ないサンプルサイズで研究した。入院時にトロポニンⅠとCK-MBの両方を測定し，トロポニンⅠが正常化するまで引き続いて測定を行なった。トロポニンⅠが増加していた患者は入院後24時間以内に心臓超音波検査を受けて，毎日心電図を施行された。トロポニンⅠが増加していたのは16人（27%）の患者で，すべての症例がCK-MBの増加と関連があった。トロポニンⅠが増加していた16人の患者のうち，4人が心臓超音波検査でも異常所見が認められた。しかしながら，トロポニンⅠのピーク値は心臓超音波検査の異常所見と一致しなかった。臨床的に有意に心機能が低下していた患者は1人のみであった。この小さな研究では，心電図はすべて正常所見であった。トロポニンⅠは重症度を反映し，臨床的に意味のある心筋への損傷と関連してトロポニンⅠはよく増加すると著者らは結論づけた。しかしながら，彼らは結論をつけるためには大規模な研究が必要であると注意を促した。

## コメント

　鈍的胸部外傷の研究は，方法論に考慮すべき問題点があるとレビューされた。ほとんどが非常に小さなサンプルサイズで後ろ向きの研究である。クリニカル・ディシジョン・ルールが導き出されているものの，いまだその検証がなされておらず，またその他にレントゲン撮影が必要な患者を見つける検証されたルールが存在しない。さらに，大規模研究でCT検査と対比させながら胸部レントゲンが必要な患者を識別することが必要である。

　このレビューを通して，多くの臨床的課題が出現した。EDを訪れる鈍的胸部外傷患者のなかで，臨床的に有意な外傷のある患者は比較的稀である（6%）。このような外傷患者の中で，胸壁の圧痛や胸痛といった臨床的因子のある患者は胸部レントゲン撮影が必要か

もしれない。重症胸部外傷や胸腔内損傷が強く疑われる患者において，重症外傷患者の胸部レントゲン撮影では高い確率で見落としがある（50%）ことから，CT検査が第一選択となるように思われた。

　心筋挫傷に関するデータは結論が出ていない。トロポニンⅠが心筋挫傷に対して感度の高いマーカーであると結論を出している研究もいくつかあるものの，その感度は23%に過ぎなかったと報告している研究もある。興味深い結果としては，軽微な挫傷（血行動態が不安定でない）の患者では，臨床的な合併症は認められなかった。それゆえに，もし軽微な心筋挫傷患者において心電図検査や血液検査で異常が見つかったとしても，その挫傷は臨床的には意味を持たない。これは近年の小児患者の研究でも確認された。もちろん，客観的所見で心筋挫傷は予後良好であると結論を出す前に，大規模な研究が必要なのは言うまでもない。

# 第16章

# 不顕性股関節骨折

## ハイライト

- 単純レントゲン撮影によって見逃される股関節骨折は，転落や外傷の後に股関節痛がある患者の10%にのぼる。
- 不顕性骨折を疑った場合には，さらなる画像検査（CT検査やMRI検査）を行なうべきである。MRI検査は利用可能な状況なら第一選択となる。

## 背景

股関節骨折は高齢者によく見られる疾患であり，その罹患数は米国で年間250,000人にのぼり，2040年までにはその倍の数になると見込まれている[1]。典型的には転落や他の急性外傷などの後に起こり，これらの股関節骨折患者の多くが評価や治療のために救急科（ED）を訪れる。とりわけ，患者は解剖学的異常を認めて単純レントゲン撮影で多くの場合診断できるため，典型的には股関節骨折に診断のジレンマはない。しかしながら，少数の股関節骨折の患者（2～9%）では初診時の単純レントゲン撮影で異常所見を認めない[2]。高齢者の集団では骨粗鬆症の罹患率が高いため，これらの不顕性股関節骨折は主に高齢者でよく見られる[3]。患者が身体所見と病歴から股関節骨折の可能性が高いものの単純レントゲン撮影で所見がない，もしくははっきりしない場合には，医師は患者の治療に関し診断的ジレンマに直面する。典型的な例では，高齢者が転落して，股関節に圧痛があり，患肢で体重を支えることができないというケースである。もし股関節骨折を誤って診断した場合には，高齢患者の骨折部の変位や阻血性壊死，外科的処置の必要性に関して相当なリスクとなってしまう。

不顕性股関節骨折の診断に対するアプローチはここ10年で進展している。以前は，繰り返しの単純レントゲン撮影や骨シンチが推奨されていた。骨シンチは典型例では急性骨折後24～72時間で陽性となる。歩行できない急性外傷性の股関節痛といった一定の病歴の因子により，股関節骨折の有無を予想できる。患者が歩行可能な状況かが評価できない場合，これらの患者は全員，不顕性股関節骨折を除外するためにさらなる画像検査が必要ということになる。しかしながら，追加する画像検査の種類の選択で新たなジレンマを抱えることになる。つまり，CT検査とMRI検査のどちらを追加するかである。

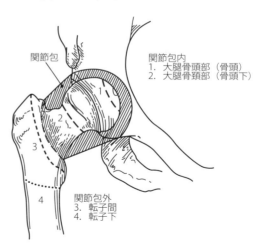

図16.1 股関節骨折。このイラストは様々なタイプの近位股関節骨折を示している（Knoop et al Atlas of Emergency Medicine 2nd edition, Copyright 2002. Reproduced with permission of The McGraw-Hill Companies）

## Clinical Question

**不顕性股関節骨折の可能性のある患者で，どのような病歴や身体検査所見が，股関節骨折の存在と関係しているのか。**

近年の研究で，このクリニカル・クエスチョンと関連した様々な臨床所見の意義が調べられた[4]。著者らは，初診時のレントゲン撮影では異常所見を認めなかったもののMRI検査で大腿骨頚部骨折が疑われた患

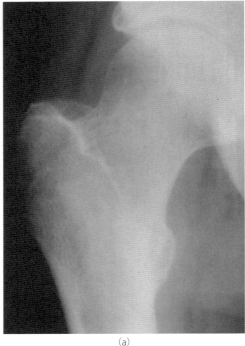
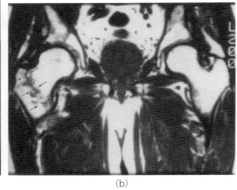

図16.2 不顕性股関節骨折。(a) AP像のレントゲン画像。55歳の男性でステロイド内服中であり，転落後に右股関節痛を訴える。明らかな骨折は指摘できない。(b) 同じ症例のMRI冠状断のT1強調画像では，明確に変位のない骨折像を示している（細い矢印）(Reproduced from Tintanelli et al〈2004〉Emergency Medicine: A Comprehensive Study Guide 6th edition, with permission of The McGraw-Hill Companies)

者について，単一施設で6年間のデータのレビューを実施した。57人の患者についての後ろ向きカルテレビューであり，うち35人が不顕性大腿骨近位端骨折を認めた。肢の軸位での荷重による痛みと，骨折前から運動域が制限されていたことが両方とも骨折と関連しており（P<0.005），陽性適中率（76%），陰性適中率（69%），陰性検査結果後の有病率（30%）であった。またこの両方の因子を併せて行なった場合も，適中率は同じであった。転落前から運動に問題がなく，肢の軸位での荷重による痛みがない患者ほど骨折の可能性が低い。しかしながらこれらのサインだけ，もしくはこれらを組み合わせたとしても，骨折の除外には不十分である。著者らは，臨床所見だけでは大腿骨頚部骨折があるかどうかの判別は困難であるため，不顕性骨折が疑われたすべての患者にMRI検査を推奨すると結論づけている。

## Clinical Question
EDで不顕性股関節骨折の診断を評価する場合，どのような画像診断ツールが最適か。

骨シンチ検査は陽性となるまでに数日かかり，単純レントゲン撮影を繰り返し撮影することはEDの場面では実践的ではないため，これらの方法はEDで不顕性股関節骨折を鋭敏に見つける有効な戦略とは言えない。

患者に不顕性股関節骨折があるかを評価するといったん決めた場合，医師はMRI検査もしくはCT検査のどちらを選択するか迫られる。ケースシリーズ研究や後ろ向き研究がこの問題を間接的に記述しているものの，この章を通して多くの文献が参照されているが，CT検査とMRI検査のどちらが施行されるべきかに対する研究はほとんどない[5]。文献上ではまず，MRI検査は股関節骨折の診断やCT検査で陰性であったケースに行なわれ，骨折を発見できたと記載されている。CT検査は，大腿骨頭のとても小さな埋伏した骨折や軸平面に水平な変位のない骨折を見逃す心配があ

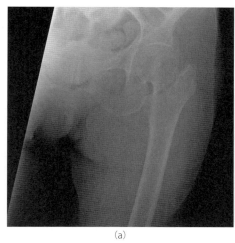
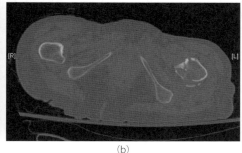

図16.3 転子間骨折（a）が左股関節の単純レントゲン撮影で疑われ，（b）単純CT検査で確認できた

る[6]。ある研究では，単純レントゲン写真において異常所見を認めなかった13人の転落外傷の高齢者について評価を実施した[7]。全患者のうち6人がCT検査とMRI検査の両方を受け，残り7人がMRI検査のみを受けた。両方の検査を受けた6人の中では，4人がCT検査において骨折を見逃されていたが，その後のMRI検査で骨折が見つかった。これは非常に小規模な研究であるものの，この結果は大腿骨頚部不顕性骨折の患者の評価には，CT検査よりもMRI検査の方がより感度が高いと思われる結果を示した。MRI検査のみのグループでは，7人全員が股関節骨折を正確に診断できた。

近年の後ろ向き研究では，股関節痛があって初診時レントゲン撮影で異常所見のないED患者の中から，股関節骨折と骨盤骨折の有病率が調べられた[2]。これは後ろ向き研究であったため，単純レントゲン撮影とMRI検査は治療する医師の裁量で自由に施行された。定期フォローアップは初診から1ヶ月に設定されて行なわれ，フォロー率は85％であった。初診時のレントゲン撮影で異常所見のなかった545人の患者のなかで，11％がEDで股関節骨折のMRI検査を受けており，そのうち24人の患者がMRI検査で放射線科医同士の観察者間でも同意の取れる股関節骨折の所見が見つかった（$\kappa$係数 = 0.85）。1ヶ月のフォローアップ期間で新たに股関節骨折が見つかった患者はいなかった。

別の研究では，1つの病院で1年間（2002～2003）にわたって不顕性股関節骨折が疑われた患者のカルテ記録を調査した。計33人の患者が登録され，画像は2人の若手の放射線科医と2人のベテランの放射線科医により読影された。MRI画像を用いた場合，ベテランの放射線科医は100％の正確性で不顕性股関節骨折を診断でき，完全に観察者間の同意も得られた。若手の放射線科医とベテランの放射線科医の観察者間の同意も優れたものであった（$\kappa$係数 = 0.75）。2人の若手の放射線科医では，MRI検査により骨折を見つける感度はそれぞれ，89％と96％であった。

## コメント

不顕性股関節骨折の有無を調べるために，最適な診断検査はCT検査かMRI検査のどちらなのかを直接に調べた文献は存在しないものの，ケースシリーズ研究や後ろ向き研究の結果ではMRI検査の有用性を支持していた。さらにある研究では，MRI検査で陰性であった患者でその後1ヶ月のフォローアップにおいて大腿骨頚部骨折の診断となったものはいないという結果により，このMRI検査による診断方法は感度が100％に近いことを再確認した。MRI検査はCT検査や骨シンチと比べると費用対効果も良く[7]，大腿骨頚部偽骨折や血腫，筋損傷，変性関節症，骨壊死などの他の疾患もまた診断可能という利点も大きい[9]。しかしながらMRI検査はすべてのED，特に時間外などでの利用は難しいかもしれない。これらの患者には，CT検査（MRI検査より感度は劣るとわかっているものの）や入院させた後に利用可能になった時点でMRI検査を行なうなど，他の戦略も考慮すべきである。

股関節骨折が疑われる患者に対する評価のアプローチとして，近年アルゴリズムが提唱された[3]。EDでの初期治療として，疼痛コントロール，合併症の評価，レントゲン撮影を行なわなければならない。もしレントゲン撮影で骨折が見つかった場合には，適切な骨折の治療を開始する。もしも見つからなかった場合には，患者が体重を支えることができるかを試す必要がある。もし患者が荷重をかけても大丈夫であれば，入院する理由はないためその患者は帰宅可能である。もし患者が体重を支えることができない場合には，MRI検査が選択されるべきである。

# 第17章

# 頚部軟部組織の鈍的外傷

## ハイライト

・鈍的脳血管損傷は稀であるが，鈍的外傷の予後は厳しい可能性がある。
・無症候性の患者に対して鈍的脳血管損傷を検索すべきかの根本的なエビデンスは存在しないものの，無症候性であっても頚椎損傷，頭蓋底骨折，重症顔面外傷，絞められた受傷機転と関連のある鈍的頚部外傷であればスクリーニングの考慮を推奨する。
・依然として脳血管造影が鈍的脳血管損傷の参照基準に含まれているものの，現在のCT血管造影法（16スライス以上）では検査の特性は同じであり，スクリーニング検査としては有用で考慮すべきである。

## 背景

鈍的頚部外傷は稀なイベントであり，全外傷のなかで頚部の占める割合は5 ～ 10％を占める。クローズライン損傷＊や，絞首の受傷機転もまた気道消化管や頚部血管構造の鈍的外傷を起こすものの，ほとんどの場合，交通事故で受傷することが多い。鈍的食道損傷が並外れて稀である一方（1988年に1900年からの症例のレビューを行ない，わずか96症例であった）[1]，気道と血管の損傷ははるかに一般的である。

最も一般的な鈍的頚部外傷の受傷機転は，交通事故でステアリングコラムやダッシュボードで衝撃を受けることで受傷するのが典型的である。"padded dash syndrome" は，頚部の椎体で食道が圧迫される可能性があるものの，最初は気管と輪状軟骨が押しつぶされて起こる。次に多いクローズライン損傷では，オートバイ，全地形用車両，雪上車の乗員が見えないフェンスのワイヤーや木の枝などで通常受傷する。その外力はとても小さな範囲であるため，損傷は通常限局しているもののかなり重症でもある。喉頭軟骨が破壊される，輪状軟骨と気管の分離でさえもしばしばこのクローズライン損傷で認める可能性がある。3番目によく認められる鈍的頚部外傷は絞首であり，いくつかはまったく機序が異なる。用手的な絞首は頚動脈に閉塞や損傷を与え，その鈍的外力は遅発性の喉頭浮腫を引き起こす可能性がある。紐による絞首は，クローズライン損傷のようなタイプの機序の損傷となる。最後に，自殺による絞首では典型的には頚静脈の圧迫と閉塞により，頭蓋内圧上昇，意識消失，最終的に気道閉塞を引き起こす。

明らかに気道が危険な致死的な鈍的外傷患者は緊急に気管挿管しなければならないが，直視下挿管もしくはビデオ喉頭鏡を用いた気管挿管が失敗した場合のレスキュープランも慎重に考えておかねばならず，気道狭窄音や発声困難がある患者ではさらに気管支鏡と経過観察をする必要がある。神経学的欠陥や頚部血腫，新しい頚部血管雑音のある患者では，頚椎や頚部血管構造の画像検査の実施が必要である。しかしながら，鈍的脳血管損傷のリスクのある患者で状態が安定している場合の評価はより議論の余地がある。これらの損傷は稀で，おおむね鈍的外傷の1％の発生率であるものの，関連した死亡率は23 ～ 28％にのぼる[2-4]。さらに通常は発症が遅い。つまり，初診時に鈍的脳血管損傷の症状がなくても迅速な評価が必要なのは，25 ～ 50％の患者は受傷から12時間以上経過して症状が進行するためである[4]。重症度が低い鈍的脳血管損傷の患者の治療の軸は抗血小板療法である一方で（ある鈍的外傷患者では禁忌となるが），より重症の鈍的脳血管損傷では，疑われる疾患に合わせてスクリーニングが行なわれ，典型的には血管内治療もしくは外科で治療される。

# Clinical Question

明らかな鈍的脳血管損傷のない状態の安定した患者に，どの画像検査によるスクリーニングを施行すべきか。

　鈍的脳血管損傷は遅れて症状が出現し，時には受傷から数日経過していることもあり，これらの損傷の診断はかなり難しいと多くの研究が示している[5,6]。しかしながら，遅れて重篤化する可能性があり，神経学的症状を改善する前の時期である"無症候期"に治療を行なうことは予後を改善する可能性があるため，ある著者らは受傷機転や合併損傷による標準化されたスクリーニングプロトコールの必要性を唱えている[4]。鈍的脳血管損傷に対するクリニカル・ディシジョン・ルールで論文化されたものはないものの，近年 Franz らによるメタアナリシスでは，鈍的脳血管損傷の診断に最も関係している受傷機転や，身体所見を決めるという鈍的脳血管損傷のスクリーニング基準を提唱した研究が検討された。

　著者らはこのメタアナリシスに 10 の研究を含め，4 血管デジタルサブトラクション血管造影 digital subtraction angiography（DSA）や CT 血管造影法のいずれかを参照基準（criterion standard）として施行し，その中で 7 つの研究が特定のプロトコールに基づいたルーチンの診断的スクリーニング検査であった。これらの研究は 24,435 人の患者を対象としており，鈍的脳血管損傷の発生頻度は 0.2 ～ 2.7% であった。その蓄積されたデータの解析結果は，鈍的脳血管損傷に特徴的な受傷機転はなかった（頭部外傷，頭蓋底骨折，"シートベルトサイン"，顔面骨骨折を含む）が，一方で頸椎損傷や胸部外傷は有意に鈍的脳血管損傷との関連を認めた。

　メタアナリシスでは限界として，いくつかのセンターが鈍的脳血管損傷の患者のスクリーニングに特異的なプロトコールを用いており選択バイアスとなる可能性がある事実や，極端に幅広い定義とした場合には，一定の合併損傷の比重が増えるという（例えば，"胸部外傷"は重症度に関わらず胸腔内のすべての外傷を含んでしまう）事実が含まれている。国際的なガイドラインが存在しているものの[7,8]，そのガイドラインにはこれらの最近の研究のデータはいまだ含まれていない。しかしながらこれらの研究の限界により，研究結果に基づいて日々のプラクティスを変更することはできないであろう。

# Clinical Question

鈍的外傷による鈍的脳血管損傷のスクリーニングが必要な患者に，どの画像検査が最適な検査特性を持つか。

　4 血管 DSA は長い間，鈍的脳血管損傷の診断の標準検査法とされてきた。しかしながら，Willinsky らは DSA を行なった患者のうち，1.3% が神経学的合併症を起こしており，また DSA を受けた全患者の 0.5% が永久的な神経学的障害が残ったとわかった[9]。さらに DSA はすぐにはすべてのセンターで利用できず，患者にはスクリーニングのために他の画像検査を実施していた。システマティックレビューやメタアナリシスが存在しなかった一方で，複式超音波検査法，CT 血管造影法，MRI/MR 血管造影（MRA）と DSA を直接比較する多くの研究が行なわれていた。

　Mutze らは 1,471 名の鈍的脳血管損傷患者のスクリーニング評価に複式超音波検査法を用い，感度が 38.5%（CI 13.9-68.4%）で特異度が 100%（CI 99.7-100%）であったとわかった[10]。Sturzenegger らは，複式超音波検査法でより高い感度（86%）であったが，それでも感度が依然として低いためスクリーニング検査には向かないとした[11]。CT 血管造影法（CTA）は，救急科（ED）において複式超音波検査法よりもはるかに広く使用されており，鈍的脳血管損傷のスクリーニング検査の選択肢となりうる。しかしながら初期の報告では，1 ～ 4 スライスの CT 検査は鈍的脳血管損傷を見つける十分な感度がなかったとされている。Biffl らによる 2002 年の研究では，DSA と早期 CTA の両方でスクリーニングされた 46 人の症候性の鈍的外傷患者の CTA の感度は 68%，特異度は 67%，陽性適中率（PPV）は 65%，陰性適中率（NPV）は 70% であった[12]。より最近の研究では，16 スライスの CTA と DSA を直接比較したものは 1 つの研究のみであるものの，16 スライスの CT 検査を用いたものは期待できる結果であった。Eastman らは 162 人の鈍的脳血管損傷のリスクを評価し，うち 146 人が CTA と DSA の両方を受けた。この研究の CTA 検査の特徴は，感度が 97.7%，特異度が 100%，陽性適中率が 100%，陰性適中率が 99.3% であった。さらに，近年の費用対効果の解析では，鈍的外傷後の鈍的脳血管損傷患者のスクリーニングに CTA が最も費用対効果が高いことがわかった[13]。

　鈍的脳血管損傷に対するスクリーニングで，MRI もしくは MRA の使用を評価している研究は少ない。MRA は CTA と比べて費用が高く時間もかかるもの

の，被爆や造影のリスクの両方を避けることができる。しかしながら，その検査の特性として，複式超音波検査法のように，患者のスクリーニング検査には向かないことが示唆された。Biffl らは彼らの2002年の研究でまた，MRA の感度は75%，特異度は67%，陽性適中率は43%，陰性適中率は89%であったと報告した[12]。これらの結果は，Miller らによる研究でも支持され，MRA の頚動脈損傷に対する感度は50%，椎骨動脈に対する感度はわずか47%であった[14]。

## コメント

　鈍的頚部外傷患者は気道，血管，そして食道損傷の可能性がある。食道損傷は極端に稀であり，気道損傷の有無は典型的には明らかで，状態の安定した患者なら気管支鏡で直接見て容易に評価できる一方，鈍的脳血管損傷の評価はかなり意見が分かれてしまう。

**訳注**
*クローズライン損傷clothesline injuries
クローズラインとは洗濯物などを干すために張られたロープのことを言う。クローズライン損傷とは，2本の柱の間の紐に頚部がかかるような損傷形態のこと。

　鈍的脳血管損傷の治療の大規模なランダム化比較試験は存在しないものの，小規模の前向き研究やデータベース研究をもとに，治療の柱は抗凝固療法であり無症状の患者も対象となる[14-16]。遅発性に症状が出現する可能性と併せて，無症候期である早期に治療を開始することは，予後を改善する可能性があるため，症状がなくても鈍的脳血管損傷のリスクが考えられる患者には，CTA の施行を推奨する。Franz らによる最近のメタアナリシスでは，頚髄損傷や胸部外傷の存在は有意に鈍的脳血管損傷と関連しているとわかった。しかしながら，これらの研究にはいくつかの限界がある。その代わりとして，頚髄損傷，頭蓋底や顔面の重度の損傷，絞められた受傷機転を伴う鈍的頚部外傷患者には，症状がなくても鈍的脳血管損傷の評価のためにCTA を用いた画像検査を推奨する。

**17**

頚部軟部組織の鈍的外傷

# 第18章

# 舟状骨不顕性骨折

## ハイライト

- 舟状骨骨折を疑うには，受傷機転（手を過伸展して落ちる）や身体所見に基づかなければならない。
- 舟状骨骨折の身体所見は，親指の縦方向の圧迫（軸方向の荷重）での痛み，舟状結節の圧痛，anatomical snuffboxの圧痛などがある。
- 救急科における初診時レントゲン検査では，舟状骨骨折の5〜20％が同定できない。
- 見逃された舟状骨骨折は，偽関節，骨癒合遅延，無血管性壊死などの予後不良と関連がある。
- レントゲン検査が正常でも，身体所見で舟状骨骨折が疑わしければ，母指スピカスプリントで固定をしなければならない。
- 舟状骨不顕性骨折の発見においてMRI検査は最も感度が高いものの，CT検査や超音波検査も初期診断として一定の効果がある。

## 背景

舟状骨は舟の形をした手根骨として知られ，手根骨の中で最も骨折の頻度が高く，すべての舟状骨骨折の70〜80％を占める[1]。舟状骨骨折を強く疑うのは患者の受傷機転であり，多くの場合，手を過伸展して落ちることで受傷する。青年や若い成人にしか起こらないわけではないものの，舟状骨骨折はこれらの若年層で発症率が高い[1]。舟状骨骨折ではanatomical snuffbox（解剖的嗅ぎタバコ入れ）の圧痛（図18.1），同側親指の軸方向の荷重による痛み，舟状結節の圧痛などが舟状骨骨折と関連する身体所見として用いられている。臨床医は，舟状骨骨折に矛盾しない受傷機転（手を過伸展して落ちるなど）や，診察で関連を示唆する所見のどちらかがあれば，強く疑わなければならない。舟状骨は逆行性の血液供給なので，救急科（ED）での舟状骨骨折の見逃しは，無血管性壊死，偽関節，骨癒合遅延を生じ，様々な程度の変形性骨関節炎や関節症を引き起こす可能性がある。

単純レントゲン検査は，通常舟状骨骨折を疑った場合の初期評価の画像検査として使用されるものの（図18.2），4方向や6方向の画像検査を行なっても感度は80〜95％にすぎない。初診時のレントゲン検査が陰性であるにも関わらず舟状骨骨折が疑われた患者において，フォローアップのレントゲン検査を施行（典型

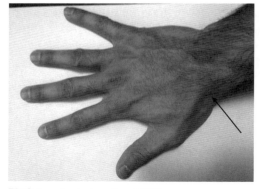

図18.1 anatomical snuffboxの位置

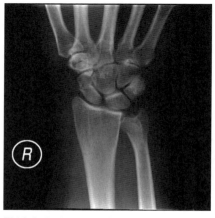

図18.2 手関節レントゲン撮影での舟状骨骨折

的には受傷後5〜14日）したところ，初診時の不顕性骨折10〜15%が明らかになった。レントゲン撮影に加えて，CTや骨シンチグラフィ（BS），MRIは，舟状骨骨折疑いの患者にはすべて考慮されるものである。

いったん舟状骨骨折が疑われた場合には，手の外科へのコンサルトや手関節の迅速な固定が必須である。EDでの治療は，舟状骨骨折が疑われた場合には母指スピカスプリントを用いた副子固定（または他の類似した方法）が必要である。

## Clinical Question
舟状骨骨折において，最も感度，特異度が高い身体所見は何か。

どんなに診断がレントゲン撮影結果と一致しなくても，該当する受傷機転があれば特異的な身体所見を評価しなければならないように，舟状骨不顕性骨折の可能性がある場合の適切なマネジメントは，臨床的に損傷を強く疑うかどうかにかかっている。Parvezi らは215人の舟状骨骨折が疑われる患者を調べた結果，親指の軸方向の荷重による痛み，舟状結節の圧痛，anatomical snuffbox の圧痛，のすべてがあれば，舟状骨骨折を見つける感度は100%であるとした[2]。所見のそれぞれは低い特異度（それぞれ順番に，48%，30%，9%）であったものの，すべてを合わせると特異度は74%まで上がる。さらなる研究が必要ではあるものの，その感度を考えるとこれらの所見がなければ必然的に舟状骨骨折を除外することができる。

最近ではRhemrevらが舟状骨骨折の評価のためディシジョン・ルールを考案した[3]。しかしながら，そのルールには回外運動の強さを評価するために握力計の使用が必要（EDでは通常利用できない）であるため，EDの臨床で用いるのは現実的ではない。

## Clinical Question
臨床的に舟状骨骨折を疑ったものの，レントゲン検査で陰性もしくは診断できなかった場合，次にどの診断的画像検査を選択すべきか。

初診時にレントゲン検査で陰性であった舟状骨不顕性骨折の疑いのある患者の，最適な診断検査についてMRIと骨シンチ（BS）で最初に比較した研究がある。Fowlerらによる大規模研究で，手関節損傷で初診時と7〜10日後のフォローアップにおけるレントゲン

**表18.1 舟状骨骨折を発見するためのBS，MRI，CTの検査精度のまとめ**

| 検査 | 感度 | 特異度 | LR + | LR − |
|------|------|--------|------|------|
| BS | 97% | 89% | 8.82 | 0.03 |
| MRI | 96% | 99% | 96 | 0.04 |
| CT | 93% | 99% | 93 | 0.07 |

BS ＝骨シンチグラフィ，MRI ＝核磁気共鳴画像法，CT ＝コンピューター断層撮影，LR ＋＝陽性尤度比，LR −＝陰性尤度比
文献14より

検査で陰性の患者61人に対する検討を行なったところ，BSとMRIはそれぞれ4例の舟状骨骨折を発見することができた[4]。Kitisらは初診時に舟状骨骨折が疑われたものの，単純レントゲン撮影で異常を認めなかった22例の患者に対して，受傷2〜4週間後にMRI，BSを比較対照した[5]。MRIとBSの両方を用いることで，3人の舟状骨骨折の患者を診断できた。また，うち1人はMRIで見逃した舟状骨骨折をBSで見つけることができた。舟状骨骨折でない損傷の10人はBSでは発見できなかったものの，MRIで発見できた。著者らは，両方とも検査としては感度の高いものであったが，MRIは舟状骨骨折でない外傷において，より高い特異度をもっていると結論づけた。Thorpeらは英国において，舟状骨不顕性骨折の疑われる59人の患者に，MRIとBSの両方を用いた研究を行なった[7]。舟状骨骨折の4人全員がBSで診断されたがMRIでも同様に診断でき，またさらに舟状骨骨折でない損傷も診断できた。3人の重要な靭帯損傷をMRIで診断できたが，BSでは認められなかった。

MRIとBSの特徴の比較試験を行なったところ，2つの費用対効果の解析において，MRIの費用が増えることと，MRIで感度が上がり診断までの時間が短くなったことを比較して分析された。両方の試験ともに，追加の費用がかかったとしてもMRIの方が費用対効果が高いという結果であった[8,9]。McCulloughらは近年，彼らの経験から早期MRIがスコットランドのEDにおいて適した検査であったと報告した[10]。

しかし，CT撮影は一般的であるが，MRIはほとんどのEDで簡単には施行できない。多くの研究が舟状骨骨折の評価のためにCT検査の特性を評価した試験を行なったところ，感度は様々で（67〜100%）特異度は全体的に高い（96〜100%）ものであった[11-13]。Yinらによる2010年のメタアナリシスでは26の研究からデータを解析し，BS，MRI，CTの検査特性を蓄積し**表18.1**に示したが，BSとMRIでの感

度やMRIとCTでの特異度に有意差は認められなかった[14]。しかしながら、蓄積したデータの結果の解釈には困難がつきものであり（この場合には研究が幅広く、異なる参照基準〈criterion standard〉の結果を含む）、これらのデータで標準的ケアを変更する前に、前向き研究で確認する必要がある。

最後に2011年のPlatonらによる研究では、参照基準のCT検査と比較した場合、舟状骨骨折に対する超音波検査の感度は高かった[15]。28人の患者のうち13人がCTで骨折を発見できたが、超音波検査でも12人が陽性であった。より重要なことは、8人の骨折が高い確率で合併症があると考えられたが（舟状骨近位部骨折もしくは舟状骨腰骨折）、8症例すべてが超音波検査で同定できた。

## コメント

初期評価の間の単純レントゲン写真で大部分の舟状骨骨折は発見できるものの、長期予後や偽関節や無血管性壊死などによる合併症のため、舟状骨不顕性骨折かどうかの関心は強い。骨折の確認や舟状骨不顕性骨折疑いへの初期マネジメントは同じままであるものの、適切な診断のために次に何をすべきかは検討の余地がある。

この章で示された研究に基づけば、最初にレントゲンもしくはCTを実施し、母指スピカスプリントを用いた副子固定と親指の軸方向の荷重による痛み、舟状結節の圧痛、anatomical snuffboxの圧痛のある患者へのフォローアップが推奨される。CT画像は特異度が高く、骨折をルール・インできる一方で、固定の必要性がないと言うほど感度は高くないことから、舟状骨骨折のルール・アウトには用いるべきではない。

MRIとBSの両方を用いた一連の小規模研究の結果から言えば、舟状骨不顕性骨折に対するMRIの感度はBSと同じくらいで、特異度はBSより高いようであった。軟部組織損傷と靭帯損傷は本当の骨性損傷とは異なるため、追加の有益性は個々に考える必要があるものの、我々は外来患者の早期のフォローアップ検査としてMRI検査を第一に選択すべきだと推奨するが、MRI検査が実施できない場合はレントゲン検査やBSでも適切である。

# 第19章

# 腹部穿通性外傷

## ハイライト

・腹部の穿通性刺創外傷患者は，バイタルサインが不安定，内臓脱出，腹膜炎の所見は高リスクの臨床徴候であり，緊急開腹を実施すべきである。

・胸腹部の穿通性外傷患者は，CTでは横隔膜損傷を見逃す場合もあるため，追加の検査（胸腔鏡検査や腹腔鏡検査）を考慮すべきである。

・穿通性の背部や側腹部損傷の患者では，腹腔内損傷のある可能性は5%以下であり，CT検査で明らかな損傷がないことを確認してこれらの損傷をルール・アウトする。

・穿通性の腹部前面外傷患者では，CTと迅速簡易超音波検査法（FAST）の両方でも腹腔内損傷の発見には感度・特異度共に不十分であり，損傷のルール・アウトの単一基準として用いるべきではない。これらの外傷患者は，創局所の探索（LWE）を適切に行なうことで高い感度となり，腹腔内損傷をルール・アウトできる。

・診断的腹腔内洗浄法（DPL）は，外傷のルール・インやルール・アウトには有用ではない。なぜなら，侵襲的であるため他の診断的戦略が可能な場合には，状態の落ち着いている腹部刺創外傷の評価法の一部にはならない。

## 背景

過去150年にわたり，腹部穿通性外傷のマネジメントは大改革を遂げてきた。市民戦争に先駆けて19世紀後半に入ると，穿通性外傷は保存的にマネジメントされた。もちろん，有意な臓器損傷が腹膜炎や他の重篤な感染症を引き起こすと，死に至るのは普遍的である。第一次・第二次世界大戦の間は，早期の開腹術が一般的な治療となった。開腹術は腹腔内損傷を外科的に検索し，損傷した構造物を修復もしくは除去することである。早期の試験開腹が生存率を劇的に改善した。しかしながら，すべての腹部穿通性外傷患者が重篤な外傷というわけではない。早期の開腹術，もしくは低侵襲の可能性がある腹腔鏡を，すべての腹部穿通性外傷患者に用いるのが最も保存的な戦略であるものの，常に必要というわけではない。刺創のような穿通性外傷患者群で，開腹術の必要がなかった割合は70%に達した[1]。

過去20年において，救急科（ED）で迅速診断テストの可用性が急増してきた。腹部刺創で血行動態が安定している患者において，マネジメント戦略は腹腔内損傷のリスクを層別化し，より迅速でより低侵襲な方法へ発展している[2]。刺創と穿通性銃創（GSW）を区別するのは重要である。なぜなら腹部GSWによる腹膜貫通の罹患率は高いため，多くの外科医はGSW症例に対し緊急開腹術を施行する[3]。またどの患者を保存的に管理するかの判別も重要であり，その場合は損傷の生理機能と解剖が大切となる。このことは，特に重症損傷を伴う多発外傷（多発GSW症例など）が一気に手術室の資源を圧倒するようなハイボリュームの外傷センターで顕著である。緊急外科的試験開腹の適応となるものは，内臓脱出，低血圧や頻脈といったバイタルサイン不安定，腹膜炎の臨床症状がある等の場合であり，すべて腹腔内臓器や血管の大損傷の根拠となる。

一方で，バイタルサインが安定して腹膜炎の所見のない腹部刺創患者であれば，診断的検査法の適応となる。緊急修復術が必要になる患者もいるが，侵襲的な開腹術の回避を期待しながら管理できる場合もある。腹部前面の創は，創局所の探索 local wound exploration（LWE）によって局所的に探索できる可能性がある。さらに，造影コンピューター断層撮影法（CT）や迅速簡易超音波検査法（FAST），連続した臨床的評価 serial clinical assessment（SCA）は，安定した

腹部穿通性外傷患者のリスク層別化の補助検査法として台頭してきた。歴史的には，診断的腹腔洗浄法diagnostic peritoneal lavage（DPL）がリスク層別化のためEDのベッドサイドで行なわれてきたが，この検査法は廃れつつある。

## Clinical Question
状態が安定している腹部穿通性刺創患者において，重要な損傷を発見するための診断的テストやマネジメント戦略（CT，超音波，LWE，DPL，SCA）の，それぞれの感度はどの程度か。

身体の部位によってマネジメント戦略は変わるため，腹部前面，胸腹部，側背部領域と3つの領域に分けて損傷を考えることが重要となる。

### 胸腹部外傷
胸腹部刺創は，横隔膜を含む胸部と腹部の臓器に損傷を与え得る（図19.1）。刺創による横隔膜損傷は，しばしば特徴的な所見や症状を示さず，臨床医による必要な診断的検査がなされない。横隔膜損傷はしばしば最初の入院の間に気がつかれないまま，遅発性の続発症の原因と成り得る。レントゲン検査のみを用いてこれらの損傷を診断するのは問題となる可能性がある。なぜなら小さな損傷はより進んだ撮影法を用いても発見できない可能性があるためである。メリーランド大学のショック・外傷センターにおいて，50人の患者が横隔膜損傷の可能性のあるCT所見であったが，

"特異的"とされている隣接する組織の損傷や腹部脂肪組織の横隔膜欠損部への嵌頓所見の両方，もしくは片方があるものは，40％のみであった[4]。この研究の患者の非特異的な所見としては，創部進入路が横隔膜へ延びている，血液もしくは浮腫による横隔膜の肥厚，明らかな横隔膜の欠損[*1]が含まれた。1/3（34％）が横隔膜の外科的評価を受けて，うち71％が横隔膜損傷を確認できた[*2]。重要なのは，CTでは横隔膜損傷の所見を示していたものの，外科的評価で損傷がなかったものが2例あったということだ。

歴史的には，横隔膜損傷を見つける他の有用な補助診断法として，DPLがあった。以前の研究では，1Lの生理食塩水を腹腔内に入れた後に赤血球（RBC）数の閾値が$5,000/mm^3$を超えると陽性と判断したが，これは手技によるものでは腹腔内吸引液の細胞数が$5,000/mm^3$を超えることはないためである[5]。より最近のデータでは，上記以外に横隔膜を評価するために胸腔鏡と腹腔鏡を用いた研究がある。胸腹部穿通性外傷の28人のうち，9人が胸腔鏡で横隔膜損傷があり，9人中8人が腹腔内損傷を合併し，開腹術が必要であった[6]。左下胸部穿通性外傷の110人を対象にした他の研究では，24％が腹腔鏡で横隔膜損傷を認めた[7]。より最近の研究では，34人の胸腹部穿通性外傷において8人（24％）が横隔膜損傷を認めたことが確認された。

近年，状態の安定した胸腹部穿通性外傷患者に対するマネジメント戦略が提案され続けているものの，公式に研究された戦略はない。著者らは状態の安定した胸腹部穿通性外傷の患者において，初診時に立位胸部レントゲン撮影とFASTは行なうべきだと提案している[2]。もしもFASTが陽性であれば，腹腔鏡もしくは開腹術を行なうべきである。血胸もしくは気胸があってFASTが陰性の場合には，胸腔鏡は行なわれる。なぜならその時点で胸腔チューブ留置がすでに必要であり追加の侵襲的治療とならないためである。胸部開口術の横隔膜損傷の場合には，腹腔鏡もしくは開腹術を行なうべきである。レントゲン撮影とFASTの両方が陰性の場合には，DPLを行なうべきで，もしも陽性（数の閾値が$5,000/mm^3$）の場合には腹腔鏡もしくは開腹術が次のステップとなる。

### 側背部損傷
背部や側腹部への穿通性外傷（図19.2）は，胸腹部や腹部前面の外傷に比べて腹腔内損傷をきたしている可能性は低い。しかしながらFASTで発見できるの

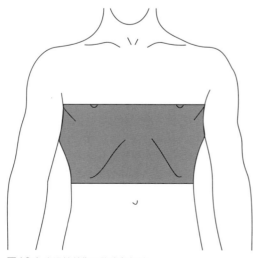

図19.1 穿通性外傷の胸腹部領域

は腹腔内出血のみで後腹膜は適切に評価できないため，損傷の評価が困難なことが多い。側腹部穿通性損傷のCT検査の有用性を評価した2つの研究がある[8,9]。1つの研究では88人の状態の安定した患者を調べて，そのうち78人がCT検査の前にDPLを受けた[8]。全体の9/88（10%）がCT検査で損傷の高リスクであり，うち2人が開腹術で有意な損傷が認められた。79人が高リスク群でなくそのうち77人は合併症もなく経過観察し，2人はCT検査では高リスクでなかったがDPL陽性であった。著者らは，高リスク群でない陰性適中率（NPV）は100%に近いと結論づけた。

### 前腹部損傷

腹膜炎，内臓脱出，血行動態不安定の明らかな徴候のない安定した前腹部穿通性損傷の患者の最良のマネジメントについては，現在も議論の分かれるところである（図19.3）。最近の研究では西部外傷協会Western Trauma Association（WTA）の多施設臨床研究グループの11の医療機関で，前腹部損傷に対し保存的にマネジメントをするという研究が行なわれた[10]。2年間の研究期間で359人の患者が対象となり，約77%が緊急開腹術の適応とはならなかった。77%に当たる278人の患者のうち61人（22%）に治療的開腹術が必要となった（この研究の主要評価項目）。CT，FAST，LWE，DLP，SCAを含むいくつかのマネジメント戦略が組み込まれた。それぞれの検査の感度と特異度は表19.1に要約しているが，治療的開腹術を参照基準（criterion standard）とした。

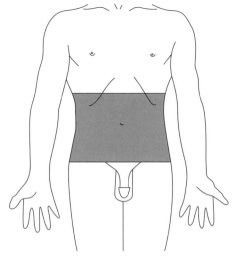

図19.3 穿通性外傷の前腹部領域

これらのデータは明白に範囲を限定され，包含バイアス（第6章）や観察データであるという事実があるものの，この話題のデータでは最も大きな研究であった。また患者のフォローアップが均一にできていないこともまた研究の限界である。さらに，外科医が治療の介入をしているが開腹術が必要であったかが正しく評価されていない症例なども多く，いくつかの損傷では手術をせずにマネジメントすべきであった可能性もある。

著者らはまた検査が陰性であった患者の何割が，追加の評価検査として治療的開腹術を施行されたかを算出した。これらにより検査の感度が100%でないことが算出された。CTは7%の割合，DPLは6%，そしてFASTはより高く19%であった。

最近のコクランレビューでは，FASTが腹腔内出血もしくは心嚢液のどちらかを見つける場合の感度と特異度を調べている[11]。これはアウトカムを治療的開腹術に設定しているため，WTA研究とは異なるものであった。著者らは穿通性外傷のFAST検査の普及率を8つの観察研究（n = 565人）で調べたところ，とても低い（24〜56%）結果であった。FASTは感度が低値（28〜100%）を示したが，特異度は高い（94〜100%）結果であった。コクランレビューの著者らは，FASTが陰性の場合は追加の検査が必要であるものの，陽性の場合は緊急開腹術を促すべきだと結論づけた。

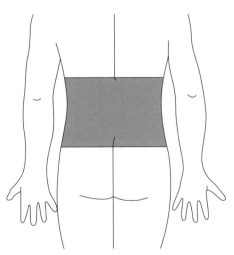

図19.2 穿通性外傷の側腹部領域

**表19.1** 腹部穿通性外傷の安定した患者で，重篤な腹腔内損傷の有無を見つける様々な診断的検査法の特徴

| Test | N | 有病率 | 感度% | 持異度% | 陽性適中率% | 陰性適中率% |
|------|---|--------|-------|---------|-------------|-------------|
| CT | 145 | 35 (24%) | 77 | 73 | 47 | 91 |
| 迅速簡易超音波検査法（FAST） | 132 | 29 (22%) | 21 | 94 | 50 | 81 |
| 創局所の探索 | 125 | 25 (20%) | 100 | 54 | 35 | 100 |
| 試験的腹腔洗浄 | 45 | 11 (24%) | 82 | 88 | 69 | 94 |
| 連続した臨床評価 | 26 | 2 (8%) | 100 | 96 | 67 | 100 |

文献10より

## コメント

　高リスクの徴候もしくは症状（バイタルサイン不安定，内臓脱出，腹膜炎）のある腹部刺創患者は，すぐに手術室へ向かうべきである。状態の安定している患者では損傷の部位により，いくつかの診断的戦略を試みる可能性がある。胸腹部外傷においては，先進的な画像検査でも感度は高くない。それゆえに初診時の胸部レントゲン検査やFASTが正常の症例でも，患者は不顕性の横隔膜損傷の可能性があるため依然としてDPLを受ける必要がある。側腹部の穿通性外傷に関しては，CT検査が陰性で状態が安定していれば腹腔内損傷のある可能性は低くルール・アウトできる可能性がある。

　前腹部穿通性刺創において，FASTは有意な損傷のルール・アウトには向かないものの，ルール・インするには有用な検査法である。WTAの研究では，全症例の約半数にFASTは実施されたものの，マネジメントに影響したのは5％にすぎなかった。さらに，FAST陽性は症例の28％に施行され，試験開腹もしくは経過観察のいずれかに関連していた。さらにFAST陰性患者の19％が治療的開腹術を施行されており，FAST陰性が惑わす可能性もある。それゆえに状態の安定した腹部穿通性外傷の症例には，FASTで重要な損傷の除外はすべきでない。

　FASTと同様，CT検査も治療的開腹術が必要か予測するには感度も特異度も低い。CT検査で陽性となった患者の24％が開腹所見で結局異常がなかったことから，損傷の同定に対してCT検査の有用性が疑視されることがある。さらにCT検査陰性は偽りの認識を与える。それゆえにCT検査を状態の安定した前腹部刺創損傷に対する唯一の開腹術決定要因とすべきではない。

　創局所の探索（LWE）は，WTA研究の患者の半数に施行された。LWEの初期評価として，刺創部が腹腔内を損傷しているかどうかを判断する。創局所の探索が陽性であることを開腹術の唯一の指標とすべきではない。これは開腹術を施行された半数以上（57％）が試験開腹であったためである。これらの研究は，WTAでは創部のLWE陽性に色々な定義を用いている（ある定義では，筋膜前鞘の損傷があれば腹腔内を確認する必要がないとしている一方，筋膜後鞘の損傷までと定義しているものもある）。しかしながらLWEは感度と陰性適中率が高いため，外科医によって適切に検索されればLWE陰性患者は退院することができるかもしれない。LWE陽性の患者は，入院してひととおりの検査をして経過観察が必要かもしれない。

　DPLのデータは感度と特異度が低いが，DPL陽性のカットオフ値次第である。多くの施設でDPL陽性のカットオフ値は赤血球＞100,000/mm$^3$，白血球＞500/mm$^3$もしくはアルカリフォスファターゼとビリルビンが陽性，さらには明らかな血液，体液，胆汁，食物を認める場合である。これらのカットオフの数値を下げることで感度は上がるものの，結果として偽陽性を増やしてしまう。WTAの著者らは，DPLのカットオフ値を10,000/mm$^3$まで下げて算出した結果，治療的開腹術を施行した症例のなかで2つが試験開腹となったと報告した。DPLの失敗の経験や，この手技の練習の経験数が減少したことによる医原性損傷等により，DPLは状態の安定した前腹部刺創患者のマネジメントチャートから取り除くよう提案されている。

訳注
＊1：横隔膜の欠損がある場合，外傷か先天性かの鑑別が必要になる。
＊2：原文には，of those 31%, 71% had confirmed diaphragmatic injuriesとあるが，該当する参考文献にも31％という数値はなかったため，31％は削除した。

# 第20章

# 四肢穿通性外傷と血管損傷

## ハイライト

- 四肢の穿通性外傷は血管損傷を引き起こす可能性がある。
- "hard sign" は動脈損傷のルール・インに対して信頼性があり，患者の臨床症状や温虚血の発症時間次第では手術室に直行する。
- "soft sign" は血管損傷の診断の正確性が高くなく，使用すべきではない。
- 動脈圧インデックス（API）は動脈損傷のルール・アウトに使用され，これらに同定された患者は追加の評価は必要としない。
- 古典的な血管造影と比較すると，マルチディテクタCTアンギオグラフィ（MDCTA）は四肢の外傷性血管損傷の発見と評価の際に，より信頼性が高く合併症が少なく運用できる。

## 背景

　四肢の穿通性外傷は大きな動脈や静脈の損傷により，指趾の生存を危うくし失血による死亡のリスクとなる損傷を起こし得る。米国（US）では末梢血管損傷の70 ～ 90%は穿通性外傷によるものであり[1]，主に男性が受傷し銃創やナイフ創が高い割合となっている。近年，低速弾丸損傷（拳銃など）の発生率は減少傾向にあるものの，2007年の米国の救急科（ED）において銃創で治療した患者は70,000人近くになった[2]。2008年では携帯用銃によるものが外傷関連死亡の第3位であり，第2位が10 ～ 24歳の年齢での銃の使用によるものであった[3]。医源性血管損傷の発生率もまた増加傾向であり，血管内治療手技の件数の増加と並行していた[4]。

　四肢血管損傷の外傷治療は過去60年をかけて発展しており，四肢血管損傷の多くが単純に切断するより損傷部を同定し修復できるのが現状である。ベトナム戦争の初めから，ルーチンの血管造影と外科的技術の向上により切断の割合は5 ～ 15%と低くなり，最近の報告では指趾の残存率は95%を超える[5]。手術的修復技術が向上するとともに，診断的評価もまた向上している。身体所見（特に血管損傷のhard signの所見）と動脈圧インデックス（API）の両方が，血管損傷のリスクのある患者の評価に使用された。古典的な血管造影は侵襲的で，ルーチンの使用には利益よりリスクの方が上回るため，血管造影や外科的検索に替わる正確で非侵襲的な診断学的技術が出現した。ドップラー超音波検査が以前から使用されていた一方で，マルチディテクタCTアンギオグラフィ（MDCTA）が四肢の血管損傷の有無を同定する画像検査機器の選択肢として台頭してきた。いまだ指趾の温存や患者のアウトカムは良好であるものの，多くの施設で診断的アルゴリズムを改訂し，これらの診断学的検査機器の使用によって侵襲的な血管造影や外科的検索を避けるようにした。例えば，Dennisは3,218人の穿通性外傷で血管損傷の可能性のある患者をフォローアップしたところ，6人だけが手術を必要とした（1.8%）[6]。一般に軍の損傷では一般人のナイフや拳銃による損傷よりはるかに高エネルギーの外傷が多いものの，この章では一般人の穿通性四肢外傷の研究のレビューを実施した。

## Clinical Question

どのような臨床所見や症状が穿通性血管損傷を予測するのに信頼性が高いか。

　身体所見は現代においてもいまだ四肢の穿通性創傷の評価の主軸である。身体所見でhard signと称されるものは血管損傷を強く疑う（**表20.1**）。ある著者らは血管損傷の他の所見をsoft signと記述したが，hard signと比べると正確性に劣る。soft signは，安定した血腫，説明不能な低血圧，一過性の出血の病歴，隣接した神経の損傷を含む。soft signは診断的付加価値が

ないため，穿通性血管損傷の可能性があるかのルール・インまたはルール・アウトに使用すべきではない[6,7]。

いくつかの研究が，質を変えて身体所見の診断的特徴に関して調査した。Frykbergらは，都会の外傷センターにおいて四肢の穿通性外傷のすべての症例を前向きに研究した[7]。1年間の研究期間の間に2,674人の外傷患者を調べ，310人（11.6%）が366ヶ所の四肢穿通性創傷を受傷していた。hard signは修復を要する大きな動脈の損傷のため，該当する患者はそれぞれ緊急手術を受けた。2例の血管損傷の見逃しがあり，両方とも無症候性で近位血管の損傷であった（0.7%が偽陰性）。GonzalezとFalimirskiは1つの施設で30ヶ月にわたり，四肢近位の穿通性外傷を続発した406人，創傷数489例の患者を調べた。これらの患者は入院しており，3つのグループに分類できたが，①hard signのない血管損傷で24時間の経過観察入院，②少なくとも1つ以上のhard signがあり緊急手術を受けた，③soft sign陽性の動脈損傷で血管造影を施行された，に分かれた[8]。Inabaは635人の四肢穿通性外傷の患者に対し，hard signの評価とMDCTAを用いた評価を前向きに検討した[9]。

そのhard signの診断的検査としての特性は**表20.2**

**表20.1 穿通性外傷後の動脈損傷のhard sign**

・末梢の脈拍の欠如
・拍動性出血
・拡大する，もしくは拍動性の血腫
・血管雑音の聴取もしくはスリルが触れる
・末梢の虚血（6Ps）
　・疼痛
　・感覚異常
　・蒼白
　・変温性 - 冷たい指趾
　・脈拍触知不能
　・麻痺（遅発性の所見）

に記されている。これらの研究は参照基準（criterion standard）が異なるのと同様，様々な組み入れ基準があるため限界がある（血管造影を臨床的に疑いが高い患者のみ施行するなど）。まとめると，四肢の穿通性血管損傷患者でhard signがあると高い感特異度で血管損傷のルール・インの信頼性がある。このように，血管損傷のhard signがあると外科的検索が必要となる。

## Clinical Question
**動脈圧インデックスは，穿通性血管損傷のルール・アウトに使用できるか。**

動脈圧インデックス（API）は動脈圧を比較する検査で，急性と慢性の両方の血管の評価に用いられる。APIとは肢の穿通性損傷部より末梢の収縮期血圧を測定し，損傷していない方の同じ場所の肢の血圧を測定して比較した割合である。APIは肩や鼠径部より末梢の損傷で有用である。条件が不正確な場合，損傷部より近位部の場合のAPIの使用はその有用性が下がる。一般に血圧は血管のドップラープローブや血圧計カフで測定される。損傷肢の血圧は損傷していない肢の血圧によって分割され，その割合の結果がAPIとなる。

3つの研究から得られた結果を**表20.2**に記載した。LynchやJohansenらによる研究では，100ヶ所の四肢損傷を伴う93人の患者に対して，API＜0.9を血管損傷の定義として用いてAPIを評価した[10]。Nassouraらは，四肢近位の穿通性外傷患者のAPIの役割について前向きに研究した。323ヶ所の四肢近位穿通性外傷を伴う258人の患者を，身体所見とドップラー圧測定によって評価したところ，API＜0.9が異常とみなされた。その結果は，すべての患者の動脈造影検査の結果と比較された[11]。Kurtogluらによるトルコの研究では，API＜1が血管損傷の標準基準として使用する，

**表20.2 身体所見の診断的検査特性**

| 著者 | 検査 | N | 有病率（%） | 感度（%） | 特異度（%） | PPV（%） | NPV（%） | LR＋ | LR－ |
|---|---|---|---|---|---|---|---|---|---|
| Frykberg, 1991 | Hard signs | 2,674 | 12 | 99 | 100 | 100 | 100 | 994 | 0 |
| Gonzalez, 2009 | Hard signs | 489 | 10 | 73 | 100 | 95 | 97 | 159 | 0.3 |
| Inaba, 2011 | Hard signs | 635 | 9 | 60 | 100 | 97 | 96 | 345 | 0.4 |
| Lynch 1991 | API＜0.9 | 100 | 21 | 95 | 97 | 91 | 99 | 32 | 0.1 |
| Nassoura, 1996 | API＜0.9 | 258 | 9 | 73 | 100 | 100 | 96 | 730 | 0.3 |
| Kurtoğlu, 2009 | API＜1 | 1,489 | 3 | 85 | 93 | 27 | 100 | 12 | 0.2 |

API＝動脈圧インデックス，PPV ＝陽性適中率，NPV ＝陰性適中率，LR ＋＝陽性尤度比，LR －＝陰性尤度比
文献7-12より

スクリーニング検査としてのAPIを検討した[12]。彼らは末梢動脈損傷の疑いのある1,772人の患者のデータを，前向きに集めて研究に組み入れた。283人（16％）の患者に何らかのhard signがあり，緊急手術を受けた。APIは損傷のsoft signを伴う1,489人で計測された。API＜1の患者はデュプレックス超音波検査法と血管造影，もしくはそのどちらかにより評価し，もしも動脈損傷が見つかれば手術を施行した。API≧1の患者は保存的に加療した。全著者は，穿通性血管損傷のルール・アウトにAPIは有用であると結論づけた。

## Clinical Question

**CTアンギオグラフィは血管損傷をルール・アウトできるか。**

多くの研究が，穿通性血管損傷の診断に対するマルチディテクタCTアンギオグラフィ（MDCTA）の有用性を調べた。それらの研究の検査特性を**表20.3**に記した。血管損傷に対するいくつかのMDCTAの研究では，同じような特徴や欠点があった。まず第1に，ほとんどが単施設で行なわれた小規模の研究であった。第2に，ほとんどの研究がhard signがなくsoft signが少なくとも1つある中等症の患者のMDCTAを評価していた。第3に，おおむねMDCTAの3～10％を，明確でなかったり診断目的でないということで除外していた。最後に，研究間，または研究内クライテリアの統一がなされていなかった。多くの研究が外科的所見，他の画像診断やフォローアップ等を組み合わせたクライテリアを使用していた。ほとんどの研究が自分達のクライテリアでMDCTAを用いていたため，感度と特異度の両方が有意に高くなったと考えられた。

## コメント

四肢穿通性外傷における血管損傷リスクの診断的検査で，確かな研究はあるが，一方でそれらの研究は単施設，様々な組み入れクライテリア，異なったクライテリア登録などの限界もある。また，これらの小児の損傷に対する研究はないことは注目に値する。

穿通性四肢損傷に対する大血管損傷の診断のアプローチには，理にかなっているものがいくつかある。我々は，すべてのEDがそれぞれ外傷外科医や血管外科医と協力しながら，標準プロトコールを作成する必要があると考えている。よくデザインされたアルゴリズムを**図20.1**に示す。

身体所見は，依然としてこれらの損傷評価に決定的に重要である。血管損傷のhard sign（**表20.2**）は血管損傷のルール・インや外科的修復の適応に対して信頼性が高い。hard signの検査後確率は，損傷をルール・アウトする他のどのような診断学的検査よりもはるかに高く，そして不必要な手術を避ける利益よりも血管造影の遅れによるリスクの方が高い。hard signを認めるグループの症例に限って選択した場合，血管造影は手術前に外科的マネジメントのガイドとなるため有用な可能性があるが，血管造影の結果から外科的手術が必要かの判断をすべきでない。外科的介入が必要な因子は，散弾銃創傷のように複数の損傷箇所がある，損傷した四肢に血管疾患の既往がある，動脈損傷を思わせるような骨や筋組織の広範囲の損傷，胸郭出口の損傷などである。高リスクの特徴のhard signが存在する場合，損傷の場所や程度を評価するための術中血管造影が適応となる。

hard signがない場合には，2つのうちいずれかのアプローチをすべきである。高リスク損傷（散弾銃など）

**表20.3** マルチディテクタCTアンギオグラフィ（MDCTA）の診断特性

| 著者 | 検査 | N | 有病率 (%) | 感度 (%) | 特異度 (%) | PPV (%) | NPV (%) | LR＋ | LR－ |
|------|------|-----|------|------|------|------|------|------|------|
| Soto, 1999 | MDCT | 43 | 44 | 89 | 100 | 100 | 92 | 895 | 0.1 |
| Soto, 2001 | MDCT | 137 | 45 | 95 | 99 | 98 | 96 | 72 | 0 |
| Busquets, 2004 | MDCT | 97 | 26 | 100 | 100 | 100 | 100 | 1000 | 0 |
| Inaba, 2006 | MDCT | 82 | 28 | 100 | 98 | 96 | 100 | 59 | 0 |
| Peng, 2008 | MDCT | 38 | 45 | 100 | 100 | 100 | 100 | 1000 | 0 |
| Seamon, 2009 | MDCT | 21 | 52 | 100 | 100 | 100 | 100 | 1000 | 0 |
| Wallin, 2011 | MDCT | 53 | 36 | 100 | 100 | 100 | 100 | 1000 | 0 |
| Inaba, 2011 | MDCT | 82 | 29 | 100 | 100 | 100 | 100 | 1000 | 0 |

MDCT＝マルチディテクタCTアンギオグラフィ，PPV＝陽性適中率，NPV＝陰性適中率，LR＋＝陽性尤度比，LR－＝陰性尤度比
文献9, 13-19より

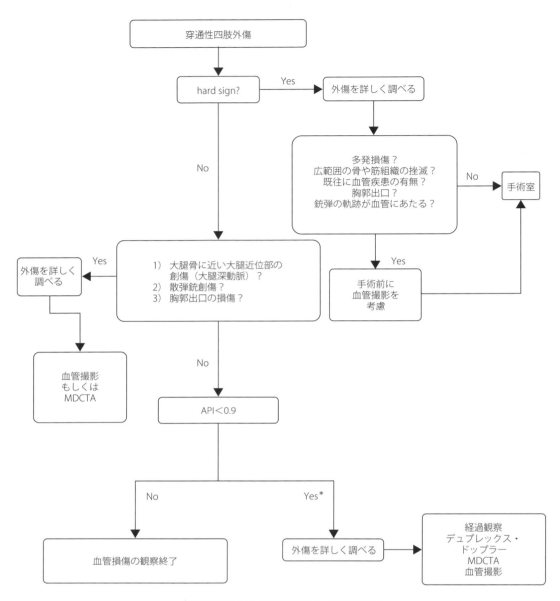

*APIの交絡因子：近位部創傷もしくは多発創傷

**図20.1** 四肢穿通性患者の血管損傷評価のためのマネジメントアルゴリズム（Reprinted from [1] Manthey DE, Nicks BA. Penetrating trauma to the extremity. J Emerg Med. 2008; 34:187-193. Copyright（2008），with permission from Elsevier）

と近位部損傷（大腿近位部や胸郭出口など）はMDCTAを受けて，外傷外科もしくは血管外科にコンサルトされるべきである。遠位部損傷はAPIを用いて評価されるべきである。もしAPIが0.9以上であれば，高い信頼性を持って血管損傷をルール・アウトでき，評価を終了できる。もしAPIが0.9未満であれば，外傷外科もしくは血管外科へコンサルトが必要となり，MDCTA，経過観察，デュプレックス超音波検査法，血管造影を含めた詳しい評価が必要となる。

**PART 3**

# 心臓学

第21章　心不全　92

第22章　失神　96

第23章　急性冠症候群　100

第24章　動悸　108

# 第21章

# 心不全

## ハイライト

・心不全の罹患率は高い。米国において毎年50万人近くが新規に発症している。
・心臓のⅢ音，腹部頚静脈反射，頚静脈怒脹，肺静脈うっ血，浮腫の胸部レントゲン所見など
　といった疾患の全体像は，特異度は高いが感度は低い。
・脳性ナトリウム利尿ペプチド（BNP）の値は参考になり得るが，確定できる検査ではない。

## 背景

　心不全は米国において年間100万件以上の入院があり，毎年50万人近くが新規に発症する広く認知されている疾患である。心腎，心循環系，神経ホルモンを含めた多くの心臓の代償性不全の病態生理学的機構が説明されている[1]。簡潔に述べると，心腎モデルでは，心不全は心機能低下による腎血流減少の結果，末梢浮腫が起こると説明されている。心循環系モデルは末梢血管収縮から始まり，その後静脈還流量減少による前負荷の減少，心室壁の緊張低下，動脈の収縮が生じ，その結果後負荷が増加するというカスケードを基にしている。そして，心拍出量の低下と腎血流の減少の結果，ナトリウム貯留と浮腫が発生する。最後に神経ホルモンモデルでは，神経ホルモンが心不全患者のほとんどでみられる心機能の低下，血管抵抗の増強，体液滞留の変動を引き起こす役割をもつと説明されている。

　心不全は多くの病因をもつ症候群であり，それは臨床的には多種多様な兆候や症状として現れる。救急医として我々は病歴，身体所見，あれば検査所見といった限られた情報から，診断と治療を開始しなければいけない。心不全患者の最も一般的な訴えは，新規発症または進行する呼吸困難であるため，我々の多くは心不全と慢性閉塞性肺疾患（COPD）や重症喘息といった肺原性の疾患を区別することを目標とする。本レビューでは心臓のⅢ音（心室急速充満時に生じる音）といった身体所見，心不全患者でみられる胸部レントゲン写真での所見，BNP値による心不全の診断または除外に対しての有用性に着目していく。

## Clinical Question

どの病歴，身体所見が心不全を予測または除外できるか。胸部レントゲン写真，心電図は心不全を診断または除外することができるか。診断過程におけるBNPの役割とは何か。

　2005年のメタアナリシスでは，病歴や身体所見から得られる要素の多くの診断精度だけでなく，急性の呼吸苦を伴う救急患者における心不全診断のための診断検査や臨床検査の効果について述べている[2]。このプール解析では，対象が18歳以上でかつ心不全の存在を見つけるための臨床データと心臓の検査を分析している医師による評価委員会が制定したクライテリアに合致したオリジナルデータを使用した研究のみを対象とした。研究は，もしそれらがポピュレーションベースやレビューであったり，エコーやCTのみを参照基準（criterion standard）として用いていたり，臨床検査が報告されていなかったり，はっきりと登録患者の呼吸苦が述べられていなかった場合は除外した。

　「全体の臨床的な印象」はやや特異度は高かった（86％）が，感度は低かった（61％）。心不全診断に対する初診を担当した臨床医の全体の臨床的印象をまとめた尤度比は，陽性尤度比4.4（CI 1.8-10），陰性尤度比0.45（CI 0.28-0.73）であった。プール解析における病歴，身体所見，胸部レントゲン，心電図それぞれの要素の特性を表21.1に表示する。解析された結果の数が多いため，尤度比が2.0以上または0.5未満のもののみ採用した。

　このメタアナリシスの改訂では，すべての心筋梗塞後の患者は，病歴や身体所見が不正確となるため正規の心エコー検査で駆出率の評価をするべきとされてい

92　PART 3　心臓学

**表21.1 病歴，身体所見，レントゲン所見，心電図所見の診断精度のまとめ**

| 所見 | 感度 | 特異度 | 陽性尤度比（CI） | 陰性尤度比（CI） |
|---|---|---|---|---|
| **病歴** | | | | |
| 心不全 | 0.60 | 0.90 | 5.8（4.1-8.0） | 0.45（0.38-0.53） |
| 心筋梗塞 | 0.40 | 0.87 | 3.1（2.0-4.9） | 0.69（0.58-0.82） |
| 症状 | | | | |
| 発作性の夜間呼吸苦 | 0.41 | 0.84 | 2.6（1.5-4.5） | 0.70（0.54-0.91） |
| 起坐呼吸 | 0.50 | 0.77 | 2.2（1.2-3.9） | 0.65（0.45-0.92） |
| 浮腫 | 0.51 | 0.76 | 2.1（0.92-5.0） | 0.64（0.39-1.1） |
| 労作時呼吸苦 | 0.84 | 0.34 | 1.3（1.2-1.4） | 0.48（0.35-0.67） |
| 身体所見 | | | | |
| 心音のⅢ音 | 0.13 | 0.99 | 11（4.9-25） | 0.88（0.83-0.94） |
| 腹部頚静脈反射 | 0.24 | 0.96 | 6.4（0.81-51.0） | 0.79（0.62-1.0） |
| 頚静脈怒脹 | 0.39 | 0.92 | 5.1（3.2-7.9） | 0.66（0.57-0.77） |
| 膨張 | | | | |
| 肺雑音 | 0.60 | 0.78 | 2.8（1.9-4.1） | 0.51（0.37-0.70） |
| 心雑音 | 0.27 | 0.90 | 2.6（1.7-4.1） | 0.81（0.73-0.90） |
| 下肢浮腫 | 0.50 | 0.78 | 2.3（1.5-3.7） | 0.64（0.47-0.87） |
| バルサルバ法 | 0.73 | 0.65 | 2.1（1.0-4.2） | 0.41（0.17-1.0） |
| 胸部レントゲン | | | | |
| 肺血管影の増強 | 0.54 | 0.96 | 12（6.8-21） | 0.48（0.28-0.83） |
| 間質浮腫 | 0.34 | 0.97 | 12（5.2-27） | 0.68（0.54-0.85） |
| 肺胞浮腫 | 0.06 | 0.99 | 6.0（2.2-16） | 0.95（0.93-0.97） |
| 心拡大 | 0.74 | 0.78 | 3.3（2.4-4.7） | 0.33（0.23-0.48） |
| 胸水 | 0.26 | 0.92 | 3.2（2.4-4.3） | 0.81（0.77-0.85） |
| 何らかの浮腫 | 0.70 | 0.77 | 3.2（0.60-16） | 0.38（0.11-1.3） |
| 心電図 | | | | |
| 心房細動 | 0.26 | 0.93 | 3.8（1.7-8.8） | 0.79（0.65-0.96） |
| 新たなT波の変化 | 0.24 | 0.92 | 3.0（1.7-5.3） | 0.83（0.74-0.92） |
| 何らかの異常所見 | 0.50 | 0.78 | 2.2（1.6-3.1） | 0.64（0.47-0.88） |

文献2より

る[3]。しかし，前壁のQ波の存在，レントゲンのうっ血像，心臓のⅢ音は駆出率が40%以下の患者のほとんどを識別しうる。加えて従来の研究は検証バイアスに悩まされていたため，複数の症状や所見の存在はおそらく以前考えられていたものより，慢性心不全（CHF）の検査後確率を増加させる。

BNPは，心室の用量と圧が上昇する状況で，心室から分泌される神経ホルモンである。国際多施設前向き研究は，BNP解析におけるBNP値の使用を決定するために急性の呼吸困難をもつ救急患者を調査した。心筋梗塞または高度腎不全をもつ患者はBNPがもともと高値であるため，対象から除外された。鈍的／鋭的胸部外傷，または気胸患者も対象から除外された。心不全の最終診断は，該当患者のBNP値を知らない2名の循環器科医によってなされた。患者が述べた心不全の病歴は，心不全の急性増悪または他の原因による呼吸苦に二分された。1,586名の登録のうち，心不全患者は744名（47%）であった。心不全以外が呼吸苦の原因であったものは72名（5%）であった。**表21.2**でそれぞれの患者群のBNP値を示す。表21.3で

は，ニューヨーク心臓協会（NYHA）の心機能分類が悪ければ悪いほど，BNP値も高値であったことを示している。

さらなる解析にて，BNP値が100pg/mL以上であることは，心不全であることの独立因子（オッズ比29.6〈CI 18-49〉）であることがわかった。この100pg/mLという閾値は感度90%（CI 88-92），特異度76%（CI 73-79），陽性適中率79%（CI 76-81），陰性適中率89%（CI 87-91），精度83%であった。心不全と独立して強く関連する他の因子は，心不全の病歴（オッズ比11〈CI 7-19〉），胸部レントゲンでの上葉の血管影の増強（cephalization）（オッズ比11〈CI 5-21〉）であった。特にBNP100pg/mLのカットオフでの検査特性とNT-proBNPが300pg/mLでの検査特性はほぼ同等であった[5]。

Breathing Not Properly Multinational Studyのサブセット解析にて，心不全診断における胸部レントゲンの精度について検討された[6]。データが完全にそろっている880人が対象となり，そのうち51%で心不全が最終診断であった。胸部レントゲンの読影は，臨床

表21.2 急性の呼吸苦症状のある救急科患者のBNP値

|  | 心不全なし<br>(n＝770) | 心不全以外の原<br>因の呼吸苦<br>(n＝72) | 心不全<br>(n＝744) |
|---|---|---|---|
| BNP（pg/mL），(SD) | 110（225） | 346（390） | 675（450） |

文献4より

表21.3 心不全の重症度とBNP値の関係

|  | ニューヨーク心臓協会（NYHA）心機能分類 ||||
|---|---|---|---|---|
|  | I | II | III | IV |
| BNP（pg/mL），(SD) | 244<br>(286) | 389<br>(374) | 640<br>(447) | 817<br>(435) |

文献4より

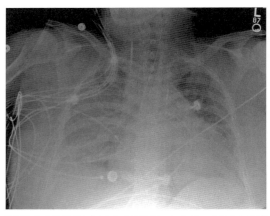

図21.1 非代償性心不全患者の胸部レントゲンで見られる間質浮腫像

所見を知らない放射線科医によってなされた。レントゲンの特異的所見である肺胞水腫，間質浮腫（図21.1），肺血流再分布，心拡大はそれぞれ4％，15％，23％，50％で認められた。心音のIII音は7％で認められた。表21.4に胸部レントゲン写真とIII音の検査特性を示す。すべての臨床所見，既往，レントゲン所見とBNPを使用した多変量解析では，3つの胸部レントゲン所見（間質浮腫〈オッズ比7.0，CI 2.9-17〉，肺血流再分布〈オッズ比6.4，CI 3.3-12.5〉，心拡大〈オッズ比2.3，CI 1.4-3.7〉）が明らかに心不全と関連を認めた。

Collinsらは，救急医がIII音を評価する能力と心不全診断におけるIII音の有用性を評価するために，臨床医の心音の聴診を電子的に検出された心音で評価した[7]。4つの救急科（ED）で心不全の所見と症状をもった適切な患者を使用し，著者らは前向きに記録されたIII音の有無に対する臨床医の決断過程と，患者とやりとりした後に盲目的な手法で解析された電子的に記録された心音を比較した。心不全の確定診断は，心音とBNPのデータを除いて完全な患者のカルテのコピーをもった2人のベテラン循環器科医によってなされた。電子的心音は臨床医がIII音として確実に聴診したものと比較した評価基準で作成された＊。

総計439人の登録患者のうち343人が解析に使用された。試験的な対象者または電子的心音のデータに問題をもつ患者は除外された。対象のうち急性心不全と診断されたものは133人（39％）であった。表21.5に聴診されたIII音と電子的に確認されたIII音の特徴を示す。

本研究の限界は，便宜的な標本であり，選択バイアスの可能性があり，電子的心音のデータの問題で除外された多くの患者が存在するという患者登録の方法にある。調査を行なう医師が心音以外の臨床情報や所見を知っていることもまた，聴診された心音を報告するにあたり包括バイアスを引き起こすかもしれない。

## コメント

病歴，身体所見，心電図，胸部レントゲン写真での

表21.4 心不全予測のための各因子の診断能力

|  | オッズ比（95% CI） | 感度（％） | 特異度（％） | LR＋ | LR－ |
|---|---|---|---|---|---|
| **胸部レントゲン所見** |  |  |  |  |  |
| 　肺胞浮腫 | 7.1（2.5-20.6） | 6 | 99 | 7.0 | 1.0 |
| 　肺血流再分布 | 15.4（9.4-25.3） | 41 | 96 | 9.4 | 0.6 |
| 　心拡大 | 15.4（11.1-21.3） | 79 | 80 | 4.0 | 0.3 |
| 　間質浮腫 | 17.1（8.6-34.2） | 27 | 98 | 12.7 | 0.7 |
| **身体所見** |  |  |  |  |  |
| 　III音 | 9.1（4.1-20） | 13 | 98 | 8.1 | 0.9 |

III音聴取

**表21.5** 通常の聴診と電子的心音のⅢ音聴取能力

| | 通常の聴診 | | | 電子的心音 | | |
|---|---|---|---|---|---|---|
| | 急性心不全（＋） | 急性心不全（－） | 合計 | 急性心不全（＋） | 急性心不全（－） | 合計 |
| Ⅲ音あり | 21 | 7 | 28 | 45 | 14 | 59 |
| Ⅲ音なし | 107 | 200 | 307 | 88 | 196 | 284 |
| 合計 | 128 | 207 | 335 | 133 | 210 | 343 |
| 感度, %（95% CI） | | 16（11-24） | | | 34（26-43） | |
| 特異度, %（95% CI） | | 97（93-99） | | | 93（89-96） | |
| 陽性適中率, %（95% CI） | | 84（76-89） | | | 66（57-74） | |
| 陰性適中率, %（95% CI） | | 3（2-7） | | | 7（4-11） | |
| 診断精度, %（95% CI） | | 66（61-71） | | | 70（65-75） | |

文献7より

心不全で特異的な要素は，心不全疑いの患者の評価において有用である。初診医の臨床的判断に加え，心不全と心筋梗塞の病歴は，心不全である場合の心不全の可能性を上昇させるためにも，心不全がない場合の心不全の可能性を減少させるためにも有用である。身体所見において，心音のⅢ音（心室充満時のギャロップ音）の存在は，腹部頚静脈反射，頚静脈怒張が心不全診断に有用であるのと同様に心不全の診断に有用である。

単純胸部レントゲン写真では，急性心不全の可能性についてさらなる情報を得ることができる。肺血管影の増強，間質／肺胞浮腫，肺血流再分布，そして心拡大はすべて急性心不全の診断に対して特異性が高い。しかしながら，これらの所見は感度が非常に低いため，正常または診断目的ではない胸部レントゲンの場合は信用性が非常に低くなる。同様に心電図での心房細動や新規のT波の変化は心不全の可能性を高めるが，感度が低いため診断も除外もすることができない。

BNP値の上昇は，特にⅢ音や胸部レントゲン写真のような心不全に特異的な所見の存在下で上昇していた場合，急性心不全の診断に有用である。BNP値の上昇は，右室圧の上昇と関連する点は注意が必要である。急性期においては急性心筋梗塞や肺塞栓，慢性期においては肺高血圧や透析を必要とする末期腎不全のような循環血液量過剰状態で右室圧が上昇する。その

ため，BNP値の上昇はこれらの他病態を考量して評価されるべきである。加えて，心不全を疑う救急患者においてBNP値の認識をしても，予後改善につながらないかもしれない。Carpenterらは近年この問題について，心不全が疑われる患者において，臨床医のBNP値またはNT-proBNP値の把握の有無で割付した5つのランダム化比較試験を含む文献を論評した[8]。費用，入院期間，再来院率という観点において，BNP値またはNT-proBNP値を測定していることによる利点ははっきり証明されなかった。著者らは，BNP値の上昇は喘息やCOPDなどの他の呼吸器疾患が考えられていた患者の診断を疑うことができる可能性があるため，心不全を強くは疑っていない呼吸苦の患者においてBNP値は有用かもしれないと述べている。

最後に，強い呼吸苦症状をもつ患者に対する身体所見，胸部レントゲン，そしてBNP値を使用した迅速な評価は，急性心不全患者に対する臨床医の適切な治療を可能にする。心不全患者のリスク分類のための多くの判定ルールがあるが，それらは心不全が診断された後に予後を予測するためにデザインされており，またそれらは救急患者を特異的に対象として作成しておらず，立証もされていない[9,10]。我々は左室機能の評価のための，また急性非代償性心不全患者の多くの入院の原因となる心不全の直接的な要因を除外するためのさらなる試験を推奨する。

訳注
＊本論文では，Audicor® systemという心電図と一緒に装着して心音を聴取する機器を使用して得られた心音を電子的心音と定義している。

# 第22章

# 失神

## ハイライト

- ・救急科における失神患者のほとんどは良性である。しかし少数ではあるが致死的なものも存在する。
- ・どの患者が救急科から安全に帰宅させることができるかを判別するためのいくつかのクリニカル・ディシジョン・ルールが開発されている。
- ・そのルールは，失神で来院した救急患者において，臨床医が重篤な疾患や死亡に対するリスクを確認するためには有効なガイドとなっているが，救急科をベースとした最近の失神のルールで感度特異度がともに十分高く，広く使用されるようなものは存在しない。

## 背景

失神とは，既存の神経機能の回復を伴う一過性の意識障害のことである。「失神」という主訴は，救急科（ED）受診者のうち2%を占める。失神は良性なものから致死的なものまで，幅広い原因によって引き起こされる症状である。明らかな病因（継続する胸痛，上部消化管出血，不整脈など）のある「不安定」な失神の患者の評価は，一般的には根本的な原因の是正と治療に集中できる。逆に「安定」した失神の評価は，その約半数においてEDで評価しても原因がはっきりわからないため，救急医にとって非常に診断困難となる[1-3]。安定した失神の患者だとしても，その中には心原生不整脈，心筋梗塞，子宮外妊娠，脳梗塞，くも膜下出血，肺塞栓などのいくつかの潜在的に致死的な原因が潜んでいる。また一方，その病歴は時々意識消失といった別の病態と間違えられることがある。それはけいれん（第51章参照），めまい，意識障害，ショック，外傷，アルコールもしくは他の中毒である。

診断の不正確さと潜在的な複数の重篤な病歴の可能性があるため，失神患者は精査，モニタリング目的に入院することが多い。入院すると患者は心エコー，脳波，心電図モニタリング，心負荷試験といった精査を受けるだろう[4]。ペースメーカーや除細動器といった特異的な治療は，心原生不整脈が失神の原因と診断された場合に使用される（第24章参照）。また，血圧，脈拍や潜在する脈拍リズムの障害に影響する薬剤の変更は，将来の失神のリスクを下げる可能性がある。最

近の10年で，EDで評価の後安全に帰宅できるかもしれない低リスクの失神患者を同定するため複数の国をまたいで多くの研究が行なわれてきた。

## Clinical Question

**失神に対するEDにおける最近のクリニカル・ディシジョン・ルールは何か。また，そのルールの感度，特異度を比較するとどのようになるか。**

この疑問に答えるために，我々は描出，検証の様々な段階の4つのクリニカル・ディシジョン・ルールについて検討した。すなわち，Osservatorio Epidemiologico sulla Sincope nel Lazio（OESIL）リスク・スコア，サンフランシスコ失神ルール（San Francisco syncope rule），救急科失神リスク層別化risk stratification syncope in the ED（ROSE）ルール，ボストン失神ルール（Boston syncope rule）である。最古のクリニカル・ディシジョン・ルールは，イタリアの研究グループが失神を主訴にEDを受診した患者を対象とした，1年後の全死因死亡のリスクファクターを決定したOESILルールである[5]。本研究は12歳の小児まで対象に含まれた。OESILルールを表22.1に示す。

OESILルールにおいては，すべてのリスクファクターは1点が付与されている。合計点数が0点か1点であった場合，1年後の死亡率は0%であった。著者らは，患者のリスクスコアが0点か1点であった場合，低リスク群であると結論づけている。しかし，著者らはペースメーカー，除細動器の留置やさらなる確定診

96　PART 3　心臓学

**表22.1 OESILルール**

---
年齢＞65歳
既往歴に心血管疾患あり
前駆症状を伴う失神
心電図異常

---
それぞれの因子は1点付与される。合計点数が0か1点であれば低リスクとなる。

**表22.2 サンフランシスコ失神ルール**

---
心電図異常
息切れの自覚症状
Ht＜30％
収縮期血圧＜90mmHg
うっ血性心不全の既往歴

---

断のための検査といった介入要素を検証していなかった。本研究の検証解析の結果，OESILスコアが0点か1点の場合でも死亡率が5～13％あり，低リスクとはいえなかった[6,7]。

Quinnらは，サンフランシスコ失神ルールを作成し，2年後に検証も行なった[8]。OESILルールと異なり，著者らは失神患者が入院を必要としたかを評価するための基準として，7日後のアウトカムを使用した。死亡，心筋梗塞，不整脈，肺塞栓，脳梗塞，くも膜下出血，明らかな出血，またはED再受診がアウトカムに含まれた。最初の研究では，684例の失神または前失神でEDにて評価されたものが対象となった。684例のうち，79例が重篤なアウトカムであった。著者らは判定者間一致の評価であるκ値を解析し，一致の高かったもの（κ値0.5～1.0）のみをディシジョン・ルールに採用した。本ルールは採用されたリスクファクターのすべての否定を要するルールである。**表22.2**にそのリスクファクターを示す。発症7日目の重篤なアウトカムに対する本ルールの感度は96％，特異度は62％であった。本ルールを失神患者の診療方針に適用したところ，失神患者の入院を10％安全に減らすことができた。

サンフランシスコ失神ルールの検証は同じグループによってEDに受診した791例を対象に行なわれ，53例の重篤なアウトカムが報告された[9]。感度は98％（CI 89-100％），特異度は56％（CI 52-60％）であった。単施設研究であることなど，いくつかの研究限界もある。複数の重篤なアウトカムを含んだ複合アウトカムを採用しているため，肺塞栓など個々のアウトカムの検出力には優れていない。著者らは，このルールは，入院のための多くの理由があることを引き合いにだして入院のためのガイドラインとするより，むしろリスク層別化のために使用するべきだと主張している。

他のグループが単施設でのED患者におけるサンフランシスコ失神ルールの検証を独立して行なった[10]。ケアの段階で臨床医はサンフランシスコ失神ルールの要素について記録した。著者らは14日の時点で患者に連絡をとり，構造的インタビューを施行した。本研究の主要アウトカムは，7日目での重篤なイベントを予測するためのサンフランシスコ失神ルールの感度であり，二次的アウトカムはEDでの初療時に同定できなかった重篤なイベントの予測であった。477例が登録され，全例フォローアップの記録（入院記録もしくは電話インタビュー）を得ることができた。重篤なイベントの有病率は12％であり，3％はEDでの初療時に同定されていなかった。サンフランシスコ失神ルールで，7日目時点での重篤なアウトカムを予測すると，感度89％（CI 81-97％），特異度42％（CI 37-48％）であった。同様に，EDでの初療時に同定されていなかった重篤な疾患に対しては，感度69％（CI 46-92％），特異度42％（CI 37-48％）であった。著者らは，サンフランシスコ失神ルールは過去に報告されているものと比較し，感度特異度ともに低いと結論づけている。近年12の研究を解析したシステマティックレビューでは，サンフランシスコ失神ルールは感度87％（79-93％），特異度52％（43-62％）であった[11]。これらの研究のなかで，著者らは，感度の95％予測区間が55-98％であるという研究間の異質性を報告している。すべての高リスク要素をもっていない患者において，重篤なアウトカム発生の可能性は5％以下であり，EDでの初療で失神の原因がなくルールを適用したときは2％以下であった。

2007年に，Grossmanらはボストン失神ルールを作成した[12]。著者らは18歳以上の失神患者を対象とした単施設前向き観察研究を行なった。主要アウトカムは，EDに来院してから30日以内に発生した重篤な介入，または有害事象であった。重篤な介入とはペースメーカーや埋め込み型除細動器の設置，冠動脈治療，外科治療，輸血，心肺蘇生（CPR），抗不整脈治療の変化，内視鏡治療，頚動脈石灰化に対する治療介入と定義した。有害事象は死亡，肺塞栓，脳梗塞，重症感染症，敗血症，心室リズム障害，心房リズム障害，頭蓋内出血，心筋梗塞，心停止，または失神による生命を脅かす後遺症（横紋筋融解症や長管骨，頚椎骨折など）と定義した。EDに失神主訴に来院した18歳以上

**表22.3** ボストン失神ルール

| |
|---|
| 急性心筋梗塞を示唆する所見（胸痛，虚血を疑う心電図変化，不整脈など） |
| 気をつけるべき心疾患の既往（冠動脈疾患，心不全，不整脈など） |
| 一親等内以内での突然死の家族歴 |
| 心臓弁膜症（既往またはEDで心雑音の記録） |
| 伝導障害 |
| 循環血液量減少（上部消化管出血，Ht＜30％，EDで補正できない脱水） |
| 酸素投与，昇圧剤，一時的ペースメーカーのような介入を必要としないEDでの持続するバイタルサインの異常（＞15分） |
| 初回の中枢神経イベント（脳梗塞またはくも膜下出血） |

の患者を対象とした。ボストン失神ルールを**表22.3**に示す。

362例が失神で登録され，そのうち293例（81％）が30日間のフォローアップをすることができた。68例（293例の23％）で，重篤な介入または有害事象を認めた。作成されたルールではその68例中66例を同定することができ，感度は97％（CI 93-100％），特異度は62％（CI 56-69％）であった。注目すべきは，このルールは再起分割法（第4章参照）のような一般的なディシジョン・ルール作成方法を使用していないことである。その代わりに，著者らによると，ボストン失神ルールは，サンフランシスコ失神ルールや臨床ガイドラインや臨床判断のような先行研究を使用して発展した。

同じEDにおいて，著者らはボストン失神ルールの効果を評価するために前後比較研究を行なった[13]。彼らはルールの研修を行ない，救急医がこの基準をもとに入院の判断をするような臨床ガイドラインとしてルールを使用した。研修前の段階では，失神患者のうち69％が入院した（ルール作成のオリジナルコホート群）。対して研修後では58％が入院し，11％の入院率削減となった。160例が研修後の段階で入院し，64例（40％）で入院中に有害事象が発生したが，帰宅群では有害事象は認められなかった。30日間のフォローアップの結果，6例（4％）でさらに有害事象が認められたが，それらはすべて最初に入院していた群であった。著者らはボストン失神ルールのリアルタイムでの妥当性は，感度100％（CI 94-100％），特異度57％（CI 50-63％）と結論づけている。

2010年に英国の別のグループが，救急科失神リスク層別化（ROSE）ルールと呼ばれる失神に対するクリニカル・ディシジョン・ルールの導入，検証を行なった[14]。本研究は単施設で行ない，導入群と検証群にそれぞれ550例が登録されるよう分割したコホート研究とした。アウトカムをすべての原因による死亡，または重篤なアウトカム（急性心筋梗塞，致死的不整脈，

**表22.4** ROSEルール

| |
|---|
| 下記のいずれかが該当する場合，入院が必要 |
| 　徐脈（脈拍50/分以下）またはプレホスピタルBNP値が<br>　　300pg/mL以上 |
| 　直腸診で便潜血陽性 |
| 　貧血—ヘモグロビン9g/dL以下 |
| 　失神に関連した胸痛 |
| 　心電図にて異常Q波あり（III誘導以外） |
| 　酸素飽和度が室内気で94％以下 |

ペースメーカーや除細動器の留置，肺塞栓，脳梗塞，頭蓋内出血，くも膜下出血，2単位以上の輸血を必要とする出血，緊急外科的処置または内視鏡が必要）と定義した。導入コホートにおいて，1ヶ月の重篤なアウトカムまたは死亡は40例（7.3％）で認められた。予測因子はBNP上昇（オッズ比7.3），便潜血（オッズ比13.2），ヘモグロビン低値（オッズ比6.7），酸素飽和度94％以下（オッズ比3.0），心電図でのQ波（オッズ比2.8）であった。検証コホートでは，1ヶ月の重篤なアウトカムまたは死亡は39例（7.1％）で認められた。作成されたROSEルールを**表22.4**に示す。

検証コホートにおいて，ROSEルールは感度87％，特異度66％であった。陰性適中率（NPV）は99％であった。著者らは，予測因子のうちBNP上昇のみが認められる場合が，重篤な心血管アウトカム（36％を予測），または死亡（89％を予測）に対する主要な予測因子であると述べている。ROSEルールは，今まで他で検証されたことはない。

失神に対する最近のクリニカル・ディシジョン・ルールのシステマティックレビューでは，4つのルールの感度と特異度がまとめてある[15]（**表22.5**）。特に，サンフランシスコ失神ルールの感度と特異度は，2011年にCJEMで発表されたものの方が最新のデータまで含んでいるため，若干異なっている。

98　PART 3　心臓学

**表22.5** EDにおける失神に対してのクリニカル・ディシジョン・ルールの感度と特異度

|  | 感度 |  | 特異度 |  |
| --- | --- | --- | --- | --- |
| OESIL | 95% | (CI 88-98%) | 31% | (CI 29-34%) |
| サンフランシスコ失神ルール | 86% | (CI 83-89%) | 49% | (CI 48-51%) |
| ボストン失神ルール* | 97% | (CI 93-100%) | 62% | (CI 56-69%) |
| ROSE* | 90% | (CI 81-95%) | 70% | (CI 67-72%) |

＊は単一研究のみをもとにしている。
文献15より

## コメント

　最近のEDにおける失神のディシジョン・ルールは，1年以内の短期または長期の重篤なアウトカムに対して低リスクであることを同定するのに適したリスク層別化ルールである。すなわち，臨床医はその4つのルールに共通して存在する因子（多くの同じ因子が採用されている）を見ることができ，そして重篤な診断のリスクに関して自身の決定を下すことができる。しかし，どの患者が入院または帰宅するべきかの確実な指標を十分に提供するだけの厳密な導入，検証をもった

ルールは存在しない。最も多く試験されたのはサンフランシスコ失神ルールである。本ルールは導入と同様の母集団で検証された。しかし，ED以外の患者群で試験する際に，信頼のおけるクリニカル・ルールとして使用するには十分に有用とは言えない。それ以外のディシジョン・ルールは発展段階であり，最終的な検証がされるかもしれない。失神に対し高リスクな原因をもつ患者を区分するための大量の検証が行なわれたが，近年広く推奨されているディシジョン・ルールは存在しない。

# 第23章

# 急性冠症候群

## ハイライト

- 急性冠症候群acute coronary syndrome（ACS）は，急性心筋梗塞acute myocardial infarction（AMI）から安定型狭心症までの疾患を含んだ概念である。
- AMIの尤度比を増加させる病歴や身体所見の特徴は，両腕または右腕に放散する胸痛，心臓第Ⅲ音，低血圧である。しかし胸膜由来で局所的な，鋭い，突き刺すような，または触診で再現できる胸痛はAMIの可能性は低い。
- トロポニンⅠは，ACSの初期の試験として感度は低いが特異度は高い。しかしその低い感度は，6時間後に連続して検査を行なうことで大幅に改善する。
- 高感度のトロポニン試験は，連続した検査の間隔を3時間に短縮することができる。
- 運動負荷心電図試験は，広く行なわれているが感度特異度は低い。
- 薬剤負荷は心筋血流イメージングと組み合わせると感度を上昇させることができる。そして心エコー検査またはMRIと組み合わせると特異度は最大となる。
- ドブタミンを使用した負荷心エコー検査は，女性においてストレス核シンチグラフィーと比較して特異度が高い。
- 冠動脈CTは，低リスクの救急患者に対し有用かもしれない。また，ストレス心筋血流イメージングと比較して，少なくとも同程度の感度，特異度である。

## 背景

　冠動脈疾患coronary artery disease（CAD）は米国でも世界中でも死を引き起こす疾患であり，症候性CADをもつ患者はしばしば急な胸痛の評価のために救急科（ED）に直接来院する。「急性冠症候群（ACS）」という言葉は，心筋壊死を伴う急性心筋梗塞（AMI）から，心筋の可逆性の虚血性ダメージや不安定型狭心症（UA）まで幅広い心筋虚血を伴う疾患を含む。

　ACSを疑う胸痛，または他の症状をもつ患者のEDでの評価と管理は，12誘導心電図（ECG）から始まる。初回の心電図でACSを診断，または疑うことができる一方，最初の心電図では正常または診断がつかず，追加のモニターやACSを疑った検査が必要となることもあり得る。ACSを疑った患者の初回の心電図の評価は，AMIを示唆する所見であるSTの上昇，新しい左脚ブロック，新しいST変化の存在に着目するべきである。既知の左脚ブロックをもつ患者にとって，Sgarbosaクライテリア（QRSの極性が一致した1mm以上のST上昇，V1～V3誘導での1mm以上のST低

下，QRSの極性不一致の5mm以上のST上昇）はACSの診断に使用されている[1]。しかしながら，一般的な心電図は，EDにおいてAMIを同定するために優れた試験ではあるが比較的感度が低い。AMI患者において，初回心電図でSTが上昇するのは50%しかない[2,3]。この低感度がゆえに，ACSのリスクをもつ患者のAMI，不安定型狭心症と他の非心臓由来の胸痛の識別には心電図，心筋逸脱酵素の経時的変化が必要となり，また診断のための画像検査（負荷試験やCT検査）やカテーテル検査が必要となる。

　ACSを疑う患者の評価と関連するクリニカル・クエスチョンとして，病歴，身体所見，心臓バイオマーカー，非侵襲的ストレステスト，冠動脈CTの特性について述べる。

## Clinical Question

**AMIがより疑われるのは，どのような病歴，身体所見か。**

　Panjuらによる大規模メタアナリシスにて，AMIを

100　PART 3　心臓学

疑うときの病歴，身体所見について述べられており，2008年に更新された[4,5]。14の研究が検討され，それらの多くは，心電図波形の変化，バイオマーカーの変化，心電図異常を伴う胸痛または心電図の経時的変化を伴う他の自覚症状という世界保健機関（WHO）の定めたAMIの参照基準（criterion standard）を使用していた[6]。メタアナリシス内で蓄積されたデータの解析によると（表23.1），多くの病歴と身体所見がAMIの尤度比を上昇または低下させていた。明確にするために著者らは尤度比が2.0以上または0.5以下のもののみ提示している。

## 血清バイオマーカー

30年以上前より，血清バイオマーカーはST上昇型心筋梗塞の心電図変化や大きな心電図変化のない患者のACSを疑う際の評価のために用いられてきた。検査機器技術の発展により，特異性の低い乳酸脱水素酵素（LDH）やアスパラギン酸アミノトランスフェラーゼ（AST）から心筋型クレアチンキナーゼ（CK-MB），トロポニンT，トロポニンIといった，より感度特異度の高い心臓特異的バイオマーカーに変化してきた[7]。心筋トロポニンの生物動力学的特性は，血清中の上昇速度という観点からみると，CK-MBと同様である（AMI発症から4～6時間以内）。しかし，CK-MBと異なり1週間を超えて上昇したままとなる。

トロポニンIとTは共に心筋収縮を調整する構成要素の一つである。トロポニンIの方がより分子量が小さい阻害タンパク質で心筋損傷以外では検出されず，トロポニンTはより分子量が大きく心疾患以外では検出されない。トロポニンTはわずかにゆっくりと流出し，可逆性の虚血障害の場合，血中濃度が上昇する。そのため不安定型狭心症において疑陽性が多くなる。

## Clinical Question

**急性の心筋虚血の診断のための心筋トロポニン（IおよびT）の性能特性は何か。バイオマーカーの初期の値と変化を比較したとき，それらに違いはあるか。高感度トロポニンはバイオマーカーの経時的変化に必要な時間をどのように減少させ得るか。**

1本のシステマティックレビューと3本のメタアナリシスにて，AMIと不安定型狭心症を含むACSに対するバイオマーカーの診断能力が述べられている[8-11]。多くの近年発表されたメタアナリシスでは限定された患者群（バイパス術後，糖尿病など）でのバイオマーカーの能力について述べられているが，すべての患者群を対象としたシステマティックレビューとメタアナリシスは2001年に発表されており，それゆえ近年のデータは含まれていない。

New England Medical Center Evidence-Based

---

**表23.1** 急性心筋梗塞のリスクの有無と，関連する病歴と身体所見の特徴

| 臨床的特徴 | 陽性尤度比（LR＋）(CI) | 陰性尤度比（LR－）(CI) |
|---|---|---|
| 胸部または腕の中央の痛み* | 2.7 | — |
| 胸痛時に放散する部位 | | |
| 　右肩 | 2.2（1.4-3.4） | — |
| 　右腕 | 7.3（3.9-14） | — |
| 　左腕 | 2.2（1.6-3.1） | — |
| 左右両方の腕 | 9.7（4.6-20） | — |
| 胸痛が最も重要な症状* | 2.0 | — |
| 心筋梗塞の既往歴** | 1.5-3.0 | — |
| 嘔気嘔吐 | 1.9（1.7-2.3） | — |
| 発汗 | 2.0（1.9-2.2） | — |
| 心臓第Ⅲ音聴取 | 3.2（1.6-6.5） | — |
| 低血圧*** | 3.1（1.8-5.2） | — |
| 聴診上肺雑音 | 2.1（1.4-3.1） | — |
| 胸膜痛 | — | 0.2（0.2-0.3） |
| 鋭いまたは突き刺すような痛み | — | 0.3（0.2-0.5） |
| 位置の同定できる胸痛 | — | 0.3（0.2-0.4） |
| 触診で再現できる胸痛 | — | 0.2-0.4 |

*信頼区間計算のためのデータなし
**蓄積された研究の異質性による範囲
***収縮期血圧≦80mmHgと定義
文献4より

Practice Centerから発表された2本の研究が，EDにおける18歳以上の成人患者に対する心臓バイオマーカーの診断能力の正確さについて要約している[8,9]。その結果は，爆発的に増加した様々な診断技術を評価した論文の1994年以降のものを統合し解釈しようと試みていたが，1966年にさかのぼる関連研究も含まれている。救急患者を含む研究がないときは，EDの研究ではないものも含んでいる。評価尺度は様々（当然のことであるが時間間隔も含まれる）であり，病院での最終診断，WHOのAMIの診断基準，冠動脈検査も含まれている。バイオマーカーの経時的変化のために必要な時間も様々で，症状出現から1時間から16時間までが含まれていた。**表23.2**にCK-MB，トロポニンI，トロポニンTの診断能力についての要約を示す。EDのみのデータが示せる場合はそれを示している。

ED来院時のバイオマーカー値は，AMIに対し感度は低いが特異度が高い。経時的に測定することで，特異度は高いまま感度は著明に上昇する。これらの結果からトロポニンIとTは，AMIの診断において比較したとき，初療時も経時的変化を評価するときも同様の診断特性をもつといえる。

別のメタアナリシスは，ACSにおけるトロポニンIとTの死亡やST非上昇AMIを含めた30日後の有害事象の予測能力について述べている[10]。著者らは，MEDLINEに登録された30日後のアウトカムとバイオマーカーの経時変化について検討した論文を対象とし，血栓溶解薬を投与された患者を除外した。メタアナリシスでは，臨床試験とコホート研究の能力の比較に加えて，それぞれの心筋トロポニンについてまとめている。7つの研究の3,579例の患者において，トロポニンIとTのデータが検討された。対象のうち260

例（7.2%）において，有害事象が認められた。トロポニンIの予測感度と予測特異度はそれぞれ65%（CI 59-71%），74.5%（CI 73-76%），トロポニンTの予測感度と予測特異度はそれぞれ57%（CI 51-63%），77%（CI 75-78%）であった。アウトカムの有病率を反映した陰性適中率はトロポニンIで97%（CI 96-97%），トロポニンTで96%（CI 95-97%）であった。これらの研究で比較検討した場合，トロポニンバイオマーカー間の診断特性に有意差は認められなかった。

Heidenreichらは，ACS患者で臨床試験およびコホート研究をされたトロポニンTとIの予測能力についてまとめて検討した[11]。全部で7本の臨床研究と19本のコホート研究が，MEDLINEにて検索された。AMIのみを対象としている研究は除外され，死亡，もしくは死亡またはAMI発症をアウトカムとしたものを報告した。2本の試験と2本のコホート研究が直接トロポニンIとTを比較しており，死亡予測に対するオッズ比は同等であった（トロポニンI：オッズ比3.9，CI 2.3-6.6，トロポニンT：オッズ比5.2，CI 3.1-8.5）。トロポニンIまたはTが陽性であった場合の死亡例で臨床試験とコホート研究を比較したところ，トロポニンのサブタイプによらずコホート研究の方がオッズ比がより高値であった（トロポニンI：臨床試験のオッズ比2.6，CI 1.8-3.6，コホート研究のオッズ比8.5，CI 3.5-21.1，p<0.01，トロポニンT：臨床試験のオッズ比3.0，CI 1.6-5.5，コホート研究のオッズ比5.1，CI 3.2-8.4，p<0.2）。

近年の多くの研究において，高感度トロポニンが心臓バイオマーカー値の経時的変化の評価時間を6時間から短くすることができるかについて検討されている[12-14]。最も近年では，Kellerらが1,818例を対象に

**表23.2** 1966～1998年に発表された救急患者の急性心筋梗塞の診断におけるバイオマーカーの性能特性のまとめ

| 心臓バイオマーカー | 研究数（患者数） | 感度, %（95% CI） | 特異度, %（95% CI） | 陽性尤度比（LR＋） | 陰性尤度比（LR－） |
|---|---|---|---|---|---|
| | | 初療時の値 | | | |
| トロポニンI* | 4 (1,149) | 39 (10-78) | 93 (88-97) | 5.6 | 0.7 |
| トロポニンT | 5 (1,171) | 44 (32-56) | 92 (88-95) | 5.5 | 0.6 |
| CK-MB | 10 (2,504) | 44 (35-53) | 96 (94-97) | 11 | 0.6 |
| | | 経時変化での値 | | | |
| トロポニンI* | 2 (1,393) | 90-100 | 83-96 | 5.3-25 | 0-0.10 |
| トロポニンT* | 3 (904) | 93 (85-97) | 85 (76-91) | 6.2 | 0.1 |
| CK-MB | 7 (3,229) | 80 (61-91) | 96 (94-98) | 20 | 0.2 |

*EDのみの研究だけではなく，すべての研究を含む
**報告されていない
文献8,9より

検討を行なっている。そのうち23%は臨床所見，検査，画像よりAMIが最終診断であり，30日間のフォローアップおよび死亡記録が評価できるものであった[14]。また現在の高感度トロポニンIにおいても，発症3時間後のAMIに対し感度98%（96-99%），特異度90%（88-92%），陽性尤度比9.6，陰性尤度比0.02，と同様の検査特性を示した。

## 非侵襲的心臓検査

潜在するCADの評価のために，胸痛患者に対していくつかの一般的に行なわれている非侵襲的検査がある。運動負荷心電図試験は，運動プロトコル（トレッドミルまたは自転車がよく使われる）下に，継続して心電図を計測することによって評価される。運動中の心電図変化は，潜在するCADに対して重要で有用な診断情報となる。またその試験は安価で広く行なわれている。SPECTによる心筋血流イメージングは心室機能，冠動脈血流，局所の血流評価ができる安全な放射性薬剤（$^{201}$TI，$^{99m}$Tcセスタミビ）を用いて行なう。血管拡張作用をもつ負荷薬物，一般的にはアデノシンやジピリダモールを併用することで診断精度があがる。運動負荷のみ，または運動負荷と薬剤負荷（主にドブタミン）を併用した負荷心エコー検査では，心臓全体または両室機能，一過性局所壁運動異常，弁機能不全の評価を行なう。負荷MRI試験は，MRIと運動または薬剤（アデノシン，ジピリダモール，ドブタミン）負荷を併用し，壁運動と厚さだけではなく血流についての情報を得ることができる。SPECT検査，心エコー検査，心臓MRIは準備と検査施行のために専門的な施設を必要とするため，どの負荷試験を行なうかは，患者の特性，運動耐久力，検査の有用性によって決まる。

## Clinical Question

冠動脈疾患の診断に対し，非侵襲的負荷試験である運動負荷心電図，負荷（運動および薬剤）心エコー，SPECTを用いた負荷心筋血流イメージング，心臓MRIの性能特性はどうか。

多くの研究で，様々な非侵襲的負荷試験の手法の性能について検討されている。Gianrossiらは147本の負荷心電図についての研究を使用して，メタアナリシスを行なった[15]。冠動脈造影による主要冠動脈の狭窄が50%以上を定義とした場合，CADの有病率が66%であった24,074例において，運動負荷心電図と冠動脈造影が比較された。複数の研究間でばらつきが大きく認められた。運動負荷心電図の感度は68%（CI 36-100%）で特異度は77%（CI 43-100%）であり，予測精度は73%であった。より近年の，1990年から1997年の間で同様な冠動脈造影所見をもった2,456例をまとめた24本の研究からなる運動負荷心電図についてのメタアナリシスでは，CAD検出に対する感度52%（CI 50-55%），特異度71%（CI 68-74%）であった[16]。本研究のCADの有病率は69%であった。

表23.3にいくつかのメタアナリシスから抽出されたデータを使用して，運動負荷と血管拡張薬負荷による心エコー検査の研究を並べて比較したものを示す。

SPECTと一緒に検査された場合の負荷心エコーの感度は高く，血管拡張薬（アデノシンまたはジピリダモール）の併用はCADの診断特異度を最大化させた。

Kimらは，CADの診断に対して，負荷心エコーと負荷SPECT試験で使用された薬剤の違いについてメタアナリシスにて比較検討した（表23.4）[18]。患者は冠動脈造影と同様に，負荷試験のうち一つを受けていた。既知のAMI，または血管形成術後冠動脈バイパス術後は除外された。ドブタミンは負荷心エコーで最も多く使用されており，感度は高かったが，アデノシンやジピリダモールと比較すると特異度が低かった。逆にジピリダモールは負荷SPECT検査で最も多く使用されており，感度は高かったがドブタミンと比較す

**表23.3 メタアナリシスによる負荷心エコー検査の性能特徴のまとめ**

| | 参考文献 | 患者数 | 研究数 | 冠動脈疾患の有病率（%） | 感度, %（95% CI） | 特異度, %（95% CI） |
|---|---|---|---|---|---|---|
| 運動負荷心エコー | 17 | 533 | 8 | 74 | 79 | 82 |
| | 16 | 2,637 | 24 | 66 | 85 (83-87) | 77 (74-80) |
| ジピリダモール負荷心エコー | 17 | 533 | 8 | 74 | 72 | 92 |
| | 18 | 1,835 | 20 | 67 | 70 (66-74) | 93 (90-95) |
| アデノシン負荷心エコー | 18 | 516 | 6 | 73 | 72 (62-79) | 91 (88-93) |

**表23.4** 負荷心エコー検査または負荷SPECT検査に使用する薬剤の性能の特徴のまとめ

| | 研究数（患者数） | 冠動脈疾患の有病率，% | 感度，%（95% CI） | 特異度，%（95% CI） |
|---|---|---|---|---|
| 負荷心エコー検査 | | | | |
| アデノシン | 6（516） | 73 | 72（62-79） | 91（88-93） |
| ジピリダモール | 20（1,835） | 67 | 70（66-74） | 93（90-95） |
| ドブタミン | 40（4,097） | 70 | 80（77-83） | 84（80-86） |
| 負荷SPECT検査 | | | | |
| アデノシン | 9（1,207） | 80 | 90（89-92） | 75（70-79） |
| ジピリダモール | 21（1,464） | 71 | 89（84-93） | 65（54-74） |
| ドブタミン | 14（1,066） | 66 | 82（77-87） | 75（70-79） |

文献18より

**表23.5** 様々な運動負荷試験の性能の特徴のまとめ

| | 研究数（患者数） | 感度，%（95% CI） | 特異度，%（95% CI） | 陽性尤度比（LR＋）（95% CI） | 陰性尤度比（LR−）（95% CI） |
|---|---|---|---|---|---|
| 心電図 | 19（3,721） | 61（54-68） | 70（64-75） | 2.3（1.8-2.7） | 0.6（0.5-0.6） |
| 放射性核種（タリウム） | 5（842） | 78（72-83） | 64（51-77） | 2.9（1.0-5.0） | 0.4（0.3-0.4） |
| 心エコー | 3（296） | 86（75-96） | 79（72-86） | 4.3（2.9-5.7） | 0.2（0.1-0.3） |

文献20より

ると特異度は低かった。

　20世紀の間，非侵襲的負荷試験の研究のなかで女性患者の割合は少数であった[19]。研究対象の大多数は中年男性（CADの有病率が高い）であるため，様々な負荷試験の様式は女性でも妥当かどうか懸念されていた。一度CADと認識されると，治療と介入は性別差なく同様である。しかしながら，救急医にとって論文内の性別バイアスに対する懸念は，妥当なクリニカル・クエスチョンである。

　Kwokらは，1966 ～ 1995年に発表された，1種類以上の運動負荷試験を受け，かつ冠動脈造影結果をもつ少なくとも50名の女性患者が含まれている研究について検討した[20]。女性特有のデータが含まれていない研究，英語ではない論文，MI後または血管形成術後の評価目的の研究は，対象としなかった。全部で21本，4,113例の患者がメタアナリシスに組み込まれた。CADの平均有病率は39%であった（**表23.5**）。

　これらのデータから考えると，女性において高い感度と特異度をもつ非侵襲的運動負荷試験は存在しない。負荷心エコーが最も感度と特異度が高値であったが，本報告の中で最も少ない方法であった。

　オランダの研究者が，女性における冠動脈造影結果をもつドブタミン負荷心エコーについての1992 ～ 2002年の14の研究をまとめたメタアナリシスを行なった[21]。6本の研究において，直接男性と女性を比較検討した。また6本の研究においてドブタミン負荷心エコー検査とストレス核シンチグラフィーを比較検討した。メタアナリシスの結果を**表23.6**に示す。

　本解析において，ドブタミン負荷心エコーの診断能力は男女差なく同等であった。興味深いことに，ドブタミン負荷心エコーはストレス核シンチグラフィーと比較して，女性において特異度が高かった。胸部組織による減衰アーチファクト，女性における心室サイズの小ささ，そして内皮組織に対するエストロゲンの影響が女性群において疑陽性に寄与し得る（すなわち特異度が低くなる）ことは想定されていた[19]。

　Nandalurらは，近年CAD（50%以上の狭窄と定義）の診断に対する負荷MRI検査の有用性について，メタアナリシスを行なった。評価基準として全例冠動脈造影を施行している37の研究，2,191例が対象となった。負荷MRI検査が2つの異なる手法（血流イメージングまたは壁運動イメージング）のため，両方の手法を検討した研究が対象となった[22]。メタアナリシスの結果を**表23.7**に示す。

## 冠動脈CT検査

　潜在するACSの同定を目的とした冠動脈の造影CT検査は，胸痛にてED受診した患者の評価のために救急医が利用できる新しい診断方法である。時間・空間分解能の改善によるCT技術の発展によって詳細な冠動脈解剖像の作成ができるようになり，冠動脈プラークの石灰化の有無だけでなく冠動脈狭窄の同定もでき

104　PART 3　心臓学

**表23.6** 負荷試験の重み付けをした試験の特徴のまとめ

| | 研究数（患者数） | 冠動脈疾患の有病率, % | 感度, %* | 特異度, %* |
|---|---|---|---|---|
| **すべてのドブタミン負荷心エコー検査と性別で比較したドブタミン負荷心エコー検査** | 14（901） | 48 | 72 | 88 |
| 女性 | 7（482） | 59 | 77 | 81 |
| 男性 | 7（966） | 73 | 77 | 77 |
| **女性においてドブタミン負荷心エコーと負荷核シンチグラフィーを比較** | | | | |
| 心エコー検査 | 6（379） | ＊＊ | 77 | 90 |
| 核シンチグラフィー | 6（372） | ＊＊ | 73 | 70 |

*95% CIなし
**データなし
文献21より

**表23.7** 心臓MRIの双方の方法についての性能特徴のまとめ

| | 研究数（患者数） | 感度, %（95% CI） | 特異度, %（95% CI） | 陽性尤度比（LR＋）（95% CI） | 陰性尤度比（LR－）（95% CI） |
|---|---|---|---|---|---|
| 血流イメージング | 14（1,183） | 91（88-94） | 81（77-85） | 5.10（3.92-6.28） | 0.11（0.07-0.15） |
| 壁運動イメージング | 13（735） | 83（79-88） | 86（81-91） | 5.24（3.28-7.21） | 0.19（0.15-0.24） |

文献22より

**表23.8** 冠動脈造影と比較したMDCTの性能の特徴のまとめ（1）

| | 解析の対象 | | |
|---|---|---|---|
| | 冠動脈の部位（n＝22,789） | 冠動脈（n＝2,726） | 患者（n＝1,570） |
| 感度, %（CI） | 81（72-89） | 82（80-85） | 96（94-98） |
| 特異度, %（CI） | 93（90-97） | 91（90-92） | 74（65-84） |
| 陽性尤度比（LR＋）（CI） | 22（13-35） | 12（7-21） | 5（3-8） |
| 陰性尤度比（LR－）（CI） | 0.11（0.06-0.21） | 0.08（0.02-0.32） | 0.05（0.03-0.09） |

文献24より

るようになった。

## Clinical Question

慣習的な侵襲的冠動脈造影（CA）と比較して，マルチスライスCT（MDCT）による冠動脈造影はどのような特徴をもつか。

　4つのメタアナリシスがこの疑問について検討している。第一に，オランダの研究で，MDCTとCAの両方を施行した少なくとも20例以上を対象とした2000～2005年に発表された原著を対象に検討が行なわれた[23]。15本の研究で944例が対象となった（27～153例）。CADの平均有病率は59%（31～81%）であった。10本の研究をまとめた感度は89%（CI 85-92%）で陰性尤度比は0.16（CI 0.10-0.26）であった。

　ヨーロッパからは，MDCTとCA両方を施行した少なくとも30例以上を対象とした2002～2006年に発表された研究を対象としたメタアナリシスが行なわれた[24]。16列以上のMDCTを採用した27の研究が対象となり，冠動脈部位（それぞれの部位を分けて評価），血管（それぞれの冠動脈の部位をまとめて），患者（それぞれの部位を患者ごとにまとめて）について解析を行なった。結果を**表23.8**に示す。

　最も大きいメタアナリシスは，SunとJiangにより1998～2006年までの47の研究をまとめて解析された[25]。この研究ではMDCTとCAの両方を施行した10例以上を対象とした。対象となった研究では4列から64列のCTが使用されていた。結果を**表23.9**に示す。CADの有病率は74%（CI 64-84%）だった。

　最近の研究としては，Takakuwaらが胸痛で救急受診した患者の評価のために64列のMDCTを使用し

表23.9 冠動脈造影と比較したMDCTの性能の特徴のまとめ（2）

| | 解析の対象 | | |
| --- | --- | --- | --- |
| | 冠動脈の部位<br>（34本） | 冠動脈<br>（16本） | 患者<br>（21本） |
| 感度, %（95% CI） | 83（79-89） | 90（87-94） | 91（88-95） |
| 特異度, %（95% CI） | 93（91-96） | 87（80-93） | 86（81-92） |

文献25より

CAを評価基準とした2005〜2011に発表された9本の研究についてまとめている[26]。低〜中等度のリスクをもつ患者は1,559例であり，感度93%（CI 88-97%），特異度90%（CI 88-91%），陽性尤度比9.2，陰性尤度比0.07であった。全体で7.5%がCAでCADと診断されていた。

## コメント

### 非侵襲的心臓検査

非侵襲的検査は，近年心電図や心筋逸脱酵素よりAMIやUAを疑えない場合のCADを疑う患者に対し推奨されている。運動負荷試験が最も広く行なわれているが，感度特異度が低い。しかしながら，運動負荷試験はCADをほとんど疑わない患者の評価の第一段階として妥当である。運動イメージングの設備があるのであれば，よりよい能力で追加の情報を得ることができる。負荷試験に薬剤を追加すると，診断精度があがり，また運動困難な患者にでも試験ができるようになる。アデノシンやジピリダモールといった血管拡張薬は，SPECT検査をする際に併用すると感度が最大化し，心エコーと併用すると特異度が最大化する。女性において，ドブタミンを使用した負荷心エコー検査はストレス核シンチグラフィーと比較して特異度が高い。心臓MRIの特徴は他の負荷試験と拮抗しており，CADに対し血流イメージングMRIはより感度が高く，壁運動イメージングMRIはより特異度が高い。

### 血清バイオマーカー

心臓バイオマーカーは，ACSを疑う急な胸痛をもつ患者の評価をするにあたり，不可欠である。しかしながら，心臓バイオマーカーをACSの有無を決める唯一の決定因子とするべきではない。我々が評価した研究では，初回の心臓トロポニンは高い特異度をもつものの感度が低く，その感度は時間が経過することによって上昇することが示された。トロポニン陽性の場合，死亡またはAMIという有害事象の短期リスクが上昇する。研究特異的な対象の選択，対象患者の不均一，試験の状況が予後に影響することを示した臨床試験と比較したとき，トロポニンIとTの両方を使用したコホート研究では短期予後が悪化していた。

多くのEDと検査室では，一般にはCK-MBとトロポニンIかTのいずれかを含んだ心臓バイオマーカーセットの検査を行なう。心電図にてST上昇，新規の左脚ブロック，または最初の心電図でのST変化がない場合，ACSを疑う場合の初期評価として心臓トロポニンを検査するべきである。トロポニン陽性の場合，患者の病歴と所見によっては循環器科医の評価を受けるべきである。そして侵襲的，非侵襲的いずれにしても冠動脈の評価が必要となるだろう。しかしながら，トロポニンの生物動力学的特性のため，急激な胸痛の評価の場合，最初の心臓バイオマーカーは上昇していない場合がある。その場合，救急医は経時的に心電図と心臓バイオマーカーを評価するべきである。胸痛発症からの時間が確実に長く（バイオマーカーの2回目の評価の時間を超えた時間），心電図が正常または診断困難であった場合，重症度分類のためトロポニン検査を1回で終わらせるという方法は妥当かもしれない。

注目すべきは，一般的にはバイオマーカーの経時的評価は6時間であるのに対し，近年発表されたKellerらの報告によると，高感度トロポニンIと現在のトロポニンIは，両方とも3時間の時点で感度特異度共に十分に高値であることである[14]。

### 冠動脈CT検査

初期の3つのメタアナリシスでは，胸痛でED受診となった患者は対象となっていなかったが，最近のTakakuwaらによるメタアナリシスでは，ED患者を対象としているだけでなく，最新の64列CTを使用した論文を採用している。低〜中等度のリスクをもつ患者群において，MDCT冠動脈造影は初期のメタアナリシスと比較して有意に良好な検査特性をもち，NPVは99%であった。全体的な評価時間を短縮させる潜在能力とその有利な試験特性を考えると，MDCTはEDでの患者評価の方法を変え得る。とはいえ，放射線による悪性腫瘍の発生と造影剤による腎機能障害を考慮するべきであり，それらは最適な心臓リスク評価方法を決定するときに，個々の患者ごとに検討されるべきである。

## EDの胸痛患者に対するクリニカル・プレディクション・ルール

EDでの胸痛患者の評価は，有効なクリニカル・ディシジョン・ルールによって十分評価されている領域であるが，この領域で発表されているディシジョン・ルールの多くは十分に発達していないか，またはED患者に適切ではなかった。しかし近年，Hessらが報告したディシジョン・ルールはED患者のみを対象としており，30日以内の心臓イベントリスクが非常に低い退院可能群を同定することを目的としていた。外来患者のフォローアップはその期間内に行なわれていた[27]。2,718例が対象となり，そのうち12%が30日以内に心臓イベントを発症した。ディシジョン・ルール（**図23.1**）を発展させるために再帰分割が行なわれた。彼らのルールはまだ予測的な検証しか行なわれておらず，またすでに一般に実践されているものと類似しているが，検証済みであれば，救急医がACSのリスクが非常に低く入院や経過観察させることなく安全

に帰宅させうる患者の同定に対する確かな論拠になる。

---

下に示す4項目をいずれも満たさない場合，急性冠症候群の可能性のある胸痛患者は，診断のためのさらなる検査を行なうことなく安全にEDから帰宅することができる

1. 初療時の心電図にて新しい虚血所見*
2. 冠動脈疾患の既往歴
3. 急性冠症候群に典型的な胸痛**
4. 初療時のトロポニンが陽性
   　かつ
5. 40歳以下
   　または
6. 41～50歳で症状出現から6時間以上経過したトロポニンが陰性

*少なくとも2つの誘導でST上昇が1mm以上，またはT波陰転が0.2mm以上で定義される
**救急医により決定される
文献27より

**図23.1** 北アメリカ胸痛ルール

# 第24章

# 動悸

## ハイライト

- 動悸の疫学と緊急時の動悸の病歴，身体所見，補助検査の診断精度は，はっきりしていない。
- 動悸の病因と同様に，病歴と身体所見では正確に臨床的に意義のある不整脈を区別することができない。
- 動悸の原因としての精神科的疾患は除外診断であり，また診断のための適切な検査がしばしば遅れる。
- 患者の体調が問題なければ，患者自身で起動するイベント（不整脈）記録機器は一般的に自動に作動する機器と比較して優れている。

## 背景

動悸とは，主観的に不快に感じる心拍のことである。本章では，失神を伴わない動悸について述べる。失神については第22章ですでに述べた。失神を伴わない場合，動悸と心臓突然死の間に関連は確立されていない。実際，心臓不整脈をもつ患者のうち多くは動悸を自覚せず，動悸患者の35%しか不整脈をもっていない[1,2]。心臓突然死は，動悸で精査された患者のうち1.6%で報告されていた[1]。救急科（ED）患者における動悸の発生の出現率はよくわかっていない。

動悸の鑑別診断は多岐にわたる（**表24.1**）[3]。診断のための追加検査と同様に，一部の病歴が動悸の原因検索の手掛かりになるかもしれない。若年時に新たに発症した動悸をもつ患者は，発作性上室心拍paroxysmal supraventricular tachycardia（PSVT）であることが多い，逆に心房細動atrial fibrillationと心室頻拍ventricular tachycardia（VT）は高齢者で問題となる構造的心疾患structural heart disease（SHD）と関連することが多い[4]。副交感神経緊張状態や睡眠中に発生する症状が心房細動やQT延長症候群（心筋再分極の遺伝的異常）と関連しうる一方[6,7]，運動や負荷（カテコラミンの増加）による症状の出現はVTや洞性頻脈を引き起こす[5]。QT延長とそれに続発するトルサード・ド・ポアンtorsades de pointesは，抗不整脈，抗菌薬，抗ヒスタミン薬，向精神病薬，利尿薬，プロテアーゼ阻害薬，消化管運動促進薬で起こりうる[8,9]。不適切な洞性頻脈（inappropriate sinus tachycardia）は，洞性リズムの不適切な状況での上昇で定義され，多くは若年の女性の軽度の労作または情動がきっかけ（おそらくβアドレナリン刺激が誘因）で発生する[10]。

不安神経症とパニック障害は動悸をひき起こしうるが，これらの精神状態はEDでは除外診断となっていなければいけない。107例のPSVT症例をまとめた研究では，そのうち67%がパニック障害のDSM（精神障害の診断と統計マニュアル）クライテリアを満たしており，また真の不整脈は平均して3.3年間誤診されていた[11]。DSM基準に照らし合わせると，ホルター検査を勧められた患者の約半数が，少なくとも一つの不安または抑うつ障害を持っている可能性がある[12]。

**表24.1 動悸の鑑別診断**

不整脈
 上室性
  心房細動または心房粗動
  房室結節リエントリー
  心房性期外収縮
 心室性
  心室頻拍
  心室性期外収縮
洞性頻脈
 甲状腺機能亢進症
 循環血液量減少
 覚醒剤など興奮剤
 低血糖
 褐色細胞腫
 薬剤性
不安神経症，パニック障害

文献3より

**表24.2** 心電図波形によって考えられる動悸の原因

| 心電図所見 | 考えられる原因 |
| --- | --- |
| 完全房室ブロック | 心室性期外収縮，心室頻拍 |
| 左室肥大（Q, I, aVL, V4-V6） | 肥大型心筋症に伴う心室頻拍 |
| 僧帽性P波 | 心房細動 |
| 心室性期外収縮 | 心室性期外収縮，心室頻拍 |
| QT延長 | 心室頻拍 |
| Q波 | 心室性期外収縮，心室頻拍 |
| PR間隔の短縮，デルタ波 | WPW症候群，<br>他のリエントリー性頻脈 |

文献15より

6ヶ月の時点で，動悸患者の84％で有意に高率に精神科疾患に罹患，通院した状態で動悸が再発する[13]。10項目からなるスクリーニング方法が，パニック障害による動悸でモニターが必要ないかを識別するために導入されているが，この方法はまだ妥当性の確認が必要で，かつEDで評価されていない[14]。

　動悸の原因の同定と臨床的に重要な原因を識別するために，複数の検査が行なわれている。最初に行なわれるのは，一般的には12誘導心電図（ECG）である（**表24.2**）。もし心電図上伝導または構造異常が指摘された場合は，さらなる心臓の評価が必要となるかもしれない。ホルター心電図は同時に2つか3つの誘導を記録し，連続して記録する方法と，症状出現をトリガーとして記録する方法がある。ホルター心電図内に保存されたイベントは，医師のもとに送信される。電気生理学検査はより侵襲的な心臓伝導系の検査で，もし動悸が運動で引き起こされる，または心内膜下虚血と関連していると考えられるのであれば，運動負荷トレッドミル試験は有用かもしれない[16]。心エコー検査は，動悸と関連しうる構造的心疾患が疑われる際に行なわれる。しかし，同定された構造的心疾患が動悸と関連するとはいいきれない。

## Clinical Question
**臨床的に重要な不整脈と重要ではない動悸とを区別するための病歴と身体所見の診断精度は，どれくらいか。**

　6本の研究が重要な不整脈に対する病歴の診断精度について評価している[3]。唯一の有用な所見は頚部の速い拍動感で，房室結節のリエントリーに対して陽性尤度比が177（IC 25-1251）で，陰性尤度比が0.07（IC 0.03-0.19）であった（**表24.3**）[17]。

　これらの研究はEDでは行なわれていない。Summertonらは，英国の36の診療所より139人の新たに

**表24.3** 動悸のうち，臨床的に意義のある不整脈に対する所見，症状の診断精度

| | 陽性尤度比（LR＋） | 陰性尤度比（LR－） |
| --- | --- | --- |
| **病歴** | | |
| 動悸の家族歴 | 1.07 | 0.98 |
| パニック障害 | 1.0 | 1.0 |
| 他の精神障害 | 0.67 | 1.12 |
| **動悸の状態** | | |
| 持続性 | 0.93 | 1.20 |
| 持続時間＞5分 | 0.79 | 1.23 |
| 持続時間＞1分 | 1.17 | 0.63 |
| 脈拍数＞100 | 1.08 | 0.86 |
| 習慣的 | 1.38 | 0.55 |
| **要因** | | |
| アルコール | 1.94 | 0.90 |
| 呼吸 | 0.52 | 1.20 |
| カフェイン | 2.06 | 0.89 |
| 運動 | 0.78 | 1.07 |
| 休日 | 0.79 | 1.04 |
| ベッド上臥位 | 1.02 | 0.97 |
| 安静時 | 1.02 | 0.97 |
| 就寝時 | 2.44 | 0.63 |
| 週末 | 0.72 | 1.08 |
| 仕事中 | 1.54 | 0.86 |
| **随伴症状** | | |
| 胸痛 | 0.92 | 1.02 |
| めまい | 1.34 | 0.67 |
| 呼吸苦 | 0.27 | 1.12 |
| 頚部肥大 | 0.85 | 1.04 |
| 頚部の拍動感 | 177 | 0.07 |
| 前失神 | 1.04 | 0.95 |
| 血管迷走神経反射 | 1.72 | 0.63 |
| 視診上頚部の拍動 | 2.68 | 0.87 |

文献3より

動悸が出現した成人患者に対し，イベントレコーダーを参照基準（criterion standard）として9ヶ月間評価を行なった[18]。Hoefmanらは，オランダの41の一般内科診療所より動悸と浮遊感をもつ127人の患者に対し，イベントレコーダーを参照基準として評価を行なった[19]。Barskyは，不整脈と精神障害の参照基準として，24時間ホルター心電図とDSM基準を用いた131人と145人の動悸に対するコホート研究を行なった[12,20]。Gürsoyは，房室結節リエントリーによる頻脈を評価するために電気生理学的検査を勧められた244人について検討した[17]。Sakhujaは電気生理学的検査，アブレーション，または電気生理学的検査の組み合わせを使用したカルディオバージョン，ホルター心電図，テレメーター心電計，心電図を評価基準として勧められた239人を対象に評価を行なった[21]。

# Clinical Question

臨床的に重要な不整脈と，重要ではない動悸とを区別するための補助検査（心電図，ホルター，血液検査）の診断精度はどうか。

症状のある動悸に対し最初に選択される診断のための検査は，12誘導心電図である。しかしプライマリケアにおいて，1/3の患者にしか施行できない[22]。動悸が継続しているときに心電図を施行すると，48%でリズム異常があり，そのうち19%で症状に関連する不整脈を認めた[22]。EDにおける心電図の動悸に対する診断率はまだ述べられておらず，同様に血液検査の診断率も述べられていない。

1つのシステマティックレビューで，動悸の評価を目的とした6種類の診断機器についての評価を行なった[23]。

1. ホルター心電図：自覚のある電気的リズムと関連した動悸を最大72時間連続して心電図として記録する[24-26]。
2. 体外式非ループ式心電図レコーダー external event recorders without a loop（PER）：患者が心電図を起動させて受信センターへ送信し解析する[27-30]。
3. ループメモリーつき心電図イベントレコーダー event recorders with looping memory（CER）：持続して1つの誘導で記録しつつ，患者が機器を作動させたときにその起動時の前後の心電図リズムを記録する[18,31-34]。
4. ループメモリーを搭載した自動起動式イベントモニター auto-triggered event monitors with looping memory（Auto-CER）：持続的な記録にて，事前に登録して徐脈性または頻脈性のリズム異常を自動的に認識する。事前に登録された基準を満たした，または患者自身が起動させたとき，心電図記録は患者宅のモニターへ送信される。適切であればその波形は次に解析および治療的介入のため受信センターへ送信される。
5. 埋め込み型自動起動式ループレコーダー implantable auto-triggered loop recorder（ILR）：4と同じ性能で外付けの電極の必要がない。一般的に長期間（12 〜 24ヶ月）のモニタリングが可能である。
6. ペースメーカー，除細動器：波形を同定，記録，そして外部の受信機関に送信するようプログラムされることが可能である。

12の記述的研究を含めた28の研究において，これらの診断機器について評価を行なった[23]。記述的研究では多くの診断バイアス（例えば尺度基準が参考となる機器，構造的心疾患や機器の介入のある患者の振り分けが不均等など）が問題のため，1つの機器と他の機器の診断能力を評価した比較対照研究がより有益であった。これらの比較対照研究を下記に示す。

・CERとホルター心電図：6つの研究において，21 〜 62%範囲で決定的な診断ができる点でCERの方が優れていると述べている（ホルター心電図は最大で30%）。CERはまた明らかな不整脈を除外することに優れている（CERでは34%除外，ホルターでは2%除外）[35-40]。

・CERとECG：30日以内のCERは37%を診断することができ，対して最初の心電図のみだと10%しか診断できない[41]。

・CERとプライマリケア医の印象：6ヶ月以内で評価したところ，関連のある不整脈はCERにおいて22%で診断されたが，ゲシュタルト（印象）のみで評価すると7%しか診断されなかった。そのうえプライマリケア医はCERの17%，ゲシュタルト患者の38%に症状の説明をもたなかった。CERはコンサルト率を上げたり補助的診断検査を変化させたりしないものの，CER群における循環器へのコンサルトは，そのうち92%（ゲシュタルト群では57%）で循環器的問題が同定されたため，より有効かもしれない[42]。

・auto-CERとPER：双方で患者の80%以上で診断をつけることができた。しかしauto-CERの方が11 〜 17%，より多く診断をつけることができた[43-46]。

・auto-ILRと患者起動のILR：症状を伴う不整脈は，患者起動のILR群の16%で発生した。auto-ILRは不適切に起動されたものが83%あり，また患者起動のILRで同定できなかった不整脈をauto-ILRが同定することはできなかった[47]。

・ILRと慣習的方法（24時間ホルター心電図，4週間のCER，それで診断がつかない場合は電気生理学的検査）：1年以内での不整脈の診断は，慣習的方法では21%で得ることができ，一方ILRでは73%得ることができた[48]。

外来患者のCERの費用対効果は，1週間で新しい診断をつけるごとに98ドル，3週間で新しい診断をつけるごとに5,832ドルに上昇すると報告されている[32]。PERの最適な期間は，すべての診断のうち75%が評価でき，臨床的に意義のある診断の83%が含まれている2週間である[49]。

## コメント

　動悸患者において，良性の病因と臨床的に意義のある不整脈を区別するのに，病歴と身体所見は不十分である。近年，エビデンスは選択バイアスで重大な問題点となっており，動悸で来院する救急患者に適応できない可能性がある。加えて，臨床的に有意，または特徴的な不整脈の評価尺度は広く受け入れられてはおらず，特徴的で異常なリズムと分類するための試験を含んだ包含バイアスが問題となっている。図24.1は，存在する根拠をもとにした動悸に対しての診断アプローチ法の標準化を始めるためのEDでのプロトコルの一案を示している。リスクの高い患者では，たとえ病歴，身体所見，心電図では動悸の病因をはっきりすることができなかったとしても，さらなる検査が必要となるかもしれない。高リスクの患者を下記に定義する[15]。

1. 心筋梗塞による瘢痕形成，特発性拡張型心筋症，臨床的に有意な弁膜症（逆流も狭窄も），または肥大型心筋症を含めた心臓の構造の異常。
2. 不整脈，失神，心筋肥大，QT延長症候群，突然死の家族歴。

　最も適切なのは，心電図は動悸がある間に検査されるべきである。動悸の評価のためにEDに来院した患者の最初の評価と心電図は，通常診断に結びつくのが難しいが，救急医はプライマリケア医と協力し外来での補助的な検査を施行すべきか決定しなければいけないだろう。一般論が効果的な方針決定の助けとなり得る。毎週の症状がイベントレコーダーをより適切にし，一方，頻回の動悸が，日々の症状とホルター心電図が一致する第一の要因である。他の要因は，患者の自覚症状である。もし患者が不整脈による動悸（発作性心房細動など）を自覚していない，または（合併症や年齢が原因で）機器を起動できないならば，自動起動式機器の方がより適切である。しかしながら，患者起動型機器の方が臨床的に意義のある不整脈を見つけることに優れている。

　将来的には，有病率，発生率，失神以外の動悸の短期間の後遺症を評価するために，EDでの試験が必要となる。加えて，どの外来患者のモニタリングが最も有益か適切なリスク評価を行ないつつ，病歴，身体所見，血液検査，心電図の精度と信頼性を含めた診断および予後の性質を，EDの患者で評価する必要がある。

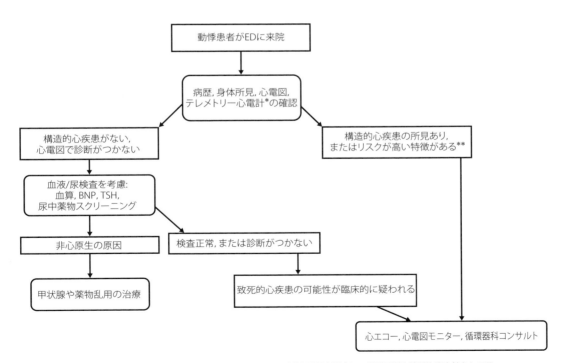

*テレメトリー心電計装着中に動悸が発生した場合，波形を確認し12誘導心電図を測定し，鑑別診断や診断治療方針をたてる
**リスクが高い＝もともと構造的心疾患がある，不整脈，突然死，QT延長症候群，心筋症の家族歴がある

**図24.1** EDにおける動悸の評価

**PART 4**

# 感染症

第25章　小児における細菌性髄膜炎　114

第26章　月齢1〜3ヶ月の乳児における重症細菌感染症　116

第27章　壊死性筋膜炎　118

第28章　感染性心内膜炎　121

第29章　咽頭炎　125

第30章　副鼻腔炎　128

第31章　肺炎　131

第32章　尿路感染症　135

第33章　敗血症　137

第34章　化膿性関節炎　142

第35章　骨髄炎　146

第36章　性行為感染症　152

第37章　インフルエンザ　156

第38章　乳幼児（3〜36ヶ月）の発熱　160

# 第25章

# 小児における細菌性髄膜炎

## ハイライト

・髄膜炎の罹患を疑うすべての小児患者に腰椎穿刺を行なうべきである。
・細菌性髄膜炎スコアおよびメニンギテスト・クライテリアは，髄液細胞増加を認める患児において高い特異度を持って細菌性髄膜炎と無菌性髄膜炎を区別する。

## 背景

小児における髄膜炎は現病歴と身体所見から疑われるが，診断の確定には腰椎穿刺で得られた髄液（CSF）の検査が必要である。これまでにも，腰椎穿刺での評価を必要としない患児を区別するために多くのクリニカル・ディシジョン・ルールが作られてきたが，その多くはHibワクチン（*Haemophilus influenzae* type B vaccine）や肺炎球菌ワクチン（pneumococcal conjugate vaccine）が普及するより以前に発表されており，内部でも外部でも評価を受けていない。

髄液検査の結果が完全に正常（髄液の白血球＜5 cells/μL）の時のみ，細菌性髄膜炎は完全に否定できる。一方で小児患者が髄液細胞増加（CSF pleocytosis）を示す時には，髄膜炎の診断を完全に除外することはできない。髄液細胞増加は，髄液の白血球数≧10 cells/μLと定義されるが，髄液中に赤血球が存在する場合には，髄液中の白血球と赤血球が1：500の比であることを用いて補正する。先進国においては，腰椎穿刺を行なった小児患者で最も多い診断は無菌性髄膜炎であり，その割合は80〜90％に達するが，細菌性髄膜炎も少数とはいえいまだに診断されることがある。細菌性髄膜炎を完全に除外するためには，髄液培養の陰性を確認する必要があるが，これには2〜3日の時間を要する。100％近い感度を得るために，多くの臨床医は髄液細胞増加を示す患者に対して広域抗菌薬を投与しつつ，培養結果を待つことになる。Hibワクチンと肺炎球菌ワクチンという2つのワクチンの開発は，米国における小児の細菌性髄膜炎の罹患率を劇的に減少させた[1]。髄液細胞増加を示す患児の細菌性髄膜炎の有病率がきわめて低いため，受診時に髄膜炎の患児を見分けるために用いられるクリニカル・デ

ィシジョン・ルールは，不必要な入院や広域抗菌薬の使用を減らす可能性がある。Hibワクチンと肺炎球菌ワクチンが広く行き渡った現代における細菌性髄膜炎スコアbacterial meningitis score（BMS）の有用性が，20の大学関連医療施設において評価された。

## Clinical Question

クリニカル・ディシジョン・ルールは，髄液細胞増加を認める小児患者において，髄膜炎を除外するのに役立つであろうか。

Nigrovicらは BMS を提唱したが，これは髄液細胞増加を認める患者のうち，特に細菌性髄膜炎の危険性が低い患者を分類するものである（**表25.1**）[2]。

この BMS はある1つの医療機関に，髄液細胞増加を示して入院した696人の患児の観察から生まれた。対象となる患児は日齢29日〜19歳までわたっていた。細菌性髄膜炎の有病率は総じて18％であった。BMSは，髄液のグラム染色が陽性の場合に2点を与え，その他の項目が存在する場合には1点を与えることで計算される。この調査によると，無菌性髄膜炎と診断された患者において BMS は100％の精度で0点であり，評価群においても細菌性髄膜炎の患児を誤って無菌性髄膜炎グループに入れることはなかった。スコアが0

**表25.1 細菌性髄膜炎スコア（BMS）**

以下の項目のすべてを認めない場合，細菌性髄膜炎の可能性はきわめて低いといえる
・髄液グラム染色陽性
・髄液中の好中球数が 1,000 cells/μL 以上
・髄液中のタンパク質が 80 mg/dL 以上
・末梢血中の好中球が 10,000 cells/μL 以上
・受診時または以前にけいれんの病歴がある

114 PART 4 感染症

点の場合の陰性適中率は（NPV）100％（CI 97-100％）であり，2点以上の場合は感度87％（CI 72-96％）で細菌性髄膜炎であることが予想される。

　近年，米国の20の施設において多施設の後ろ向きコホート研究が行なわれ，BMSの有用性が調査された[3]。著者らは調査期間を2001年1月〜2004年6月までとし，腰椎穿刺前に抗菌薬が投与されていない日齢29日〜19歳までの髄液細胞増加を示すすべての患児を調査に含めた。3,295人の髄液細胞増加を示した患者のうち，細菌性髄膜炎の患者は3.7％（95％ CI 3.1-4.4）であり，残りは無菌性髄膜炎であった。1,714人についてはBMSが0点であり，低リスク群に分類された。このうち，2名については感度98％（CI 94-100％），NPV100％（CI 100-100％）で細菌性髄膜炎と診断されている。細菌性髄膜炎と診断されたが，BMSが0点であった2名の患児は，いずれも月齢2ヶ月未満であった。BMSは正確なクリニカル・ディシジョン・ルールではあるが，項目を1つも満たさない場合でも，0.1％と非常に低い確率ではあるが細菌性髄膜炎患児を含む危険があると著者らは結論づけている。BMSの外部評価も実施されており，感度がほぼ100％であることが確認されている[5]。

　しかし，BMSの感度が100％を下回っているため，感度を100％に近づけるよう，さらなる項目を加えてルールを作り直そうという研究もある。その中に，検査結果のカットオフ値を再検討し，血清マーカーであるプロカルシトニンを追加のリスク層別化因子として加えた研究がある[4]。これらの追加された情報をもとにBMSは書き換えが行なわれ，メニンギテスト・ク

ライテリア（meningitest criteria）と名づけられた（**表25.2**）。

　メニンギテスト・クライテリアの外部評価において，感度は100％（CI 96-100％），特異度は37％（CI 28-47％）とされている。著者らはこのルールを用いることにより，急性髄膜炎を持つ児の37％で抗菌薬投与や入院を安全に避けることができるのではないか，としている。

## コメント

　大規模多施設研究の結果を見ると，BMSもメニンギテスト・クライテリアもともに，髄液細胞増加を認める小児の無菌性髄膜炎患者を，細菌性髄膜炎患者から100％に近い感度で正確に区別するようである。どちらのスコアも使用される検査データは日常的に求めているものであり，簡潔で利用しやすいスコアではあるが，メニンギテスト・クライテリアはプロカルシトニンを測定する必要があるため，一部の医療機関においては頻繁には使用されない可能性がある。いずれのルールも，細菌性髄膜炎である可能性がきわめて低く，外来治療の候補となる髄液細胞増加を伴う小児患者を見分ける上で，臨床医の大きな助けになると考える。BMSもメニンギテスト・クライテリアも，外的妥当性を認められている。

　これらを用いて臨床判断を行なう際に考慮しておくべき点がいくつかある。両者ともに細菌性髄膜炎のみの低リスク患児を見分けるために作成されたものであるため，たとえばライム髄膜炎であったりヘルペス脳炎のように，患児にとって抗菌薬治療が有益な疾患が補足されない可能性がある。したがって両者は，その他の治療可能な感染症についての臨床判断とともに使用することを勧めたい。さらに，多施設における評価において，BMSで見逃された2例の細菌性髄膜炎の患児の月齢が2ヶ月未満であったことから，このリスクが高い母集団にBMSを適応する際には注意深く行なうことを勧める。

**表25.2** メニンギテスト・クライテリア

髄膜炎の患児のうちで，以下の項目の1つでも認める場合には，抗菌薬による治療と入院治療が推奨される
・けいれん
・重篤感（易怒性，傾眠，脱水）
・紫斑
・髄液のグラム染色が陽性
・プロカルシトニンが0.5 ng/mLより多い
・髄液中タンパク質が50 mg/dLより多い

# 第26章

# 月齢1〜3ヶ月の乳児における重症細菌感染症

## ハイライト

・救急科（ED）において発熱した月齢1〜3ヶ月の患児を評価する際の主な目的は，重症細菌感染症（SBI）の危険の有無を判断することにある。
・フィラデルフィア・プロトコールとロチェスター・クライテリアという2つのクリニカル・ディシジョン・ルールがあり，これらは発熱した小児の中で重症細菌感染症の危険が低い患児を高い感度を持って拾い上げることができる。

## 背景

生後28日未満で発熱（直腸温38度以上を発熱と定義する）を認める患児では，重症で原発不明の感染源を持つ可能性が高く，血液検査，尿検査，髄液検査および血液培養などの敗血症精査目的の各種検査をすべて行なったうえで，抗菌薬の初期治療を開始すべきである。日齢29〜90日までの児の中で，低リスク児を識別するために作成されたフィラデルフィア・プロトコール（Philadelphia protocol）とロチェスター・クライテリア（Rochester criteria）という2つのクリニカル・ディシジョン・ルールがある。低リスク児以外については，入院させ各種精密検査を行ない，広域抗菌薬の初期治療を開始すべきである。低リスクと思われる児については，密な経過観察ができ，信頼できる両親がいる場合には帰宅させることができる。

## Clinical Question

**フィラデルフィア・クライテリアおよびロチェスター・クライテリアとは何か。そしてこれらのクリニカル・ディシジョン・ルールは，いかにして月齢1〜3ヶ月の重症細菌感染症を持つ児を鑑別するか。**

フィラデルフィア・クライテリアは，日齢29〜56日までの連続した747人の児で38.2度以上に発熱した患児に関する研究に由来する[1]。合計460人の乳児は，検査あるいは診察で重症細菌感染症が懸念される所見を認め，入院の上，抗菌薬の初期治療を受けた。この研究において重症細菌感染症のスクリーニングの項目として，白血球数＞15,000mm$^3$，尿沈渣の白血球＞10 HPF（高倍率視野）または明視野顕微鏡で陽性，脳脊髄液中の白血球数＞8mm$^3$またはグラム染色陽性，胸部レントゲンでの浸潤影を用いた。検査や身体所見が正常であった287人の乳児は，入院して抗菌薬を用いずに経過観察とする群と，帰宅して密に経過観察を行なう群とに振り分けられた。合計で65人（9%）の乳児が重症細菌感染症を発症しており，そのうち64人は前述のスクリーニングの項目を用いて識別されていた。感度は98%（CI 92-100%）であった。287人の低リスク群の患児のうち，重症細菌感染症に罹患していたのはたったの1人であった。著者らは，このスクリーニング項目をフィラデルフィア・プロトコールと名づけた（**表26.1**）。

同じ著者らが，このクライテリアについて3年間にわたる前向きのコホート研究を行なっている[2]。彼らは38度以上の発熱をきたした日齢29〜60日の422人の患児を追跡した。合計101名（24%）が低リスク群として外来管理でも安全とされた。43名の患者で重症細菌感染症を認めたが，フィラデルフィア・プロトコールで低リスク群と判断された患児は1人もいなかった。

**表26.1** 重症細菌感染症における低リスク患児を特定するためのフィラデルフィア・プロトコール

すべてのクライテリアを満たす児は低リスクと考えられる
・白血球数＜15,000，かつ好中球に占める桿状球の割合＜20%
・尿中白血球＜10
・髄液の白血球数＜7
・胸部レントゲン陰性

文献1より

116　PART 4　感染症

最初に作成されたロチェスター・クライテリアには，月齢3ヶ月以下の233人の乳児の2年間にわたる研究の結果が含まれている[3]。これは，新生児期の合併症や重要な基礎疾患を持たず，それ以前に抗菌薬の投与を受けていない正期産の乳児が対象となった。合計144名（62％）の患児において，耳や軟部組織や骨感染症を疑う所見を認めず，白血球数も5,000～15,000/mm$^3$であり，band（桿状型）は<1,500/mm$^3$であり，尿検査も正常であることから重症細菌感染症を発症していないであろうと考えられた。この144名のうち，1名のみが重症細菌感染症を発症しており（0.7％），高リスク群においては22人（25％）が発症していた。低リスク群の患児では菌血症を発症している児はいなかったが，高リスク群においては9％の児が菌血症を発症していた。著者らは，この低リスクのクライテリアをロチェスター・クライテリアと名付けた（表26.2）。

同じ著者らが前向きにこのクライテリアを検証し，1988年に発表している[4]。著者らは月齢3ヶ月未満で発熱をきたした，それ以前は健康であった237人の乳児を対象に含めた。合計149名（63％）は軟部組織や骨感染症の所見はなく，中耳炎もなく，尿所見は正常で，便の白血球数は<25/HPFであり，白血球数は5,000～15,000/mm$^3$であり，bandは<1,500/mm$^3$ことから，クライテリアによって低リスクと判断された。低リスク群のうち，重症細菌感染症であった患児はいなかったが，高リスク群では24％が重症細菌感染症であり，8％が菌血症であった。

フィラデルフィア・プロトコールおよびロチェスター・クライテリアの再評価が近年発表された[5]。この研究では，日齢56日以下で直腸温が38.1℃より高い乳児を対象としている。手順の一環として，担当医は患児が敗血症を持つかどうかの印象を記録し，乳児観察スコア（infant observation score）を用いて点数化した。188人の乳児をフィラデルフィア・プロトコールで評価し，259人の乳児をロチェスター・クライテリアに割り付けた。フィラデルフィア・プロトコールの陰性適中率は97.1％（CI 85.1-99.8％）であり，ロチェスター・クライテリアの陰性適中率は97.3％（CI 90.5-99.2％）であった。著者らはフィラデルフィア・プロトコールおよびロチェスター・クライテリアが，当初の発表や評価と同様に高い陰性適中率を示すと結論づけている。

## Clinical Question

日齢29日未満の乳児に適応した場合，フィラデルフィア・プロトコールはどの程度機能するであろうか。

重症細菌感染症の評価目的に入院した254人の日齢29日未満の乳児に対して，フィラデルフィア・プロトコールを用いて後ろ向きに解析した研究がある[6]。重症細菌感染症の全体の有病率は12.6％であった。フィラデルフィア・プロトコールを用いた場合，合計109人（43％）の乳児が低リスクと判断された可能性があった。重症細菌感染症であった5人の患児については，フィラデルフィア・プロトコールでは見逃されていた可能性があった。著者らは，これらの結果が日齢29日未満の乳児における重症細菌感染症の，予測できない病態を示唆していると警告している。

## コメント

日齢29日未満のすべての乳児は，腰椎穿刺を含むすべての敗血症の精密検査を行ない，入院とし，抗菌薬の初期治療を開始すべきである。いくつかのセンターでは，重症感のない日齢29～90日の児について，フィラデルフィア・プロトコールやロチェスター・クライテリアを用いてのリスク階層化別の管理を主張している。血液検査，尿検査，場合によっては脳脊髄液を解析することで，低リスク児を識別することができ，信頼できる両親がいれば帰宅させ，密な経過観察によって抗菌薬投与を避けることができる可能性がある[7,8]。しかし，フィラデルフィア・プロトコールやロチェスター・クライテリアを用いて行なわれた研究の多くは，小規模の単独施設による研究であり，大規模小児集団の解析による評価を受けていない。

**表26.2 月齢2ヶ月以下で重症細菌感染症に罹患している児を特定するためのロチェスター・クライテリア**

以下のクライテリアが当てはまる児は低リスクと考えられる
・正期産
・既往歴なし
・白血球数が5,000～15,000で，かつ，桿状球<5000
・尿中白血球数<10

文献3より

# 第27章

# 壊死性筋膜炎

## ハイライト

- 壊死性筋膜炎は頻度は高くないが，死に至る病態であり，早期診断と積極的な外科的治療が必要である。
- Laboratory Risk Indicator for Necrotizing Fasciitis（LRINEC）クライテリアは，通常の血液検査結果を用いて，壊死性筋膜炎と重症の蜂窩織炎あるいは膿瘍を鑑別するものである。このLRINECクライテリアは広く利用を推奨する前に，外部の状況で，より大規模な検証研究がなされるべきである。
- 単独施設における小規模後ろ向き研究において，CT検査は壊死性軟部組織感染症について感度100％，陰性適中率100％を示し，救急科において壊死性筋膜炎を除外するために有用である可能性が指摘された。

## 背景

壊死性筋膜炎は，筋膜や皮下組織を巻き込みつつ急速に進行する感染症である。壊死性筋膜炎は稀ではあるが，罹患率や死亡率が低くないため，救急科（ED）において他の皮膚軟部組織感染症と鑑別することが重要となる（図27.1）。いくつかの報告によれば壊死性筋膜炎による死亡率は34％にものぼるという。壊死性筋膜炎は外科的治療の対象となる疾患であり，早期診断と壊死した筋膜やその周囲の組織のデブリードメントが主要な予後規定因子となる（図27.2）。デブリードメントの遅れは予後不良に関係する。

発症早期の壊死性筋膜炎は蜂窩織炎や膿瘍など他の軟部組織感染症との鑑別が困難である。CT，MRI，超音波検査などの画像検査は蜂窩織炎の鑑別に役立つことが示されたものの，どの患者を画像検査の対象にすべきかについては議論の対象となっていた。

## Clinical Question

**血液検査の結果は，蜂窩織炎を他の皮膚軟部組織と鑑別するのに信頼度をもって用いることができるか。**

Laboratory Risk Indicator for Necrotizing Fasciitis（LRINEC）の研究者らは，壊死性筋膜炎と他の皮膚軟部組織感染症を鑑別するためのスコアリングシステムを開発した[1]。LRINECスコアリングシステムは，314人の患者の後ろ向きコホート研究から作成され，

シンガポールの2つの教育病院の140人の患者で評価された。140人の壊死性筋膜炎の患者と，309人の重症蜂窩織炎または膿瘍の患者が調査対象となった。研究により白血球，ヘモグロビン，ナトリウム，血糖，クレアチニン，CRPが壊死性筋膜炎の診断と関係することが明らかとなった。研究者らは独立した予測因子についての検討を重ね，LRINECをより完全なスコアリングシステムとして作り上げた。このスコアリングシステムを表27.1に示す。

カットオフ値を6点以上とすると，陽性適中率（PPV）は92％となり，陰性適中率（NPV）は96％となる。著者らはその結論部分において，感度や特異度について報告していない。ROC曲線下面積は描出群では0.98で，検証群では0.976と壊死性筋膜炎を蜂窩織炎あるいは膿瘍から鑑別するのに高い精度を示した。

2009年にオーストラリアからLRINECの外部調査を目的とした単独施設の後ろ向き研究が発表された[2]。著者らはLRINECスコアで6点以上をカットオフ値として，生検結果と比較した際の性能を計算した。壊死性筋膜炎と診断され入院となった28人の患者のうち，10人が生検により壊死性筋膜炎の診断が確定した。この小規模患者集団において，LRINECスコアで6点以上をカットオフ値とした場合，生検により確定した壊死性筋膜炎と重症軟部組織感染症を識別する感度は80％，特異度は67％，陽性適中率は57％，陰性適中率は86％であった。著者はこのカッ

118　PART 4　感染症

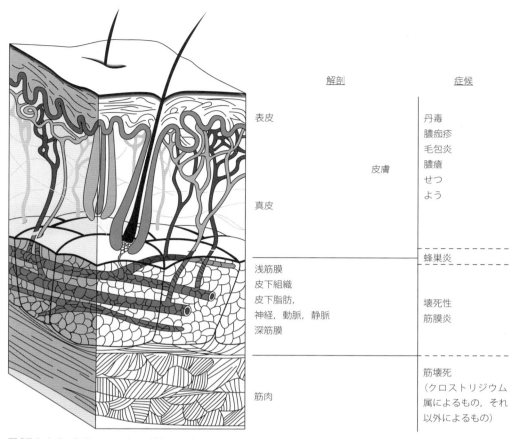

図27.1 皮膚の各層とそれぞれに対応する感染症

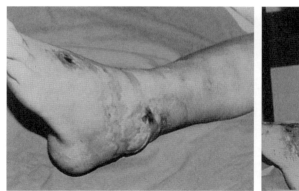 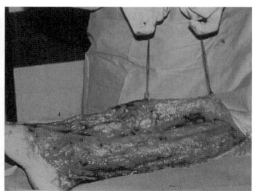

図27.2 (a) 壊死性筋膜炎が疑われた症例。滲出性の血液を伴う創，汚染された皮膚，水疱形成を伴う左下肢。(b) 外科的に広範囲のデブリードメントを行なった。
(Reproduced from [5], Hall et al Principles of Critical Care 3rd edition, Copyright 2005, with permission of The McGraw-Hill Companies)

トオフ値の場合，LRINECスコアは壊死性筋膜炎診断のための検査後確率に，きわめて限定的な効果しか及ぼさないと結論づけている。

一方，2010年にフランスで行なわれた研究では，危険度を層別化した患者群に対して，壊死性筋膜炎の診断目的にLRINECスコアを後ろ向きに適応した[3]。抗菌薬の開始から発赤の消退までの時間，発熱の持続時間，膿瘍・外科的手術・敗血症性ショック・壊死性

**表 27.1** 壊死性筋膜炎を重症蜂窩織炎から識別するための LRINEC スコア

| 変数，単位 | | 点 |
|---|---|---|
| CRP mg/L ≥ 150 | | 4 |
| 白血球（per mm³） | 15–25 | 1 |
| 白血球（per mm³） | >25 | 2 |
| ヘモグロビン | 11–13.5 | 1 |
| ヘモグロビン | <11 | 2 |
| ナトリウム，mmol/L | <135 | 2 |
| クレアチニン，mg/dL | >1.6 | 2 |
| 血糖，mg/dL | <180 | 1 |

6点以上を陽性とする

筋膜炎・死亡・ICU 入室などの合併症の発生，という3つの基準が評価のために用いられた。入院時のLRINEC スコアが6点以上という項目も含めて，いくつかの項目で予後を予測する可能性があった。50人の患者の観察において，著者らは LRINEC スコアが6点以上の場合（54％）は，6点未満の場合（12％）と比較して，合併症の発生が多かったとしている（P = 0.008）。しかしながら LRINEC スコアが6点以上ということは，発赤や発熱の持続時間の延長とは関連がないように思われた。

## Clinical Question
壊死性筋膜炎を除外するための CT 検査の感度・特異度はどの程度か。

壊死性筋膜炎を発見するための CT（16列または64列のヘリカル CT）の感度について，2003年1月〜2009年4月までに単独の大学関連医療センターで行なわれた最近の調査がある[4]。この調査においては，炎症や壊死を認める組織が発見された場合，ガスや液体貯留の有無にかかわらず陽性とされた。壊死性筋膜炎の診断基準は，外科的診断や病理学的検索によって壊死した軟部組織が認められたこととし，もし外科的診断や，病理学的検索によってこれらを証明できないときや，外科的診断を行なわずとも患者が改善した場合には壊死性筋膜炎を除外した。67人の選択基準を満たした患者のうち，58人が外科的診断を受け25人（サンプル集団の43％）に壊死性感染症が見つかった。そのほかの患者においては外科的診断によって非壊死性の感染症が見つかったり（33人），保存的治療によって症状の改善を認めた。著者らは CT の感度は100％，特異度は81％，陽性適中率は76％，陰性適中率は100％と報告している。著者らは CT の結果が陰性であった場合には，信頼性をもって壊死性筋膜炎の診断を除外できるとしている。

## コメント

LRINEC スコアはシンガポールの2つの大学関連医療センターで行なわれた調査の描出群・検出群ともに，臨床的に早期の壊死性筋膜炎を検出する際によい識別力を示した。しかしながら，オーストラリアの小規模の研究においては特に有用性が示されず，フランスで行なわれた50人の患者におけるやや大きめの調査においては，合併症の予測因子となり得ることが示された。壊死性筋膜炎と重症度が低い他の感染症を鑑別する際に LRINEC が示した高い特異度を考慮すると，救急医は外科コンサルトや壊死性筋膜炎除外のさらなる診断的検査を行なうべき高リスク患者の同定のために，LRINEC スコアやそのスコアリングシステムの対象となっている血液学的異常を，臨床判断とともに用いることを検討してもよいかもしれない。壊死性筋膜炎の除外目的に LRINEC を用いることについては，我々は推奨しない。

単施設での研究において，多列検出 CT は壊死性の軟部組織感染症を持つ患者の識別において信頼できるという結果であった。対象患者が67人と小規模ではあるが，CT 検査は壊死性筋膜炎の除外に完璧な性能を示した。さらなる追加研究でこの結果を確認をする必要性はあるものの，この時点においては，ED で壊死性筋膜炎を除外する際に最初に行なう検査としてCT を推奨する。

# 第28章

# 感染性心内膜炎

## ハイライト

- 救急科における感染性心内膜炎の診断は困難を伴う。
- デューク・クライテリアの大基準は，血液培養の結果と心臓超音波検査所見にその多くを頼っている。
- デューク・クライテリアの小基準は，救急医が層別化すべき患者の心内膜炎に対する危険因子を与えてくれる。
- 自然弁においても人工弁においても感度が高いことから，今では経食道超音波検査は評価に最も適した方法である。

## 背景

感染性心内膜炎は，心臓の心内膜表面の微生物による感染症であり，10万人年あたりの発症率は1.8～7.0とされる。診断には困難が伴うが，その主な理由として救急科（ED）受診時に臨床所見が非特異的であることが挙げられる。心内膜炎の診断ミスは予後の悪化を招くため，救急医はこの致死的疾患を想起する閾値を下げなければならない。発熱は心内膜炎の最も一般的な症状であり，いくつかの主要な文献によると，一週間以上持続する再発性の発熱は，この疾患を想起すべきだとしている。次に一般的な臨床的特徴は，心雑音やその他の心臓弁膜症の存在を示す所見である。その他のよくある兆候としては脾腫，顕微鏡的血尿，貧血そして白血球増加が挙げられる。

この30年の心内膜炎の疫学の変化に伴って，Osler結節，Roth斑，Janeway病変（図28.1），線状爪下出血，口腔内点状出血など心内膜炎のよくある古典的な皮膚および眼科的な特徴の頻度が減少している[1]。これらの変化は主に，人工弁置換術後の患者，経静脈的麻薬使用者（IVDU）そして高齢者において，心内膜炎の患者が増加しつつあることに起因するものと考えられる[2]。また，心内膜炎の微生物学的にも，以前は連鎖球菌が原因であったが，コアグラーゼ陽性または陰性のブドウ球菌に変化しつつある。このため，典型的な感染性心内膜炎の様相も変化しており，最も一般的には，経静脈的麻薬使用者が黄色ブドウ球菌による急性の右心系の弁の感染をきたし，この章で述べた心内膜炎によくある末梢の特徴を持たない。

## Clinical Question

EDにおいて，感染性心内膜炎疑いの患者を診断する最も精度の高い方法は何か。

心内膜炎を診断する最もよい方法は，1994年にDureckらによって提唱されたデューク・クライテリアである[3]。デューク・クライテリアは，1985～1992年の間の，353名の患者における感染性心内膜炎が疑われる一連の405症例に由来する。著者らは，2つの大基準（血液培養陽性，心臓超音波検査で陽性

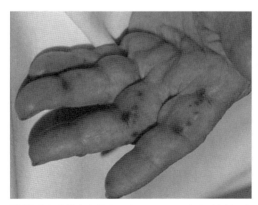

図28.1 細菌性心内膜炎によるJaneway病変（文献9より一部改変。Fitzpatrick T, Johnson RA, Wolff K, and Suurmond D. Color Atlas and Synopsis of Clinical Dermatology 4th Edition ©2001 with permission of The McGraw-Hill Companies）

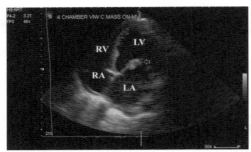

図28.2 心尖部四腔断層像で僧帽弁に巨大な疣贅を認める(矢印)。
注：RA＝右心房，LA＝左心房，LV＝左心室，RV＝右心室
(Courtesy of Anthony J. Dean, MD Pennsylvania)

所見，図28.2)と，6つの小基準（素因となる心異常，発熱，血管性病変，免疫学的現象，心臓超音波検査で疑いのある所見，微生物学に疑いのある所見）を定義した。著者らはまた，病理学的または臨床所見からの確定例，疑い例，除外例という3つの別個の診断学的分類を定義した。確定例は，組織学的または細菌学的な疣贅や末梢の細菌塞栓の証拠によって定義される。計69例が病理学的に心内膜炎の確定例と確認されたが，そのうち55例（80％）は臨床的にも心内膜炎の確定例として分類された。表28.1にデューク・クライテリアを示す。

デューク・クライテリアが，いかに感染性心内膜炎の診断を除外できるかを調査した研究もある。Doddらは，心内膜炎が疑われたが，デューク・クライテリアによって心内膜炎の診断が除外された49症例を長期にわたり観察した[4]。そのうち63％は，初期評価の時点で他の確実な診断があった。35％は症候群を認めたが，4日以内の抗菌薬使用で一過性に改善を認め，1例は心臓手術の際に心内膜炎が否定された。入院後3ヶ月の時点で全患者の経過の情報が揃っていたが，1例のみが最終的に人工弁の感染症と診断され，別の1例は死亡後の剖検で心内膜炎の可能性があるとされた。

不明熱のために複数回の血液培養と心臓超音波検査を行なった100人の患者にデューク・クライテリアを適用し，その特異度を計算した研究がある[5]。Doddらの研究と同様，65％は初期に別の診断が確定し，35％は臨床症候群を認めたが短期の抗菌薬使用または抗菌薬を使用せずに軽快した。デューク・クライテリアにより誤って陰性と判断された患者は1名のみであり，クライテリアの特異度は99％であった。

最近では，経食道心臓超音波検査がより確実な検査であることから，小基準から「感染性心内膜炎に矛盾しない心臓超音波検査の所見」を除外し，脾腫やCRP＞10mg/dLを小基準に加えるというデューク・クライテリアの修正が提唱されている[6]。

さらに，プロカルシトニンを含む他の補助的検査についても，感染性心内膜炎の診断の助けとなる可能性が示唆されている。Muellerらは，感染性心内膜炎の疑いで入院した，あるいは入院中に心内膜炎を疑われた67名の患者について前向きのコホート研究を行なった[7]。21名の患者でデューク・クライテリアによって感染性心内膜炎が診断され，確定した。プロカルシトニンの値は，感染性心内膜炎の患者（中間値6.56ng/mL）は，そうでない患者（中間値0.44ng/mL）と比較してより高い値を示した（$P<0.001$）。陽性適中率（PPV）および陰性適中率（NPV）を計算するのに最適なプロカルシトニン値は，2.3ng/mLであった。このカットオフ値の場合，プロカルシトニンは感度81％，特異度85％，陰性適中率92％，陽性適中率72％であった。

心臓超音波検査の手法も，経胸壁心臓超音波検査（TTE）に替わって，経食道超音波検査（TEE）になりつつある。経食道超音波検査ではより心臓に近づけることから，小さな疣贅，弁穿孔，5mm以下の小さな膿瘍などの小構造を可視化することが可能となった。自然弁においても人工弁においても感度が高いことから，今では経食道超音波検査は評価により適した方法とされている。

## コメント

EDにおける心内膜炎の診断という状況において，事前に血液培養を提出しておかない限りは，初期評価でデューク・クライテリアの細菌学的大基準を満たすことはできない。心臓超音波検査，とりわけ経食道心臓超音波検査は心内膜炎を除外するために現在推奨されている検査であり，特に複雑な感染性心内膜炎や人工弁の心内膜炎を疑う患者において推奨される[8]。しかし経食道心臓超音波検査は鎮静を必要とするため，EDでの施行は技術的に困難を伴う。しかも，患者が不安定であったり，心臓超音波検査がEDでのマネジメントを変えない限り，心臓超音波検査はEDで一般的に指示される検査ではない。緊急時であっても，いくつかの病院のEDでは心臓超音波検査の施行に制限

**表28.1** 感染性心内膜炎のデューク・クライテリア

感染性心内膜炎の確定診断基準
**病理学的診断基準**
・微生物：疣贅や疣贅からの塞栓，心腔内膿瘍から培養または組織学的に証明される
または
・病理学的病変：疣贅または心腔内膿瘍が存在し，組織診断により活動性の心内膜炎が示される
**臨床的診断基準**
・この表に示す2つの大基準，1つの大基準と3つの小基準，5つの小基準いずれかを満たす
**感染性心内膜炎の可能性の診断基準**
・確定診断基準は満たさないが，除外基準にも当てはまらない
**感染性心内膜炎の除外基準（いずれかを満たす）**
・感染性心内膜炎の証拠を説明できる別の確実な診断が存在する
・感染性心内膜炎の症候群が4日以内の抗菌薬使用で軽快する
・4日以内の抗菌役使用後の手術や剖検の際に感染性心内膜炎の病理所見が得られない
**大基準**
感染性心内膜炎として血液培養が陽性
・2つの別の血液培養から緑色連鎖球菌，*Streptococcus bovis*，HACEK，他に感染源のない市中感染の黄色ブドウ球菌または腸
　球菌など感染性心内膜炎に特徴的な微生物が検出される
・血液培養の持続陽性（感染性心内膜炎に矛盾しない微生物が再び検出される）
・12時間以上空けて採取した血液培養
・3セット以上のすべてまたは4セット以上の別の血液培養の大部分（最初と最後の血液培養は1時間以上離れている）
**心臓超音波検査での心内膜病変の証拠（いずれかを満たす）**
・弁やその支持組織，逆流する血流上，または移植物上の解剖学的に他では説明できない振動する心腔内腫瘤
・膿瘍
・新たに生じた自然弁の部分的な離開
・新たに生じた弁の逆流（以前から存在した心雑音の増加や変化だけでは不十分）
**小基準**
・素因：素因となる心臓の状態があるか経静脈的麻薬使用者
・38度以上の発熱
・血管的病変：主要な血管の塞栓，感染性肺塞栓，真菌性動脈瘤，頭蓋内出血，眼瞼結膜出血，Janeway病変
・免疫学的現象：糸球体腎炎，Osler結節，Roth斑，リウマチ因子
・大基準は満たさないが，感染性心内膜炎に矛盾しない心臓超音波検査所見
・微生物学的証拠：大基準は満たさないが血液培養陽性

注　HACEK：グラム陰性桿菌の中の一群で *Haemophilus species* （*H. parainfluenzae*, *H.aphrophilus*, *H.paraphrophilus*），
*Actinobacillus actinomycetemcomitans*, *Cardiobacterium hominis*, *Eikenella corrodens*, *Kingella* speciesのこと

がある。

　しかしながら，特に心臓内膿瘍がある場合には，緊急超音波検査が患者のEDでのマネジメントを変えることもありえる。感染性心内膜炎における最もよくある命に関わる合併症は，一般的には感染が原因で弁がダメージを受けることで起きるうっ血性心不全である。心不全はEDにおいてよくある状態のため，新たな心雑音を聴取する場合や，経静脈的麻薬使用者など特有の臨床状況においては，感染性心内膜炎も考慮すべきである。

　経食道心臓超音波検査の代替として，もし使用可能であるならばプロカルシトニンはEDにおける感染性心内膜炎の診断に役立つかもしれない。プロカルシトニンが使用できないのであれば，特異度は落ちるもののCRPであればEDにおいて検査の指示はしやすいか

もしれない。

　デューク・クライテリアの小基準は，救急医が層別化すべき患者の心内膜炎に対する危険因子を与えてくれる。リウマチ性心疾患，弁膜症，その他の異常など素因となる心臓の状態がある，あるいは経静脈的麻薬使用者では，発熱やその他の感染の症状が見られた時に心内膜炎の疑いを高めるべきである。その他の危険因子としては，留置カテーテル，維持透析，以前に記録されていない心雑音，が挙げられる。これらの患者では，小基準である血管性病変や免疫学的現象を身体所見において評価するべきではあるが，心内膜炎におけるこの30年における微生物学的，疫学的変化を考慮すると，これらの病変はより頻度が減りつつある。心内膜炎を疑って評価する際には，ありふれた所見でも感染性心内膜炎の所見としての白血球増多，顕微鏡

的血尿，貧血の存在にも注意を払うべきである。

　感染性心内膜炎を疑う患者において，血液培養検査は今でも最も重要な検査であり続ける。診断に用いるのに加えて，抗菌薬に対する感受性を提示し長期治療の助けとなるため，これらの患者において現在では3セットを採取することが推奨されている。

# 第29章

# 咽頭炎

## ハイライト

・細菌性咽頭炎（A群溶連菌）を，他の原因による咽頭痛と区別することは難しい。
・McIssacの修正によるセンタークライテリアは，臨床所見に基づいてA群溶連菌感染症の可能性を予測することができる。
・中間の点数であった患者は，治療を開始する前に迅速検査または培養検査で確認することがウイルス感染症に対する過度な医療を避けるために有用かもしれない。

## 背景

救急医療において，咽頭痛の主訴は一般的である。2006年には65万人以上の患者が急性咽頭炎のために米国の救急科（ED）を訪れた[1]。咽頭痛において最も一般的な細菌性の原因は，A群溶連菌（GAS）である。この疾患は通常，合併症もなく自然に軽快するため，抗菌薬投与の意義については議論がなされてきた。実際にリウマチ性心疾患のない既往がない成人において，1例のリウマチ性心疾患を予防するために必要な治療患者数は約300万である[2]。しかし，咽頭の連鎖球菌感染の見込みが高い場合や，培養検査で確認された患者においては抗菌薬での治療が推奨される[3]。

抗菌薬で治療を行なう理由としては，合併症予防，症状緩和，そして他への感染予防が挙げられる。コクランレビューによると，抗菌薬投与により第3病日に咽頭痛，頭痛，発熱の症状が軽減したとのことである[4]。A群溶連菌感染後の合併症には，化膿性のもの（急性中耳炎や急性副鼻腔炎）や，非化膿性のもの（急性糸球体腎炎や急性リウマチ熱）がある。一般的に，抗菌薬は化膿性の合併症の発生を大幅に減らす傾向にあり，急性中耳炎の発症を4分の1に，急性副鼻腔炎の発症を約半分にする。抗菌薬により，リウマチ熱の見込みは約3分の1となる。

咽頭痛のある救急患者のうち，抗菌薬を必要とするものを診断するための標準化された検査のガイドラインはない。一方でセンタークライテリアのように，どの患者に検査や治療を行なうべきかについて危険を層別化するクリニカル・ディシジョン・ルールはとても役に立つ。実際，米国家庭医療学会の「A群$\beta$溶連菌による咽頭炎の診断にクリニカル・ディシジョン・ルールを用いることで，不当な治療や総コストを減らすことができる」と言う声明には，エビデンスのグレードAが与えられている[5]。しかし，多くのガイドラインでは，臨床スコアリングシステムに基づいて，治療しない，溶連菌迅速検査または咽頭培養検査を行なう，抗菌薬による経験的治療を行なうという戦略を立てている。

## Clinical Question
**咽頭痛の患者のA群溶連菌培養で陽性に代わる身体所見は何か。**

ある診断に関するシステマティックレビューでは，データをまとめ，臨床所見とA群溶連菌が培養で検出される可能性に関する陽性尤度比および陰性尤度比を計算した[6]。ここに示されたすべてのデータは，95%CIまたは研究で示された範囲を伴って報告されている。最も予測可能な項目は，咽頭滲出液（陽性尤度比2.1，CI 1.4-3.1，陰性尤度比0.90，CI 0.75-1.1），扁桃腫大または増大（陽性尤度比1.8，CI 1.5-2.3，陰性尤度比0.63，CI 0.56-0.72），前頚部リンパ節疼痛（陽性尤度比1.2-1.9，陰性尤度比0.6，CI 0.49-0.71），扁桃滲出物（陽性尤度比3.4〈1.8-6.0〉，陰性尤度比0.72〈0.60-0.88〉），咳嗽を認めない（陽性尤度比1.1-1.7，陰性尤度比0.53-0.89），2週間以内の溶連菌への曝露（陽性尤度比1.9〈1.3-2.8〉，陰性尤度比0.92〈0.86-0.99〉）であった。どの臨床所見も，単独では咽頭痛を持つ患者の中で溶連菌陽性の患者と陰性の患者を見

125

分けるのに，十分な正確度を示さなかったことは特筆に値する。

## Clinical Question

A群溶連菌性咽頭炎のクリニカル・プレディクション・ルールとはどのようなものであり，咽頭痛を持つEDの患者の治療にどう影響を与えるか。

センタークライテリアは，咽頭痛のある患者における選ばれた兆候や症状に基づいたクリニカル・プレディクション・ルールであり，A群溶連菌性咽頭炎の可能性が低い患者を識別することが可能である[7]。センタークライテリアには，(1) 発熱の病歴，(2) 前頸部リンパ節腫大，(3) 扁桃滲出物，(4) 咳嗽を認めない，という項目を含む。A群溶連菌が培養で検出されることを参照基準（criterion standard）とすると，当初の誘導群のそれぞれの点数における確率は，4点の場合は56%，3点の場合は32%，2点の場合は15%，1点の場合は6.5%，0点の場合は2.5%であった[8]。成人よりも小児において溶連菌感染症の可能性は高いので，McIssacらは年齢に基づいたセンタークライテリアの修正を提案した[9]。McIssacらの修正版においては，5歳未満の患者には1点をさらに加え，45歳より高齢の患者にはそれまでの点数から1点を減じることとした。McIssacの修正版を用いた場合の溶連菌感染症の危険度を表29.1に示す。

## コメント

ある特定の兆候や症状は，咽頭痛を持つ患者で咽頭培養からA群溶連菌が検出される可能性に影響を与える。McIssacの修正によるセンタークライテリアは，

成人および小児のA群溶連菌性咽頭炎の可能性予測において，すでに評価を受けている[9]。これらのクライテリアは，EDにおける効果的な検査や抗菌薬使用ガイドとなるであろう。

しかし，実臨床において，いかにこれらのクライテリアを用いるかという議論がある。管理についてはいくつかの戦略が提唱されている。2つのクライテリアを別々に用いている例として，米国感染症学会Infectious Disease Society of America（IDSA）とAmerican College of PhysicianおよびAmerican Society of Internal Medicine（ACP-ASIM）とでは，成人の咽頭痛患者における別の管理戦略を提唱している（表29.2）。

特に過剰医療（結果としてA群溶連菌ではない症例に不要な抗菌薬使用を招くかもしれない）と治療不良（結果として診断を誤り治療期間が長くなったり，A群溶連菌の化膿性もしくは非化膿性の合併症を増やすかもしれない）の間で，両てんびんを満足させることを中心に考えなければならない[4]。成人よりも小児において溶連菌の有病率が高いことを考慮すると，IDSAのガイドラインに沿って柔軟性を持って検査を行なう考え方が，より意味を成す。しかし，溶連菌迅速検査のA群溶連菌性咽頭炎に対する感度はセンタークライテリアの点数が異なると変わってくる[11]。この研究によると，センタークライテリアの点数により，溶連菌迅速検査が陽性になる確率は，次のように変化している。すなわち，0または1点の場合は61%，2点の場合は76%，3点の場合は90%，4点の場合は97%である。溶連菌迅速検査の感度が100%でないことを考慮し，米国小児科学会American Academy of Pediatrics（AAP）は溶連菌迅速検査が陰性の場合には，全例で培養検査を行なうべきだと推奨している[12]。

**表29.1** McIssacの修正によるセンタークライテリアの点数，尤度比，溶連菌に感染している可能性

| 点数 | 尤度比 | 感染の確率 |
|---|---|---|
| −1 or 0 | 0.05 | 1% |
| 1 | 0.52 | 10% |
| 2 | 0.95 | 17% |
| 3 | 2.5 | 35% |
| 4 or 5 | 4.9 | 51% |

文献5より

126　PART 4　感染症

**表29.2** センタークライテリアに基づく成人咽頭炎の診断的検査と抗菌薬治療のためのガイドライン

| 点数 | | IDSA | ACP-ASIM |
|---|---|---|---|
| 0 | 検査 | 施行しない | 施行しない |
| | 治療 | 施行しない | 施行しない |
| 1 | 検査 | 施行しない | 施行しない |
| | 治療 | 施行しない | 施行しない |
| 2 | 検査 | 溶連菌迅速検査 | 溶連菌迅速検査 |
| | 治療 | 迅速検査が陽性の場合に抗菌薬で治療を行なう | 迅速検査が陽性の場合に抗菌薬で治療を行なう |
| 3 | 検査 | 溶連菌迅速検査 | 施行しない/溶連菌迅速検査 |
| | 治療 | 迅速検査が陽性の場合に抗菌薬で治療を行なう | 経験的抗菌薬治療を行なう または迅速検査が陽性の場合に抗菌薬で治療を行なう |
| 4 | 検査 | 溶連菌迅速検査 | 施行しない |
| | 治療 | 迅速検査が陽性の場合に抗菌薬で治療を行なう | 経験的抗菌薬治療 |

IDSA = Infectious Disease Society of America　（米国感染症学会）
ACP-ASIM = American College of Physicianおよび American Society of Internal Medicine
（Reproduced from 10 Centor R, Allison JJ, Cohen SJ. Pharyngitis Management : Defining the Controvery. J Gen Intern Med 2007 ; 22 : 127-130 with kind permission from Springer Science and Business Media）

29

咽頭炎

# 第30章

# 副鼻腔炎

## ハイライト

・鼻腔や副鼻腔の腫脹に伴う症状で救急科を受診する患者の圧倒的多数は，ウイルス感染症によるものである。

・細菌性副鼻腔炎を疑ういくつかの症状としては，ダブルシックニング，10日以上の症状の持続，片側性の顔面痛，粘液膿性の鼻汁，片側性上顎洞痛，上顎の歯痛がある。

・細菌性副鼻腔炎の診断の参照基準は副鼻腔生検だが，これは救急科において実用的ではない。

・副鼻腔の画像診断はいくつかの研究では疾患の参照基準として用いられてきたが，現在では侵襲性の疾患が疑われる場合を除いて，救急科での施行は推奨されない。

## 背景

救急科（ED）での鼻腔や副鼻腔の腫脹の訴えは，きわめて一般的である。これらの患者の大部分はウイルス感染症に罹患しており，急性細菌性副鼻腔炎に罹患し抗菌薬による治療が必要な患者は一部である。急性細菌性副鼻腔炎の多くはウイルス性上気道炎が先行しており，より稀ではあるがアレルギー性鼻炎が先行することもある。成人の急性ウイルス性上気道炎の約0.5〜2％には急性細菌性副鼻腔炎が合併しているが，小児の場合には割合がかなり高く，6〜13％程度である。したがって副鼻腔の炎症に伴う症状で受診した患者の中で，ウイルス性やアレルギー性の患者と細菌が原因である患者とを鑑別することは，救急医やプライマリケア医にとって難しい課題である。急性細菌性副鼻腔炎の確定診断は，副鼻腔生検とその培養であるが，いずれもEDにおいては非現実的な検査である。副鼻腔の画像診断はいくつかの研究において確定診断にも使われてきた。しかし，画像診断は100％の精度を持つものではない。画像診断では細菌性副鼻腔炎と解釈されたが，培養によりウイルス性副鼻腔炎と判明した症例が多数あった。病変が眼窩を含むなど侵襲性の病態を除いて，副鼻腔の画像診断は現在では推奨されていない。

## Clinical Question

ED独歩患者において，急性細菌性副鼻腔炎と関連がある臨床所見はどれか。

画像診断や培養検査の限界を考慮すると，急性細菌性副鼻腔炎の診断や抗菌薬での治療は，問診や身体所見を根拠になされる。症状の持続期間は，急性細菌性副鼻腔炎を見分ける大きな要素となる。ある試験で副鼻腔炎の自然経過を調査したところ，10日以上症状が持続した患者の60％で副鼻腔吸引物の細菌培養が陽性となった。この結果を基に，コンセンサスグループでは症状の持続時間で急性細菌性副鼻腔炎を診断し，抗菌薬で治療を行なうことを推奨している。あるグループは，症状が7日間持続した場合は抗菌薬を開始するのに適切な時期であるとしているのに対して，別のグループは小児において10日間は抗菌薬投与を差し控えることを推奨している。2,013人の小児患者を対象として10日目にWaters法でスクリーニングを行なったところ，92％で画像的に副鼻腔炎の診断が確定したという事実を基にしてこの推奨はなされた[1]。別の推奨では，全体の病悩期間に関わらず，5〜6日目の時点で症状の増悪をみるようであれば治療を行なうべきだとしている[2]。

副鼻腔炎の兆候や症状についての研究は，参照基準（criterion standard）によって限界が決まる。副鼻腔吸引物から菌が$10^5$CFU/mL以上検出されるという事実と，同等に信頼できる参照基準を用いている研究は

128 PART 4 感染症

存在しない。各研究は，参照基準を副鼻腔吸引物とするものから，副鼻腔画像診断とするものまで様々である。以前の報告にはなるが，1988年から行なわれたある研究では，155人の急性副鼻腔炎の患者を調べたところ，片側鼻腔からの粘液膿性の分泌物，片側性の顔面痛，鼻腔からの粘液膿性の分泌物を示唆する身体所見，鼻腔内の膿が画像上の副鼻腔炎と関連があった。これらの症状のうち3～4個を認めると感度が81%，特異度が88%であると計算された[3]。

退役軍人局のシステムを用いて行なわれた247人の男性の調査で，鼻汁，顔面痛，患者自身が副鼻腔炎を疑うことを参照基準としての画像検査を行ない，（ⅰ）上顎の歯痛（OR 2.9），（ⅱ）光透過性の消失（OR 2.7），（ⅲ）鼻腔充血除去薬や抗ヒスタミン薬への低い反応性（OR 2.4），（ⅳ）鼻腔からの色のついた分泌物（OR 2.2），（ⅴ）身体所見で膿性粘液の発見（OR 2.9）の5項目が，副鼻腔炎に対する独立した予測因子であることが明らかとなった[4]。

別の調査では，臨床的に副鼻腔炎と診断された201人の患者に対して，参照基準としてCT検査を用いている[5]。半数以上の患者で空気液面を認めるか，いずれかの副鼻腔に完全に液体が貯留しており，急性細菌性副鼻腔炎のCTでの基準を満たしていた。（ⅰ）鼻腔からの膿性分泌物，（ⅱ）膿性鼻汁，（ⅲ）「ダブルシックニング」（二相性の臨床経過と定義される），（ⅳ）血沈10mmより多い，の4つが，それぞれ独立してかつ強くCTでの細菌性副鼻腔炎の診断と結びついていた。これらのうち3つ以上が存在することで，感度は66%，特異度は81%となる。著者らはウイルス性上気道炎が先行し，引き続いて二次性細菌性感染症が起こるという自然経過を考慮すると，OR 2.8の「ダブルシックニング」が特に関連が強いと考えている。CTで診断が確認された副鼻腔炎は，症状が7日間未満しか持続しなかった症例のうち20%に過ぎなかった。

さらに最近の調査では，副鼻腔炎を疑う174人の成人患者に対してCT，副鼻腔吸引，培養という3つの別々の参照基準を用いている[6]。CTで異常のあった70%の患者のうち，膿性あるいは粘液膿性の副鼻腔吸引物など急性細菌性副鼻腔炎の参照基準を満たした患者は半数のみであった。培養陽性と関連のあった兆候や症状は，片側性の顔面痛（OR 1.9），上顎の歯痛（OR 1.9），片側性の上顎痛（OR 2.5），粘液膿性の鼻腔からの分泌物（OR 1.6）であった（図30.1）。

これらをまとめると，急性細菌性副鼻腔炎は（ⅰ）片側性の顔面痛，（ⅱ）粘液膿性の鼻腔からの分泌物，（ⅲ）片側性の上顎痛，（ⅳ）上顎の歯痛といった臨床的兆候および症状によって特徴づけられると示唆される。どのような臨床所見も，ひとつでは急性細菌性副鼻腔炎と診断するのに十分な感度・特異度を有していない。2000年に，アメリカ耳鼻咽喉科学会の副鼻腔炎のタスクフォースが，特異的な診断因子を大項目と小項目に層別化し公表した[7]。これによると，急性細菌性副鼻腔炎の診断には，大項目（顔痛または顔面の圧迫感，顔面の腫脹または充満感，鼻閉感，鼻腔からの膿性分泌物または咽頭後壁の無色分泌液，嗅覚減退または無臭覚症または発熱）のうち少なくとも2つ，または，大項目1つと小項目（頭痛，口臭，倦怠感，歯痛，咳，耳痛，圧迫感，充満感，発熱）2つが必要となる。この分類システムの評価には副鼻腔吸引物の培養結果は用いられておらず，参照基準としては評価されていない副鼻腔画像診断の結果が用いられている。

## コメント

どの患者に抗菌薬治療を行なうべきかの判断基準となる広く確立されたディシジョン・ルールが存在しないことから，EDにおける急性細菌性副鼻腔炎の診断は困難である。90%以上という大多数の患者において，その副鼻腔症状はウイルスが原因であるため，臨床医はルーチンですべての副鼻腔炎患者に抗菌薬を投与してはならない。臨床的な兆候や症状，症状の持続

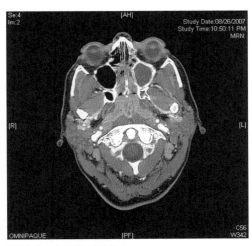

図30.1 左上顎洞の副鼻腔炎のCT

時間，患者の置かれた環境などは，どの患者を抗菌薬で治療すべきかを検討する際に考慮すべきである。急性細菌性副鼻腔炎の治療に言及したガイドラインは，もともとはこの章で触れた論文や専門家の意見に基づいて作成された。しかし，プライマリケアの現場とは異なり，救急医療の現場においては，診断のアルゴリズムの一過程として経過観察という方法をとれないこともしばしばあり，最初の受診の際に抗菌薬での治療を行なうかどうかの判断をしなければならないことがある。我々は次に述べる戦略を推奨する。画像診断は侵襲的な疾患が疑われる場合にのみ行なう。全身状態が良好で，臨床的に細菌性副鼻腔炎の疑いが低い患者については，7日後に外来でフォローアップを行なう。症状が確かでない，あるいはフォローアップに来院するかどうか不確かな場合，患者に処方箋とともに副鼻腔炎を疑う臨床的な兆候や症状について書いて渡し，7日以内に症状が落ち着かない場合には処方を受けるように明確に指導する。最後に，兆候や症状から強く細菌性副鼻腔炎を疑う場合には，抗菌薬の処方を推奨する。

# 第31章

# 肺炎

## ハイライト

- 病歴，身体所見，血液検査のいくつかの要素が存在することは，画像診断における肺炎の尤度比を上げ，それらが存在しないことは尤度比を下げる。
- Pneumonia Severity Indexは，30日間の死亡率が低い患者を見分けるのに確度が高い。
- CURB-65は，30日間の死亡率の高い患者を層別化するのに確度が高い。
- リスクを層別化するこれらの指標はクリニカル・ディシジョンを改善し，外来で安全に管理できる患者を見分ける手助けとなる。

## 背景

市中肺炎は急性疾患の症状を伴う肺実質の急性感染症である（図31.1）。市中肺炎の患者の救急科（ED）における評価については，いくつかの試みがある。どの患者が肺炎に罹患しているかという問いは，どの患者に抗菌薬を投与すべきかという問いに影響を与えるし，病歴や身体所見のいくつかの項目は市中肺炎の診断の尤度比に影響を与えるかもしれない。さらに疾患の重症度が，入院，EDにおける追加の診断的検査，そして抗菌薬の選択を左右する。市中肺炎患者に関するEDでの方針決定を助けるためにいくつかのスコアリング・システムが開発されてきた。

おそらく最も広く使用されているスコアリング・システムは，Fineらが開発したPneumonia Severity Index（PSI）であろう[1]。表31.1に，PSIの項目と30日間の死亡率の関係についての詳細を述べる。PSIの最も重要な目的は，死亡率が低く，在宅など外来で管理できる患者を見分けることにある。著者らはⅠ群，Ⅱ群，Ⅲ群は，死亡率が低く外来で管理することが可能と指摘している。

もうひとつのリスク・スコアであるCURB-65は，英国胸部学会（British Thoracic Society）により作成された。CURB-65の目的は，死亡の危険が高い患者を見分けることにある。表31.2にCURB-65の項目について詳細を記した。PSIと同様，CURB-65においても，点数が高いと30日間の死亡率と相関がある。国際的な描出研究および検証研究において，CURB-65の死亡率は0点で0.7％，1点で3.2％，2点で3％，3点で17％，4点で41.5％，5点で57％であった。CURB-65の著者らは，0点および1点の患者は死亡率が低いため外来管理が可能で，2点の患者は危険度が中くらいであり，2点を上回る場合には重症の市中肺炎として集中治療室で管理すべきだとしている。

## Clinical Question

病歴や身体所見の，どの項目が肺炎の診断と関連するのか。

この質問については，Metlayらがまとめた胸部画像所見を診断根拠とした場合の問診や，身体所見の評価に関するメタアナリシスがある[2]。著者らは2つ以上の研究が存在する病歴や身体所見の尤度比について報告したが，この方法の重要な限界として，胸部画像

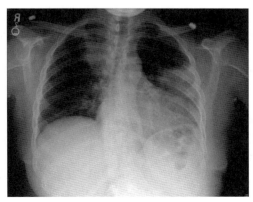

図31.1 左下葉の肺炎

表31.1 Pneumonia Severity Index

| 項目 | 点数 |
|---|---|
| **背景因子** | |
| 男性 | 年令 |
| 女性 | 年令－10 |
| 老人ホーム入居者 | ＋10 |
| **合併症** | |
| 悪性腫瘍 | ＋30 |
| 肝疾患 | ＋20 |
| うっ血性心不全 | ＋10 |
| 脳血管障害 | ＋10 |
| 腎疾患 | ＋10 |
| **身体所見** | |
| 意識状態の異常 | ＋20 |
| 呼吸数≧30回／分 | ＋20 |
| 収縮期血圧＜90mmHg | ＋20 |
| 体温＜35℃または≧40℃ | ＋15 |
| 心拍数≧125回／分 | ＋10 |
| **検査および画像所見（実施した場合）** | |
| 動脈血ガスpH＜7.35 | ＋30 |
| 尿素窒素≧30mg/dL | ＋20 |
| 血清ナトリウム＜130mmol/L | ＋20 |
| 血糖＞250mg/dL | ＋10 |
| ヘマトクリット＜30% | ＋10 |
| 動脈血酸素分圧（$PaO_2$）＜60mmHg | ＋10 |
| または酸素飽和度（$SpO_2$）＜90% | |
| 胸水 | ＋10 |

| 群 | 点数 | 死亡率 |
|---|---|---|
| Ⅰ | ＜51 | 0.1% |
| Ⅱ | 51-70 | 0.6% |
| Ⅲ | 71-90 | 0.9% |
| Ⅳ | 91-130 | 9.5% |
| Ⅴ | ＞130 | 26.7% |

文献1より

表31.2 CURB-65

昏迷
尿素窒素＞7mmol/L
呼吸数（≧30/分）
血圧（収縮期＜90mmHgまたは拡張期≦60mmHg）
年令≧65才

各項目に該当する場合，各々に1点とする

所見が肺炎の診断に対して100％の感度も特異度も持たないことが挙げられる。これらの尤度比については**表31.3**に挙げる。

## Clinical Question

プロカルシトニンは肺炎の原因菌や生存を予測できるか。

ある研究では，市中肺炎で入院した185人の患者について，24時間以内にプロカルシトニンを測定している[3]。この研究ではプロカルシトニンが高値の場合PSIと関連があり，また膿胸，人工呼吸器使用，敗血症性ショック，死亡などの合併が予測された。興味深いことに，この研究ではPSIが低い患者の場合には，プロカルシトニンによって細菌由来の肺炎であることを予測できたが，より重症の肺炎ではこの結果を当てはめることができなかった。

別の大規模研究では1,641人の呼吸困難を訴える救急患者について，他のいくつかのバイオマーカーとともプロカルシトニンを測定した[4]。肺炎の診断は厳格

**表31.3** 肺炎診断における病歴，身体所見，検査結果の陽性尤度比，陰性尤度比

| 所見 | 陽性尤度比 | 陰性尤度比 |
|---|---|---|
| **病歴** | | |
| 熱感 | 1.7-2.1 | 0.6-0.7 |
| 悪寒 | 1.3-1.7 | 0.7-0.9 |
| **バイタルサイン** | | |
| 頻呼数 | 1.5-3.4 | 0.8 |
| 頻脈 | 1.6-2.3 | 0.5-0.7 |
| 発熱 | 1.4-4.4 | 0.6-0.8 |
| **胸部身体所見** | | |
| 打診濁音 | 2.2-4.3 | 0.8-0.9 |
| 呼吸音減弱 | 2.3-2.5 | 0.8-0.9 |
| パチパチ音 | 1.6-2.7 | 0.6-0.9 |
| 水泡音 | 1.4-1.5 | 0.8-0.9 |
| ヤギ音 | 2.0-8.6 | 0.8-1.0 |
| **検査結果** | | |
| 白血球増多 | 1.9-3.7 | 0.3-0.6 |

注：範囲は発表された研究を示された幅に担当する
文献2より

で，評価がなされているガイドラインを元に行なわれた。この研究によると，厳密に肺炎と診断を下すためにはプロカルシトニンを用いたモデルは曲線下面積72％と，他の臨床的な変数よりも精度が高かった。臨床医の肺炎の可能性の見積もりと，プロカルシトニンの結果を合わせることで，診断の精度を86％まで高めることができると報告している。また，急性心不全と診断された患者がプロカルシトニン値が0.21 ng/mLより上昇している場合には，抗菌薬を投与しなければ予後が悪い（p＜0.05）とも報告している。プロカルシトニン値が0.05 ng/mL未満であった場合には，抗菌薬を投与しなくても予後がよい（p＜0.05）。

## Clinical Question

**EDの肺炎患者において，予後を最もよく識別する重症度調整ツールは何か。**

最近，3,181人のEDの患者を対象として，PSIとCURB-65を比較する後ろ向き研究が行なわれた[5]。PSI，CURB-65それぞれが30日間の死亡率と，死亡の危険性の低い患者をよく識別できていた。しかし，死亡の危険性が低い患者を識別する点においてはPSIが優れていたといえる。PSIを用いると，68％の患者が死亡率は1.4％と危険度が低いと判断された（1～3群）が，CURB-65では61％の患者が死亡率1.7％と危険度が低い（0点または1点）と判断された。より重症度が高い（2点以上）市中肺炎の患者においては，PSIがリスクが高い群と低い群のみで識別しているの

に対して，CURB-65ではそれぞれの点数（2,3,4,5点）のそれぞれで段階的に死亡率が増すことと関連があるため，幾分価値が高いといえる。スペインで行なわれた別の研究では市中肺炎の，外来患者と入院患者のそれぞれ多数の患者にPSIとCURB-65を用いた[6]。著者らは，CURB-65，CRB-65（尿素窒素を除外した，より簡素なもの）が，ともに正確に30日間の死亡率，人工呼吸器，そしてある程度は入院も予測し得たとしている。CURB-65は臨床的に安定するまでの時間とも相関しており，長期間の経静脈的抗菌薬投与も予測可能であった。これまでの研究と同様に，PSIの高値は高い死亡率を予測するものであった。

## コメント

病歴や身体所見，検査のいくつかの所見は，画像上の肺炎の診断と関連がある。ある一つの所見が存在するというだけでは全体の疾患の確率に大きな影響を与えず，画像的診断を予測するためには，所見の組み合わせの方が一般にはより重要であるという事実を反映している。いくつかの研究では，所見の組み合わせが診断の尤度比を相当上げることが示されている[8, 9]。

プロカルシトニンはどの患者に肺炎が存在するか（特に診断が曖昧な場合に），どの患者が抗菌薬を投与することで利益を受けることができるかを予測する上で有望なツールとなるかもしれない。前向きのランダム化試験が1つしか存在しないため，この知見を確定するためにはさらなる研究が必要である。

PSIとCURB-65は，市中肺炎の重症度に関する最もよく研究されている2つの評価法である。PSIは死亡率の低い患者を検出するのにより適している。しかし，PSIでは年齢と多疾患罹患を重視しているため，共存症のある若年患者において重症度をやや低く見積もる傾向にある。CURB-65は，死亡率の高い患者や重症度の高い患者の識別において，やや優れている。CURB-65の問題点は，多疾患罹患を考慮していない点である。仮にCURB-65が低値であったとしても，高齢で慢性疾患を持ち生命の危機にあるような患者において，その結果を用いることは困難かもしれない。

それぞれの評価法は，大規模集団において30日間の死亡率を予測しうるが，どの市中肺炎の患者を安全に入院，またはEDから帰宅させるかを完璧に予測することはできない。さらに，臨床的な不確定要素，社会環境，十分なフォローアップ体制，そしてその他の

要因を考慮して方針決定はなされなければならない。それぞれの方法に限界があることを踏まえ，最近の解説ではPSIとCURB-65の両者を組み合わせて用いることも推奨されている[5]。危険度の低い患者（PSIでⅠ～Ⅲ群，CURB-65で0～1点）は，PSIやCURB-65で評価されているバイタルサインが正常で，重篤な共存症がなく，さらに社会的状況などの要因も入院を必要としなければ，自宅での治療も可能と著者らはしている。

# 第32章

# 尿路感染症

## ハイライト

・尿路感染症は，主に女性や前立腺障害のある高齢男性に起こる疾患である。
・尿培養が尿路感染症の診断基準だが，救急科での患者管理にその結果を用いることはできない。
・尿試験紙法は尿培養陽性に対する感度が高い指標ではないが，臨床的な検査前確率と組み合わせることで精度を高めることができる。
・尿路感染症の症状や試験紙法は，感度も特異度も十分には高くないため，患者には全身の身体診察を行なうべきであるし，特に膣症状があるのであれば内診も行なうべきである。

## 背景

　尿路感染症は，救急科（ED）で一般的な主訴である。2005年の1年間に180万人の患者が米国内のEDで尿路感染症と診断され，およそ5%の患者に尿生殖器症状を認めた[1]。尿路感染症は若年男性には比較的稀だが，高齢男性は罹患し，しばしば前立腺障害と関連がある。EDで尿路感染症を診断する最も一般的な方法は，尿試験紙法か検査室での尿分析である。尿試験紙では白血球，亜硝酸，尿潜血，尿蛋白，pHを測定し，尿分析では白血球，赤血球，上皮細胞などの細胞数を計測する。臨床症状，細菌尿，膿尿の間の関係がはっきりしないため，EDでの尿路感染症の診断は困難かもしれない。加えて，無菌的あるいはカテーテルで採取された尿培養検査の結果は，菌の発育に2～3日かかるため，救急医は参照基準（criterion standard）となる検査の結果を待たずに尿路感染症の診断や治療を行なわなくてはならない。性感染症や他の膣感染症，そして尿路感染症を鑑別することは，重複する兆候や症状のため困難を伴う[2]。

## Clinical Question

**尿路感染症の診断において，臨床症状の正確度はどの程度か。**

　2002年に行なわれたシステマティックレビューはこの点に言及しており，含まれた9つの研究のうちEDで行なわれたものは1つだけではあったが，いくつかの兆候や症状，そしてその組み合わせの陽性尤度比，陰性尤度比を文献のデータを基に報告している[3]。**表32.1**に兆候や症状の結果を，**表32.2**に兆候と症状の組み合わせの結果を示す。膣分泌物の存在はそれなりに尿路感染症の尤度比を下げ，それがない場合にはそれなりに尤度比を上げるが，それ以外の兆候や症状は，単独では尿路感染症の存在を示すための大きな陽性尤度比や陰性尤度比を示さない。兆候や症状の組み合わせは，尿路感染症の尤度比に劇的に影響する。

## Clinical Question

**EDで尿試験紙法が陽性となった場合，どのように解釈するのが最もよいか。**

　1990年代の初頭にある論文で，尿培養を参照基準として，2×2表を用いて尿試験紙法の正確度を評価した51の先行研究をまとめている[4]。研究では亜硝酸

**表32.1 尿路感染病の診断に予測する徴候と症状**

|  | 陽性尤度比（95% CI） | 陰性尤度比（95% CI） |
|---|---|---|
| 排尿困難 | 1.5（1.2-2.0） | 0.5（0.3-0.7） |
| 頻尿 | 1.8（1.1-3.0） | 0.6（0.4-1.0） |
| 血尿 | 2.0（1.3-2.9） | 0.9（0.9-1.0） |
| 発熱 | 1.6（1.0-2.6） | 0.9（0.9-1.0） |
| 側胸部痛 | 1.1（0.9-1.4） | 0.9（0.8-1.1） |
| 下腹部痛 | 1.1（0.9-1.4） | 0.9（0.8-1.1） |
| 膣分泌物 | 0.3（0.1-0.9） | 3.1（1.0-9.3） |

文献3より

**表32.2 徴候および症状の組み合わせ**

| | 尿路感染症に対する<br>検査後確率 | 大まかな尤度比 |
|---|---|---|
| ・排尿障害と頻尿があり，腟分泌物や腟<br>　刺激症状がない場合 | 77% | 24.6 |
| ・排尿障害がなく，腟分泌物または腟刺<br>　激症状がある場合 | 4% | 0.3 |
| ・排尿障害または頻尿があり，腟分泌物<br>　または腟刺激症状がある場合 | 9% | 0.7 |

文献3より

のみ，白血球エステラーゼのみ，両者の組み合わせ(亜硝酸と白血球エステラーゼのいずれか，または両方が陽性の時に尿試験紙法陽性とする場合，そのどちらもが陽性の時にのみ尿試験紙法陽性とする場合)という4つの独立したカテゴリーについて評価した。著者らが，真の陽性率と偽の陽性率をプロットしたところ，それらの分布は不均一となった。尿試験法の結果を解釈する際に「亜硝酸，白血球のどちらかまたは両方が陽性のとき」を「陽性」と解釈すると最も正確度が高い，と著者らは結論づけている。また，検査前確率が高い患者においては，尿試験紙法の陰性が尿路感染症の診断を除外しないとも述べている。

対象をEDに絞って尿試験紙法と検査室での尿分析の結果を比較した研究がある[5]。この研究は，尿路感染症の症状(尿閉，尿切迫感，頻尿の病歴があるか，診察で恥骨上部や肋骨脊柱角に圧痛がある)があり，EDを受診した女性患者における尿試験紙法および尿解析両者の検査特性を調査した後ろ向きの観察研究である。著者らは，72時間以内に抗菌薬を内服している，カテーテルを留置している，腟分泌物がある，糖尿病やHIVを基礎疾患に持っている患者を対象から除外している。採取から48時間が経過した時点で尿路に病原性を持つ細菌が1種類または2種類，$10^5$CFU/mL以上培養された場合，尿培養陽性とし，この研究における参照基準としている。349人の患者のうち，半数足らずで尿培養が陽性となった。尿試験紙法は亜硝酸，白血球エステラーゼのいずれかが陽性の場合，または赤血球が微量以上の場合に陽性とした。この陽性の定義を用いると，過度な治療の割合は47%(1から陽性適中率を引いて計算した)，不十分な治療の割合は13%であった。尿分析において白血球数が3/HPF以上，または赤血球数が5/HPF以上を陽性とした場合，過度な治療の割合は44%で，不十分な治療の割合は11%であった。尿試験紙法と尿分析法においていくつかのカットオフ値で比較したが，同じような過度な治療の割合，不十分な治療の割合であったと著者らは結論づけている。

## コメント

この章ではED患者において，参照基準となる検査結果を用いずに尿路感染症の患者を診断することの難しさを強調している。EDの実臨床に注目して，このレビューでは尿路感染症が疑われる女性について，文献から得られた結論や観察結果を明確にした。尿路感染症の診断において，単独の臨床症状はあまり役に立たない。しかし，腟の症状がある場合には陽性尤度比が低い(0.3)ため，他の原因をさらに検索すべきである。症状の組み合わせは尿路感染症の存在をかなりの程度予測できるが，腟症状がある場合は尿路感染症を疑う症状を呈する女性であったとしても注意深く評価すべきである。どの研究においても，尿試験紙法はきわめて有用であった。亜硝酸または白血球エステラーゼのいずれか，あるいは両方が陽性の場合に「陽性」と判断すると最も正確度が高い。EDの患者において，尿試験紙法と尿分析では，どちらも同程度に尿培養陽性を予測できたとする論文がある。1つの論文で必ずしも診療を変えるべきではないが，尿路感染症に典型的な症状を呈しており，検査前確率が十分に高い場合には，受診時に尿試験紙法を診断方法としてもよいかもしれない。しかし，白血球エステラーゼ，亜硝酸や赤血球がないことで，尿路感染症を完全に除外することはできない。

136　PART 4　感染症

# 第33章

# 敗血症

## ハイライト

- 急性感染症によって惹起された全身性炎症反応を臨床上の症候群として表したものが，敗血症である。したがって，臨床的なパラメーターだけで早期に診断することは難しい。
- 米国では，年間約50万人の重症敗血症患者が救急科を受診し，治療，入院している。
- 敗血症による死亡率は，SIRSのみであれば約7%だが，敗血症性ショックに至れば40%にまで上昇する。
- 血清乳酸値の上昇は，敗血症患者における独立した死亡予測因子である。
- 救急科敗血症死亡率 Mortality in Emergency Department Sepsis（MEDS）スコアを使うと，感染症を理由に救急科から入院する患者が，どの程度の確率で入院中に死亡するか正確に予測できる。

## 背景

敗血症は急性感染症に続いて起こる，全身性炎症反応の臨床上の症候群である。全身性炎症反応症候群 systemic inflammatory response syndrome（SIRS）から敗血症，重症敗血症，敗血症性ショックの4つの段階を経て進行し，進むにつれ重症化していく[1]。表33.1にSIRSの定義を示す。感染症によって体温，心拍数，呼吸数，白血球数のうち2つ以上に異常を認めれば，敗血症とされる。この敗血症に循環不全を示す何かしらの症状，もしくは臓器障害を認めれば重症敗血症となり，最終的にこの重症感染症から低血圧または昇圧剤を必要とする状態にまで及んだものを敗血症性ショックとする。米国では，年間推定50万人もの重症敗血症患者が救急科（ED）で初療を受け，少なくとも75万人が入院している[2,3]。

敗血症による死亡率はこの30年で減ってはきたものの，いまだ20〜50%に及ぶ[4]。特にこの死亡率は重症度とともに，SIRS（7%）から敗血症（16%），重症敗血症（20%），敗血症性ショック（46%）と上昇していく[5]。そのなかで救急医は，敗血症を早期に診断し，危険に曝されている患者を拾い上げることが求められている。そうすることで，早期目標指向型治療 Early Goal-directed therapy（EGDT），つまり予後の改善に繋がる血行力学的な観点に基づいた治療バンドルを開始することができるからだ[6]。

だが，敗血症の早期診断は時に困難である。というのも敗血症はあくまで臨床診断であり，他のショックが原因であることもあるからだ。そこでHeffnerらはEDの現場で，暫定的に敗血症と診断され，敗血症プロトコールにのっとった211人の成人患者を対象に，前向き研究を行なっている[7]。その結果，患者の4分の3が最終的に感染症と診断されていた。患者全体の45%で血液培養が陽性となり，24%が血液培養は陰性であるものの臨床的な側面から感染症と評価され，4%が非定型感染症であった。逆に非感染性と診断されたのは18%で，炎症性腸疾患や循環血液量減少，薬剤，副腎不全，急性心筋梗塞，肺塞栓症などが含まれた。残る9%の患者の最終診断は不明であった。そして感染症を初期に示唆しうる指標，つまり体温や白血球数，EDでのバイタルサイン，乳酸中央値，疾患の重症度といったものに，感染症と非感染症とで違いはなかった。また感染症の患者は，非感染性疾患の患

## 表33.1 全身性炎症反応症候群（SIRS）

下記の項目のうち2項目以上を満たした場合，SIRSと診断される。
- 心拍数＞90回/分
- 呼吸数＞20回/分，または酸素飽和度＜90%，または酸素飽和度を保つのに$FiO_2$＞0.4%必要
- 体温＞38℃，または体温＜35.5℃
- 白血球数＞15,000/mm³または桿状核球＞10%

文献1より

者よりも高い死亡率であった（15％ vs. 9％）。著者らはEDで敗血症と早期診断されたもののうち，5人に1人が最終的に非感染性と診断されているが，最初から非感染症として治療した場合と比べて有益ではないかと結論づけている。

## Clinical Question

**EDで敗血症が疑われる患者がいた場合，どの検査が重症度評価に役立つか。**

敗血症時の予後予測目的の検査として，乳酸とプロカルシトニン，中心静脈酸素飽和度central venous oxygen saturation（ScvO2）が，どの程度有用か前向き研究がこれまでになされてきた。敗血症になると，生産される乳酸が乳酸代謝除去率を上回り，静脈血に蓄積していく。複数の研究から，敗血症や火傷，交通外傷をはじめとした救急重症患者において，血清乳酸値上昇は患者の死亡率と関連していると考えられている。つまり，敗血症の重症度は独立して乳酸値上昇と相関しており，また乳酸値の上昇は，年齢や共存疾患といった患者側の因子による臓器障害を反映していると示唆されている。

Mikkelsenらは，都市部の教育医療機関のEDから敗血症の診断で入院した830人の成人患者を対象に，重症敗血症でみられる血清乳酸値の上昇と28日死亡率の関係性を評価している[8]。ここでは，初期の血清乳酸値と死亡率の関係が臓器障害，ショックの独立因子でありうるかを評価するため，敗血症の潜在的な原因についてもデータを集め，それを解析している。具体的には，初期の静脈血乳酸値を低値（＜2mmol/L），中等度（2.0〜3.9mmol/L），高値（≧4mmol/L）と分類し，年齢や性別，人種，急性/慢性臓器障害，疾患の重症度，EGDT始動といったその他の変数を多変量ロジスティック回帰分析で評価している。結果，28日死亡は23％で，乳酸中央値は2.9mmol/Lであった。ショックを除外したサブグループ解析では，中等度（OR＝2.1）または高度（OR＝4.9）の乳酸値は，死亡率と関係していた。対してショックのある患者でも，中等度（OR＝3.3）または高度（OR＝4.9）の乳酸値は，死亡率と関係していた。潜在的交絡因子を補正しても，ショックの有無に関わらず，この中等度または高度の乳酸値は死亡率と大いに関連していた。

一般的に検体搬送まで含めれば，中央検査室で乳酸値の解析を行なうと，救急医が結果を得るのには30〜90分を要することもあり，point of care（POC）検査が開発，改良されてきた。Shapiroらは，699人の敗血症が疑われるED患者を対象に，乳酸のPOC検査の診断的有用性について前向き研究を行なっている[9]。POC検査機器企業に資金提供を受けているこの研究では，乳酸の測定値，塩基過剰（base excess），pHについてPOC検査と中央検査室での検査を比較している。この研究では患者の死亡率は4.9％であり，POC検査は中央検査室に比べ，乳酸値は0.3mmol/L低値となった（範囲−1.1〜0.5）。POC検査で測定すると，死亡者と生存者では，乳酸値はそれぞれ3.2mmol/L（死亡者），1.7mmol/L（生存者）であったのに対し，中央検査室の検査値では，3.8mmol/L（死亡者），2.0mmol/L（生存者）となった。POC検査でも中央検査室での検査でも，乳酸値は死亡率と相関しており，（曲線下面積area under the curve〈AUC〉はPOC検査で0.72，中央検査室の検査で0.70），pHや塩基過剰（どちらもAUCは0.6）よりも予後予測因子として有用であった。著者らは，EGDTが必要となる重症患者を割り出すためにも，EDでPOC検査を行なうことは有用であると結論づけている。

これまでの研究，特にEGDTの有用性を広めたRiversらの研究では，蘇生の妥当性の評価として診断，予後をはかる道具としてScvO2の利用を推奨している[6]。しかしScvO2は特別なプローブを用いた中心静脈ラインの確保や，あるいは中心静脈血を繰り返し分析することによる侵襲的なモニタリングを必要とするため，通常の乳酸値測定よりも付加価値を与えるものでなければならない。そこでJonesらは，初期敗血症の蘇生目標として，乳酸クリアランスとScvO2がともに院内死亡率を転帰とした時に非劣勢であるという仮説を検証するために，多施設ランダム化非劣勢試験を行なっている[10]。対象は米国の都市部の3つの病院のEDで重症敗血症，または低還流，敗血症性ショックが疑われ，入院を要する患者とした。この患者をScvO2と乳酸クリアランスの2つの蘇生プロトコールのうち1つにランダムに割り付けた。すべての患者において，中心静脈圧，平均動脈圧の正常化を目標にし，その上で，ScvO2群はScvO2≧70％となるように，乳酸ガイド群では乳酸クリアランス≧10％となるように蘇生が行なわれた。

このプロトコールは目標を達する，もしくは6時間を経過するまで続けられ，治療に関わる医師は終了するまで治療の割り当てについて知らされなかった。

結果，300人の患者が登録され（各々150症例ずつ），どちらのプロトコール群も初期治療に違いは認めな

かった（最初の72時間）。院内死亡率は，ScvO₂群で23％（Cl 17-30％），乳酸ガイド群では17％（Cl 11-24％）となった。この死亡率の違いは，予め設定した乳酸クリアランス≧10％を満たした場合，認めなかった。両群間に治療に伴う有害事象の発生に関し，相違はなかった。以上から敗血症性ショックの患者に対し，院内死亡率を転帰とした場合，中心静脈圧，平均動脈圧の正常化をはかり，さらにScvO₂と乳酸クリアランスも正常化しようとした場合，両群で統計学的有意差はみられないと著者等は結論づけた。

　プロカルシトニン（PCT）は，カルシウムのホメオスタシスに関与するカルシトニンのペプチド前駆体である。健常人では，PCT値は検出感度以下（10 pg/mL）であるが，細菌感染をはじめとする炎症性の刺激に反応して上昇する。このPCT値が，重症細菌感染症と敗血症の診断に高い信頼性をもつと複数の研究が報告している。2007年には，PCTに関する2つのシステマティックレビューが発表された。1つはTangらによるもので，重症患者における敗血症診断にPCTがどの程度の精度をもつか，18の研究をまとめシステマティックレビューとメタアナリシスを行なった[11]。これによれば，集計された感度，特異度はともに71％（Cl 67-76％）で，AUCは0.78（Cl 0.73-0.83）であった。またJonesらはEDで菌血症を診断する上で，PCTの診断能を評価するために，システマティックレビューとメタアナリシスを行なった[12]。参照基準（criterion standard）に血液培養を用い，菌血症に対するPCTの診断精度を評価した前向き研究を抽出した。ここでは，EDもしくは入院で感染症の疑われる成人，小児例を対象とした。非加重サマリーAUCを作成し，ランダム効果を用いて統合推定感度および特異度を算出した。結果，17の研究，延べ2,008人が包括基準を満たした。だが，各研究間に相当の隔たりが生じていた。というのも，研究ごとにまちまちの閾値を使用したためで，そこでPCTの閾値を0.5 ng/mLまたは0.4 ng/mLとしたサブ解析を行なうと，統合推定値は感度76％（Cl 66-84％），特異度70％（Cl 60-79％）となった。非加重サマリーAUCは0.84（Cl 0.75-0.90）であった。重症成人患者を対象とした場合，敗血症とその他の非感染性疾患が原因のSIRSをPCTで判断することはできず，したがって，この両研究の著者らは外来患者を対象にさらなる研究が必要だと結論を出した。

　さらに最近では，PCTがEDで感染症を診断する検査として機能しうるか評価した研究がいくつか出てき

ている。Riedelらは，都市部のEDで全身性の感染症の症状をもち入院を要する成人患者を対象に，菌血症，敗血症に対するマーカーとしてPCTが有用であるか単施設で研究した[13]。367人の患者を登録し，そのうち血清サンプルが血液培養採取時に得られた295人について解析した。PCT値を血液培養結果（プロトコールにのっとり真の菌血症，もしくはコンタミネーションか分類した），およびED受診時の臨床データと比較している。PCTの閾値は予め0.1 ng/mLと定義されており，これに従うと菌血症の診断は感度75％，特異度71％であった。またLaiらは都市部のあるEDで，発熱があり感染症が疑われた370人の成人例に対し，前向き研究を行なった[14]。結果，患者の72％で細菌感染はみられ，そのうち肺炎が最も多く（31％），次いで尿路感染症（27％），菌血症（26％），腹腔内感染症（19％），皮膚軟部組織感染症（15％），その他（2％）が続いた。PCTを使って菌血症を診断した場合，AUCは0.76（Cl 0.70-0.81）となった。後ろ向きの解析としてPCTのカットオフ値を0.47 ng/mLと設定すると，EDで発熱を認め入院を要する患者の菌血症を感度75％，特異度70％で診断した。この両研究の著者らは，EDで全身性感染症の症状がある患者に対し，PCTは有用であるとまとめているが，我々としては，それは単純化しすぎだと考えている。というのもPCTの感度，特異度はともに80％であり，細菌感染を鑑別に挙げるのにも，また除外するにも十分な精度を持っていないからだ。したがって今後，さらに研究する必要はあるが，早期の広域抗菌薬のような介入を要するリスクの高い患者を割り出し，優先して治療することを目的にPCTを測定するのが妥当であろう。

## Clinical Question
**臨床スコアリングシステムで，EDの敗血症患者を重症度分類できるか。**

　疾患の重症度や臓器不全の評価方法は数多くあり，これらは死亡率予測として集中治療室（ICU）で一役かっている。しかし，これらの方法は感染症が疑われるED受診患者に対し，どの程度有用であるかはあまりよく研究されていない。実際，対象を絞らずすべてのED受診患者にSIRSクライテリアを当てはめると十分な感度，特異度は得られない。2011年にCalleらは，感染症の疑われるED受診患者の重症度評価に関するシステマティックレビューを行なっている。これ

によれば，異なる重症度評価を比較している研究は21あり，うち19の研究がEDを背景に行なわれていた。ただ，重症度評価の精度（校正と識別）をみてみると，多くの研究において操作特性が不十分であったと指摘している。というのもAUCを用いて評価しているのは，校正についてはわずか2つの研究，識別については半分以下の研究であったからだ。したがって，EDから入院する，もしくは病棟で感染症が疑われる患者の予後予測方法の比較について，そもそも十分な文献的考察はできないという結論に至っている。

　そんななかで救急科敗血症死亡率Mortality in Emergency Department Sepsis（MEDS）スコアは，EDの敗血症患者の唯一の評価方法である。これは，感染症が疑われるED受診患者の死亡率のリスクファクターを明らかにするため，米国のある三次高度救急センターの単一施設で，Shapiroらの研究によって作られた[16]。この研究では，対象として血液培養を採取された18歳以上の全成人例が選ばれ，1年間にわたる研究の中で3,179人の患者が集まり，そのうち2,070人を抽出群に，1,109人を検証群にランダムに割り付けている。そして臨床，検査データや，人口動態，末期疾患（30日以内の死亡率が50%を超えるものと定義）といった患者特性を後ろ向きに医療記録から抽出し，転帰は28日の院内死亡率としている。死亡率と予測変数との関係については，多変量ロジスティック回帰分析によって評価された。結果，院内死亡率は解析群で5.3%，検証群で5.7%であった。9つの変数が独立因子として死亡率と関係しており，これをもとにMEDSスコアが作られた（表33.2）。AUCは解析群で0.82，検証群で0.76であった。検証群では，MEDSスコアが高くなるにつれ死亡率の上昇をみた。

　この後，MEDSスコアについてさらなる研究が行なわれた。Chenらは，台湾のある教育機関病院で非

**表33.2** EDでの敗血症患者の死亡率スコア（MEDSスコア）

|  | 点 |
| --- | --- |
| 末期併存疾患 | 6 |
| 年齢＞65歳 | 3 |
| 桿状核球＞5% | 3 |
| 頻呼吸または低酸素血症 | 3 |
| ショック | 3 |
| 血小板数＜150,000 mm³ | 3 |
| 精神状態の変化 | 2 |
| 介護施設入居者 | 2 |
| 下気道感染症 | 2 |

文献16より

外科系ICUに入室した1,696人の成人患者を対象に，後ろ向き研究を行なっている[17]。著者らは，まず電子データベースより評価症例を集め，次にそれぞれの記録から詳細なデータを集めた。なお，ここでは重症敗血症例のみを集めている。MEDSスコアは各々の患者において後ろ向きに計算され，高リスク（MEDSスコア12〜27点：52%）と低リスク（MEDSスコア＜12点：48%）に分けられた。結果，高リスク患者は低リスク患者と比べ，高い28日死亡率となった（49% vs 18%，p＜0.01）。また，MEDSスコアはAPACHE IIスコアよりも非常に長けた識別能を示した（ROC曲線下面積0.75 vs 0.26，p＜0.01）。またHowellらは，臨床医が感染症を疑った2,132人のED受診患者を対象に，MEDSスコアを含めた複数の疾患重症度のスコアリングシステムについて研究している[18]。これは前向き観察コホート研究の二次分析で，日々のEDの記載を振り返って割り出した患者を対象にしている。患者が感染症に罹患しているか否か，どのようにして医師が診断，治療の決断に至ったかを医師の記録をもとに分析した。結果，主要転帰である28日死亡率は，全研究対象の4%に至った。MEDSスコアが高くなると死亡は上昇し，同スコアは他のスコアによってはAUCが同等のものがあるとはいえ，予後予測スコアとして最も優れていた（AUC 0.85，CI 0.81-0.89）。この他に，JonesらはEGDTにのっとって治療した患者を対象に，MEDSスコアによる院内死亡率の予測精度について，前向きコホート研究を行なっている[19]。このコホート研究は感染症や敗血症，重症敗血症，敗血症性ショックが疑われる，または確定された143人の成人患者を対象にしており，結果，MEDスコアの平均値は10点で，院内死亡率は23%であった。この研究では，MEDSスコアは十分に機能せず（AUC 0.61，CI 0.50-0.72），さらには中等度リスク群（MEDSスコア5〜15点）において，患者死亡率を一貫して過小評価してしまっていた。Leeらは，台湾のある教育医療機関で敗血症のED受診患者を対象に，PCT，CRPに加えMEDSスコアを測定，評価した[20]。感染症が原因と考えられるSIRSでED受診した成人患者を連続525人登録し，そこから15歳以下，または欠測データやフォローアップできなかった症例，甲状腺疾患の既往，感染症以外の原因からSIRSに至った66人の患者を除外した。転帰は，早期（5日），晩期（30日）の死亡率とした。結果，30日死亡率は10.5%であった。MEDSスコアは，PCTやCRPよりも短期，長期的な死亡率に関し優れ

た予後予測精度を示した。Sankoffらは，4つの教育機関病院におけるSIRSのED受診患者385人について，MEDSスコアで評価した[21]。主要転帰は28日死亡率で，9%であった。死亡率はMEDSスコアとともに上昇し，0.6%から40%であった。MEDSスコア（AUC 0.88，CI 0.83-0.92）は乳酸値（AUC 0.78，CI 0.66-0.90）より優れた予後予測精度であった。MEDSスコアの変数は，末期疾患の場合，中等度の信頼性（$\kappa$ = 0.64）でしかなかったが，これを除けば，評定者間再現性に優れていた（$\kappa$ 範囲 0.82-1.00）。

　こうした研究を背景にMEDSスコアに関した，詳細なエビデンスに基づくレビューが2009年にCarpenterらにより報告された[22]。MEDSスコアのちがいによる死亡率のちがいをまとめて表33.3に示す。このCarpenterらの研究に続いて，Nguyenらによってある研究が報告された。この研究はMEDSスコアとPIRO（Predisposition〈背景，素質〉Insult/Infection〈侵襲/感染〉，Response〈反応〉，Organ dysfunction〈臓器障害〉）スコア，APACHE II スコアを比較している[23]。著者らは，EGDTにのっとって治療された，重症敗血症または敗血症性ショックの定義に当てはまる成人患者を6年にわたって前向きに登録し，これを分析した。結果，541人の患者が登録され，うち62%が敗血症性ショック，47%で血液培養陽性となり，32%の院内死亡率をみた。MEDSスコアの中央値（25～75パーセンタイル）は12点（9～15点）であり，16%（9～39%）の予測死亡率であった。そして3つのスコアともそれぞれAUCが重複しているが，MEDSスコアが最も低い精度であった（AUC 0.63，CI 0.60-0.70）。著者らは，患者の重症度が上がった場合，PIROスコアの方がより重症度分類として有用であろうとの結論に至った。

　Carpenterらは，MEDSスコアが高くなるということは死亡率上昇につながるということであり，対象として過小評価する可能性のある重症敗血症患者を除けば，このスコアは信頼性のあるものだとの結論に至っている。これは範囲バイアス（第6章参照）によるもので，対象をEGDTが必要な重症患者のみにするより，すべてのSIRS患者とした方が，MEDSスコアがより優れた精度を示すのはこのためである。したがって，血液培養を採取した上で入院を要し，結果，院内死亡率が約5%に達するED受診患者を対象にコホート研究が施行され，これからMEDSスコアが作られたことを考えれば妥当な結果であろう。

## コメント

　臨床医は敗血症患者を診る時，どの患者にEGDTを施行し，どの患者をICUに入室させるか判断しなければならない。そしてその上で患者の家族や介護者に病状説明をする。したがって敗血症を早期に診断し，その患者の短期死亡率を予測することは，臨床上，重要であろう。

　これまで，敗血症の重症度や臓器障害，死亡率を推測するために多くのバイオマーカーやスコアリングシステムが作られてきた。しかし，実際にEDの場で機能するのはきわめて限られており，そのなかでも血清乳酸値は，敗血症の重症度を評価する上で，最も優れたバイオマーカーである。しかも，これは中央検査室，POC検査といった測定場所には依らない。この血清乳酸クリアランスは$ScvO_2$ように蘇生への反応に対応して動き，明確な付加価値を与えてくれる。この点，PCTやその他のバイオマーカーは乳酸値のように明確な付加価値を与えてくれることはなく，したがって，我々は敗血症患者に対し，EDで毎回，決まりきったようにこれらを測定することは勧められない。その他に，感染症を原因としてEDから入院し，院内死亡率の高い患者を早期に認識するためには，MEDSスコアがよい。というのも，これはED受診患者を対象に立証された，唯一のスコアリングシステムだからだ。ただ，重症敗血症や敗血症性ショックといった重症患者は過小評価してしまうこともあり，臨床医はこのことを知ると同時に，これらの患者に対し，積極的な介入およびICU管理をすべきであろう。これまでのように，これからも新規のバイオマーカーや予後予測方法が作られよう。ただこれらは，ICU患者や一般的なED受診患者といった異なる背景をもとに作られている場合もあり，臨床医は，新規のバイオマーカーや予後予測方法を用いる場合には，気をつけなければならない。

表33.3 MEDSスコアによる推定死亡率

| 臨床カテゴリー | MEDスコア | 28日死亡率 |
| --- | --- | --- |
| 超低リスク | 0–4 | 0.4–11 |
| 低リスク | 5–7 | 3–5 |
| 中等度リスク | 8–12 | 7–19 |
| 高リスク | 13–15 | 16–32 |
| 超高リスク | >15 | 39–40 |

文献22より

# 第34章

# 化膿性関節炎

## ハイライト

- 急性単関節炎を訴えて救急科を受診する成人患者の非淋菌性化膿性関節炎の罹患率は，約27％である。
- 病歴と身体所見について言えば，人工関節部位，もしくは最近（一般的に3ヵ月以内）の関節手術部位に一致した蜂窩織炎を確認できると診断に非常に有用である（人工関節部位LR＋15，最近の関節手術部位LR＋7）。
- 末梢血の白血球数や血沈，CRPといった一般採血検査では，化膿性関節炎と他の単関節炎とを明確には判別できない。
- 滑液中の白血球数＞100,000（LR＋28）または＞50,000（LR＋8）であれば，必ず化膿性関節炎を鑑別に挙げるべきである。対して，滑液中の乳酸（LR－0.14～0.16），LDH＜250U/L（LR－0.09～0.11），TNFα＜36pg/mL（LR－0.07）であれば除外してもよいだろう。

## 背景

救急科（ED）を受診する急性単関節炎の原因としては，**表34.1**にあるように実に様々なものが知られている[1]。化膿性（細菌による）関節炎の年間発症率は10万人あたり10人であるが，リウマチ性関節炎や人工関節を持つ者ではより罹患しやすい（10万人あたり最大で70人）[2,3]。化膿性関節炎の約50％は膝に起こるが，臀部や肩，肘等，頻度は落ちるもののあらゆる関節に感染はきたしうる[4]。多くは血行性播種によって生じるが，基底膜のない滑膜組織は細菌にとって突破しやすく，結果として細菌が滑液に入り込む。化膿性関節炎は数日のうちに軟骨を破壊し，仮に感染を治療しても入院中の死亡率は15％に至るため，迅速に診断し，適切な抗菌薬治療を開始することが求められる[5]。

非淋菌性化膿性関節炎の起因菌としては，ブドウ球菌と連鎖球菌が70％を占める。しかしグラム陽性菌が血液，滑液の両方から検出されるのは，わずか48％である[4,6]。メチシリン耐性黄色ブドウ球菌の化膿性関節炎の報告例は増えてきている[7]。またHIV感染症は化膿性関節炎のリスクではないとされている[8]。

米国では，年間10万人あたり3人が淋菌性関節炎を発症すると言われ，化膿性関節炎の代表的な原因疾患と言えよう。非淋菌性化膿性関節炎とは違い，適切な抗菌薬治療ですぐに軽快することを特徴としている。また淋菌性関節炎は腱滑膜炎を伴うことが多く，骨盤内症状がない場合には，非淋菌性化膿性関節炎との区別は困難を要する。淋菌性関節炎は若年成人に多く，男女比率は1:4と女性に多くみられる。淋菌性関節炎のリスクファクターを**表34.2**に挙げる。グラム染色（＜50％）や血液（＜50％），滑液の培養（～50％）から淋菌を検出することは稀であるが，尿生

**表34.1 単関節炎の鑑別**

感染症（細菌，真菌，抗酸菌，ウイルス，スピロヘータ）
関節リウマチ
痛風/偽痛風
ループス
ライム病
鎌状赤血球症
透析関連アミロイド症
一過性滑膜炎
植物のトゲによる滑膜炎
転移性腫瘍
関節血症
色素性絨毛結節性滑膜炎
神経障害性関節症
関節内損傷

文献1より

142　PART 4　感染症

**表34.2 淋菌性関節炎のリスクファクター**

女性
妊娠
複数の性的パートナー
低い社会経済的地位
静脈薬物濫用
粘膜感染症（症候性，無症候性）
HIV
ループス
補体欠損
微生物学的（淋菌）要因

文献9より

**表34.3 非淋菌性関節炎のリスクファクター（病歴）**

| リスクファクター | 陽性尤度比 | 陰性尤度比 |
|---|---|---|
| 80歳以上 | 3.5（1.7–6.4） | 0.86（0.70–0.96） |
| 糖尿病 | 2.7（1.1–6.2） | 0.93（0.79–1.0） |
| 関節リウマチ | 2.5（1.9–2.9） | 0.45（0.27–0.67） |
| 最近の関節手術歴 | 6.9（3.7–11.6） | 0.78（0.63–0.90） |
| 人工股関節，人工膝関節 | 3.1（1.9–4.5） | 0.73（0.55–0.88） |
| 皮膚感染症 | 2.8（1.7–4.2） | 0.76（0.58–0.91） |
| 人工関節と皮膚感染症 | 15.0（8.0–26） | 0.77（0.62–0.88） |
| HIV感染症 | 1.7（0.76–1.5） | 0.64（0.23–1.37） |

Reproduced from [11] permission from John Wiley and Sons Ltd

殖器からの検体であれば90％ほどで検出することができる[10]。

# Clinical Question

**化膿性単関節炎の疑いの可能性を高める病歴と身体所見のクリスファクターは何か。**

最近のメタアナリシスに，EDを化膿性関節炎で受診した者に対する病歴，身体所見，検査結果がいかなる診断精度であったかをまとめたものがある[11]。その中に，単関節炎を主訴にEDを受診した者を対象にしている前向き研究が1つだけある。これによれば，非淋菌性化膿性関節炎の罹患率は，推定27％であった[12]。また3分の1の症例で，関節手術から化膿性関節炎をきたすまでの期間は3ヵ月以上であった。表

34.3に，病歴からアプローチできる化膿性関節炎のリスクファクター，およびその診断精度について記すが[1,3,11]，ここに挙がっているものの中には，化膿性関節炎を除外できるものはなかった。身体所見については，化膿性関節炎が疑われるすべての患者を評価したものはなく，関節痛や，関節腫脹，発汗，悪寒などの尤度比を出すことはできていない。その中で発熱の尤度比は，LR＋0.67，LR－1.7と知られているが，やはりこれも化膿性関節炎を疑うにも除外するにも助けにはならない[13]。

# Clinical Question

**化膿性関節炎を診断する上で，末梢血の白血球増加，血沈，CRPや滑液中の細胞数，炎症性マーカーの検査特性はどの程度か。**

血清中のプロカルシトニンと炎症性サイトカインは，予備臨床試験の結果から，その有用性について見込みがあるが，一般的な血清中の炎症性マーカーは高い診断精度を持たない（表34.4）[11]。これに加え，前述の通り病歴，身体所見も検査後確率を有意に上げることはない。そこで，滑液の評価が診断には必須となる。ワーファリンによる抗凝固療法を行なっていても，関節穿刺は比較的安全に施行でき，臨床的にひどい出血を起こすのは10％以下である[14]。アメリカリウマチ学会はガイドライン上に，滑液細胞数の評価の仕方を明記している。これによれば，白血球数200～2,000/mm$^3$は非炎症，白血球数2,000～5,000/mm$^3$は炎症，白血球数＞50,000/mm$^3$では感染を示唆するとしている。滑液中の白血球数の診断精度については4つの前向き研究があるが，このうち2つが滑液中の低血糖値について，1つがLDHと腫瘍壊死因子アルファ（TNF$_a$）についても評価している[12,13, 15-17]。それぞれの尤度比を表34.5にまとめた。

また最近のあるシステマティックレビューでは，滑液中の白血球数100,000以上では陽性尤度比＋28.0，50,000以上では陽性尤度比＋7.7としている[1]。滑液

**表34.4 非淋菌性関節炎の血清中の炎症マーカー**

| 血清マーカー | 陽性尤度比 | 陰性尤度比 |
|---|---|---|
| 白血球数＞10,000/mm$^3$ | 1.4（1.1–1.8） | 0.28（0.07–1.10） |
| 血沈＞30mm/時 | 1.3（1.1–1.8） | 0.17（0.20–1.3） |
| CRP＞100mg/L | 1.6（1.1–2.5） | 0.44（0.24–0.82） |
| プロカルシトニン＞0.3ng/mL | 11–13 | 0.3 |

Reproduced from [11] permission from John Wiley and Sons Ltd

表34.5 非淋菌性関節炎の関節液検査

| 検査 | 陽性尤度比 | 陰性尤度比 |
| --- | --- | --- |
| 白血球数（滑液中）>100,000 cell/mL | 4.7–42.0 | 0.61–0.84 |
| 白血球数（滑液中）>50,000 | 2.2–19.0 | 0.33–0.57 |
| 白血球数（滑液中）>25,000 | 1.7–4.0 | 0.17–0.47 |
| 多形核白血球>90% | 1.8–4.2 | 0.10–0.63 |
| 低血糖 | 2.5–4.2 | 0.43–0.74 |
| 蛋白>3 g/dL | 0.89–0.93 | 1.10 |
| LDH>250 U/L | 1.9 | 0.09–0.11 |
| TNF $\alpha$ >36.2 pg/mL | 3.3 | 0.07 |
| 乳酸値 | | |
| >5.6 mmol/L | 2.4 | 0.46 |
| >12 mmol/L | 19 | 0.14 |
| >0.05 mmol/L | 21 | 0.16 |

Reproduced from [11] with permission from John Wiley and Sons Ltd

中のLDHとTNF $\alpha$ は通常，EDでは測定できないだろうが，一般的な滑液検査の項目には，化膿性関節炎を除外しうるものはない。しかし，滑液中の白血球数が＞100,000であれば強く疑わなければならない。我々は，滑液中の白血球数の診断精度や，エビデンスに基づいた診断的検査を行なうことのリスク，治療を行なうことのリスクと恩恵を常に考慮しなければならない。閾値を下まわるもの，すなわち救急医が関節穿刺を未実施とすべきものは全体のうち5％，閾値以上となるもの，すなわち関節穿刺をせずとも治療を行なうべきものは全体のうち39％となる（第1章参照）[11,18]。

滑液中白血球数の間隔尤度比（iLR）について記載しているシステマティックレビューは1つだけある。これによれば，0～25細胞数/mLだとiLRは0.33，25～50細胞数/mLはiLR 1.06，50～100細胞数/mLは3.59，＞100細胞数/mLならiLRは無限となる[11]。滑液のグラム染色は，非淋菌性化膿性関節炎に対する特異度は優れているが（100％近い），感度は優れず，40～55％は偽陰性となる[19]。滑液中の尿酸やピロリン酸カルシウム結晶の評価も行なうべきであるが（これらは結晶誘発性関節炎の明らかな兆候），化膿性関節炎は1.5％の症例で痛風や偽痛風と合併しうる[20]。

成人の単関節炎におけるESRとCRPの診断精度については，数個の後ろ向き研究がある。Liらは，化膿性関節炎と診断したものを対象に，ESR＞30mm/時以上の感度は96％と結論づけている（選択バイアスを考慮すると，感度はもう少し下がるかもしれない）[21]。ただ，別の後ろ向き研究で，Liらは同じ異常値を用いた場合，ESRの感度を75％，特異度を11％と論証した[22]。その他に，Hariharanは化膿性関節炎の確定診断例に対し，ESR＞10mm/時では感度98％，CRP≧20mg/Lでは感度92％と報告し[23]，ErnstらはESR＞15mm/時では感度66％，CRP＞0.8mg/Lでは感度90％と報告した[24]。Söderquistらは，入院患者を対象に，化膿性関節炎の患者は結晶誘発性関節炎の患者に比べESR，CRPともに有意に高値を示したと論じている（平均して化膿性関節炎はESR 81mm/時，CRP 182mg/Lに対し，結晶誘発性関節炎はESR 54mm/時，CRP 101mg/L）[17]。

成人において，化膿性関節炎の臨床的なクリニカル・ディシジョン・ルールはない。小児の場合，1施設のみでの検証だが，4つの変数（発熱の病歴，体重免荷，ESR＞40mm/時，血清白血球数＞12,000）は，ROC曲線下の面積を0.86とし，化膿性股関節炎のリスクを上げるとの報告はある[25]。

## コメント

最近（一般的には3ヵ月以内）の関節手術歴や，身体所見で明らかになった人工関節部位に一致する蜂窩織炎の所見，その他の病歴，身体所見，一般採血，これらは化膿性関節炎とそれ以外の単関節炎とを区別し得ない。つまり，これらの病歴や所見の有無で，化膿性関節炎を疑うことも除外することもできない。だが，滑液中の白血球数＞100,000であれば，尤度比に基づけば，化膿性関節炎の可能性は27％から91％へと飛躍的に上昇し，有意に疑うことができる。また，白血球数以外にも滑液内の乳酸値やLDH，TNF $\alpha$ ，IL-6，IL-8といった炎症性マーカーも除外診断として利用できる可能性を秘めており，今後の研究が必要であろう。そして，成人，小児を対象に前向き研究を行

144　PART 4　感染症

ない，病歴および身体所見の感度，特異度，陽性・陰性尤度比について，明らかにする必要がある。化膿性関節炎の患者のみを対象にした研究では，検査感度を不当に上げてしまう[26]。1つの結果に左右されるのではなく，病歴や身体所見や採血，滑液の結果を合わせて，論理的で緻密なクリニカル・ディシジョン・ルールを作り，それらの妥当性を評価しなければいけない。いずれにせよ，臨床医は淋菌性，または非淋菌性化膿性関節炎の可能性を常に念頭に置き，場合によっては早期手術も考慮し整形外科にコンサルトをしつつ，迅速で適切な診断および治療を行なわなければならない。

# 第35章

# 骨髄炎

## ハイライト

- 非糖尿病患者における足骨髄炎については，これまでにごくわずかな研究しか行なわれていない。
- 潰瘍サイズ＞2cm，プローブ−骨検査陽性，またはESR＞70mm/時であることは，どれも独立して糖尿病性骨髄炎を疑わせる所見である。
- MRIで否定的ということだけが，唯一，糖尿病性骨髄炎の可能性を下げうる。
- 病歴や身体所見，採血結果，画像検査では，糖尿病性足骨髄炎の検査後確率を有意に下げることはできない。

## 背景

骨髄炎は，感染症，炎症のプロセスであり，結果として骨破壊をもたらす。感染は皮質に限局することもあるが，骨膜と周囲の軟部組織にまで及ぶこともある（図35.1）[1]。一般的に急性骨髄炎の症状は数週で進行し，これに対して慢性骨髄炎は数ヶ月あるいは数年の単位で進展する。グラム陽性菌，特に黄色ブドウ球菌 *Staphylococcus aureus* は，起因菌として最も知られているが，感染部位や人工関節の有無によっては，特定の起因菌ということもある（図35.2）。骨髄炎による炎症が進むと脈管チャンネルが破壊されるため，抗菌薬単独治療だけではほとんど効果がない。したがって外科的洗浄に抗菌薬治療を行なうというのが標準治

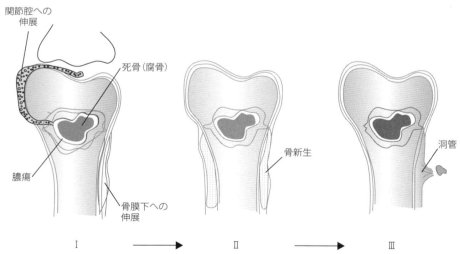

図35.1 慢性骨髄炎の進行
フェーズⅠ：膿瘍が非血管化死骨領域を覆う。この膿瘍が骨膜へ伸展すると骨膜隆起をきたすが，関節包内へ伸展すると化膿性関節炎をきたしうる。
フェーズⅡ：骨膜隆起から骨新生が生じる。
フェーズⅢ：膿瘍と壊死物質が，皮質骨を通って瘻孔を作る。
(Reproduced from Jauregui LE et al. Diagnosis and management of bone infections〈1995〉with permission from Informa Healthcare)

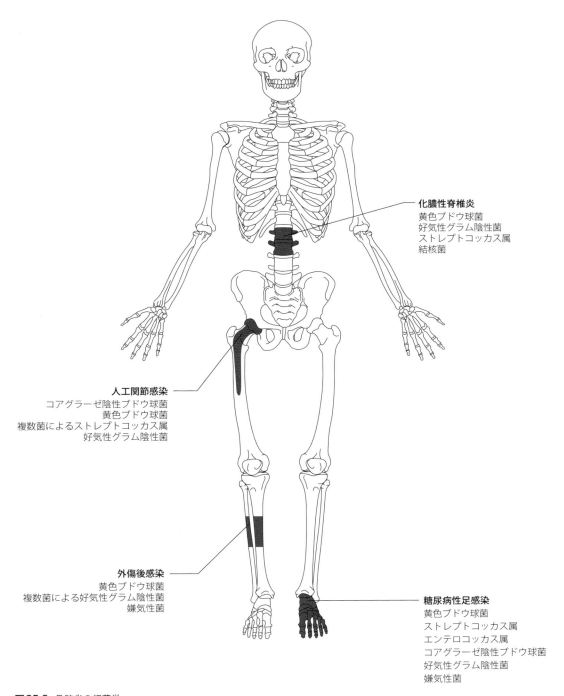

**図 35.2 骨髄炎の細菌学**
起因菌の高いものから順に並べた骨髄炎の原因微生物 (Reprinted from [1] Lew DP, Waldvogel FA. Osteomyelitis. Lancet. 2004; 364〈9431〉: 369-79. Copyright〈2004〉, with permission from Elsevier)

療となっている[2]。

　骨髄炎は，あらゆる年齢層できたしうる。器具関連の（人工関節）骨髄炎が最も一般的であるが，血行性の骨髄炎は小児でも老人でも起こりうる[3]。この，骨髄炎は，軟部組織感染症の隣接した領域から，直接的にまたは連続的に生じうる。危険因子としては，血管

内カテーテルや経静脈的な薬物濫用，そして骨以外の感染巣，つまり蜂窩織炎や皮膚膿瘍，尿路感染症も原因として知られている[4]。鎌状赤血球性貧血の既往は，小児において骨髄炎の素因となりうる。開放骨折といった鋭的外傷や，長骨骨折での骨折内固定法などは，直接的な感染を起こしうる[4]。

　足潰瘍は静脈性か，動脈性，糖尿病によるものが考えられる。そしてこれらの鑑別は困難を要する[5]。通常，静脈性潰瘍は不規則な境界を有し，踝の近くにできるのに対し，動脈性潰瘍は淡く打ち抜き様につま先やすねにできる。一方，糖尿病性潰瘍は，一般的には足底といった圧力のかかる場所にできやすい。糖尿病患者のおよそ2.5%に，足根骨または足根中足関節のシャルコー関節症（Charcot neuropathy）を認める[6]。シャルコー関節症による神経障害は，糖尿病性骨髄炎の臨床像と非常に類似しているが，この2つの疾患の管理は大きく異なる。シャルコー関節症による神経障害は，抗菌薬治療やデブリードマンというよりもむしろ，ギプス固定と非加重が標準的治療となるからだ。シャルコー関節症による神経障害であれば，短時間で足関節の破滅的な骨崩壊をきたす。したがって，この2つの疾患を救急医は区別しなければいけない[7]。

　米国には毎年75,000人の入院患者がいる。このなかで，足または足首の骨髄炎は一番または二番目の入院の原因となるが，臨床医は糖尿病性足骨髄炎をしばしば過小評価してしまう[8]。北アメリカでは，糖尿病関連による入院患者の20%が足に合併症を持つ[9]。この中で，足潰瘍を持つ者の15%は最終的に下肢切断に至る。3年間にわたるある研究では，糖尿病性足潰瘍を持つ者の61%が繰り返し罹患し，潰瘍を持つ者の10%が最終的に下肢切断につながる。そして，足潰瘍を持つ糖尿病患者の生存率はわずか72%であった（年齢と性別が同じコントロール良好な糖尿病患者は87%であるのに対し）としている[10]。糖尿病性足骨髄炎は，下肢切断のリスクを高め，さらに切断した際には，切断後30日間での死亡率を7～15%も上昇させる[11-13]。

　2007年度，米国では糖尿病の足潰瘍関連に最高380億ドルもの金額が投資されていたことが，アメリカ疫病予防管理センター（CDC）とアメリカ糖尿病協会（ADA）の同年度のデータで明らかになった。これらの患者の骨髄炎合併の診断のために，いかに費用対効果のよい方法を取るか。そこには，互いに異なる推奨がある。Eckmanらはこう示唆した。

足骨髄炎が疑われるインスリン非依存性糖尿病患者の治療に，非侵襲的な検査を行なうことは多大な出費を要するだけで，結果，彼らの健康の改善にはほとんど関わらない。全身の糖毒性のない糖尿病患者に対し，培養結果に裏付けされた10週間の経口抗菌薬治療を行ない，これに続いて外科的デブリードマンを行なうことが他のどの方法よりも効果的で，費用も抑えられる[14]。

　これに対し，Mushlinらはこう示唆した。「骨髄炎の可能性が高い場合（10～20%），スキャンの費用対効果比は生検と同等で，それでいて侵襲的でない。だが，骨髄炎の可能性が50%もあるような時は，他のあらゆる方法と比較して生検の方が費用対効果比はよい。スキャンより望ましいのだ」[15]。

## Clinical Question
**非糖尿病性骨髄炎におけるX線，核医学，MRIの診断精度はどの程度か。**

　単純写真からは関節腔の狭小化もしくは拡大化，その他に骨膜反応や骨破壊が読み取れる。しかし，骨破壊は発症後，最高21日間経つまでは明らかにならない[16]。また金属物質が骨髄炎に隣接していると，アーチファクトのために画質解像度は落ちてしまう[17]。急性骨髄炎におけるX線，核医学，MRIの診断精度については，これまで報告はない。ナラティブな評価としては，リファレンスはないものの，急性骨髄炎に対する従来のX線の感度は43～75%，特異度は75～83%としている[17]。合計33人の患者を1つのメタアナリシスとして要約した2つの論文では，慢性骨髄炎に対する単純X線検査の感度は60～78%，特異度は67～100%であった[18-20]。このなかでWhalenらの論文は，椎骨骨髄炎だけを対象としている[19]。慢性骨髄炎に対するCT検査については，1つだけシステマティックレビューがあり，これによると67%の感度と50%の特異度であった[19,20]。

## Clinical Question
**糖尿病性足骨髄炎における病歴，身体所見，迅速採血結果の診断精度はどの程度か。**

　臨床的に糖尿病性骨髄炎が疑わしい患者の検査前確率は，よく見積もって15%である[21]。残念なことに，病歴または身体所見で，糖尿病性骨髄炎を除外するこ

とはできない（表35.1）。潰瘍サイズ＞2cm，または骨の露出，プローブ-骨検査陽性，Wagner grade＞2（表35.1），ESR＞70mm/時は，それぞれ糖尿病性骨髄炎の可能性を高める要因となる[22-26]。プローブ-骨検査陽性とは"エコー上，潰瘍底に軟部組織が入り込むことなく，岩のように硬く，しばしばサラサラした構造物を認めた場合"と定義される[22]。経時的な白血球（WBC）数，ESRのフォロー，またはX線を撮ることの意義について論文での報告はない。

**表35.1 糖尿病性骨髄炎の診断検査**

| 診断検査 | 陽性尤度比 | 陰性尤度比 |
| --- | --- | --- |
| 骨の露出 | 9.2 | 0.70 |
| プローブ-骨検査 | 6.4 | 0.39 |
| 潰瘍＞2cm² | 7.2 | 0.48 |
| 潰瘍部位の炎症 | 1.5 | 0.84 |
| 臨床判断（Wagner＞2） | 5.5 | 0.54 |
| ESR＞70mm/時 | 11.0 | 0.34 |
| スワブ培養 | 1.0 | 1.0 |
| X線 | 2.3 | 0.63 |
| MRI | 3.8 | 0.14 |

文献21より
注：Wagnerグレード：
- グレード0＝潰瘍性病変がない；治療後の病変もしくはもともと変形している可能性がある
- グレード1＝表層潰瘍
- グレード2＝腱や骨，関節包に至るまでの深部潰瘍
- グレード3＝深部潰瘍に膿瘍や骨髄炎，腱炎を伴う
- グレード4＝つま先または前足の限局性壊疽
- グレード5＝足壊疽

## Clinical Question

**糖尿病性骨髄炎におけるX線，核医学，MRIの診断精度はどの程度か。**

骨髄炎のX線による診断基準とは，局所的な骨梁の消失，骨膜反応，そして明らかな骨破壊とされる。これまで16の論文のなかで（そのうち6つは前向き研究），合計567人の糖尿病患者を対象に，単純X線検査の有用性が評価されてきた[21]。これによるとX線で糖尿病性骨髄炎が疑わしければ，その結果は骨髄炎の可能性をさらに後押しするが，逆に足骨髄炎を否定できるものとしては，MRI検査のみとなる[26]。一般的に骨髄炎のMRI検査による診断基準とは，T1強調画像での局所的な低信号，脂肪抑制でのT2強調画像，あるいはSTIR画像（図35.3）での高信号と定義される。16の論文をまとめた1つのメタアナリシスでは，MRI検査の陽性尤度比は3.8（CI 2.5-5.8％），陰性尤度比は0.14（CI 0.08-0.26％）であり，これはテクネチウム-99m（$^{99m}$Tc）の骨シンチより有用であった[26]。

糖尿病性足感染症に対する，テクネチウムを用いたスキャンや放射性同位元素を結合させた白血球のスキャンなどの様々な核医学検査の有用性は，他のメタアナリシスでも論じられている[27]。これによると感度は80.7〜96.8％であるが，特異度は低かった（46.4〜88.5％）。核医学では$^{99m}$Tc/$^{111}$と白血球シンチグラフィが陽性尤度比7.0，陰性尤度比0.22と最適であるが，ヒト免疫グロブリンシンチの陰性尤度比は0.05とこ

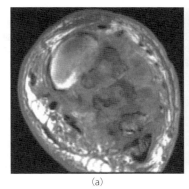 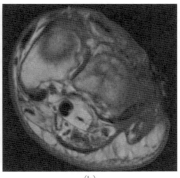

(a) (b)

**図35.3 シャルコー関節症と骨髄炎のMRI所見**
(a) 神経病性関節症（シャルコー関節症）
潰瘍はなく，軟部組織の腫脹を認める。この他に，関節の崩壊や骨断片化なども合わせ様々な所見を認めるのが特徴。
(b) 骨髄炎
広範な連続性のある軟部組織潰瘍に立方骨の骨髄浮腫と破壊を認め，MRI上，骨髄炎を示唆する。画像上，潰瘍がなければ骨髄炎ではない。
(Images courtesy of Dr. Jennifer Demertzis, Assistant Professor, Department of Radiology, Washington University in St. Louis)

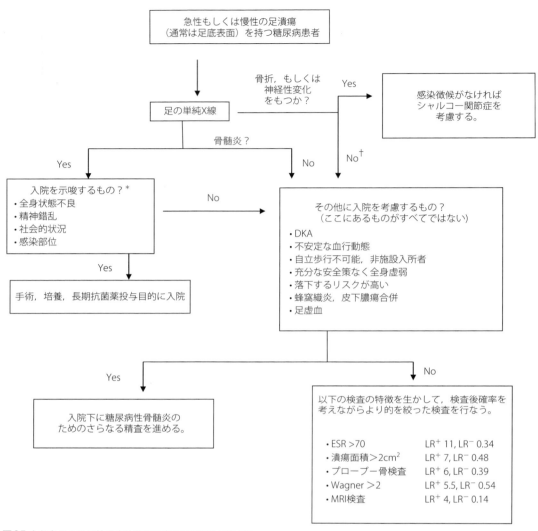

図35.4 救急における糖尿病性足骨髄炎の診断アルゴリズム
*骨髄炎というだけで，必ずしも入院を意味するわけではない．例えば，つま先だけの局所的な慢性骨髄炎は，外来患者として治療できる．逆により近位の（つまり，前足＜中足部または後足部＜足首）骨髄炎では下肢切断や病勢の進行の可能性が残る．
†X線上，明らかな骨折がなくてもシャルコー関節症の可能性は残る．したがって他に感染巣がなく，足に熱感や腫脹を認めるなら，仮に患者が痛みを訴えなくともシャルコー関節症は考慮するべきだ．

れも有用であった[27]．ただし骨シンチは，シャルコー関節症，痛風，外傷または手術により偽陽性となりうる[1]．

## コメント

非糖尿病患者の成人骨髄炎において，病歴や身体所見，検査結果がどの程度，診断に寄与するかは報告されていない．画像診断についても，システマティックレビューでごくわずかに指摘されているだけだ．

糖尿病性足潰瘍患者の骨髄炎合併疑いに対し，プローブ-骨検査は迅速に診断できるうえに，潜在的に，また生物学的に妥当で，かつ低コストであるが，救急プロバイダーの手で，この検査の信頼性と診断精度を確かめる研究が今後，必要であろう．これに加え，骨のスキャンとMRIのような高価で時間のかかる画像診断法を避けるために，救急医と専門医は，プローブ-

骨検査の結果と診断・治療のアルゴリズムを統合できるようランダム化比較試験を行なう必要がある[28]。というのも，仮にコンサルタントがプローブ–骨検査の結果に関係なくMRI検査を実施すれば，プローブ–骨検査は意義を失ってしまうからだ。図35.4は，救急科（ED）において，骨髄炎が疑われる糖尿病性足潰瘍の診断アルゴリズムである。これは，現段階での最高のエビデンスに基づいている。

 EDで糖尿病性足病変患者の骨髄炎のリスク評価をするために，病歴や身体所見，採血，画像検査を組み合わせ，これらが有用性と信頼性を獲得するために，さらなる研究が必要であろう。しかし最終的には，クリニカル・ディシジョン・ルールが，効率的で確実にリスク層化できるのかもしれない。

## 第36章

# 性行為感染症

## ハイライト

・排尿障害や尿道からの分泌物といった尿生殖器症状，あるいは腹痛といった非特異的な症状を訴えて，多くの性行為感染症（STD）患者が救急科を受診する。
・排尿障害を訴える女性において，尿路感染症とSTDを区別するクリニカル・ディシジョン・ルールはないため，臨床医はSTDの検査および治療閾値は低くすべきである。
・クラミジアと淋病の核酸増幅検査を行なう際は，患者が痛みを伴う処置は避け，初尿，または子宮頚管，尿道のスワブを検体とする。

### 背景

性行為感染症（STD）を理由に多くの患者は救急科（ED）を受診し，また逆に，EDを受診する患者の多くにSTD罹患はみられる。STDで受診する人のほとんどが，尿道炎または子宮頚管炎であるが，時にはSTDに続発して起こった骨盤内炎症性疾患（PID）や，卵管卵巣膿瘍，睾丸炎，あるいは腹痛といった非典型的な症状で受診することもある。PIDは，EDを受診する婦人科疾患の中では最も経験されるもので，1年につき約25万件もある[1]。また少数とは言え，EDを受診する患者のうち，ある一定の割合（5 ～ 10%）で無症候性STDに罹患していることがスクリーニング結果から知られている[2,3]。

EDでSTDを診断し治療することは，とても重要である。なぜならED受診患者の多くはSTDのリスクを持ち，それでいてヘルスケアへの定期受診はなく，ED受診後はプライマリケア医への経過受診をしないことも少なくないからだ。診断と適切な治療がED受診時，またはその直後に行なわれなければ，STDは完治せず，結果，STDの続発症，つまりPIDや不妊性，子宮外妊娠，他者への感染を起こしてしまう。実際，複数の研究では，救急医がSTDを正確に診断できていないことが明らかになっている。Yealyらの研究によれば，培養によって淋病もしくはクラミジア感染症が確認されたED受診の女性患者148名のうち，53%がED受診後にCDCで推奨されているレジメンで治療されたが[4]，逆に治療されていないもののうち，4分の1は経過が追えず，20%が14 ～ 60日も治療が遅

れてしまった。一方で，EDで子宮頚管炎，もしくはPIDと診断されたうちのわずか10 ～ 20%だけが，最終的にSTD検査陽性となっている[5,6]。EDでは決定的な診断的検査はできず，また経過をみることも難しいため，治療開始の閾値は低く保つのが理にかなっていよう。この章では，尿道炎の臨床症状とクラミジア・トラコマチス（Chlamydia trachomatis）と淋菌（Neisseria gonorrhea）の診断的臨床検査について述べるが，HIVやヘルペス，梅毒をはじめとする他のSTDについては割愛する。またPIDは臨床的な診断であり，それゆえ，どの臨床研究でも理想的な診断アルゴリズムを提示することはできておらず，PIDについてもここでは述べない[7]。さらなる情報は，アメリカ疾病予防管理センター（CDC）『性行為感染症治療ガイドライン2010』を参照していただきたい[8]。

## Clinical Question

**病歴，身体所見，尿検査から，尿路感染症（UTI）とSTDとを確実に区別できるか。**

多くの患者は排尿障害や頻尿，尿道からの分泌物といった尿生殖器症状を訴えてEDを受診し，単純性尿路感染症や，淋菌やクラミジアによるSTDと診断される（第32章参照）。一般的に，臨床医は病歴と身体所見をとり，試験紙法に加え尿顕微鏡的な検査を行なっているが，救急医も同様に N. gonorrhea の有無を評価するために尿顕微鏡検査を行ない，尿道分泌物や尿道のスワブのグラム染色を行なっていよう。しかし，EDにおいて C. trachomatis や N. gonorrhea を検出し

152　PART 4　感染症

診断するにはグラム染色だけでは不十分である[9]。そして，UTIと尿道炎，子宮頚管炎をSTDと区別することは臨床上，非常に重要であるが，ED受診中にSTDと断定しうる診断的検査は施行できず，臨床医はどの患者をSTDの治療適応とするか判断しなければならない。尿路感染症（UTI）の症状でEDを受診する患者のうち，どのくらいがUTIで，またどのくらいがSTDに罹患しているか，これまで多くの研究で示されてきた。これらの研究の対象者は女性，なかでも都市部のEDを受診する思春期の女性がほとんどである。これによるとUTIの症状を持つ患者のうち，17～33%がSTDに罹患していた。

Shapiroらは，頻尿や尿意切迫，排尿障害を主訴にEDを受診し，かつ新規で膣分泌物や帯下の変化がない成人女性92人を対象に前向きコホート研究を行なっている。これによれば，病歴や身体所見，尿定性検査を施行することで，臨床医は感度50%（CI 23-77%），特異度86%（CI 76-93%）の精度でSTDを診断できると報告している[10]。またSTDの唯一の独立予測因子として，過去1年以内の複数の性的パートナーの存在を挙げている。Huppertらは，青少年医療センターもしくはEDを受診した，性的に活発な14～22歳までの296人の女性を対象に横断研究を行なった。296人のうち154人は泌尿器症状を訴えていた。この研究によると，UTIの有無はSTDの罹患に寄与しないが，過去3ヶ月以内の2人以上の性的パートナーの存在（オッズ比4.5），STDの既往（オッズ比3.0）はSTD罹患の可能性を高めるとしている[11]。Bergらは，ED受診者のうち骨盤内診察を受け，UTIとだけ診断され受診終了となった94名の診療記録を振り返り[12]，そのうちの53%にSTDが認められた（19%が淋菌，22%がクラミジア，33%がトリコモナス）としており，患者の訴えや身体所見，検査結果ではSTDを診断しえないとしている。

Reedらは，成人の子宮頚部感染症の診断アルゴリズム作成を目的に横断研究を行なった[13]。対象は，何らかのSTDを疑わせる症状を持ち，STDの検査を行なう検査施行予定の250人の成人女性としている。ここでは，結果としてSTDの予測因子にアフリカ系アメリカ人種（オッズ比3.2），3ヶ月以内の新しいパートナー（オッズ比1.9），経管帯下（オッズ比2.0），膣分泌物のグラム染色での酵母菌の欠如（オッズ比3.3）や10個以上の白血球（オッズ比2.5）を挙げている。しかしながら，これらを用いたアルゴリズムの感度はわずか75%，特異度は71%，陰性尤度比85%であっ

た。Prentissらは，泌尿器症状を訴えて都市部の小児救急科を受診した13～21歳の女性，合計233人を対象に前向き横断研究を行なった[14]。彼女らを小児救急科医が一般的な診断基準と照らし合わせてUTI，もしくはSTDと診断している。結果，完全にデータを収集できた211人のうち，120人（57%）がUTIに，19人（9%）がSTDに罹患していた。内科医がSTDを疑ったものは35人（17%）いたが，うち9人（25%）が検査結果からSTDと証明された。10人（53%）のSTD患者が診断されず，26人（74%）がSTDと誤診されている。また13人（6%）にSTDとUTIの重感染をみている。著者らは，泌尿器症状やSTDリスクのあるすべての若者に対し，STDとUTI双方の検査をするべきで，適宜，治療を行なうために十分なフォローアップを確立，もしくはED受診時から治療を開始していかなければならないと結論づけた。

## Clinical Question

尿検体から，淋菌とクラミジアを確実に診断できるか。

淋菌とクラミジアを検出することを目的とした検査は多い。クラミジア診断には，培養検査や蛍光抗体直接法，酵素結合免疫吸着法（ELISA法），核酸増幅法（NAAT）が知られているが，診断的検査として核酸を用いた検査が確立するまでは，尿道や子宮頚部のスワブの組織培養が診断基準であった。ただこれは，時宜に合った検査とはいえ高価な上，感度はわずか50～85%であった[15]。核酸を用いた診断的検査は，子宮頚管サンプル（検鏡診察中に子宮頚管内でスワブを回して採取する）や，膣のスワブ検体，尿で施行するが，後者の2つは骨盤内診察をせずに検体を採取することができる。ちなみに尿検体は「初尿」，つまり起床後の最初の尿を用いると感度を上げることができる。EDでは，採尿時に得られる最初の尿を検体とすべきである。

Cookらは，尿検体から *C. trachomatis* と *N. gonorrhea* を検出するための市販されている3つの核酸増幅検査（ポリメラーゼ連鎖反応〈PCR法〉，transcription-mediated amplification〈TMA〉法，strand displacement amplification〈SDA〉法）の感度，特異度を評価した研究のシステマティックレビューを行なった[15]。29個の選ばれた研究から，男性，女性，またクラミジア，淋菌感染症に分けて，各検査の推定精度が計算された。表36.1に記す。

どの3つの核酸増幅検査も、クラミジア、淋菌感染症ともに尿検体における特異度は97%以上あり、感度は罹患率や症状の有無に関わらず違いはなかった。クラミジアの尿検体の核酸増幅検査の感度、特異度は、子宮頚部や尿道から直接採取した検体のそれと違いなかったが、淋菌のPCR法の感度は、尿検体は尿道スワブに劣るため、用いるべきでないと著者らは結論づけている。

ED受診中に核酸増幅検査を行なうことは、一般的には不可能であろうが、クラミジアに関してはいくつかのpoint of care（POC）検査がある。Hislopらは、性器クラミジア感染症診断のための迅速POC検査の臨床有用性について、システマティックレビューを行なっている[16]。彼らは13の研究から8,817人の対象者を集め、それぞれの検査特性を導いた。膣のスワブ検体を用いると、クラミジア迅速検査（CRT）は感度80%（CI 73-85%）、特異度99%（CI 99-100%）であり、初尿を用いると感度77%（CI 59-89%）、特異度99%（CI 98-99%）であった。

膣、子宮頚管、尿道のスワブを検体として組み合わせ、Clearview Chlamydiaを使った第二要約推定量では、感度52%（CI 39-65%）、特異度97%（CI 94-100%）であった。POC検査は核酸増幅検査より高価で、効果的でなく、したがって現状では核酸検査を診断学的検査として選択すべきと著者らは結論づけた。

## コメント

UTIやPIDを疑わせる尿生殖器症状を持つ患者には、臨床的なSTDの可能性や外来でのフォローアップにその患者が来るかどうかといったことも加味して、検査や治療をすべきである。現状では、排尿障害のある患者において病歴や身体所見、尿検査結果を用いてUTIかSTDかを確実に診断するクリニカル・ディシジョン・ルールはない。1つだけ、思春期の女性を対象にしたクリニカル・ディシジョン・ルールがあるが、これは感度と特異度が低かった[13]。したがってSTDが疑わしい場合には、淋菌とクラミジアを検出するための核酸増幅検査を施行すべきである。そして、臨床医はその地域の検査所がどの検査を使っているか知っておくべきである。診断精度に関わってくるからだ。クラミジア検出の検査として、尿検体または

**表36.1** STD診断を目的とした核酸増幅検査の特性

| Test | Chlamydia trachomatis | | | |
| | 尿検体 | | 尿道検体 | |
| | 感度（%） | 特異度（%） | 感度（%） | 特異度（%） |
| --- | --- | --- | --- | --- |
| ポリメラーゼ連鎖反応（PCR）法 | M：84%<br>F：83% | M：99%<br>F：99% | M：88%<br>F：86% | M：99%<br>F：99% |
| TMA法 | M：88%<br>F：93% | M：99%<br>F：99% | M：96%<br>F：97% | M：99%<br>F：99% |
| SDA法 | M：93%<br>F：80% | M：94%<br>F：99% | M：92%<br>F：94% | M：96%<br>F：98% |

| Test | Neisseria gonorrhea | | | |
| | 尿検体 | | 尿道検体 | |
| | 感度（%） | 特異度（%） | 感度（%） | 特異度（%） |
| --- | --- | --- | --- | --- |
| PCR | M：90%<br>F：56% | M：99%<br>F：99% | M：96%<br>F：94% | M：99%<br>F：99% |
| TMA | M：n/a<br>F：91% | M：n/a<br>F：99% | M：n/a<br>F：99% | M：n/a<br>F：99% |
| SDA | M：n/a<br>F：85% | M：n/a<br>F：99% | M：n/a<br>F：97% | M：n/a<br>F：99% |

注：n/a＝対象基準を満たす研究なし、M＝男性、F＝女性
文献15より

尿道スワブを用いた核酸増幅検査は，どれも等しい精度を誇っている。女性を対象にした淋菌検出のPCR検査では，尿検体は子宮頚管スワブと比べると感度は低いので使用すべきではない。EDを受診する中等度から高度のSTDリスクを持つ患者，そして臨床医がSTDを疑い，かつ経過フォローに現れない可能性がある患者には，抗菌薬治療をすべきである。そしてSTDリスクのあるすべての患者に，HIV検査を検討すべきである。

性行為感染症

# 第37章

# インフルエンザ

## ハイライト

・その時，その場所でのインフルエンザ検査前確率を評価することが，インフルエンザとインフルエンザ様疾患を区別するためには必須である。
・いかなる症状，症候も，それら単独では，インフルエンザを疑うことも除外することもできない。
・インフルエンザの除外に迅速インフルエンザ検査は有用でないが，疑うには効果的で，臨床的なゲシュタルトより優れている。しかし費用対効果がよいのは，流行期の間だけである。

## 背景

　毎年，多い時では米国民と英国民の20%がインフルエンザに罹患し，そのうち13万4,000人以上が入院にいたる[1]。乳幼児や，高齢者，慢性呼吸器疾患をなどといった背景をもつ者では，特に高い罹患率と死亡率を示す[2-5]。米国では，年間インフルエンザ死亡者数は3,000〜4万8,000人に達し，その90%を高齢者（>65歳）が占める[6]。一般的に，健康な小児や若年者が致命的なインフルエンザ合併症をきたすことはないとされるが，1918年，1957年と1968年には抗原変異が起こり，これらの年ではウイルス性肺炎や急性呼吸迫症候群，多臓器不全といった合併症が目立った。またインフルエンザが大流行すると，仮に健康な個人であってもそれは非常に厄介なものとなるだろう。というのも生産性の低下や長期欠勤，さらにはヘルスケア関連の支出のために経費がかさむからだ。実際，米国では，インフルエンザによって，毎年（2003年当時のUSドルで）104億ドルもの直接的な保健医療費がかかり，また163億ドルの逸失利益をきたしている[1,7]。

　インフルエンザ様疾患influenza-like illness（ILI）が世界的に流行すると（例えば2003年の重症急性呼吸器症候群〈SARS〉と2009年のH1N1豚インフルエンザ），特に救急科（ED）の資源も底をついてしまう。したがって，このような疾患の世界的流行期では，感染者は一般人への曝露を最小限にするために隔離され，我々は彼らに対し診断的な検査を実施できないこともあるだろう。だからこそ，インフルエンザとインフルエンザ様疾患を区別するために，救急医はベッドサイドでの診断精度を十分に熟知する必要があると強調したい[8]。アメリカ疾病予防管理センター（CDC）は，インフルエンザ様疾患は37.8℃以上の発熱に咳嗽，もしくは咽頭痛をきたすものと定義している。対してインフルエンザは精神錯乱，意識障害，嘔吐，失禁または下痢といった様々な非定型的な症状をきたしうる。臨床医は，自身の地域のインフルエンザ流行期には，患者の主訴に徹底的なレビューオブシステムを合わせてそれらを区別しなければならない[9]。

　インフルエンザには2つの病原菌が存在しているが（タイプAとタイプB），臨床的には区別がつかない。以前の抗ウイルス薬（アマンタジンとリマンタジン）はタイプAにだけ有効であったことから，この区別は今でも残っている。オセルタミビルのような，より新しい抗ウイルス薬は両方のタイプに対して有効だが，それも発症後48時間以内に使われる場合だけで，早期診断が重要となる[10]。残念なことに，「ウイルス性症候群」はインフルエンザに特有ではなく，抗インフルエンザ薬に反応しない様々なウイルス性（ライノウイルスやアデノウイルス，パラインフルエンザ），細菌性（レジオネラやマイコプラズマ，連鎖球菌）呼吸器感染症のこともある。

　インフルエンザ罹患率は地理，時期，患者集団による影響を受け，常に流動的である。米国では，CDCが，地域とサブタイプで分けたインフルエンザの流行を毎週報告している（http://www.cdc.gov/flu/weekly/）。これらのデータはEDというより，むしろ診療所で実施された検査に由来するが，自らが身体診察から得ら

156　PART 4　感染症

れた所見を解釈し，ウイルス検査と治療を考慮する上で，地域のインフルエンザ検査前確率を事前に推定するには有用であろう。例えば，2011年11月14日の週では，検査上インフルエンザ陽性となったのは0.6％で，診療所を受診した1.3％がインフルエンザ様疾患であった。したがって，インフルエンザの罹患率は，0.6％×1.3％＝0.0078％（検査前確率）となる。米国以外のインフルエンザ疫学的データの入手も可能である（http：//www.cdc.gov/flu/weekly/intsurv.htm）。

# Clinical Question
## 病歴と身体所見の診断精度はどの程度か。

SARSが収まって直ぐに，したがって研究の質として意図的に怠っているところはあるが，インフルエンザの診断に関するあるメタアナリシスが行なわれた。これは6つの研究（うち5つが前向き研究で，EDをベースにしていない），合計7,105人の患者を対象に行なわれている[11-16]。表37.1に概略を示す[17]。2つの研究を追加したもう一つのシステマティックレビュー[18,19]では，インフルエンザを疑う，もしくは除外するために，さらにいくつかの要因について言及している（悪寒LR＋7.2，発熱と3日以内の受診LR＋4.0，発汗LR＋3.0，あらゆる全身症状LR－0.36，咳嗽LR－0.38，日常生活困難LR－0.39）[20]。

別のシステマティックレビューでは，ヒューリスティックとして知られるインフルエンザのクリニカル・ディシジョン・ルールの基準や，症状と症候の組み合わせの精度について言及している[21]。これは12の異質な研究に基づいており，内的または外的妥当性を持つものはこの中には見られず，著者等はクリニカル・ディシジョン・ルールの基準となるものはないと結論

表37.1 症状，症候からみるインフルエンザの診断精度

| 症状，症候 | 陽性尤度比 | 陰性尤度比 |
|---|---|---|
| 寒気 | | |
| 　全年齢層 | 1.1 | 0.68 |
| 　60歳以上のみ | 2.6 | 0.66 |
| 咳嗽 | | |
| 　全年齢層 | 1.1 | 0.42 |
| 　60歳以上のみ | 2.0 | 0.57 |
| 発熱 | | |
| 　全年齢層 | 1.8 | 0.40 |
| 　60歳以上のみ | 3.8 | 0.72 |
| 発熱と咳嗽 | | |
| 　全年齢層 | 1.9 | 0.54 |
| 　60歳以上のみ | 5.0 | 0.75 |
| 急性発症の発熱，咳嗽 | | |
| 　全年齢層 | 2.0 | 0.54 |
| 　60歳以上のみ | 5.4 | 0.77 |
| 頭痛 | | |
| 　全年齢層 | 1.0 | 0.75 |
| 　60歳以上のみ | 1.9 | 0.70 |
| 不快感 | | |
| 　全年齢層 | 0.98 | 1.1 |
| 　60歳以上のみ | 2.6 | 0.55 |
| 筋肉痛 | | |
| 　全年齢層 | 0.93 | 1.2 |
| 　60歳以上のみ | 2.4 | 0.68 |
| くしゃみ | | |
| 　全年齢層 | 1.2 | 0.87 |
| 　60歳以上のみ | 0.47 | 2.1 |
| 咽頭痛 | | |
| 　全年齢層 | 1.0 | 0.96 |
| 　60歳以上のみ | 1.4 | 0.77 |
| ワクチン接種歴 | | |
| 　全年齢層 | 0.63 | 1.1 |

文献17より

づけている。ただ，7つの研究（うち2つはEDをベースとしている）から3つの簡便なヒューリスティックも得られた（**表37.2**）[12,14,22-25]。

Steinらは，2002年のインフルエンザ流行期にEDもしくは緊急で対応する必要のあった気道症状を持つ患者258人を連続で評価し，臨床医のゲシュタルトと「咳嗽と発熱」というヒューリスティックを比較した。ここでは診断根拠としてポリメラーゼ連鎖反応（PCR）を用い，結果，インフルエンザの罹患率は21％だった。ヒューリスティックはLR + 5.1，LR − 0.7であったのに対し，ゲシュタルトはLR + 3.6，LR − 0.77であった。さらに，発症からの受診までの時間で分けてみると，発症48時間以内に受診した場合，臨床医のゲシュタルトはLR + 17.3，LR − 0.4となった[24]。FriedmanとAttiaは，2002年のインフルエンザ流行期に128人のインフルエンザ様疾患を持つ子供達（0〜17歳）を評価している。インフルエンザ様疾患は，EDで38℃以上の発熱を認め，かつ他症状（鼻汁，咳嗽，頭痛，咽頭痛，筋痛）を少なくとも1つ以上持つものと定義した。この時のインフルエンザの罹患率は35％であり，診断基準としてはウイルス培養を用いている。咳嗽と頭痛，咽頭炎をヒューリスティックとすると，LR + 3.7（CI 2.3-6.3％），LR − 0.26（CI 0.14-0.44％）であった[23]。さらに，インフルエンザと診断された者の入院する可能性，あらゆる原因による死亡率を予測する基準を導き出している。これは，年齢，性別，病前外来受診歴，併存疾患と肺炎またはインフルエンザでの入院歴に基づいてスコア化されており，50点をカットオフとするとLR + 8.1（CI 5.0-13.3％）とLR − 0.12（CI 0.08-0.2％）となった[26]。

## Clinical Question
**迅速インフルエンザ検査キットの診断精度はどの程度か。**

CDCでは，検査技師と臨床医向けに迅速インフルエンザ検査の診断精度についての情報を以下にまとめている（http : //www.cdc.gov/flu/professionals/diagnosis/rapidlab.htm）。企業をスポンサーにつけ，QuickVue® インフルエンザ検査を用い，2つの年齢層（15歳未満と15歳以上）に分けて迅速検査の診断精度を評価している，あるメタアナリシスがある。ここではさらに，6つの研究から得られた臨床的なゲシュタルトと迅速検査とを比較している。**表37.3**に尤度比を加えて示す。これによると一般に，検査が陰性であってもインフルエンザを除外できないが，検査が陽性であればあらゆる年齢層でインフルエンザを考慮する必要があった。臨床医のゲシュタルトは，QuickVue®検査と比較すると，除外するにしても考慮するにしてもあらゆる年齢層で劣っていた。またこの著者らは，10個の研究から，迅速インフルエンザ検査を用いることで，診断のための検査，抗菌薬使用，EDへの滞在時間を減らすことができ，かつ抗ウイルス薬処方の増加につながったと結論づけている[27]。

2005年には，迅速検査とウイルス培養を比較した5つの研究を用いたメタアナリシスが行なわれた[17]。この5つの中に，多数ある迅速インフルエンザ検査を一対一で比較している研究が1つだけあった。これは

**表37.2 症状，症候を組み合わせたインフルエンザの診断精度**

| 症状，症候 | 論文数 | 陽性尤度比（範囲） | 陰性尤度比（範囲） |
| --- | --- | --- | --- |
| 発熱と咳嗽 | 5 | 1.7–5.1 | 0.4–0.7 |
| 急性発症の発熱と咳嗽 | 4 | 2.0–6.5 | 0.3–0.8 |
| 咳嗽と頭痛，咽頭炎 | 1 | 3.7 | 0.26 |

文献21より

**表37.3 インフルエンザ迅速検査と臨床的なゲシュタルトの診断精度**

| 患者集団 | 検査 | 論文数 | 陽性尤度比 | 陰性尤度比 |
| --- | --- | --- | --- | --- |
| 15歳 | QuickVue® | 14 | 10.5 | 0.39 |
| | ゲシュタルト | 5 | 1.8 | 0.49 |
| 15歳以上 | QuickVue® | 5 | 15.3* | 0.41 |
| | ゲシュタルト | 11 | 1.7 | 0.62 |

＊統計学的な不均質性が著明なため，ランダムエフェクトモデルを用いた
文献27より

1999年の流行期（49%の有病率）に，子供達を対象としてDirectigen Flu A，FLU OIA，Zstat Flu A/B，QuickVue®の検証を行なっており，結果，どれも統計学的に等しい陽性尤度比（LR + 4.7，CI 3.6-6.2%）を持つとしている。ただ，Zstat Flu A/Bは，その他3つの検査ほど正確には，インフルエンザを除外しえなかった。Directigen Flu A，FLU OIA，QuickVue®の陰性尤度比は，0.06（CI 0.03-0.12%）だった[28]。

## コメント

　病歴と身体所見だけでインフルエンザを疑う，もしくは除外することはできない。また迅速検査は多くの場所で採用されているが，これだけで除外することもできない。迅速検査の感度が59 ～ 81%で特異度が70 ～ 99%なら，インフルエンザの検査前確率が約5 ～ 14%でない限り，ワクチン非接種患者を対象にした迅速検査は，経験的な抗ウイルス薬治療より費用対効果は悪くなる[29,30]。診断の難しさは，救急治療プロバイダーが診断補助的なインフルエンザ検査や抗ウイルス薬治療，または対症療法を行なうかどうか判断するとともに，地域のインフルエンザ流行の程度を知っていることにかかっている。

　準最適な結果を得るために，症状の期間，予防接種歴の有無とその有効性，共存疾患，年齢といった特有の要因を個々の患者に合わせて考慮し，抗ウイルス薬による治療閾値を上げ下げするべきだろう。

第38章

# 乳幼児（3～36ヶ月）の発熱

## ハイライト

- 発熱を認め，さらにぐったりもしくは血行動態的に不安定な乳幼児を診た場合は，重症細菌感染症を疑い，検査（胸部単純X線検査，血液尿培養を含む。さらに髄膜炎が除外できないようなら髄液培養も），経験的抗菌薬治療を行なうべきである。
- 熱源不明（FWS）でも見た目は元気な3～36ヶ月の乳幼児を診たら，インフルエンザ菌b型ワクチン，肺炎球菌ワクチンをきちんとすべて接種したかどうかをまずは評価すべきである。
- 予防接種をまだ完全にはすませていない乳幼児がFWSをきたしていたら，血算，尿検査，尿培養を提出する。そして白血球数が15,000/mL以上であれば血液培養を，20,000/mL以上であれば胸部単純X線検査を追加施行する。そして，これらの検査から何らかでも陽性所見を認めたら，もしくは白血球数が15,000/mL以上であれば，速やかな経験的抗菌薬治療を行なうべきである。
- 予防接種を問題なくすませている乳幼児がFWSをきたし，その児が24ヶ月未満の女児，もしくは割礼をしていない12ヶ月未満の男児，そして割礼をしていても6ヶ月未満の男児であったら，尿検査と尿培養は提出すべきである。そして，これらの検査で何らかでも陽性所見を認めたら，速やかな経験的抗菌薬治療を行なうべきである。

## 背景

救急科（ED）を受診する乳幼児の最も多い主訴の1つに発熱がある。新生児，幼児初期の評価については第26章で述べているが，この章で触れる3～36ヶ月の乳幼児は，新生児，幼児初期よりもさらに複雑である。彼らを診る時は，インフルエンザ菌b型ワクチンと肺炎球菌ワクチンの接種をしっかりと終わらせているかというだけでなく，何より乳幼児の見た目が重要となってくる。そして6ヶ月以下の乳児は，ワクチンの初回追加摂取をまだ完全にはすませておらず，したがって不完全な免疫状態として扱わなければいけない。

発熱を訴える乳幼児を診た時に，まず評価しなければいけないのは，その児がぐったりとしているか，血行動態的に不安定かどうかである。もしそうであれば，検査（血算，血液培養，尿検査，尿培養，胸部単純X線検査も含める。さらに髄膜炎が除外できないようなら髄液穿刺も）を行ない総合的な評価をすべきで，これに続いて経静脈的に補液，迅速な抗菌薬治療

もしなければならない（第26章参照）。当然，抗菌薬は感染症（例えば肺炎など）に合わせて選択すべきであるが，時に，ぐったりもしておらず，臨床的にも不安定な状態にない乳幼児が，潜在的な重症感染症に罹患しており，抗菌薬治療，さらには入院の必要性が出てくるということもある。救急医の役割はこれを踏まえた上で，臨床的な判断，診断的検査から，そのような乳幼児を割り出すことにある。

## Clinical Question

見た目は元気そうだが，予防接種をまだ完全にはすませていない3～36ヶ月の乳幼児には，どのような検査をすべきか。

予防接種を受けていない（もしくは不完全な接種しか受けていない）乳幼児は，予防接種を終えている乳幼児と比べると細菌感染のリスクが格段に高い。LeeらはEDにおいて菌血症の可能性がある11,911人の乳幼児患者を評価している[1]。これによれば149人（1.6%）が血液培養陽性であり，体温，好中球数，桿

160　PART 4　感染症

状球数の単変量解析では，潜在性菌血症を解き明かすことはできなかった。ただ，白血球数が15,000/mLを超えると，感度86%，特異度77%，陽性適中率5.1%で菌血症との関連をきたしていた。同様に，Kuppermannらは，3〜36ヶ月の乳幼児6,579人の観察研究において，白血球数15,000/mL以上は感度80%，特異度69%で潜在性菌血症であったとしている[2]。完璧ではないとはいえ，この白血球数高値と菌血症の関係を受けて，予防接種がまだ不完全な乳幼児で白血球数が15,000/mL以上を示す場合には，経験的治療を行なうことが現在は推奨されている。

　肺炎に罹患すれば頻呼吸や低酸素血症，呼吸困難といった症状，徴候を示すが，なかには見た目は元気でも肺炎に罹患しているという乳幼児もいる。Baucherらの研究では，225人の乳幼児に胸部単純X線撮影検査をしたところ（79人は呼吸器症状があり，146人は原因が明らかでないものの白血球数高値を認めたため実施した），呼吸器症状のあった乳幼児では40%（CI 20-52%）で，白血球数高値の乳幼児では26%（CI 19-34%）で肺炎を認めた[3]。これはBraunerらによって，2010年，つまり肺炎球菌ワクチンを接種しはじめた世代においても，"極度の白血球数高値（白血球数≧25,000/mL）"を認める乳幼児146人のうち，28%で区域性，または大葉性肺炎を認めたと報告されている[4]。

　熱源不明 fever without source（FWS）で，まだ予防接種が不完全な乳幼児が白血球数15,000/mL以上，または尿検査陽性（本章参照），胸部単純X線検査で所見を認めた場合には，血液培養結果，もしくは尿培養結果が出るまで経験的抗菌薬治療を行なうべきである（一般的にはセフトリアキソン50mg/kg筋注）。これはFWSの3〜36ヶ月の乳幼児7,899人を対象にした4つの研究のメタアナリシス結果に基づいており[5]，これによれば，セフトリアキソン筋注をすることで約75%の重症感染症発生率を減らしたとしている。

## Clinical Question

**熱源不明の発熱を認めるものの，見た目は元気そうで，予防接種も問題ない3〜36ヶ月の乳幼児には，どのような検査をすべきか。**

　幼児の定期予防接種の導入により，潜在性菌血症の発症率は5%から1%以下にまで減った。Leeらの決断分析モデルでは，FWSに対するルーチンの検査による評価，ならびに経験的抗菌薬治療は，潜在性菌血症の発症率の低さがゆえに費用対効果が悪いと評価している[6]。

　それでも，尿路感染症urinary tract infection（UTI）は3〜36ヶ月の乳幼児，特に24ヶ月以下の女児においてはよくみる疾患である。その上，Shaikhらのメタアナリシスによれば，男児においても割礼をしていないとUTIに罹患しやすいとの報告もある（LR＋2.8，CI 1.9-4.3）[7]。以上から，予防接種に問題がなくても24ヶ月以下の女児，割礼をしていない12ヶ月以下の男児，そして割礼をしていても6ヶ月以下の男児には，尿検査と尿培養を提出すべきであろう。

## コメント

　見た目は元気そうだがFWSが認められる，3〜36ヶ月の乳幼児が重症細菌感染症に罹患しているかどうかといったことに関し，臨床的に判断するすべはないが，その代わり比較的良質のエビデンスに基づいた多くのガイドラインが存在する。予防接種をすませている乳幼児においては，検査をしても，経験的抗菌薬治療を開始しても，そのアウトカムを変えることはない。したがって，本章で触れたが，ある特定の群において尿検査，尿培養を提出する場合を除いては施行すべきではない。これに対して，予防接種をまだしっかりとはすませていない乳幼児においては，スクリーニング検査として血算はいうまでもなく，尿検査と尿培養を提出するべきである。さらに，必要に応じて血液培養（白血球数≧15,000/mLの場合），胸部単純X線検査（白血球数≧20,000/mLの場合）を施行し，血液培養を提出したら経験的抗菌薬治療としてセフトリアキソンを投与すべきであろう。

　ただ，全米中にこれらの推奨は広まっているが，それでもSimonらの最新の分析によると，実際の現場では，ほとんどその推奨に従っていないようだ。著者らによれば，米国において予防接種を問題なくすませている6〜36ヶ月の発熱を認める乳幼児の59%が検査を施行されていなかった（39℃以上の発熱を認める女児のうち60%が尿検査を提出されていなかった）。そして血算は21%で提出され，何も検査をされていない患者の約20%が抗菌薬を処方されている。これを踏まえ，ガイドラインをより現場に浸透させるために，適切な教育方法の必要性が求められている[8]。

**PART 5**

# 外科的症状と腹部症状

第39章　急性，非特異的，非外傷性の腹痛　164

第40章　小腸閉塞　168

第41章　急性膵炎　171

第42章　急性虫垂炎　174

第43章　急性胆嚢炎　179

第44章　大動脈緊急疾患　182

第45章　卵巣捻転　184

# 第39章

# 急性，非特異的，非外傷性の腹痛

## ハイライト

・腹部単純X線写真は，腹痛患者の重症腹部疾患の除外診断には役に立たない。
・腹部単純X線写真と比較すると，腹部単純CTはより高い感度，特異度で腹腔内疾患を同定可能である。

## 背景

　急性の腹痛は，救急科（ED）を受診する最も多い主訴の一つであり，全体の5%を占める。画像検査が進歩したことで，EDでの腹痛の評価は劇的に変化した。20年前には，腹痛を訴えるEDの患者は，手術，入院，観察，帰宅の判断をするために，必ず外科医にコンサルトし評価されていた。今日では，血液検査，画像検査が進歩したため，腹痛を訴える患者の大部分の評価は，外科医へのコンサルトを行なわずに完結可能となり，その評価の結果80%は帰宅となっている[1]。外科医は一般的には，血液検査，画像検査が終了して，全身状態が不安定である，最近の手術歴がある，手術の明らかな適応がある（例えば，腹膜炎やCTで確定診断された虫垂炎）場合の時のみ呼ばれる。90%近くの腹痛は，8つの診断（虫垂炎，腸閉塞，胆嚢炎，腎疝痛，消化性潰瘍，膵炎，憩室疾患，非特異的腹痛）のうちの1つに診断されることが多い。腹痛は，様々な原因で起こることから，臨床医は，検査のコストと画像検査の合併症を考慮しながら，重要な疾患を見逃さないようにバランスをとりつつ，論理的に検査を組み立てるべきである。

　EDにおいて，末梢血液検査，尿検査，肝機能，膵酵素の血液検査は，急性の非外傷性腹症の検査でよく行なわれる[2]。多くの研究で，ある特殊な病態（例；虫垂炎）での診断において，血液検査の有効性が評価されている一方で，すべての診断未確定の急性腹症において，血液検査の有効性があるわけではない。

　血液検査が，診断を変え，また，画像検査や経過観察を行なうかどうかを決めるとの報告はない。私たちは，非特異的な腹痛の血液検査に関しては議論はせず，それは特異的な状態の章で議論する。

　多くのEDにおいて利用できる放射線画像検査は，単純レントゲン写真，CT（単純CT，造影CT，経口造影剤），超音波検査があるが，どの検査をどの順番で行なうかを選択する役割が臨床医に残されている。一方で，クリニカル・ディシジョン・ルールは，この選択に役立つかもしれないが，非外傷性腹症は様々な訴えが非常に多く，ルールを作るにはデータ不足で，確立されたものがない。

　この項では，8つの一般的で重症な急性腹症を来す疾患を取り上げる。腸閉塞，急性膵炎，急性虫垂炎，急性胆嚢炎，大動脈緊急疾患，卵巣捻転，腎疝痛，精巣捻転である。最初に，診断未確定の急性腹症における画像診断の役割について説明を行なう。次の章から，急性非外傷性腹症の最も多い一般的な原因疾患について説明を行なう。

## Clinical Question

どの放射線画像検査機器が，診断未確定の急性腹症の診断において感度が高いか。

　2002年の英国の報告に，緊急の手術が必要でない急性腹症を対象とした，無作為化した118人の研究がある。即座（24時間以内）に造影（経口，経静脈，経直腸）CT検査が施行された群と，標準的診療群（英国で行なわれている単純X線で評価して必要な時に超音波，CT，透視を行なう）に分けられた[3]。即座にCTを撮影する群は，まず第一に，標準治療と比較すると，17%重症疾患の見逃しを減らすことが可能であった（4% vs. 21%）。平均病院滞在日数は，早期CT群にて1.1日短縮した。しかし，統計学的有意差はなかった。7人の死亡例はすべて，標準診療群で発生した（3人は消化管穿孔，1人は大動脈瘤破裂）。著

164　PART 5　外科的症状と腹部症状

者らは，急性腹症に対する早期CT撮影は，診断率を向上させ，在院日数と死亡率を減少させる可能性があると結論づけている。

いくつかの研究では，EDにおいて，どのように腹部CTが診断，入院決定，手術の必要性を変えているかを評価している。Rosenらは，非外傷性急性腹症の536人の連続症例におけるCTの付加価値を前向きに調査した[4]。医師は，CTを入力する前に5つの質問に答え，その中には，検査前診断の印象，CT結果が判明する前に，意図した処置についてのレベルも含まれていた。結果は，CT撮影後の診断と処置で，比較された。CTスキャンの大半は，インターンとレジデント（87％），残りはアテンディングによって入力されていた。検査前後での診断の一致率は37％であった。CTは，予定していた緊急手術を13％から5％に減少させ，入院の必要性を17％減少させた。著者らは，EDでのCTの使用は診断精度を上げ，不必要な手術，入院を減少させるとし，CTの価値はその直接的なコストよりも，より重要であると結論づけている。

腹痛を訴える年配の成人は，合併症に対してより高い危険性がある。というのは，彼らは，生命を脅かす病因，併存疾患をもつ傾向が高く，そして，しばしば非特異的な症状を伴い，疾患の経過の後半でしばしば発症するからである。

Essesらは，EDにおいてバイタルの安定している腹痛のある104症例の高齢者のCTの価値を前向きに調査した[5]。彼らは，検査をオーダーした臨床医に入院，手術，抗生剤の必要性について質問し，その答えを，CT後の処置と比較した。彼らは，入院に関するCT後の決定は症例の26％で変化があり，手術に関しては12％，抗生剤治療は21％で変化があったと報告した。

Husteyら[6]は，前向きに60歳以上の337人の患者をコホート研究にて評価した。既往は前向きに聴取し，カルテは後方視的に，X線初見，経過を調査し，追加の結果のために2週目に連絡し調査した。非外傷性急性腹症の高齢者のうち，37％が腹部CTを撮影した。主要な診断名は，憩室炎（18％），腸閉塞（18％），腎盂腎炎（10％），そして胆嚢疾患（10％）であった。CTは患者の57％で撮影され，そのうちの75％の患者が緊急での介入が必要であり，85％が緊急手術が必要であった。両方の研究の著者共に，診断精度の上昇と処置の改善は，腹痛を訴える高齢者に対するEDでのCTの早期の使用を，指示すると結論づけている。

MacKersieらは，急性腹症のEDでの前向き研究を行なった。その中で，単純腹部CTと3方向から単純腹部写真を比較した。彼らは，手術，病理，6ヶ月後の診察によってなされた最終診断を比較し，2つの画像検査の検査背景と診断精度を調査した。7日以内に発症した急性腹症であれば，症例登録された。妊娠，飲酒，意思決定のための精神的な能力の欠如，膣からの出血，陰茎からの分泌物，排尿障害，疝痛のない血尿があれば，除外された。介入した放射線科医は，研究とそれぞれの症例の臨床初見に関して盲目化されていた。7ヶ月の間に，103症例が登録され，91例が両方の検査を受けた。CTの感度は96％（CI 86-100％），特異度95％（CI 83-99％），精度96％と報告された。腹部X線写真は，感度 30％（CI 18-45％），特異度88％（CI 74-96％），精度56％であった。最終診断は，急性虫垂炎，急性胆嚢炎，急性膵炎，憩室炎，炎症性腸疾患，ヘルニア，腸閉塞を含む消化器疾患（n＝35），婦人科疾患（n＝3），尿生殖器疾患（n＝8），転移性疾患（n＝4），非特異的腹痛（n＝41）であった。

この研究では，単純腹部CT撮影が単純X線写真と比較して，外科的緊急，内科的緊急，急性腹症の至急の原因など，腹痛の原因を明らかにするかどうかを調査した。多くの症例で，CTは単純写真では判断がつかない病態を判断可能にした。この研究では，また，単純CTは，臨床的に役に立つ十分に高い感度，特異度，精度があるのか，さらに造影剤のアレルギー反応と造影剤腎症のリスクを回避できるかどうかを，調査している。

EDに原因不明の腹痛で受診した症例を集めた，別の研究の集団を使用し，腹部単純写真と腹部CTの両方とも検査を受けた患者において，診断率を比較した[7]。1,000人のうち，120人だけが腹部X線写真とCTが行なわれた。彼らはED時または退院時の，画像診断と最終診断を比較した。診断名は，次の6つの診断名,すなわち腸閉塞，尿路結石症，虫垂炎，腎盂腎炎，膵炎，憩室炎であった。尿管結石25例，憩室炎9例，腎盂腎炎2例，腸閉塞，虫垂炎，膵炎は3例であった。腹部単純写真は，すべての診断を対象とすると感度0％（CI 0-84％）であったが，腸閉塞では感度33％，CI 25-42％であった。すべての診断の特異度は，100％（CI 96-100％）であった。腹部単純写真の診断精度は，80-98％であった。腹部CTは，すべての診断において感度33-68％（CI 25-76％），特異度91-100％（CI 85-100％）であった。腹部CTの診断精度は，86-98％であった。著者らは，小規模の研究ではあるが，腹部単純X線写真は，非外傷性急

性腹症の評価には不十分な感度であると結論づけている。

血液検査，画像検査，既往歴，身体所見のいずれが治療介入や入院の必要性の予測因子であるか正確に知ることは困難であるため，Gerhardtらは，非外傷性非特異的腹痛の症状があり，腹部単純写真と単純腹部ヘリカルCTを撮影した165症例を調査した[8]。1週間以内の腹痛の患者，非外傷性，18歳以上が対象となった。発症から24時間以内の至急での処置の発生率は13%であり，さらに34%が罹患率や死亡率を軽減するための選択的介入を受けた。彼らは，急性腹症に対する検査の一通りの結果を含むすべてのデータを集計した際に，腹部単純CTが，緊急での内科的または外科的介入に対する，最も精度の高い臨床的な変数であったと報告している。回帰ツリー分析では，病歴，身体所見，急性腹部検査の一連の画像検査，腹部単純CT検査の組み合わせが，内科的外科的介入の必要性を予測する，最もよい結果を得た（感度92%，特異度90%，LR + 9.2，LR − 0.09）。CT画像を含まない他のモデルでは，低い感度と特異度であり，臨床的に許容できないと感じられた。この研究の著者は，腹部単純CTは有効であり，非特異的腹痛に直面した際に，選択する画像検査であると結論づけている。

超音波検査による特異的腹部腹症診断（例えば胆石）が最近研究されているが，急性の原因不明の腹痛における超音波の使用は，救急医ではなく，放射線科医によって行なわれる超音波検査が対象である。オランダの前向き研究において，6箇所のEDを受診した1,021人で，臨床医がいくつかの画像検査が必要と判断した腹痛を訴える妊娠していない成人を対象として，11の可能性のある診断戦略を評価している[9]。その戦略は，臨床評価だけでなく，単純X線や超音波検査や腹部CTを組み合わせて行なうものであった。医師は後で，患者を6ヶ月後のフォローアップを基に，緊急か非緊急（24時間以内の治療を必要としない）の状態かに振り分けた。緊急の状態の発生率は65%であった。臨床診断だけでは，緊急の状態に対する感度は88%，特異度は41%であったが，一方すべての患者を対象とした超音波検査は，より感度が低く70%だが，特異度はより高く85%であった。すべての患者に超音波を使用する2つの治療戦略は，最も感度が高かった。超音波が陰性または不明の際に，超音波に続いてCTを行なった際の感度は94%，特異度は68%，また超音波が陰性の時だけCT撮影を行なった際の感

度は85%，特異度は76%であった。これらの2つの戦略は，結果としてCTの低い使用率（49%と29%）に繋がった。著者らは，急性腹症を伴う非妊娠の成人において，臨床医が画像検査が必要だと判断すれば，超音波は最初の検査になるべきだと考えている。超音波の後に，CTにて追加の精査を行なうが，超音波は高い感度がありCTの使用を半分程度減少させることができると述べている。

## コメント

急性腹症は，EDにてよく見かける一般的な主訴であるが，病態は深刻であり，臨床的に診断をつけることが難しい。鑑別診断と対応する検査前確率を発展させるためには，臨床医にとって，既往歴と身体所見が重要である。非外傷性腹症の患者の診察の際に，採血検査が特定の疾患には有効である一方で，ルーチンでの広範囲の検査の使用（例えばbelly labs *）は，診断精度を上昇させると証明はなされておらず，推奨されない。むしろ，臨床医は，中等度から高度の検査前確率を持つ検査のオーダーを特定の疾患に合わせるべきである。図39.1に非外傷性急性腹症の患者の，初期の画像診断の選択のアルゴリズムを示している。注目すべきは，いくつかの研究にて，CTは急性腹症に対して最も感度が高く，特異度も高い画像診断検査であるとされていることである。そのため，診断がはっきりしない患者，高齢者と免疫抑制患者のような高リスクの患者群においては，最も有効な初期検査になりうるといわれている。診断の精度と可用性のために，CTの使用は米国のEDにてこの15年間にて劇的に増加している。そのため，EDの不適切な使用は懸念事項になっている。CT撮影なしで安全に評価可能な急性腹症であると定義するためには，さらなる研究が必要である。加えて，超音波を最初の画像検査として使用するプロトコールを採用するセンターがあるかもしれない。超音波ではっきりしない，または陰性の際に，CTにて精査を行う。このプロトコールは，CTの使用率を下げる一方，EDの多くは，365日24時間，熟練した超音波施行者を確保することはできていない。今のところ，個々の臨床医はCTをオーダーする時には，自分の判断でオーダーし続けるしかないのである。

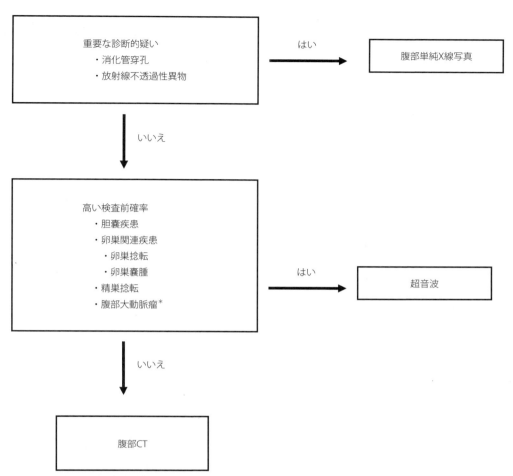

**図39.1 非外傷性急性腹症の画像診断のアルゴリズム**
＊どの検査を先にするかは，検査の利用しやすさによる。もし，超音波がCTよりも早くできるのであれば，例えば救急医が行なうベッドサイドでの超音波検査など，CTをとるまでに時間がかかるのであれば，超音波検査を先に行なうべきである。

訳注
＊belly labs：血算，生化学，アミラーゼ，リパーゼなどルーチンで行なう検査。

第40章

# 小腸閉塞

## ハイライト

- 小腸閉塞の検査において，腹部CTは単純X線より感度，特異度共に高い．
- 腹部CT検査は，閉塞機転と閉塞原因も明らかにする．
- ベッドサイドでの超音波検査は，小腸閉塞を鑑別するために，救急医にて初期のスクリーニングとして使用される．

## 背景

器質的小腸閉塞small bowel obstruction（SBO）は，小腸の外科的疾患であり，おおよそ腹腔内の癒着が原因（75％）である．腸管の絞扼は，最も重症な合併症であり，外科的緊急疾患である．これは，腸管壁の浮腫を引き起こし，血流を阻害する．そして壊死を起こす．治療が行なわれなければ，絞扼した腸管は破裂し死亡率の高い腹膜炎を来すことになる．米国では癒着に伴う小腸閉塞で毎年30万人以上の人が手術を受けている．しかしながら，小腸閉塞は，ヘルニア，癌，捻転，炎症性疾患，異物，胆石，膵炎，腸重積など多くの原因で起こる．典型的な症状としては，腹痛，膨満，嘔吐であるが，たまに便秘もみられる．救急科（ED）での小腸閉塞の診断へのアプローチの方法，特に最初の画像検査の選択について言及する．

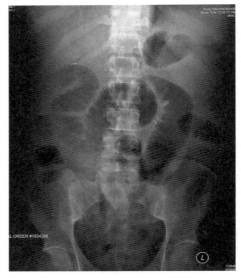

図40.1 多数の小腸拡張を伴う腹部X線写真（臥位）

## Clinical Question

どの画像検査がSBOの診断に効果的か．

小腸閉塞は，一部または完全な閉塞に分類される．ガスまたは液体が狭小化している小腸を通過可能かどうかで判断する．通過しているかどうかの検査は，24時間後に2回目の検査が必要であり，EDで行なうには不適切である[1]．このため，腹部X線，CT，超音波などの他の画像検査が第1選択として考慮される．

初期の研究でFragerらは，小腸閉塞の診断に最初にCTを行なうか，腹部X線写真を行なうか比較している[2]．彼らは85人を対象とし，そのうち90組のX線（臥位，立位，図40.1，40.2）撮影と経静脈的造影

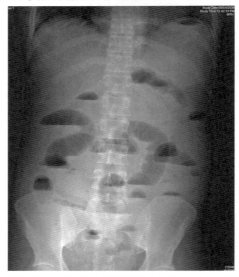

図40.2 多数の小腸拡張と液面形成像を示す立位腹部X線写真

および経口造影CT検査を行ない，症例を調査した。比較基準は，手術症例の61例と内科的治療の29例である。閉塞のない症例（24例）は，X線では88％の特異度（CI 66-100％），一方CTでは特異度83％（CI 63-100％）であった。しかしながら，一部閉塞と完全閉塞の場合（それぞれn = 20とn = 46）では，CTの感度はいずれも100％（一部閉塞CI 78-100％，完全閉塞CI 92-100％）であるが，X線は一部閉塞では感度30％（CI 8-52％），完全閉塞は感度46％（CI 32-60％）であった。著者らは，一部閉塞および完全閉塞の腸閉塞の検査において，腹部CT検査は単純X線写真よりも有効であると結論づけている。CTは，また，手術介入が必要となった場合に，治療方針に必要となる閉塞の程度や位置情報も把握可能である。

追加の研究で，腹部X線とCT画像の後ろ向きの報告がされている。これらの研究では，X線写真は一般的に非特異的で，腸閉塞の感度は33％（CI 8-52％）と低いため[5]，X線写真が正常であろうが異常であろうが，結果に関わらずCT撮影を行なっている[3,4]。この場合は，CTが腸閉塞を疑った場合の画像手段となる[6]。

小腸閉塞を疑った患者の評価において，超音波検査の使用に関する1999年の報告がある。32人の急性腹症の患者に対して，X線写真，経口と経静脈造影CT検査，超音波検査が行なわれた[7]。その研究では，手術の結果（n = 25）と臨床所見（n = 7）を基にした画像検査の，感度，特異度，正確性を比較している。介入をした放射線科医は，その他の検査結果は伝えられておらず，すべての画像検査は6〜36時間以内で終了した。30症例の腸閉塞がまとめられ，画像検査の結果は表40.1に示されている。

著者らは，腸閉塞の診断において，CT検査は他と比較して，より良好な感度，特異度100％であるとしている。しかし，超音波検査もX線写真と比較すると，より良好な結果で特異度100％であり，腸閉塞の診断において超音波検査も考慮すべきであると結論づけている。さらには，CTでは93％で閉塞状況と87％で閉塞の原因が把握可能である。超音波検査は70％と23％，X線検査は60％と7％である。腸閉塞の原因は，悪性腫瘍（n = 9），炎症性疾患（n = 9），癒着（n = 3），捻転（n = 3），狭窄（n = 3），腸重積（n = 2），異物（n = 1）である。

ベッドサイドでの超音波検査の活用によって，救急医は腸閉塞を疑う患者の評価をより早く行なうことが可能となった（図40.3）。トルコからの最近の報告で，174の症例において救急と放射線科のレジデントのベッドサイドの超音波の使用を比較した報告がある。その中で，手術所見と1ヶ月後の状態を診断基準として用い比較された[8]。結果（表40.2）は，救急と放射線科の両方のレジデント共に超音波を使用し，腸閉塞を有効に診断しているとのことであった。

これらの結果は，続いて行なわれたJangらの標準診断にCT検査を使用した，X線と超音波を比較する研究でも確認されている[9]。彼らは，救急医の超音波は，X線（感度46％，CI 20-74％，特異度67％，CI 49-81％）より，感度が高く（91％，CI 75-98％）そして特異度も高い（84％，CI 69-93％）と報告している。研究参加の前に救急医に行なわれたトレーニングは，腸閉塞のための10分間の講義と5分の超音波検査の実習だけである。

最後に，MRI（放射線被爆がない）は，SBOを疑う患者のもう一つの画像検査の方法である。小腸閉塞の臨床的に科学的根拠のある横断前向き研究において，Beallらは，44人の症例を単純MRI，造影CTまたは両方を使用して評価を行ない，その検査特定を報告している。MRIは感度95％，特異度100％，陽性尤度比∞，陰性尤度比0.05，CTは感度71％，特異度

表40.1 X線，CT，超音波を使った腸閉塞の評価項目

|  | 感度 % | 特異度 % | 陽性尤度比 (LR+) | 陰性尤度比 (LR+) |
|---|---|---|---|---|
| X線 | 77 | 50 | 1.5 | 0.46 |
| CT | 93 | 100 | ∞ | 0.07 |
| 超音波 | 83 | 100 | ∞ | 0.17 |

注：95% CIはデータ基の研究では使用されていない
文献7より

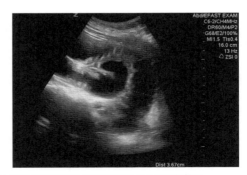

図40.3 超音波での小腸閉塞をあらわす腸管拡張
(Elke Platz, Heidi Kimberly & Dorothea Hempel, Department of Emergency Medicine, Brigham and Women's Hospital, used with permission).

**表40.2** 腸閉塞を評価するために，救急と放射線科のレジデントが行った超音波検査の検査特性

| | 感度 % | 特異度 % | 陽性尤度比 (LR＋) | 陰性尤度比 (LR－) |
|---|---|---|---|---|
| 救急レジデント | 97.7 | 92.7 | 13.4 | 0.02 |
| 放射線科レジデント | 88.4 | 100 | ∞ | 0.12 |

文献8より

71％，陽性尤度比2.4，陰性尤度比0.41であった。その研究では，標準診断として手術所見とフォローアップ所見を使用した。また，MRIにかかった時間は，セットアップと撮影時間を含めて7分以下であった[10]。

## コメント

　小腸閉塞を疑う患者の評価で，異なる画像検査の評価を行なっている良好な比較研究は数が少なく，あったとしても小規模のものである。さらには，5〜10年程度前のCTと超音波検査を使用し比較した研究では，これらの検査機器の技術的進歩のために，現在は有効でないかもしれない（時間的バイアス，第6章参照）。この章でもいくつか同様の事を記載しているが，多くの研究では単一の参照基準がないことが問題点となっており，いくつかの似たような研究を幅広く比較しようとしても比較困難である。

　これらの制限を考慮しても，我々はデータから知り得ることが可能ないくつかのtake-homeポイントを信じている。いくつかの例外を除いて，腹部単純X線写真は小腸閉塞を疑う評価の際に，ほぼ役割はない。例外の中には，CTの検査までに長時間待たされること

が予測されたり，CTがまったく使用できない状況であったり，または胃の虚脱を早めるための超音波検査を行なう場合が含まれる。特に，より時間依存性が重要な病態（捻転のような）が疑われた時も含まれる。腹部単純X線は，まだ他の急性腹痛状態（異物誤飲，穿通外傷，気腹疑い）の際に使用されるが，その使用は少なくなりつつある[6]。逆に，MRIは小腸閉塞の画像検査の選択として，いまだ広く使用される準備ができていない。大抵のEDは，すぐに利用可能なMRIはない。そして，多くの患者は胃の減圧なしでMRIの撮影にかかる時間の間，仰臥位を保つことが耐えられないかもしれない。しかしながら，Beallらの研究によると，MRIが利用可能で他の画像検査が不適当となる症例の場合は，小腸閉塞の診断のために，もう1つの画像検査のオプションとしての役割が与えられている。

　CTは，X線写真，超音波検査と比較すると，明らかに優れている小腸閉塞の画像検査である。腹部CTの使用にはいくつかの利点がある。診断に加えて，閉塞部位と閉塞原因を把握できることである。急性腹症の他の原因である腹部大動脈瘤なども評価可能である。最初の画像検査としてCTが広く使用されることへの主な批判は，放射線被曝に対して懸念があるからである。小児，妊娠中の女性，以前に複数CTを撮影している患者には，超音波が考慮されるべきである。超音波は，放射線を使用せずに効果的に疾患を診断可能である。超音波検査の検査特性は，施行者の技術に依存していることである。そのため，超音波検査は正しくトレーニングを受けた診察医によって，適切な品質保証と改善メカニズムが行なわれている状況で使われるべきである。

# 第41章

# 急性膵炎

## ハイライト

・急性膵炎は，一般的にはアルコール中毒，胆石と関連があり，救急科を受診する1/350人の割合である。そして，おおよその死亡率は1～5％である。

・血清リパーゼは急性膵炎の診断と除外に有効である。血清リパーゼは急性膵炎と他の急性腹症病態を鑑別する際に，感度，特異度共に血清アミラーゼよりも高い。

・臨床そしてCT検査を基にしたスコアリングシステムは，急性膵炎の救急科の患者において重症膵炎を除外することや，または死亡率の予測に有効ではない。

## 背景

急性膵炎は，膵炎の急性の炎症過程で，典型的には上腹部痛と膵酵素の上昇を伴う。成人症例では，胆石またはアルコール中毒と関連がある。他の原因としては内服薬，脂質代謝異常，高カルシウム血症がある。小児例の原因では，腹部外傷が最も多く，2003年には救急科（ED）を訪れる患者の1/350人（0.3％）が急性膵炎であり，これらの2/3が入院となる[1]。

急性膵炎の治療は，フラストレーションのたまる簡単なものである。大抵の症例が，中等症で自然回復する一方で，一部は重症となる。Banksらによる急性膵炎のまとめでは，全体の死亡率はおおよそ5％であり，壊死性膵炎となると17％に上昇する[2]。データによると，抗生剤，酵素治療，手術を含め介入治療が不要な場合は，予後がきわめて良好である。治療の基本は，全身状態の補助的な治療である。このような理由で，正確な予測能力は臨床的に有効であり，患者，家族にとって利益がある。応じて，多くのスコアリングシステムが急性膵炎の重症度を予測するために開発されてきた。この章では，私たちは血液検査の診断的背景と，予後予測システムの正確性をまとめる。慢性膵炎の診断は，臨床的側面が大きいので，本章では慢性膵炎に関しては言及しない。

## Clinical Question

急性膵炎の診断において，血清アミラーゼと血清リパーゼの役割は何か。

血清アミラーゼと血清リパーゼは，EDにおいて急性膵炎の診断に最も使用されている検査である。リパーゼは，膵臓の腺房細胞より分泌される酵素であり，トリグリセリドを代謝物質に加水分解する。一般に，リパーゼの99％は膵管を通して分泌され，血清に出ていくのは1％以下なので，血清リパーゼの値は膵臓の検査に理論上有効である[3]。アミラーゼはでんぷんをより小さい炭水化物に切断する小さい酵素である。アミラーゼは，主に2つの部位（膵臓，唾液腺）から分泌されるが，アミラーゼ上昇の理由は，多くの身体的，病態的原因が関与するため，急性膵炎に対して特異度は低い[4]。

急性膵炎の血液検査評価の研究は，いくつかの弱点がある。第一に，急性膵炎に対してはっきりとした基準がない。初期の研究では，検査の感度をつり上げるために，ひとつのマーカーとして，また急性膵炎の診断項目の一つとして，血液検査（通常はアミラーゼ）を使用した。よく構成された研究は，急性膵炎の集団を定義する際に，採血検査，CT画像結果，手術所見，退院時診断などの多くの項目を使用している。2つ目に，検査の"正常範囲"は，健康な成人男性のサンプルを基に決められており，急性膵炎の危険性が高い集団とは異なる。これは，救急医が診断検査を選択する際の道標になりうる，よく構成されたいくつかの研究があることを示している。

171

急性膵炎の患者に対するアミラーゼとリパーゼの比較研究はすべて，急性膵炎の診断の際にリパーゼは同等かそれ以上の有用性があるとしている。Butlerらは，腹痛を訴える患者における急性膵炎の科学的根拠に基づいた診断で，リパーゼよりもアミラーゼの方がよいと結論づけている[5]。彼らは，約2,000人を含む検査を比較し7つの研究を調査した。その研究では，急性膵炎に対して血清アミラーゼ（感度72-95%，特異度85-99%）は，血清リパーゼ（感度86-100%，特異度95-99%）より検査特性が悪いと報告している。

このシステマティックレビューには含まれていないある研究で，ニュージーランドの研究者が，3〜4年間で1つの病院に入院となった急性膵炎と思われる328症例の研究をしている[6]。膵炎の診断は，いくつかの要素の組み合わせが基になっており，酵素値は含まれていない（手術または解剖，身体所見，画像検査結果いずれにおいても）。血清酵素値は，発症日の次の日に測定された。51症例（16%）が急性膵炎と診断された。著者らは，リパーゼ値の上昇（診断値より上）に関しては，特異度97%ではあるが感度は67%であった，としている。これは，アミラーゼの上昇値（特異度97%，感度45%）よりも，より有意に識別可能であった。著者らは，過度の偽陽性を避ける方法として，診断検査の特異度を最大限にするため，両方の検査のカットオフ値の高い値を使用した。

全体的に，比較研究では，急性膵炎の診断および除外診断の際の診断マーカーとしては，リパーゼ血清がアミラーゼ血清より，わずかではあるが感度と特異度が高いことを示している。2つの研究だけが，腹痛のEDの患者の評価を行なった。他の研究者は検査の組み合わせが，診断精度をあげるかどうかに着目していたが，2つの検査の使用は，リパーゼだけ使用した際と比較して，検査特性を改善させるものではなかった[4]。

## Clinical Question

EDにおいて，クリニカル・プレディクション・ルールは，症状に基づいた膵炎の重症度を正確に予測することができるか。

急性膵炎は，中等度（75〜85%）と重度または壊死（15〜25%）膵炎に分けられる[7]。重症膵炎は，局所の合併症（例えば嚢胞と膿瘍），臓器不全，呼吸不全と関わっており，おおよそ死亡率は15%である[2]。高リスク症例の早い段階での認知は，困難である。というのは，疼痛の程度のような臨床症状，バイタルサイン，診断検査力（血清リパーゼなど）は重症度と関連していないからで，臨床所見，検査結果，画像検査を組み込んだ多くの評価尺度が，急性膵炎の重症度を予測するために開発されてきた。しかしながら，よく知られているスケールは，救急医には有用ではない。注意点として，Ransonらのスコアは48時間での評価と造影CTでの重症度指数（CTSIまたはBalthazar score）を必要としている。そのため，EDでの急性膵炎の症例には適応とならない[1]。

EDでの計算可能であるスコアリングシステムは，Acute Physiology and Chronic Health Examination（APACHE）IIスコア[8]，全身性炎症反応症候群（SIRS）スコア[9]，Bedside Index of Severity in Acute Pancreatitis（BISAP）スコア[10]がある。APACHE IIスコアは，もともと集中治療室での重篤な症例に対して開発されたものであるが，急性膵炎で最も研究されている。APACHE IIスコアは，12の生理学的測定値，年齢，慢性疾患が組み込まれており計算が複雑ではあるが，大抵はオンラインのテキストやインターネット上にプログラムされた計算機が記載されているため，簡単に計算可能である[11]。SIRSスコアは，体温＞38.5度または＜35.0度，心拍数＞90回/分，呼吸回数＞20回/分またはPaCO$_2$＜32mmHg，白血球数（WBC）＞12,000個/mL，＜4,000個/mL，または＞10%桿状白血球を含む。BISAPスコアは，BUN値＞25mg/dL，意識状態，SIRS，年齢＞60，胸水を含む。

Gravanteらは，システマティックレビューで，急性膵炎の予後因子と死亡率との関連の研究を行なっている[12]。彼らは，重症度または合併症の存在と関連した因子を分析した研究を除外した。彼らは195の関連研究を集め，58の研究を対象とした。しかしながら，集団が不均一な集団であったため，さまざまな試験のカットオフ値が使用されていたことから，蓄積したデータの検査特性を算出することはできなかった。スコアが調査された限りでは，APACHE IIは，死亡率に対する最も大きな（最大69%）陽性予測値（PPV）であり，感度65〜81%，特異度77〜91%であった。高い陽性予測値（＞80%）はなかった。大抵の予後変数スコアは，死亡率に対しては高い陰性予測値（NPV）（＞90%）であるが，これは比較的低い死亡率で計算されたものである。多くの研究で，重症膵炎の臨床評価（ショック，呼吸障害，腹膜炎症状を含む）は，スコアリングシステムと同様の正確性であるとされている。著者らは，多くの急性膵炎の重症度分けの

スコアリングシステムにも関わらず，死亡率の予測に理想的なものはないと結論づけている。

最近の2つの前向き研究が多数の予測スコアを評価した。Papachristouらは，急性膵炎の重症度，膵壊死，死亡率の予測の際に，BISAPと伝統的な多因子スコアリングシステム（Ranson, APACHE II, CTSI）を，膵炎のある患者において前向きコホート研究で比較した[13]。彼らは4年間で185症例を集め，そのうち73%で造影CT撮影を行なった。40人（22%）に臓器障害が進行し重症急性膵炎とクラス分けされ，36人（19%）が壊死性膵炎に進行し，7人（3.8%）が死亡した。スコアリングシステムの感度，特異度は38〜86%と71〜92%であった。そして，ROC曲線下面積を使用した際には，どのシステムも一貫して結果を予測するものではなかった。

Bollenらは，CTの精度と入院時の急性膵炎の重症度を予測する診療スコアリングシステムを比較した[14]。彼らは346症例を集め，そのうち159症例で造影CTを撮影した。入院時（入院してから最初の24時間）の急性膵炎の重症度を予測するために，2つの臨床スコアリングシステム（APACHE II, BISAP）と同様に，7つのCTスコアリングシステムが評価された。臨床的重症急性膵炎（次の項目が1つ以上の場合：死亡率，持続臓器障害，治療介入の必要な局所膵臓合併症の存在）は18%で診断され，6%が死亡した。スコアリングシステムの感度と特異度は，59〜87%，58〜85%であり，そしてROC曲線下部面積を使用した際は，CTの予測精度と臨床スコアリングシステムの間に，統計学的有意差はなかった。そのため，著者らは，入院時のCTだけの急性膵炎の重症度評価は推奨されないと結論づけている。

## コメント

急性膵炎は，後遺症なく自然寛解する中等度の症状と，循環虚脱を伴う激症型多臓器不全の重症な症状の2つの症状を呈する。急性膵炎を臨床的に疑う患者を評価する時には，血清リパーゼ値は，血清アミラーゼ値より感度，特異度が高いことから，ルーチンの初期の血清検査として使用すべきである。リパーゼが利用できない場合は，アミラーゼを使用するべきである。EDにて急性膵炎と診断された個々人の患者の結果を予測することは困難である。急性膵炎の多くの傷病者は，入院が必要である。しかしながら，全身状態がよく，確実に食事の指示に従うことが可能であり，痛みのコントロールも経口鎮痛薬で可能な患者は，外来治療が適応する可能性がある。EDにて，急性膵炎の重症度，局所合併症，死亡と予後を予測する臨床所見と，CTに基づいたスコアリングシステムの使用を支持する科学的根拠はない。我々は，臨床医は他の重症疾患の可能性のある傷病者を集中治療室に入室させるかどうか決断する時と同じように，臨床判断を使用することを推奨する。これは，バイタルサイン，患者の快適さ，敗血症の症状，呼吸状態を含んでいる。

# 第42章

# 急性虫垂炎

## ハイライト

・嘔気，嘔吐を伴う臍周囲の疼痛，右下腹部に移動する腹痛などの古典的な症状は，虫垂炎の半分程度の患者にしか起こらず，急性虫垂炎の診断は臨床的には困難である。

・白血球数は，急性虫垂炎の診断において診断にも除外にも有効ではない。

・Alvaradoスコアは，診断または除外できるほど正確ではない。

・腹部CTは腹部超音波検査より感度が高く，非妊娠成人の画像検査では優先される。経口造影剤は，CTでの診断精度を改善はさせない。

・超音波検査を第一選択とし，よくわからない場合にCTを撮影するというプロトコールは，CT検査を行なわない虫垂炎の診断で有用であるが，米国において厳密には調べられていない。

・CT使用の増加は低い陰性開腹率と関連しているが，臨床医は，CTでの偽陽性の可能性があること，陰性開腹率はまだ少なくとも5%と報告されていることに注意すべきである。

## 背景

急性虫垂炎は，しばしば急性腹症で救急科（ED）を受診する患者の鑑別診断の一つに入る。約4,000人に1人（0.03%）が，急性虫垂炎で受診する[1]。そして，虫垂切除は最も一般的な救急外科的処置である。虫垂炎の診断はまだ確定的ではなく，古典的な嘔気や嘔吐を伴う臍周囲の疼痛，右下腹部（RLQ）へ移動する痛みは，虫垂炎の50～60%程度である[2]。虫垂炎は一般的に見逃しやすい疾患であり，救急医に対する医療過誤請求につながる最も多い原因5つのうちの一つである。診断の補助となる，ある特定の血液検査と画像検査の有効性は，疑問視されたままである。伝統的には，外科医への相談は，急性虫垂炎のあらゆる可能性がある患者に，評価の際の早い段階でなされていた。しかしながら，10年程度前に，急性虫垂炎の除外と診断にCTが使われるようになってから，多くの救急医はCTでの画像診断の後にだけ，外科医に相談するようになった。最近は，CTからの電離放射線の影響への関心の増加から，急性虫垂炎を診断するために，超音波と臨床所見だけを使用する議論が高まりつつある。

## Clinical Question

急性虫垂炎の診断における，白血球数の役割とは何か。

伝統的な外科的教育は，虫垂炎を含む急性腹部疾患の診断の際に，白血球上昇の重要性を説いてきた。Anderssonは，2004年に急性虫垂炎で入院となった患者の臨床所見と血液検査の評価をシステマティックレビューとメタアナリシスで行なった[2]。著者は，24の論文が対象項目と合致したと報告している。虫垂炎を疑われ入院となった患者の研究，尤度比とROC曲線を計算できるデータを含む研究，成人症例を含む研究（小児だけの研究は除外）である。研究は，腹痛のある選択されていない症例を対象とした。急性虫垂炎が疑われ手術となった患者や健常コントロールと比較された虫垂炎の患者は除外された。診断性能は，ROC曲線下部面積の集積された要素と，診断変数の尤度比を使用してなされた。白血球数の結果は**表42.1**に記載。WBC数が，急性虫垂炎の診断に関連があるとする一方で，感度と特異度の間には，はっきりとした矛盾がある。すなわち，診療所見を変化させる試験特定を伴うカットオフは存在しない。

顆粒球，多核球分画，CRPなどの検査で，白血球数より勝っているものはない。著者は，炎症系マーカー

**表42.1** 急性虫垂炎と診断した際の，白血球の上昇と蓄積尤度比

| 白血球（WBC）<br>（×10⁹/L） | 陽性尤度比<br>LR＋（CI） | 陰性尤度比<br>LR－（CI） |
|---|---|---|
| WBC≧10 | 2.5（2.1-3.0） | 0.3（0.2-0.4） |
| WBC≧12 | 2.8（2.0-3.8） | 0.5（0.4-0.6） |
| WBC≧14 | 3.0（2.5-3.5） | 0.7（0.6-0.9） |
| WBC≧15 | 3.5（1.6-7.8） | 0.8（0.7-1.0） |

文献2より

**表42.2** 急性虫垂炎のAlvaradoスコア

| 所見 | ポイント |
|---|---|
| 移動性の疼痛 | 1 |
| 食思不振 | 1 |
| 嘔気 | 1 |
| 右下腹部痛の圧痛 | 2 |
| 反跳痛 | 1 |
| 発熱（＞37.3℃ or ＞99.1°F） | 1 |
| 白血球上昇＞10,000 | 2 |
| 白血球左方移動（例えば＞75％好中球） | 1 |

文献3より

の組み合わせ（WBC，CRP，多核球の割合）の多数の順列を作成し，2つまたはそれ以上の炎症性マーカーが正常な場合のみ，急性虫垂炎ではないと十分な確信を得ることができたと報告している。しかしながら，臨床的使用には制限がある。一つが陽性であり他の検査が陰性の状況がよくあり，それはほとんど予測できない（LR 0.5〜2.1）ということである。

## Clinical Question
**急性虫垂炎の診断において，クリニカル・プレディクション・ルールは役に立つのか。**

患者の既往，身体所見，採血所見の要素を組み込んだ，いくつかの臨床予測ルールが，急性虫垂炎の診断において役立つように発展してきた。既往と身体所見からの各々の評価は，急性虫垂炎と関連しているが，個々で臨床診断を変えるほど，十分に予測できるものはない。これは，この章でのAnderssonのシステマティックレビューとメタアナリシスに報告されており，それらは既往歴と身体所見の集積尤度比を計算している。そして，LR＋3を超えるものはなく，圧痛と反跳痛がLR－0.4未満と報告している[2]。

EDで調査された急性虫垂炎に対するクリニカル・プレディクション・ルールは，Alvaradoによって開発された[3]。彼は，急性虫垂炎の腹痛を訴える305例の入院患者を後ろ向きに調査してルールを導き出し，急性虫垂炎の8つの予測因子を同定した。それらの関連の重要性を基にスコアが決められ，それを合計した点数がAlvaradoスコア（表42.2）である。Ohleらは，42の研究を含んだシステマティックレビューとメタアナリシスで，急性虫垂炎の予測因子としてのAlvarad scoreの診断的有用性の評価を行なった[4]。メタアナリシスの著者らは，2点の区切りで診断的正確性を評価した。カットオフ値を5（1〜4 vs. 5〜10）と7（1〜6 vs. 7〜10）で区切り，サブグループと

して男性，女性，小児の3つのグループに焦点をあてた。彼らはまた，低リスク（1〜4），中間リスク（5〜6），高リスク（7〜10）の各層に分けて分析を行なった。彼らは，5以上の場合は統合感度99％（サブグループ解析の感度：男性96％，女性99％，小児99％），特異度43％（サブグループ解析の特異度：男性34％，女性35％，小児57％）と報告した。この閾値では，統合尤度比LR＋1.7，LR－0.02であった。閾値を7以上にした場合は，スコアは弱くなり，全体の特異度81％（サブグループ解析の特異度：男性57％，女性73％，小児76％）であった。彼らは，中間リスク，高リスク群の小児，またすべてのリスク群の女性のグループにおいて，虫垂炎の確立を過大評価していると報告している。著者らは，すべてのグループにおいてAlvaradoスコアが5点未満であれば急性虫垂炎の除外に有効と結論づけている。

2010年に公表されたアメリカ救急医学会（ACEP）の急性虫垂炎の診療方針には，Alvaradoスコアの文献報告がなされているが，異なった結論となっている。それは，低リスク群のAlvaradoスコアであっても画像検査を考慮する，となっている[5]。彼らは3つの研究で，Alvaradoスコア 5点未満の低リスク患者のかなりの割合（9％，36％，72％）が最終的には虫垂炎であったと指摘している。

注目すべきことに，大抵の研究はAlvaradoスコアは一般の救急医の診断よりも正確か，という質問には答えを見出せていない。Alvaradoスコアは，急性虫垂炎の評価の際に，救急医によってすでに使用されているスコアの内容と比較しても，よいものではない可能性がある。

# Clinical Question

## 急性虫垂炎の診断において，最もよい画像診断方法は何か。

急性虫垂炎を疑う場合に行なう2つの通常の画像検査は，腹部CTと超音波検査である。CTは幅広く使用されすぐに撮影可能であるが，経静脈造影剤と電離放射線の両方を用いる。超音波検査は，電離放射線や経静脈造影剤を使用しないが，技師や放射線科医を必要とし，また精度は施行者の技術に依存するものである。研究では，最初に超音波を行ない，次にCTを行なうというアルゴリズムに沿った2つの画像検査の診断的性能を比較した。

2006年にDoriaらによって，急性虫垂炎に対するCTと超音波の正確性を調査した，大規模な前向き研究のシステマティックレビューが発表された[6]。1986～2004年の間に発表され，感度と特異度が報告されている小児（26研究，9,356人），成人（31研究，4,341人）の外科的または内科的治療を行なった急性虫垂炎における腹部CT，超音波検査，両方の診断検査の研究が含まれた。全体としては，CTは超音波検査よりも結果が良好であった（**表42.3**）。注目すべきは，多くの研究が行なわれるにつれて，マルチスライスCTが導入され始めたため，より短い検査時間で解像度がよく，アーチファクトが少ない画像を得ることができ，一般的には感度，特異度は改善した結果になった。著者らは，CTは素晴らしい診断性能がある一方で，臨床医は，安全性の観点，特にCT関連の放射線被曝を，特に小児領域で考慮する必要があると述べている。

オランダの研究者らは，臨床的に急性虫垂炎の疑いのある患者を調査する研究を行なった。この研究者は，今までの研究が，体幹部専門の放射線科医に依頼した上で，教育施設および大学施設において選ばれた症例を調査しており，実際の研究とはかけ離れていたと感じていた[7]。腹痛のある339人のうち適応となっ

た199人に同意をとり，1時間程度で単純CTとRLQの超音波検査を行なった。一般の放射線科医（n = 10）と体幹部専門の放射線科医（n = 2）が，その研究に盲目的に介入した。他の研究と同様に，結果は，手術または病理学的報告，長期間のフォローアップを基に決定された。全体の88%に手術がなされたが，急性虫垂炎の有病率は66%であった。CTと超音波検査の診断性能は，統計学的には似たようなものであった。CTの感度は76%（CI 68-83%），特異度83%（CI 73-92%），そして精度78%で，超音波検査の感度は79%（CI 71-85%），特異度78%（CI 66-87%），精度78%であった。

すべての研究において，著者らが引用した主な限界は，陽性，陰性である診断基準が異なるものを使用していることであった。これは二重参照基準バイアスである（第6章参照）。CTまたは超音波検査で陽性の場合は，一般的には手術所見と病理学診断へと続くが，陰性である場合は，経過観察と外来のフォローアップにて評価される。手術は，病気をより特定しやすくなる。というのは，中等度の虫垂の炎症は自然に改善するので，統一された基準が利用されていない場合は，潜在的なバイアスになりうる。同じように，この評価に含まれた多くの研究は，ある形式のスペクトラムバイアスのある，疾患の重症度について報告した。

いくつかの研究では，急性虫垂炎の診断と結果について，CTの拡大適応の潜在的影響を評価した。Flumらは，虫垂切除を受けた患者で，誤診率の人口ベース分析を行なった[8]。彼らは，リスク毎の母集団において画像検査が増加すると，虫垂炎の誤診率が下がるだろうという仮説を調査した。ワシントン州の人口分布を基に調査し，12年間（1987～1998）で誤診率に統計的変化は認めなかったと報告した。虫垂破裂率と誤診率は，毎年1万人に対して約2.6人と1.6人と安定している。Freiらは，1998年～2004年にかけて虫垂切除を受けた12～65歳の2,018人の高品質のカルテレビューを行なった[9]。その研究の主要目的は，治療の遅延，合併症（壊死，穿孔，膿瘍），陰性開腹率，手術までの時間を明らかにすることであった。CTを撮影した虫垂切除の割合は12%から84%に増加し，手術までの時間も研究の期間を通して増加した。陰性開腹率は最初の1年で16%から11%に低下したが，その後は比較的一定であった。合併症の頻度は低下した（33%から21%へ）。Wagnerらは，2000年～2007年にかけて虫垂切除を行なった1,425例において，術前のCT使用と陰性開腹率の関連について調査

**表42.3** CTと超音波の特性

| | | 超音波 | CT |
|---|---|---|---|
| 感度 | 小児 | 88%（86-90%） | 94%（92-97%） |
| | 成人 | 83%（78-87%） | 94%（92-95%） |
| 特異度 | 小児 | 94%（92-95%） | 95%（94-97%） |
| | 成人 | 93%（95-96%） | 94%（94-96%） |

文献6より

176　PART 5　外科的症状と腹部症状

した[10]。術前のCTは，成人の89％，小児の73％で行なわれた。陰性開腹率は，CTを受けていない群では14％，術前にCTを受けた群では7％であった。陰性開腹率は，2000年の11％から2006年には5％に減少した。しかし，女性群だけ低下し，男性群，小児群では低下しなかった。穿孔率に変わりはなかった。

## Clinical Question

虫垂炎の診断において，CTの使用を減少させるために，超音波を最初に使用することができるだろうか。

　急性虫垂炎の診断のために，超音波を第一選択で使用し，その次にCTを撮影するという方針を評価しているいくつかの研究がある。その研究は，この章で提示されているような，超音波検査とCTの似たような診断背景を報告している。オランダの研究では，急性虫垂炎を疑う151人の成人に対して最初に超音波検査を行ない，続いて選択的経静脈的造影CTを行なうという画像診断プロトコールを評価した[11]。超音波で虫垂炎と診断された患者はそのまま手術へ，陰性またははっきりしない場合はCT撮影が行なわれた。参照基準は，手術の結果またはCT陰性の場合は経過観察であった。超音波で診断された急性虫垂炎の患者は79人（52％）であり，全例が手術を受けた。陰性開腹率は10％であった。CTは，超音波検査で陰性またははっきりしないとされた60人で行なわれ，21人が虫垂炎と診断され，陰性開腹率は0であった。超音波検査，CTのいずれも陰性であった39人は，誰も手術介入が必要とならなかった。オランダの2つ目の，単一施設からの似たような（超音波を行ない，次にCT撮影を行なうという）方針の前向き研究で，802症例の腹腹痛患者のうち164症例が虫垂炎と疑われた[12]。全体の有病率は，臨床的に虫垂炎が疑われた症例では15％と63％であり，最初に虫垂炎が疑われなかった症例では2％であった。虫垂炎が疑われた症例の98％で画像検査が行なわれた（118人が超音波，19人がCT）。超音波の感度，特異度は91％と98％，CTの感度，特異度はともに100％であった。全体としては，画像検査が行なわれた患者の98％で正確な診断が行なわれた。そして，20人の患者の方針が結果として変わった。陰性開腹率は3％であった。全体の穿孔率は24％であったが，急性虫垂炎の穿孔の誤診率は3％であった。著者らは，プロトコールは安全で，患者の半分でCTを回避できると結論づけている。

　超音波を第一選択にする方針を評価した小児を対象

とした研究がある。イスラエルで，2002 〜 2007年にかけて，後ろ向きに虫垂炎を疑った2 〜 17歳の2,218人の小児を調査した研究がある[13]。43％の小児が画像診断なしで臨床的に診断された。また超音波検査だけが43％であり，超音波検査とCTを行なったのは9％であった。CTだけは5％であった。身体所見だけで診断し手術を行なった症例は55％から19％に減少し，一方で手術の前に超音波検査を行う割合は，37％から64％へ増加した。画像診断を使用した患者では，偽陽性の虫垂切除率は11％から2％へ減量した。著者らは，最初は超音波検査を行ない，超音波検査ではっきりしないのであればCTを行なうことを提唱している。注目すべきことに，彼らの研究の基礎には，半分の症例において画像検査を行なわずに手術を行なっていた状況がある。その状況にて，このプロトコールを使用すると，超音波検査の使用を増加させたが，CTの使用は飛躍的には増加させなかった。

　2つの米国の研究で，虫垂炎を疑った小児の同様の診療手順が後ろ向きに調査されている。アラバマの子供病院のAdibeらは，プロトコール導入後の100人と導入前の146人を評価した[14]。彼らは，CTは81％から60％に減少し，超音波は3％から21％に増加したと報告している。陰性開腹率はプロトコール前7％からプロトコール後11％となり，著明な増加はなかった。注目すべきことは，陰性開腹となったプロトコール導入後の多くの患者は，CTで偽陽性と判断されたことである。Ramarajanらは，スタンフォード小児病院において，急性虫垂炎を評価した680人の同様の診療プロトコールを調査した[15]。超音波検査は最初の画像検査であり，診断が不明な場合にCTが行なわれた。しかし，画像検査は，すべて診察医の判断であった。診療方針は適応となった小児の60％で行なわれ，虫垂炎に対する感度99％，特異度91％であった。すべての小児でCTを撮影していた場合と比べて，プロトコールは半分程度CTを減少させた。

　これらの研究では，放射線科医または放射線科技師によってなされた超音波が対象であった。急性虫垂炎の診断の際に，超音波を行なう救急医の技術を評価する大規模な前向き研究はない。EDでの研究の場合は，高度な超音波のトレーニングを受けた臨床医が対象であり，平均の救急医が対象となっていない。

# Clinical Question

## 急性虫垂炎のCTを行なう際に，経口または経静脈造影検査は有効か。

　腹痛精査の腹部CTの伝統的なプロトコールは，検査の前に経口造影剤を内服し，検査中に経静脈的造影剤を使用するプロトコールである。急性虫垂炎のための代替プロトコールが，経口造影剤の代わりに直腸造影剤を使用し開発されてきた。いくつかのセンターでは，急性虫垂炎に対して単純CTを行なっているが，単純CTであれば点滴造影剤のリスクと同様に数時間の待機も不要となる。

　Andersonらは，23の研究のシステマティックレビューを行なった。その中で，虫垂炎の診断の際に，経口造影剤を使用した場合と使用しなかった場合のCTの診断的性能は同等（感度95％ vs. 92％，特異度97％ vs. 94％）であったと報告した[16]。Hlibczukらは，2つ目のシステマティックレビューにおいて，急性虫垂炎を疑った場合のEDにおける成人対象の単純マルチスライスCTの正確性を評価した[17]。適応基準は，最終診断と手術または2週間でフォローアップの予定であった患者である。彼らは1,060症例を含む7つの高品質の研究を調査した。蓄積されたデータにおける，感度は93％（90〜95％）と特異度96％（94〜98％）であった。7％の偽陰性虫垂切除率であったが，これは造影剤を使用したCTの報告（3〜17％）と同程度のものであった。

　Andersonらは，腹痛の患者における虫垂炎の診断の際に，経口造影剤を使用する場合と未使用の場合で，経静脈的造影CTの診断正確性を比較する無作為化試験を行なった[18]。彼らは，都市部のアカデミックなEDにて，急性非外傷性腹症や急性虫垂炎，憩室炎，小腸閉塞が疑われた303人の成人症例を登録した。患者は無作為に経口造影剤を使用する群と，使用しない群に振り分けられ，その後，経静脈的造影CTを受けた。いずれのCTも，2人の放射線科医にて介入され，最終診断は手術，臨床初見，フォローアップデータに基づいて行なわれた。診断検査性能は，経口造影剤を投与しても投与しなくても変わりなかった。感度100％（CI 77-100％），特異度97％（CI 93-99％）著者らは，腹痛患者や急性虫垂炎を疑うようなEDでの症例において，経口造影剤は診断精度を上げないと結論づけた。

## コメント

　虫垂炎は，依然としてEDにおいて難しい診断である。臨床医は，検査を考える際にいくつかの要因に惑わされる。診断をミスしないようにするプレッシャー，不必要なCTと関連した放射線を避けること，効率的に治療すること，相談した外科医や検査をオーダーする際の放射線科からのプレッシャーなどである。急性虫垂炎が臨床的に疑われた後で，白血球数を含め高い尤度比が有する検査はないため，臨床医は臨床推論の代わりに，血液検査を用いるべきでない。臨床医は診断精度を改善させるよりも，診断理由の支えを血液検査に求める傾向がある。加えて，Alvaradoスコアであるが，現病歴，身体所見，白血球数を組み合わせて使用するが，急性虫垂炎の診断にも除外にも十分な精度はない。

　EDは，内科的診察での診断のばらつきを減少させ，そして継続的に標準的な診断がなされるように，急性虫垂炎を疑う患者の画像検査に関連するプロトコールを発展させるべきである。小児において，超音波を第一選択とするプロトコールは，CTの頻度を下げると思われる。しかし，熟練した超音波施行者と，超音波の所見を基に手術を検討する外科医が必要となる。成人では，CTは米国において診断検査の第一選択のままであるが，ヨーロッパでは超音波を第一選択にしている。成人において，超音波を第一選択にする大きな研究はなされておらず，安全性もまだ不明である。

178　PART 5　外科的症状と腹部症状

# 第43章

# 急性胆嚢炎

## ハイライト

- 病歴，身体所見，血液検査は，急性胆嚢炎において感度のよい予測因子ではない。
- 胆嚢炎を疑った場合に最も適切な最初の画像検査は，超音波，CT，HIDAのそれぞれの検査の特性と有用性を考慮すると，超音波である。しかしながら，CTは他の疾患が考えられる際に使用される。そしてHIDAは診断が不確かな場合に使用されうる。
- 救急医による超音波検査は良好な検査特性を有しているが，いまだ超音波検査の施行者に依存している。

## 背景

急性胆嚢炎は，急性腹症の訴えのある患者では一般的であり，救急科（ED）から入院する約5〜9％を占める。患者は典型的には右上腹部（RUQ）に限局した疼痛を訴え，多くは胆石に伴う胆管閉塞が原因で胆嚢の炎症を伴う。胆石は比較的一般的であり，民族や性別にもよるが，有病率は米国の患者では9〜29％の間である[1]。胆石のリスクファクターは，年齢（40歳以上），性別（女性は男性と比較すると2倍），肥満（理想体重120％以上），妊娠，そして経口避妊剤の使用である。

胆石は胆嚢炎と定義される胆嚢の炎症を引き起こす胆嚢管を閉塞させる。典型的には，超音波（胆嚢壁の肥厚，胆嚢周囲の液体成分，超音波検査でのMurphyサインの所見〈図43.1〉）や放射線核医学的胆嚢シンチグラフィー（肝胆道系シンチグラフィー〈HIDA〉スキャンにて胆嚢のアイソトープ集積の欠如〈胆管閉塞を示す〉を伴う），またはCT（胆嚢の壁肥厚，胆嚢周囲の液体貯留，胆嚢周囲脂肪組織の炎症）を使用して診断される。胆汁鬱滞に伴う2次的感染が通常起こり，経験的抗生剤が治療の中心となる。決定的治療には，炎症の原因の切除が必要であり，通常多くの患者には，即時的な胆嚢摘出術が行なわれるが，手術のリスクがとても高いと考えられる患者には，経皮的胆嚢瘻造設や内視鏡的胆嚢ドレナージ（通常は内視鏡的逆行性胆道膵管造影検査にて）が行なわれる。注目すべきは無石性胆嚢炎であるが，胆嚢炎の最大10％程度に起こり，多くの感染が原因で発症し，高い罹患率と死亡率を有する。

## Clinical Question

胆嚢炎の診断において既往歴，身体所見，採血の正確性はどの程度か。

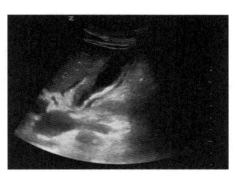

**図43.1** 超音波検査にて，胆嚢壁の肥厚と周囲の液体貯留を伴った急性胆嚢炎
（Elke Platz, Heidi Kimberly & Dorothea Hempel, Department of Emergency Medicine, Brigham and Women's Hospital, used with permission）。

Trowbridgeらは，急性胆嚢炎の診断において，身体所見，既往歴，採血検査を調査した研究の包括的レビューを行なった[2]。それらは，5つの採血所見，既往歴，身体所見の総数12所見を調査した17の研究を対象とし，それぞれ351〜1,338人を調査されていた。彼らは，発熱，Murphyサイン，反跳痛，総ビリルビン値，肝機能，白血球上昇などがあったものの，いずれも診断または除外診断においても尤度比が不十分であったと報告している。RUQの反跳痛でさえも，総

合尤度比 LR － 0.4，CI 0.2-1.1 であった。

## Clinical Question

**急性胆嚢炎の診断において，CT，超音波，放射線核医学検査の正確性はどうか。**

ペンシルバニア大学の放射線医師は，急性胆道系疾患の診断において，CTと超音波の両方の画像検査を行なった患者の後方視的コホート研究を行ない，経口・経静脈的腹部造影CTと腹部超音波を比較した[3]。右上腹部痛を訴え，48時間以内にRUQの超音波検査と腹部CT画像検査の両方ともの検査を受けたものが，研究の対象となった。以前に胆嚢摘出術の既往がある症例は除外された。CTと超音波検査は，盲目化のために別の放射線科医師にて施行された。急性胆嚢炎の最終診断は，手術所見，病理所見，解剖所見にて行なわれた。研究の目的は，CTまたは超音波検査どちらが急性胆嚢炎の患者にとって最初の検査に適しているかを明らかにすることである。この章では急性胆嚢炎の診断に焦点をあてているが，この研究は，急性胆嚢炎と急性胆嚢炎を疑う際に行なう画像検査で，鑑別診断に含まれる他の急性胆道系疾患（胆石性膵炎，総胆管結石）の診断も含めてCTと超音波の2つの画像検査の性能を調査できる。この研究では123症例が対象となり，そのうち117人が急性胆道系疾患が疑われた。この研究では，急性胆道系疾患の最終診断は18人（発生率15％）であり，そして表43.1に2つの画像検査の性能を示している。これらの症例のうち7症例だけが急性胆嚢炎と診断された。著者らは，この急性胆嚢炎の診断においては，CTと超音波検査の特徴を計算するには十分な情報が得られなかったとしている。

著者らは，急性胆道系疾患の診断を検討する際に，RUQの超音波検査は，CTと比較しても良好に高い感度とわずかに高い特異度を持ち合わせており，最初に行なう検査であると結論づけている。しかしながら，鑑別診断において，他の腹部疾患が考えられる場合は，CTを考慮すべきである。

HIDAは，急性胆嚢炎の診断において標準的基準と考えられてきた。急性胆嚢炎を疑う（同時にオーダーされた超音波検査とHIDAスキャンの両方が施行された）症例での単施設後方視的分析において，2つの検査の性能特性を比較した[4]。急性胆嚢炎の診断が考慮された時，両方の検査が同時にオーダーされることは，その病院では普通のことであった。連続した症例が対象となっているが，最初の検査が終了した後で次の検査がオーダーされていた場合は，その症例は除外された。最初の検査結果を基にして，バイアスを最小限にするよう努力しているためである。最終診断は，手術，病理，解剖所見を使用し診断された。死亡していない，または手術もなされていない場合は，臨床所見を使用し診断された。総数107例が調査され，32例（30％）が急性胆嚢炎と最終診断を受けた。それらの研究で使用されたデータ，2つの検査の性能特性は，表43.2に示されている。

著者らは，HIDAは急性胆嚢炎の診断においては，超音波より優れていると結論づけている。彼らの施設においてその当時，これらの検査のコストが同等であったため，その決定は利用性と診断性能に基づくべきだと述べている。

ベッドサイドの超音波検査の急速な普及に加えて，大抵のEDにおいて，HIDAの利用が困難であることから，最近の多くの研究では，急性胆嚢炎の診断にお

**表43.1** 急性胆道系疾患の診断におけるCTと超音波の性能特性

| | 急性胆道系疾患（＋） | 急性胆道系疾患（－） | 合計 |
|---|---|---|---|
| CT（＋） | 7 | 7 | 14 |
| CT不確定 or（－） | 11 | 92 | 103 |
| 合計 | 18 | 99 | 117 |
| 超音波（＋） | 15 | 5 | 20 |
| 超音波不確定 or（－） | 3 | 94 | 97 |
| 合計 | 18 | 99 | 117 |

注：CT：優性尤度比（LR ＋）5.6，陰性尤度比（LR －）0.66，感度39％（CI 17-64％），特異度93％（CI 86-97％）。超音波：LR ＋ 16.6，LR － 0.18，感度83％（CI 59-96％），特異度95％（CI 89-98％）。
文献3より

**表43.2** 急性胆嚢炎のHIDAと超音波の検査特性

| | 急性胆道系疾患（＋） | 急性胆道系疾患（－） | 合計 |
|---|---|---|---|
| HIDA（＋） | 28 | 5 | 33 |
| HIDA（－） | 4 | 70 | 74 |
| 合計 | 32 | 75 | 107 |
| 超音波（＋） | 16 | 9 | 25 |
| 超音波不確定 or（－） | 16 | 66 | 82 |
| 合計 | 32 | 75 | 107 |

注：HIDA：優性尤度比（LR ＋）12.6，陰性尤度比（LR －）0.13，感度88％（CI 71-97％），特異度93％（CI 85-98％）。超音波：LR ＋ 4.2，LR － 0.57，感度50％（CI 32-68％），特異度88％（CI 78-94％）。
文献3より

いて救急医がその場で行なう超音波検査の検査特性を評価している。2011年のRossらのシステマティックレビューで入手可能な文献がまとめられ，適切な参照基準（放射線科医施行の超音波または手術と病理の報告）のある前向き研究8本の論文が取り上げられている[5]。このデータには710症例が集まり，全体の感度90%（CI 86-93%）と特異度88%（CI 84-91%）であった。統合LR + 7.5，統合LR − 0.11であり，それぞれの研究は表43.3に示している。

これらの多くの研究が便利なサンプルに基づいており，そして比較的小さいサンプルサイズであるが，集められた分析は良好な試験特性と比較的狭い信頼区間を示している。システマティックレビューの著者らは，救急医の施行するベッドサイドの超音波検査は，急性胆嚢炎の診断においても，仮に胆嚢炎ではなかったとしても急性徴候が他の可能性のある病態を含むために患者の評価を広げることを正当化するのに有効であると結論づけている。

前述のベッドサイドの超音波の研究のすべては成人で行なわれていることに留意が必要である。Tsungらは，最近小児科領域において，EDでの超音波検査の実行可能性を示しているが，それらの症例報告は，また急性胆嚢炎を疑う小児においてベッドサイド超音波がルーチンで信頼できるものであるとはしていない[14]。

最後に，2003年のオリジナルのメタアナリシスを2008年に新しくした報告で，Trowbridgeらは，またベッドサイド超音波の検査特性をまとめ，胆石のベッドサイド超音波のエビデンスと陽性超音波所見のMurphyサインが良好な検査特性 LR + 2.7（CI 1.7-4.1），LR − 0.13（CI 0.04-0.39）を有していることを報告している[15]。

**表43.3** 急性胆嚢炎の診断における救急医施行の超音波の単純と統合の検査特性

| 研究 | n | 感度（CI） | 特異度（CI） |
|---|---|---|---|
| Alexander, 2008[6] | 50 | 0.86 (0.67–0.96) | 0.95 (0.77–1.00) |
| Davis, 2005[7] | 105 | 0.81 (0.69–0.90) | 0.86 (0.72–0.95) |
| Ha, 2002[8] | 59 | 0.94 (0.71–1.00) | 0.95 (0.84–0.99) |
| Kendall, 2001[9] | 109 | 0.96 (0.87–1.00) | 0.88 (0.77–0.95) |
| Miller, 2006[10] | 127 | 0.94 (0.88–0.97) | 0.96 (0.80–1.00) |
| Rosen, 2001[11] | 110 | 0.92 (0.83–0.97) | 0.78 (0.63–0.89) |
| Rowland, 2001[12] | 35 | 0.75 (0.48–0.93) | 0.84 (0.60–0.97) |
| Summers, 2010[13] | 115 | 0.89 (0.79–0.95) | 0.86 (0.73–0.95) |
| *Pooled* | 710 | 0.90 (0.86–0.93) | 0.88 (0.84–0.91) |

Data from [6-13] as indicated under "Study" column.

## コメント

既往歴，身体所見，血液検査には，急性胆嚢炎を正確に診断および除外診断できるような側面はないので，急性胆嚢炎が疑われた患者は（HIDAが利用できなければ）超音波検査を受けるべきである。

救急医が行なうベッドサイドの超音波は文献的にも推奨され，大抵の米国救急レジデントには教育されているが，急性胆嚢炎と診断する技術は施行者に依存しており，そのリミテーションはこの章でもシステマティックレビューでも指摘されている。Brookらは，最近彼らの施設にて急性胆嚢炎を見逃した症例をまとめた。その多くは，CTと超音波の胆嚢壁の浮腫と肥厚の放射線的所見の認識の欠如が原因であると報告されている[16]。救急医施行の超音波検査はトレーニングと質保証メカニズムを改善し，検査特性と信頼性の改善点を探し続けるべきである。それまで，その使用は，場所と施行者に依存するに違いない。今後は，教育，画像所見，ルーチンのフィードバック，評価を含むよく作成された超音波質保証プログラムに基づくべきであろう。

# 第44章

# 大動脈緊急疾患

## ハイライト

- ・身体所見は，胸部大動脈解離または腹部大動脈瘤（AAA）を除外するには感度不十分である。
- ・胸部X線では，大動脈解離の除外はできない。
- ・Dダイマー値が500mg/mL未満であれば，解離のためのさらなる画像検査の必要性がなくなる可能性はあるが，さらなる研究が必要である。
- ・救急医がベッドサイドで行なう超音波は，適切なプロバイダー教育がなされている場合は，大動脈瘤のスクリーニングにおいて正確である。

## 背景

胸部大動脈解離と腹部大動脈瘤（AAA）は，救急科（ED）患者において最も一般的な2つの大動脈緊急疾患である。大動脈瘤破裂は，急性腹症または側腹部痛を訴える患者の典型的な関心事であり，高齢者の男性の4～8％（女性はやや少ない）は未発見の大動脈瘤を持っている。似たように，胸部大動脈解離は胸痛を訴えるED受診患者の鑑別診断的事項である。大動脈緊急疾患の頻度は少ない（が罹患率と死亡率は高い）ものの，EDでの評価は高い精度のスクリーニング検査での精査が必要である。CTによる血管造影検査が（CT検査が血管造影検査より有効であるため，従来の血管造影検査からCTにかわりつつある），2つの疾患の診療過程で現在の診断基準になりつつある。その一方で，造影剤腎症と放射線関連悪性腫瘍のリスクを伴っており，また同様に忙しいEDにおいては，その検査自体に時間を要することも問題になっている。結果的には，単純胸部X線写真とDダイマーが大動脈解離のリスク層化ツールとして考えられている。そして，ベッドサイドでの超音波検査は大動脈瘤のスクリーニング検査として提唱されている。

## Clinical Question

胸痛を訴える患者を大動脈解離と判断するのは，どのような身体所見か。胸部X線写真またはDダイマーは，胸痛を訴える患者の大動脈緊急疾患の除外に適切か。

Klompasによる2002年発表のメタアナリシスでは，

大動脈解離の身体所見と胸部X線所見がまとめられている[1]。対象項目と合致した数個の研究から，著者は1,553症例のデータを集め，既往的要素（高血圧の既往），症状（突然の胸痛），2つの症状（脈の欠落と拡張期雑音）と胸部X線写真の所見（大動脈拡張または縦隔拡大）を分析した。その結果の中で（表44.1），脈の欠落は大動脈解離の可能性を上げるが，既往歴または身体所見では，大動脈解離を十分に除外できるような感度のある所見は得られなかったと報告された。同様に，大動脈解離において，縦隔拡大の胸部X線所見は90％の感度ではあるが，この疾患の重要性を考慮すると，高い検査前確率ではあるが，十分なスクリーニング検査とはいえない。2004年のKodolitschらの研究において，大動脈解離にとって胸部X線写真は感度が低いとしている。後にCTや手術で解離と確認された解離のうち，67％の感度しかなかったと報告されている[2]。

2011年の7つの研究からなる298症例のメタアナリシスでは，大動脈解離の除外にDダイマーを評価して

**表44.1** 胸部大動脈解離の臨床所見の正確性

| 症状または徴候 | 陽性尤度比<br>（LR+）（CI） | 陰性尤度比<br>（LR－）（CI） |
|---|---|---|
| 高血圧の既往 | 1.6（1.2-2.0） | 0.5（0.3-0.7） |
| 突然の胸痛 | 1.6（1.0-2.4） | 0.3（0.2-0.4） |
| 脈の欠落 | 5.7（1.4-23.0） | 0.7（0.6-0.9） |
| 拡張期雑音 | 1.4（1.0-2.0） | 0.9（0.8-1.0） |
| 大動脈拡大または縦隔拡大 | 2.0（1.4-3.1） | 0.3（0.2-0.4） |

文献1より

182　PART 5　外科的症状と腹部症状

いる[3]。500ng/mLのカットオフ値は，肺塞栓の除外時のカットオフと同様に使用された。すべての研究において，CTによる血管造影が診断基準として使用され，2003～2009年の間に行なわれた。統合分析の結果は，Dダイマーは感度97％（CI 94-99％），陰性適中率（NPV）は96％（CI 93-98％），LR−0.05であった。しかしながら，Dダイマーが上昇する病態は他にも多くあることから，特異度（56％，CI 51-60％），陽性適中率（PPV）（60％，CI 55-66％），LR＋2.2であり，低かった。加えて，これらの研究では対象範囲のバイアスの危険がある。というのはDダイマー検査は大動脈解離を疑うすべての患者で検査されていなかった。むしろ，その研究は，Dダイマー検査が行なわれた大動脈解離の患者のグループを評価したものである。

## Clinical Question
救急医が行なう腹部超音波検査は，腹部大動脈瘤を確実に評価・除外することができるのか。

2つの研究が，救急医によるAAAに対する超音波検査の特異度を評価している（図44.1）。まず最初にTayalらが2003年に125の症例において，救急医の超音波の研究を行なった[4]。それぞれ，次にあげる4つの方法のいずれの方法で確認した。28例（22％）は，放射線科医の超音波，95例（76％）はCT，1例（1％）はMRI，1例（1％）は開腹で確認された。全体としては，29例（23％）が行なった超音波で腹部大動脈瘤と診断された。これらのうち27例は，超音波検査で確認された。感度100％（CI 90-100％），特異度98％（CI 93-100％），PPV 93％，NPV 100％であった。救急のシニアレジデントと救急アテンディングは，研究前に少なくとも50例は経験があった。

2つ目の研究は，2005年にConstantinoらによって報告された。238症例はすべて，レジデンシープログラム最終年の救急レジデント（それぞれ少なくとも150例の超音波を行なっている）にて超音波検査が行なわれた[5]。全症例共にバイタルは安定しており，放射線科医の超音波またはCT検査にて確認が行なわれた。238症例のうち，36例の腹部大動脈瘤は放射線科が行なった確認の検査にて判明し，34例は救急医施行の超音波にて診断されていた。つまりは，94％の感度である。腹部大動脈瘤の他の2例は，通常と異なる所見が判明しており，1例は超音波では大動脈解離と読まれていたが，4cmの偶発瘤であった。もう1例は，距離の測定ミスがあり，巨大な大動脈壁内血栓と判断されていた。

## コメント

救急医の多くは，連日大動脈緊急疾患の可能性のある患者を評価している。大動脈疾患の高い検査前確率を有する患者にとって，許容できる正確性を持つ検査を行なうことは重要である。しかしながら，既往歴などの背景，身体所見，胸部X線への信頼性は不十分である。胸部X線の縦隔拡大所見は，大動脈解離を疑い，さらなる精査に進むことになるが，正常な胸部X線写真では大動脈解離を除外することはできない。

最近の大動脈解離におけるDダイマーを使用したメタアナリシスでは，大動脈緊急疾患の診断においてDダイマーは有用かもしれないとしている。しかしながら，300例未満のメタアナリシスと比較して，より高いエビデンスレベルの報告がなされるまで，推奨しない。そのため，このDダイマーを使用した報告は，ハイリスク状態において大動脈解離を除外するために，Dダイマーが標準治療となる前にさらなる検証が必要である。最後に，ベッドサイドの超音波検査は，腹部大動脈瘤のスクリーニング方法として，すべての救急医が習得すべきである。しかしながら，Constantinoの研究が適切に示していたように，超音波検査の有効性は施行者に依存しており，十分なトレーニングと技能維持が必要である。

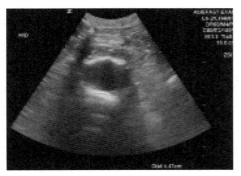

図44.1 超音波検査での腹部大動脈瘤
（Elke Platz, Heidi Kimberly & Dorothea Hempel, Department of Emergency Medicine, Brigham and Women's Hospital, used with permission）

# 第45章

# 卵巣捻転

## ハイライト

- 卵巣捻転の多くは初期評価の際に診断されない。
- 既往歴と身体所見の要素に対する過去の卵巣捻転に対する診断研究は，卵巣捻転とすでに診断された症例だけを評価しており，特異度と尤度比は不明なままである。
- 既往歴や身体所見は，卵巣捻転の除外診断において，いずれも十分な感度はない。
- 卵巣捻転の診断において最も感度が高い超音波所見は，卵巣静脈血流の消失であり，卵巣動脈血流の消失と比較しても感度が高い（67% vs.46%）。発症から1日以内では，静脈血流の消失の感度は85%である。
- 卵巣捻転の確実な診断は，腹腔鏡下での評価を介してだけ得ることができる。

## 背景

一般的に卵巣捻転（OT）と呼ばれる付属器捻転は，血管茎が捻れて発生し，卵管と卵巣を含む。卵巣捻転の患者の多くは，最初の受診にプライマリーケア（12%）や婦人科クリニック（10%）ではなく，救急科（ED）（75%）を通常，発症から12時間以内に訪れる[1]。卵巣捻転は一般的に見逃されることが多く，47%のみしか鑑別診断として考えられていなかった[1]。卵巣捻転の80%以上は，一般的には良性卵巣腫瘍や嚢胞と関連がある。しかし，卵巣膿腫や腫瘍が既往として報告されているのは，25%のみである[1]。卵巣捻転の追加のリスクは，妊娠第一期（訳注：妊娠初期の3ヶ月）と排卵の薬剤の誘導である[1,2]。卵巣捻転は，女性の腹痛で緊急手術が必要な疾患の5番目であり（図45.1），卵巣捻転が診断されるのはまだ非常に稀であり，年間有病率は約3%である[3]。そのため，診断研究は後方視的研究に限られている。

卵巣は，子宮動脈と卵巣動脈から2本の血液供給を受けているため，完全な動脈閉塞は稀である。そのため，発症後，遅れて診断されたとしても，卵巣捻転解除の外科的処置の選択肢は残されたままである[4]。腹腔鏡下手術で卵巣捻転を解除する場合は，93%は卵巣機能を保つことができる[5]。捻転解除ができなくても1つの卵巣で妊孕性を維持するには十分である[6]。小児（成人の可能性もあり）において，最善の卵巣救出率は，診断から8時間以内に手術室に入室できた場合に得られる。24時間以上経過してからの手術的捻転解除の場合は，卵巣救出率はほぼ0である[7]。

女性の非外傷性腹症の鑑別診断には虫垂炎，卵巣嚢腫，子宮外妊娠，腎疝痛，尿路感染症，骨盤内炎症性疾患，悪性腫瘍，そして憩室炎が含まれる[8]。女性の急性腹症の評価において，最初の画像診断の選択は，注意深い問診と内診を含む身体検査の後に，最も可能性のある病気に基づいて行なわれるべきである。一般的には，超音波検査が卵巣捻転の画像検査の選択に考えられる。CTは卵巣膿腫の診断において感度34%だけではあるが（特異度不明），超音波検査も感度50%とCTと同等である[9,10]。妊娠中の患者に対するMRIは考慮されるべきだが，MRIの診断的特性はよくわかっていない[11]。

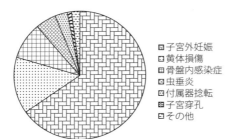

図45.1 緊急手術を必要とする女性の腹痛の疫学
文献3より

## Clinical Question

腹痛を訴える女性において，卵巣捻転と思われる身体検査所見の診断正確性はどの程度か。

　右側の卵巣捻転は，おそらく左側にS状結腸があるために，左側より多い（55.8％）[12]。卵巣捻転の症状は，嘔気（60 ～ 70％），下腹部痛（90％）である。下腹部の痛みは，鋭く刺すような痛みが70％，中等度から重度の痛みが82％である。すべての他の徴候，症状そして身体所見は，EDにおいて十分な感度はない（表45.1）。卵巣捻転が疑われた場合の半分の症例が手術的に確認された[13]。

　既往歴と身体所見の特異度は再現性と同様に不確定であり[1, 12]，臨床医は卵巣捻転の検査後確率において，いかなる所見（1つまたは2つ以上の組み合わせ）の影響も定量化する方法がない。そのため，救急医は腹痛を訴えるすべての女性（卵巣を持っている）の鑑別診断に，卵巣捻転を入れるべきである。最適な卵巣の救出のためには，追加の画像検査と迅速な婦人科へのコンサルトに関して，十分に閾値を低く維持することも必要である。さらなる調査では，既往歴と身体所見における特異度，尤度比と同様に，卵巣捻転の疫学を十分に解明するために，連続症例登録が必要とされている。

## Clinical Question

腹痛を訴える女性において，卵巣捻転の付属器超音波画像の診断的正確性はどの程度か。

　2つのカルテレビューで，婦人科医が行なった成人女性における卵巣捻転の超音波検査の精度が後ろ向きに評価されている。カラードップラーエコーでの評価

### 表45.1 卵巣捻転の既往歴と身体検査所見の感度

| 所見 | 感度 |
| --- | --- |
| 卵巣捻転のリスクファクター | 31％ |
| 疼痛 | 44％ |
| 持続痛 | 65％ |
| 急性発症の疼痛 | 87％ |
| 嘔気 | 59％ |
| 嘔吐 | 54％ |
| 生理とは異なる膣からの出血 | 4％ |
| 触知可能な腹部腫瘤 | 62％ |
| 発熱 | 20％ |
| 白血球上昇（WBC ＞ 15,000） | 21％ |

文献12より

は，もし陽性尤度比（LR＋）5.3と異常の場合（しかしながら，"異常"は調査者によって定義されない）では，卵巣捻転の検査後確率を増やすかもれない。しかし，異常なドップラー信号の消失は，卵巣捻転の尤度比を下げるわけではない（陰性尤度比〈LR－〉0.61）[13]。（発症から3日以内の）急性の下腹部痛のある成人症例における卵巣静脈血流の欠損は，腹部動脈血流の欠損と比較してより感度が高い（67％ vs.46％）。静脈血流の欠損は，発症から1日未満（85％）の場合は，それ以上（2日で75％，3日以上で43％）と比較して感度が高い。超音波検査の評価では，すべての卵巣捻転の患者は，拡大した卵巣（成人女性の卵巣捻転平均容積957cm³ vs. 卵巣捻転でない正常な生殖可能な年齢の成人平均容積15cm³）を有しており，56％は嚢胞または良性腫瘍に関連している[4]。卵巣捻転のある症例およびない症例を含む連続した症例を対象とした，さらなる前向き研究は，診断的正確性（感度，特異度，尤度比）と卵巣捻転の診断における既往，身体所見，超音波検査所見の再現性を把握するために必須である。

## コメント

　すべての卵巣捻転の診断的正確性の研究は，症例発表に基づいている。言い換えると，卵巣捻転と診断がついたものだけで評価されている。そのため臨床医は，これらの研究の多くで報告されている，既往歴，身体所見，採血，超音波検査所見の感度を推測することはできる。研究の多くでは，卵巣捻転でない患者の報告がされていないため，骨盤痛，触知可能付属器腫瘍，膣からの出血のような所見の特異度や陽性尤度比，陰性尤度比を推測することはできない。これらの所見の有無で卵巣捻転の検査後確率が上昇するのか，低下するのか，それとも変化しないのか，経験的なデータを持ち合わせていない。さらに残念なことに，卵巣捻転だけを評価した診断的研究では，感度の推定値を過大評価している[14]。

　卵巣捻転の診断的研究のもう1つのリミテーションは，正確性だけに焦点を合わせていることである。さらなる研究では，診断制度の研究報告の基準Standards for the Reporting of Diagnostic Accuracy Studies（STARD）クライテリアを使用すべきであり，診断的正確性（感度，特異度，尤度比）と既往歴，身体所見，採血，超音波検査の再現性に加え，患者の重要

な結果項目について評価すべきである[15, 16]。利用できる科学的根拠に基づくと，救急医は腹痛を訴えるすべての女性（女性が卵巣を持っている限り）の鑑別診断に卵巣捻転を考慮すべきである。さらに，卵巣捻転に対する画像診断は不完全だと認識しつつ，追加の画像検査（ドップラー超音波，CT，MRI）を行なうことと婦人科へのコンサルトへの閾値を低く保つべきである。最も感度が高い超音波所見は，静脈血流の消失（発症から1日以内に行なわれた超音波の感度は85％）で，動脈血流の消失は発症から1日以内で54％である。

## PART 6

# 泌尿器学

第46章　腎結石症　188

第47章　精巣捻転　192

# 第46章

# 腎結石症

## ハイライト

・腎結石症は急性の側腹部痛，血尿，鼠径部痛を呈し，嘔吐を伴うことがある。
・単純CT画像は，腎結石症を初回に診断するための検査である。
・単純CT画像は診断の精度を上げることができ，予想もしていなかった重要な情報を提供してくれる。その中には緊急の治療が必要となるものもある。
・すでに診断された病歴のある患者に対して，再度CTを撮影しても，マネジメントを緊急に変更するのは，少数（7％）の症例にすぎない。

## 背景

　腎結石症（すなわち腎臓の結石）の有病率は5％にのぼる。患者はしばしば，腎結石症による痛みに対して，緊急のケアを探し求める。というのも，一般的には猛烈な痛みであり，市販の鎮痛薬ではあまり効かないからである。腎結石症の臨床症状は，鼠径部に放散する急性の側腹部痛，悪心，嘔吐，尿潜血である。腎結石症を初回に診断するための標準的な画像検査は単純CTで，次のような重要な情報が得られる。CTで腎結石症とわかれば，（ⅰ）実際にその症状が腎結石症によるものかどうか，（ⅱ）結石が尿路を閉塞しているかどうか，（ⅲ）結石による影響の評価についてなどである。結石の評価は，救急科（ED）を訪れた腎結石症患者のマネジメントにおいて，医者にとって有用な情報となるだろう。腎結石症を指摘された患者のうち，5〜7年以内に結石が増えるのは約50％である。

## Clinical Question

単純CTは，腎結石症における他の診断的検査（経静脈的尿路造影や超音波検査を含む）とどのような違いがあるのか。

　1980年代後期の初期研究では，患者100人での第Ⅲ相試験で，腎結石に対する超音波検査の感度が調べられていた[1]。第Ⅰ相試験において，体外衝撃波砕石術（ESWL）を受けた30人での腹部レントゲンと腎臓X線断層写真を検討された後で，超音波検査が施行

され，その感度は98％であった。第Ⅱ相試験において，レントゲンや断層X線写真などの先行した検査による検討なしで，ESWLを受けた30人の患者での超音波検査が行なわれた。この試験では，結石発見の超音波検査の感度は95％であった。第Ⅲ相試験においては，ESWL後の患者と別の理由で尿路造影を施行した患者40人が，ランダム盲検下で超音波検査を受けた。このグループでは，超音波検査の感度は91％であった。以上のデータを総合し，著者らは超音波検査の感度を96％と報告した。

　腎結石症が疑われる患者に対して，経静脈的尿路造影検査とCT検査を比較した2003年のランダム化試験では，急性側腹部痛を呈した122人が登録された[2]。そのうち59人がCT検査に，63人が経静脈尿路造影検査に割り付けられた。この画像検査の研究は，4人の放射線科医それぞれによって解析された。経静脈的尿路造影検査を受けた患者のうち，3人（5％）で軽度〜中等度の造影剤による副作用がみられた。平均の放射線量は尿路造影で3.3mSv，CTスキャンで6.5mSvであった。CTの感度，特異度は，ともに94％であった。尿路造影では，それぞれ85％と90％と，より低かった。

　別の研究では，急性側腹部痛を訴える46人の患者の腎結石の検索において，診断基準に沿って経過観察したり，いくつかの検査を組み合わせることによって，超音波検査による診断の感度をCTと比べて調べていた[3]。CT検査では，23人の尿管結石のうち22人（感度96％）を診断でき，超音波検査では，23人中14人（感度61％）を診断できた。特異度はどちらも100％

188　PART 6　泌尿器学

であった。臨床的に関連した何らかの異常を検索するモダリティーとしては，感度は超音波検査とCTでそれぞれ92%と100%であった。

もう一つの研究は，スペインの病院で行なわれ，2010年に発表された[4]。著者らは，標準的なケアの後，"持続する腎尿路の疝痛"を訴える患者を，研究に登録した。患者は盲目的に超音波検査とCT検査に割り付けられ，124人が登録され，腎結石症は60%で判明した。腎結石症に対する超音波検査の特異度と陽性適中率（PPV）は100%であったが，感度はたったの30%であった。

最近の研究では，超音波検査の検査特性をすべての尿管結石と5mm以上の結石で調べていた[5]。117人の患者において，どんな腎結石症でも超音波検査の感度は77%（CI 59-88%）で，特異度は86%（CI 74-93%）であった。5mm以上の結石に関していえば，感度は90%（CI 54-100%）で，特異度は64%（CI 53-73%）であった。

## Clinical Question

尿管疝痛が疑われる初診患者の腎結石診断のために，単純CT検査は重要であるか。

ある前向き観察研究で，腎結石症を疑うような病歴で初めて来院した132人の患者をヘリカルCTで撮影したことを取り上げていた（図46.1, 46.2）[6]。腎結石症の既往がある患者は研究から除外された。救急医はCTを施行する前に質問事項を埋めて，予想された患者のディスポジションばかりでなく診断の確かさまでをも詳細に記した。研究の主要転帰は，医者の診断とCT検査結果の比較である。副次転帰は別の診断である。CT施行前の診断確度が4グループに分けられた（0〜49%, 50〜74%, 75〜89%, 90〜100%）。尿管結石症の診断となったのは，それぞれのグループで，28.6%, 45.7%, 74.2%, 80.5%であった。40症例（33%）でCT施行後に別の診断がついてきた。そのうち19症例で重要な病態が判明した。この重要な別の診断の大多数は，見つかっていなかった悪性腫瘍であり，いくつかは大したことがないものであった（例えば副腎腺腫など）。CT施行前に，医師は115人を退院させ6人を入院させる予定を立てていた。著者は次のように結論づけた。腎結石症を疑うような初めての病歴の患者は，CT検査を受けるべきである。というのも，CTで診断がより確実になり，さらには別の，臨床的に重要な病態が診断されることが

あるからである。

他のより最近の研究では，急性の側腹部痛を訴えて尿管結石を疑う病歴でCT検査を受けた1,500人のうちで，別の診断の出現率と，その診断が臨床的に病態と関連性があるかを調べている[7]。この研究では，尿管結石を疑う病歴の患者は除外されていない。CTでの別の所見は，至急または後での治療が必要なものと，臨床的にはほとんど意味のないものとに分けられた。患者の69%に尿路結石があり，うち30%が腎結石症を伴い，36%が尿管結石を伴い，残りの34%が両方合併していた。患者の1,064人（71%）に別のCT所見があり，207人（14%）が腎結石症とは関係ないが，至急または後での治療が必要なCT所見であった。464人（31%）が臨床的には重要性が低い所見で，393人（26%）が臨床的に関連のない所見であった。著者は，急性側腹部痛の患者に対するCTは尿路結石の正確な診断を可能にでき，相当数の患者の緊急治療に結びつく重要な情報を提供できると結論づけた。

## Clinical Question

尿路結石の既往がある患者が同様の病歴で再び急性側腹部痛を呈したときに，再度CTを施行して役に立つのか。

ある最近の研究では，以前に経験した腎結石症と同様の病歴を呈した患者が3次の急性期病院のEDでCT検査を再度施行した際の"別の診断"の発生頻度を調査

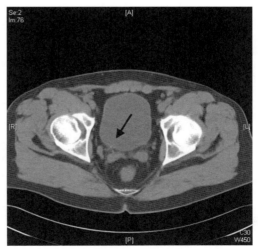

図46.1 単純CTスキャンで右膀胱尿管移行部に1〜2mmの結石を認める

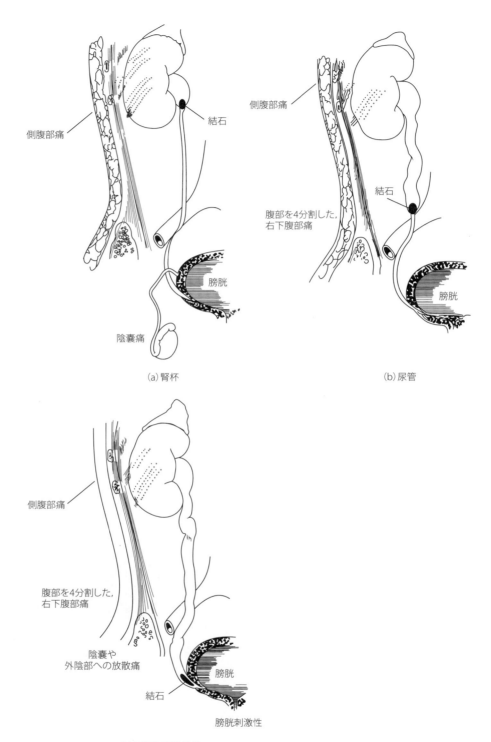

図46.2 様々な尿管結石のタイプによる放散する痛み

しようとした[8]。腎性疝痛に似たような症状で再度CTを施行した231人のうち，181人（82%）はCT検査の結果，診断に影響を与えなかった。27人（12%）は追加の治療は必要ないが，別の診断となった。15人（7%）が緊急での治療が必要な診断となった。別の診断となったその27人のうち，最もありふれた診断は筋骨格系の痛みであった（18人）。緊急での治療が必要となった15人のうち，最もありふれた診断は急性腎盂腎炎であった（7人）。次に憩室炎（2人），虫垂炎（2人），小腸閉塞（1人），肺炎（1人），骨盤内炎症性疾患（1人），胆嚢炎（1人）であった。

## コメント

単純CTは，腎結石症が疑われる患者の最適な診断的検査である。CTは経静脈尿路造影や診断的超音波などの検査と比べ，かなり正確である。初めて腎結石症が疑われる病歴の患者には，腎結石を確認するためにCTを撮るべきであるし，多くの症例でCTは臨床的に重要な他の病態を探す潜在的能力がある。ほとんどの症例では，何度もCTを撮ることでマネジメントを変えることはない。しかし，一部の症例では診断を大きく変えてしまう。超音波検査では，腎結石症の検索では感度が変動する。また，腎結石症の既往がある患者が同じような病歴で受診した際の実現性のある代替的な診断戦略として，超音波検査が使えるかもしれない。というのも，尿路を閉塞するような大きい結石（≧5mm）では，感度がかなり高いからである。

**46**

腎結石症

# 第47章

# 精巣捻転

## ハイライト

- 急性精巣捻転は泌尿器系緊急疾患であり,精巣または陰嚢の痛みを呈した男性で鑑別すべきものである。
- 悪心や嘔吐,患側の陰嚢の変色,患側の精巣挙筋反射の消失などの症状の組み合わせは,特に小児の場合,捻転にとって非常に悩ましいものである。
- 精巣のエコー検査は使いやすく精度も高いが,典型的な症状の患者における捻転を完全に否定することはできない。

## 背景

精巣痛を訴える患者は救急医にとって,いつも難題である。感染症や炎症性疾患,悪性腫瘍,ヘルニア,外傷性のものなど,精巣痛にはいろいろ原因があるが,捻転は臓器消失の可能性がある悩ましい疾患の一つであり,緊急処置によって防ぐことができるかもしれない[1,2]。捻転は,精巣や陰嚢や,下腹部痛を呈する男性患者全員に鑑別としてあげられるべきであるが,主に若い患者に起きるものであり,おおよそ25歳未満の4,000人に1人という割合である。特に,成人の精巣捻転は稀で,症状の出現や診断が遅れやすいこともあり,精巣の温存率が低い[3]。

精巣捻転は泌尿器系緊急疾患である。精索が捻れることで,初めに静脈還流が阻害され,次に動脈血流が阻害され,急性の疼痛と精巣の虚血を引き起こすのである。精巣捻転の除外は重要であり,時間にも注意が必要である。なぜなら,診断と治療の遅れは生殖能力の障害,精巣の壊死,美容的な問題につながるからである。痛みなどの症状が出現した瞬間から,時間が経つにつれて,捻転した精巣の温存可能性は低下していく。6時間以内の解除で,おおよそ90%が温存できる。12時間後ではほぼ50%になり,24時間後では10%近くになってしまう。Yangらによる最近20年の118症例のレビューでは,症状の持続時間の中央値が64時間で,そのうち39%しか手術で精巣が温存されなかった[2]。精巣を温存できた症状持続時間の中央値は12時間であった。一方で,精巣が温存できなかった症例の症状持続時間の中央値は90時間であった。精巣捻転の治療においては時間が重要であるから,病歴や身体所見から疑われるときは,緊急で泌尿器科的な精査をするべきである。はっきりとしない症例においては,画像検査が役に立つかもしれない。救急科(ED)では,核医学の制限された使いにくさに比べ,超音波検査が広く普及し使いやすいことから,精巣捻転の標準的画像検査の地位をシンチグラフィーから取って代わってきている。

## Clinical Question

病歴と身体所見では,どちらが精巣捻転を診断または除外するのに役立つだろうか。

2つの最近の小児の研究では,精巣捻転の病歴と身体所見の診断的有用性にフォーカスを当てている。Beni-Israelらは,EDで陰嚢痛を呈した523人の後ろ向き研究を行ない,その中で診断基準に超音波検査と手術所見を用いている[4]。著者らは,平均年齢10歳と9ヶ月という母集団において,精巣捻転の有病率3.3%ということを調べた。また,単変量解析により,5つの臨床上の変数が精巣捻転と関連があることを定めた。症状が24時間以内(オッズ比odds ratio 6.7,CI 1.6-33),悪心かつ/または嘔気(オッズ比8.9,CI 2.6-30),腹痛(オッズ比3.2,CI 1.2-8.9),精巣の挙上(オッズ比58.8,CI 19-167),精巣挙筋反射の異常(オッズ比27.8,CI 7.5-100)の5つである。しかし,超音波検査なしで帰宅した患者は,フォローアップされずに見逃された精巣捻転に関してどこか別の病院を受診しているかもしれないということに注意すべきで

192　PART 6　泌尿器学

ある。許容できる標準的な基準やLR＋やLR－のような正確な診断の意味のある見積もりの欠如は，この研究の後ろ向き研究である性質とともに精巣捻転をルールアウトしたり，ルールインするこれらの関連症状を用いるのは不可能である。

Srinivasanらは，EDで泌尿器科レジデントに精査された平均年齢11歳の連続した小児患者79人の前向き研究を行なった[5]。（泌尿器科医への相談が得られるべき）陰嚢痛を呈するEDの患者すべてが含まれるわけではないが，個有バイアス（第6章参照）がある。しかし，彼らは研究に登録された患者をフォローアップすることができたし，経過観察も手術所見も標準的な基準として用いた。11の病歴上の変数と12の身体所見上の変数に関して多変量回帰を用いることで，精巣捻転を予測するような3つの因子を発見した。同側の精巣挙筋反射の消失（p＜0.001），悪心または嘔吐の存在（p＜0.05），陰嚢の色調変化（p＜0.001）の3つである（表47.1）[5]。彼らはこの3つのパラメーターを使うディシジョン・ルールを作り上げ，3つとも陰性であれば陰性適中率（NPV）は100％であり，3つとも陽性であれば，陽性適中率（PPV）が100％になることがわかった。この後ろ向きに導かれたルールは確信を持って使われる前に，承認される必要がある（第4章参照）。また，このルールはいつか精巣捻転のディシジョン・ルールの根拠となるかもしれない。

この章の2つの研究で捻転が疑われる患者を精査したが，Eatonらは，間欠的精巣捻転 intermittent testicular torsion（ITT）と診断される小児患者に主としてフォーカスを当てた。それは，疑われるITTを示唆するような病歴や身体所見があるのかどうかを決めるためのものであった[6]。平均年齢は12歳で術前に平均4.3回の痛みの病歴がある50人の患者のカルテをレビューすると，身体所見上，ITTを示唆するものは精巣の軸が水平位であるという所見（P＜0.05）だけであった。この所見では，捻転を診断も除外もできないが，ITTは急性発症で，精巣の痛みを伴う患者では鑑別にあがるべきである。

しかしながら，検査された身体所見の信頼性に関しては，最近の3つの研究ともコメントをしていない。また，それらの存在が開業医依存性のものなのかもしれないということを注意すべきである。加えて，成人の集団における同程度の質の研究はなく，これらの知見は成人患者には注意して用いるべきである。

## Clinical Question
**精巣捻転の診断において，精巣超音波検査に比べて精巣シンチグラフィーの正確さはどうか。**

いくつかの研究で，精巣超音波検査と精巣シンチグラフィーを比較している。シンチグラフィーは，輝度中心領域があれば典型的な陽性と考えられ，超音波検査は，動脈の血流がない，もしくは明らかに減っていれば陽性となる。卵巣捻転（第45章参照）とは違い，精巣捻転の診断においては超音波検査で静脈血流の欠損の有効性を特別に評価している研究はない。1990〜1996年の間の，急性の陰嚢痛があり身体所見ははっきりしない41人の少年を対象にした後ろ向きな小児の研究では，カラードップラー超音波検査と精巣シンチグラフィーのパフォーマンスを精巣捻転の診断能力で比較していた[7]。患者らは，症状が改善するまで，外科処置または臨床的にフォローされた。全部で11症例（27％）の捻転が診断されたが，いくつかの研究では診断的ではないと解釈されていた。著者らは検査のパフォーマンスを2つの表で表した。1つ目は，検査で不確定な症例を，検査上は捻転が陽性であると扱うもの（表47.2），もう1つは検査で不確定な症例を，検査上は捻転が陰性であると扱うもの（表47.3）である。このように提示されたデータは，感度の分析から構成され，不確定な症例が検査の診断精度に対して持っている影響を示している。

この研究のような，後ろ向き研究デザインの弱いところは，同様の診断における研究を比較するような子

**表47.1** 臨床的特徴の組み合わせ：同側の精巣挙筋反射の消失，悪心または嘔吐の存在，陰嚢の色調変化

|  | 感度 | 特異度 | 陽性適中率（PPV） | 陰性適中率（NPV） |
|---|---|---|---|---|
| 0陽性所見 | 100% | 76% | 32% | 100% |
| 1陽性所見 | 44% | 80% | 20% | 93% |
| 2陽性所見 | 25% | 97% | 50% | 92% |
| 3陽性所見 | 25% | 100% | 100% | 92% |

文献5より

**表47.2** 検査で不確定な症例を，検査上は捻転が陽性であるとした場合，精巣捻転を診断するときのカラードップラー超音波検査とシンチグラフィーのパフォーマンス

|  | 捻転陽性（＋） | 捻転陰性（－） | 合計 |
|---|---|---|---|
| カラードップラー超音波検査（＋）/<br>シンチグラフィー（＋） | 11/11 | 7/1 | 18/12 |
| カラードップラー超音波検査（－）/<br>シンチグラフィー（－） | 0/0 | 23/29 | 23/29 |
| 合計 | 11 | 30 | 41 |
| 感度（CI） | 超音波100%（72-100%），<br>シンチグラフィー100%（72-100%） | | |
| 特異度（CI） | 超音波77%（58-90%），<br>シンチグラフィー97%（83-100%） | | |

文献7より

**表47.3** 検査で不確定な症例を，検査上は捻転が陰性であるとした場合，精巣捻転を診断するときのカラードップラー超音波検査とシンチグラフィーのパフォーマンス

|  | 捻転陽性（＋） | 捻転陰性（－） | 合計 |
|---|---|---|---|
| カラードップラー超音波検査（＋）/<br>シンチグラフィー（＋） | 9/10 | 1/0 | 10 |
| カラードップラー超音波検査（－）/<br>シンチグラフィー（－） | 2/1 | 29/30 | 31 |
| 合計 | 11 | 30 | 41 |
| 感度（CI） | 超音波82%（48-98%），<br>シンチグラフィー91%（59-100%） | | |
| 特異度（CI） | 超音波97%（83-100%），<br>シンチグラフィー100%（88-100%） | | |

文献7より

供の前向きな研究を思いつかせた[8]。急性の陰嚢痛を訴える46人の子供が，小児核医学放射線科医による精巣シンチグラフィーと，小児の超音波技師による超音波検査を両方とも受けた。最終的な診断は16例で外科的に行なわれ，30例では，臨床的に症状の改善を評価することで診断された。全部で14症例の捻転が，この研究で診断された（発生率34%）。12人が手術で精巣捻転を診断され，1人は捻転の前駆状態であり精巣の萎縮も見られた。もう1人はフォローアップ中に，精巣捻転の晩期であることがわかった。

捻転の正確な診断は，14例中11例で超音波検査により行なわれた（感度79%，CI 49-95%）。手術によらない正確な診断は，32症例中31例で行なわれた（感度97%，CI 84-100%）。超音波検査を用いたPPVとNPVはそれぞれ92%（CI 62-100%），91%（CI

76-98%）であった。超音波検査では，91%の診断精度がある。捻転の正確な診断は，シンチグラフィーでは14例中11例で行なわれ（感度79%，CI 49-96%），非観血的な検査では，正確な診断は32例中29例で行なわれた（特異度91%，CI 75-98%）。シンチグラフィーを用いたPPVとNPVはそれぞれ79%（CI 49-95%），91%（CI 75-98%）であった。シンチグラフィーは，診断精度は87%であった。

標準的画像検査における正確な診断基準がないということは，この研究で確認された偽陰性例から明らかである。著者らは，正常な動脈の血流を同定することの難しさの一つに，異常な血流や血流自体の欠損ではなくて，思春期直前の睾丸が小さいことを挙げている。

1999 ～ 2005年にかけて，精巣捻転の診断を研究し

ているヨーロッパの研究者は，日齢1日から17歳までの，急性の陰嚢の痛み，腫脹，発赤を呈している新生児から小児まで61人を調べた[9]。15例の捻転が診断され（有病率25％，14例が動脈と静脈両方の血流の欠損から診断され，1例では静脈血流の欠損と動脈拍動の減弱から診断された），しかも全例が外科的に診断され，ドロップアウトもなく2年間フォローされた。46の非捻転症例もまた，正確に診断された。表47.4では，精巣捻転の診断に超音波ドップラー検査を用いた成績を表している。同じ原稿の範囲内で，この著者らは，この上記の研究に先立って，1985～1994年の急性陰嚢痛75例を後ろ向きに研究していた。全例が精巣捻転を疑われ，外科的に精査された。75例のうち25例（33％）のみが，捻転と診断された。これらのデータは，精巣超音波検査により不必要な外科的精査を減らすことができる，と主張するための根拠として用いられる。

より最近の大規模な後ろ向きのデータベース研究では，18年間にわたり1つの小児病院を陰嚢痛で受診した1,228症例を調べている[2]。103例が精巣捻転と診断されて，そのうち超音波検査で正確に動脈血流の減少がわかったのは96例（93.2％）であった。超音波検査では診断できなかった7例は，症状の特徴や持続時間で外科的に精査されて診断された。症状は，超音波検査結果よりも，古典的な症候学をもとに精査されるべきであるということが強調された。この研究は，後ろ向きでありフォローアップがなかったり，標準的な判断基準が定まっていなかったりするため，超音波検査で陰性であった患者がその後捻転と診断されたかどうかは不明である。

疑われた精巣捻転を診断するための超音波検査を評価する研究のほとんどが，精巣の動脈血流の欠損を可視化するために，カラードップラー超音波を用いてきたのに対して，Shaikhらによる最近のアイルランド

のある研究では，携帯式ドップラー handheld Doppler（HHD，典型的には胎児心拍の同定や末梢の動脈や静脈の血流をモニターするのに使われる）を使った[10]。彼らは，急性の陰嚢痛を訴え，一般のEDを受診した25人の患者（平均15歳，四分位範囲9～23歳）＊を精査した。HHDでの精査は外科レジデントにより行なわれ，弱い信号や信号の欠如があれば，捻転が疑われた。HHD検査の結果は，方針の決定には用いられず，患者は臨床的な捻転の診断に基づいて，カラードップラー超音波検査や外科的精査や，保存的治療を受けた。

精査された25人のうち，9人が捻転の診断を受け，13人が精巣上体炎であった。そして3人が他の病気の途中経過であった。すべての患者が6週間と3ヶ月のフォローアップを受けた。HHDの感度と特異度は100％であった。捻転であった9症例のうち7例は血流の信号がなく，残りの2例では弱い信号のみであった。このことは，HHDは，特にカラードップラー超音波検査ができない状況でも，捻転を疑う患者に対する適切な評価ツールであることを支持している。

精巣捻転に使われる最新の機器は，高解像度超音波検査 high-resolution ultrasonography（HRUS）である。この技術は精索を描出し，絡まった精索を直接的に可視化し，同定する。ヨーロッパでの多施設間研究で，急性陰嚢痛を呈した子供がカラードップラー超音波検査とHRUSの両方が用いられ研究された[11]。その研究では，1992～2005年まで（年齢範囲：日齢1日～18歳）の919人の患者が登録された。精索捻転は208人で診断された（有病率23％）。カラードップラー検査で208人中158人で見つかった（感度76％，CI 70-82％）。一方で，HRUSは208人中199人で診断した（感度96％，CI 92-98％）。データは，カラードップラー検査の特異度の計算は可能になっていないが，HRUSの特異度は99％（CI 98-100％）で，711例中

**表47.4** 小児において急性精巣捻転を診断するためのドップラー超音波検査のパフォーマンス

|  | 捻転陽性（＋） | 捻転陰性（－） | 合計 |
|---|---|---|---|
| カラードップラー超音波検査（＋） | 15 | 0 | 15 |
| カラードップラー超音波検査（－） | 0 | 46 | 46 |
| 合計 | 15 | 46 | 61 |
| 感度（CI） | | 100%（78-100%） | |
| 特異度（CI） | | 100%（92-100%） | |
| 陽性適中率（PPV）（CI） | | 100%（78-100%） | |
| 陰性適中率（NPV）（CI） | | 100%（92-100%） | |

文献9より

の705例で線状の（正常の）精索を示していた。HRUSに対するPPVやNPVは，それぞれ97％（CI 94-99％）と99％（CI 98-99％）であった。

## コメント

　急性陰嚢痛を評価するにあたり，現在の医療現場では，精巣捻転を診断するために，迅速な外科的精査または診断的画像検索が必要である。患者が，以下の古典的な所見，すなわち急性発症の痛み，同側の精巣挙筋反射の消失，悪心や嘔吐，陰嚢の色調変化などを伴っている場合は外科的に精査するべきである。たとえ超音波検査で動脈血流が通常通り描出していたとしても，病歴上で事前確率が高いため，精巣捻転を感度が不十分でルールアウトできない。病歴や身体所見のどちらか，または両方が不確かな場合は，迅速に診断的な画像検索が行われるべきである。成人患者の捻転を特別に評価した研究はないが，小児でわかっている事柄から，成人での捻転を推定するのが合理的であるように思われる。ただし，成人は遅れて典型的な症状を呈することや，症状出現から手術療法に至るまでがとても長くなりがちであるということも忘れてはいけない[3]。

　今までの研究を整理すると，いくつかの鍵となる所見が明らかになる。第一に，画像検索の種類によらず，大規模な研究で完璧な感度と特異度を証明された検査はひとつもない。技術的な発展と現存する診断機器の使用により，診断の入り口が前進し続けているため論文のレビューが行なわれる時期が考慮されるべきである。検査をオーダーするのに十分な臨床的な（精巣捻転の）疑いが生じる症例や，検査結果が不明確であったり質の低いものであったりする症例は，泌尿器科学的なコンサルテーションの正当な理由となる。第二に，今までの研究の中で，この問題に明確に取り組んだものはないが，臨床医は検査を解釈する放射線科医の経験をよく考えるべきである。最後に，この議論は精巣捻転を除外するために画像検査に重点を置いている。超音波検査には，精巣上体炎，睾丸炎，精巣付属物の捻転など，他の関連する鑑別疾患を同定するというさらなる利点もある。

　超音波検査の利便性は，核医学シンチグラフィーと比べ，段違いに良いため，検査では超音波検査を選択することになる。救急医による陰嚢の超音波検査を評価した研究はないので，臨床医は検討すべき画像検査が利用できない場合は，必要な画像検査や外科的精査ができる医療施設へ，患者を転院調整すべきである。特に，Shaikhらによる最近の25人の患者の研究によると，携帯式ドップラー超音波検査は医療資源に乏しい状況で良いスクリーニング検査になるかもしれない。しかし，一般化する前に検証が必要である。

訳注

＊四分位範囲 interquartile range
データを大きさの順に並べて100等分し，75％パーセンタイル値から25％パーセンタイル値を引いた四分位範囲（interquartile range）。四分位範囲はデータの中央部50％の範囲を示す。正規分布に従わない場合，データの中心性を表す指標として平均値が不適切であることがある。このような時は，ばらつきの指標として標準偏差を用いにくいため，四分位範囲を用いてまん中50％の範囲を表示することでデータを評価したりする。

**PART 7**

# 神経学

第48章　非外傷性くも膜下出血　198

第49章　急性脳卒中　201

第50章　一過性脳虚血発作　204

第51章　痙攣　206

# 第48章

# 非外傷性くも膜下出血

## ハイライト

- どのような患者に対してくも膜下出血の検査を行なうべきか，また，どのような患者で腰椎穿刺が陽性となるかについて，これまで正確であると認められたクリニカル・ディシジョン・ルールやクリニカル・プレディクション・ルールはない。
- 腰椎穿刺は，頭部CT所見が陰性であるにもかかわらず依然として疑われるとき，特に臨床判断に基づく検査前確率が高いときに考慮すべきである。

## 背景

頭痛で救急科（ED）受診する患者は，年間約500万人である。このうち，1〜4％が非外傷性くも膜下出血（SAH）の患者である。ED患者における急性SAHの有病率はおよそ0.02％である[1-2]。非外傷性SAHはしばしば脳動脈瘤破裂や動静脈奇形によって起こる。くも膜下腔への血液の漏出によって，脳機能が局所的または全般的に悪影響を受ける。出血量に依存してSAHはただちに致命的となりうる。しかしながら，出血が少ない場合，患者はひどい頭痛を呈することがある。SAHはとらえにくいことがあり，それでいてかなり罹患率と死亡率が高いため，救急医療に従事する者にとっては難題である。SAHは典型的には頭部単純CTで診断する（図48.1）。しかしながら，SAHに対する頭部CTの感度は100％ではなく，特に小さな頭蓋内出血や頭痛でED受診する6〜24時間以上前に起きた出血の診断には，感度が悪い。警告出血後，最初の1ヶ月が再出血の危険性が最も高いため，SAHを管理し合併症を最小限にするためには適時に正確に診断することがきわめて重要である。現在，SAHの標準的な参照基準（criterion standard）は，腰椎穿刺（LP）で脳脊髄液（CSF）中の赤血球数が高値であること，またはキサントクロミー（赤血球の分解産物によるCSFの黄色化）を呈していることである。LPやCSF分析によって，例えば頭蓋内圧亢進や感染の存在といった臨床医にとって有用となりうる他の情報が明らかとなることもある。

EDにおいてどのような患者にSAHの検査が必要であるかを予測するための有効性を確認されたディシジョン・ルールはない[3]。近年，6つの施設からED患者のSAH検出のためのディシジョン・ルールが導き出された。ディシジョン・ルールとして4つの基準，すなわち（ⅰ）救急車による搬送，（ⅱ）嘔吐，（ⅲ）拡張期血圧≧100mmHg，（ⅳ）45歳以上，が導かれ，SAH検出の感度は100％（CI 97-100％），特異度は37％（CI 34-39％）であった。このクリニカル・ディシジョン・ルールを実践に取り入れることで，理論的に34％の患者でSAHを見逃すことなくCTやLPを回避できると考えられる。いかなるディシジョン・ルールでも，「救急車による搬送」を基準として使用すれば，ルールの妥当性や一般化の可能性はかなり制限される。なぜなら，救急車の使用は地域によって，また社会的要因によって多様だからである。

SAHは頭部CT陰性でもLPで見つかることがある。しかしながら，頭部CTで完全にはSAHを除外でき

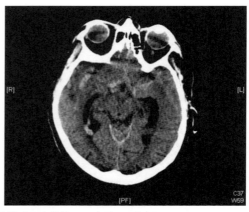

図48.1 頭部単純CTで急性くも膜下出血がみられる

ないとすれば，頭部CTが陰性のときにLPを行なうべきか難しい判断を迫られることになる。SAHの危険性が高いときは，間違いなくLPの適応である。この判断に影響を及ぼす要素として，検査前確率，LPの合併症率，患者の選択，そして生命をおびやかす可能性があり，また治療が可能である疾患を見逃すことへの懸念，などがある。LPは安全な手技であることが示されているが，硬膜穿刺後頭痛の危険性は比較的高い（20～40%に及ぶ）。さらに，35%もの患者が腰痛を経験する。また，忙しいEDでは，LPの施行には少なからず時間がかかり，すべての患者のED滞在時間増加につながる。

## Clinical Question
**くも膜下出血に対する頭部単純CTの感度はどれくらいか。**

くも膜下出血に対する頭部単純CTの感度については，これまで多くの研究が行なわれている。非外傷性くも膜下出血の診断に関する研究で初めて行なわれたものの一つに，頭痛発症から12時間以内に受診し，神経学的検査が正常である患者に対するLPの必要性についての研究がある[4]。この研究では，臨床的にSAHが疑われる連続175人の患者が登録された。全患者において，頭部CTが陰性であれば，頭部単純CT後にLP（頭痛発症から12時間以上経過後）が行なわれた。CTでは117人（有病率67%）でSAH陽性であった。頭部CT陰性の58人のうち，2人（3%，95% CI 0.4-12%）はCSF分析でSAHが確認された。2例とも，動脈瘤破裂の形跡がみられた。したがって，SAHの患者119人中2人が頭部CT陰性で，検査感度は98%（95% CI 92-100%）であった。

他のグループは，1988～1994年の6年間のSAH患者のデータを研究している[5]。この研究では，2歳以下の患者，症状発生24時間以内に頭部外傷の既往のある患者は除外された。患者は症状の持続時間によって2群に分けられた（24時間以内群と24時間以上群）。頭部CT陰性の患者すべてに診断のためのLPが行なわれた。患者は181人で，症状発生から24時間以内に頭部CTが施行された患者では感度93%，対して24時間以上経過してから施行された患者では感度84%であり，全体では感度92%で，時間が経つほどCTのSAH検出感度は低下することが示唆された。

別の研究では，CTが陰性であれば，頭部単純CTの後にLPが行なわれた。同じように，患者は発症時間によって分類された（12時間以内と12時間以上の比較）[6]。SAH140人のうち，発症12時間以内の患者80人では感度100%（CI 95-100%），発症から12時間以上経過した患者では82%（CI 70-90%）であった。140人中11人（8%）で頭部CT陰性後のCSF検査でSAH陽性であった。

この点に関して検討した前向き研究では，「人生最悪の頭痛」を呈し，CTが陰性であればLPを施行された患者について検討が行なわれた[7]。「人生最悪の頭痛」を呈した107人の患者のうち，18人の患者でCTでSAHが見つかった（有病率17%）。2人（3%，CI 0-9%）は頭部CT陰性後のLPでSAHが検出された。CT後にLPが施行されたED患者を1年にわたって177人検討した他の近年の研究では，頭部CT陰性でLP陽性の患者はいなかった[8]。

このトピックに関する最新の研究は，カナダの11の三次救急医療施設における2000～2009年の間に行なわれた前向きコホート研究である[9]。発症1時間以内に強さのピークのある新規の頭痛をもつ神経学的異常のない成人が登録され，患者はSAH除外のため頭部CT検査を受けた。3,132人（このうち82%は人生最悪の頭痛）のうち，240人（8%）がSAHであった。CTのSAH検出の感度は93%（CI 89-96%），特異度は100%（CI 99-100%）であった。陰性適中率（NPV）は99%（CI 99-100%），陽性適中率（PPV）は100%（CI 98-100%）であった。症状から6時間以内にCT撮影された953人のサブグループ解析では，SAHの121人すべてがCTで検出され，感度100%（CI 97-100%），特異度100%（CI 99-100%）であった。

## コメント

SAHのED診断を扱った文献には，大きな制約のある研究が含まれる。2011年にBMJで出版された最新の研究は別として，多くの研究は後ろ向き研究で，検査を行なわなかった患者や頭部CT陰性だけで自宅退院となった患者のフォローアップは行なわれていない。検査が行なわれなかった，あるいはLPが行なわれなかったことで見逃されたSAHの症例があるかもしれないため，この点は重要である。診断テストの性能は，潜在的に見逃されている症例があることを考えると，報告されているものとは異なることが予想される。

また有病率も，8～67%とかなりの違いがある。

高い有病率は一般的なEDの典型ではないため，この選択バイアス（第6章参照）は検査の感度にある程度影響を及ぼしているかもしれない。頭部CT陰性であったが，引き続いての標準的な診断検査を受けなかった（医者か患者のいずれかが検査の適応はないと判断したため）患者がいれば，SAHが鑑別診断にあがる患者の分母は劇的に増える可能性があり，感度が低く見積もられうる。また，検査が行なわれず帰宅となったSAHの患者がいれば，感度は誤って高くなりうる。多くの研究でこれらの可能性を除外するための患者のフォローアップは行なわれず，幅広い頭痛患者集団の登録は行なわれなかった。

しかしながら，これらの研究からはっきりしていることは，急な頭痛の発症から時間が経つにつれ検査の感度が低下するということである。また，LP陽性には様々な定義がある。広く受け入れられ，妥当性を確認されたLP陽性の基準がないため，トラウマティックタップ（赤血球はCSFに到達する手技を行なう機械的過程に由来する）と真の陽性を見分けるのは困難である。また，これらの研究の多くは，サンプルサイ

ズが小さく，単施設のみで行なわれており，結果の一般化において限界がある。

見逃されたSAHについての最も大きな研究によれば，見逃しの最も一般的な理由は頭部CTの指示を出さなかったことであった[9]。「人生最悪の頭痛」があるとき，普段頭痛のない患者に新たなひどい頭痛が生じたとき，あるいは慢性的に頭痛のある患者において頭痛の症状がいつもと違うとき，頭部単純CTはSAHを鑑別するのに有用である。我々の経験では，LPを施行すべきかの選択は検査前確率に大きく依存する。LPは硬膜穿刺後頭痛や腰痛などの合併症の危険性が高いことを考慮すれば，検査前確率が低く，頭痛が6時間以内に始まった場合であれば，MDCTが利用可能な施設では，頭部CT陰性後にLPを行なわずMDCTでSAHを除外するのは妥当な方法である。病院到着より6時間以上前，特に24時間以上前に始まった頭痛の患者では，注意が必要である。このように遅れて受診した場合には，CTが陰性でもSAHを除外するためにはLPが重要である。

# 第49章

# 急性脳卒中

## ハイライト

- 出血性と虚血性を見分け，経静脈的血栓溶解療法の候補者（発症から4.5時間以内）を同定するためには，頭部単純CTによる急性脳卒中患者の迅速な評価が重要である。
- 虚血性脳卒中の検出には，頭部単純CTよりMRI拡散強調画像（DWI）のほうが感度が高い（〜97％）。
- 頭部単純CTとMRIはいずれも正確に虚血性脳卒中と出血性脳卒中を識別できるが，MRIでは微小出血に関するより多くの情報が得られる。
- 急性脳卒中症状を呈する患者に対する初期の救急科での評価の標準となる脳画像検査は，依然として頭部単純CTである。しかし，MRIがより広く利用可能となれば，MRIのほうが好まれるかもしれない。

## 背景

　米国では，脳卒中は身体障害の原因の第1位，死因の第3位である。発症から4.5〜6時間以内の急性脳卒中が疑われる症例では，組織プラスミノーゲン活性化因子（tPA）を用いた経静脈的あるいは経動脈的血栓溶解療法の適応のある患者かを評価するために，迅速な臨床的，放射線学的評価が重要である。急性虚血性脳卒中（図49.1）では，主因は急性の血管閉塞である。しかしながら，脳卒中の15％は出血性（図49.2）である。出血性脳卒中に対するtPA治療では血栓溶解の利点はなく，出血は助長され，死亡率は増加する。今日では，経静脈的血栓溶解療法は，発症から4.5時間以内に受診し，tPAの禁忌がなく，頭蓋内出血がなく中大脳動脈領域の3分の1以上の虚血領域を有する患者の治療選択肢である。慣例的に，救急科（ED）では頭部CT検査が急性脳卒中における最初の画像検査法である（図49.1）。頭部単純CTを用いて，出血性脳卒中と虚血性脳卒中を識別でき，他の急性の神経学的症状の原因となりうるものを除外できる。より進んだ画像検査法である，拡散強調画像（DWI）を含むマルチモードMRIは，脳卒中に対するより正確な診断検査であると考えられているため，しばしばCTの後に施行される（図49.1）。単独の検査としてDWIを含むMRI検査を用いることに関しての主な臨床的懸念としては，（ⅰ）急性脳卒中における頭蓋内出血検出能力が低下すること，（ⅱ）潜在的に不安定な患者への接触が制限されること，（ⅲ）検査時間が長くなること，（ⅳ）迅速なMRIの利用が困難であること，があげられる。

## Clinical Question

**急性脳卒中での診断法（頭部CT，MRI）の感度はどの程度か。また，MRIは急性頭蓋内出血を見逃すか。**

　それぞれの感度，特異度を計算するため，最近の論文で急性脳卒中を診断する際の頭部単純CTとDWIを含むMRIを比較した文献のレビューが行なわれた[1]。頭部CT，MRIともに臨床徴候発症から6〜7時間以内に施行された論文が選ばれた。合計8つの研究が選択基準を満たした。

　このうち最も大きな研究は，急性脳卒中の症状・徴候でEDを受診した733人の後ろ向きカルテ分析であった[2]。この研究における患者選択基準は，病院到着から6時間以内のEDでの画像検査施行症例であった。一過性脳虚血発作（TIA）と診断された患者（症状が消失した患者）は除外された。691人のうち，509人で頭部単純CTが，122人でDWIを含むMRIが病院到着から6時間以内に施行された。退院時主要診断名が脳卒中であるものが参照基準（criterion standard）として用いられた。この研究では頭部単純CTの感度は40％，DWIを含むMRIの感度は97％と報告された。

49

急性脳卒中

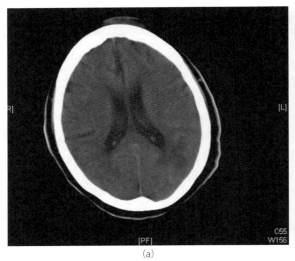 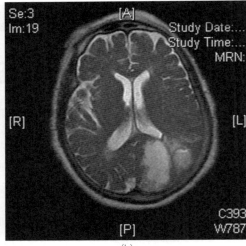

図49.1 左後大脳動脈領域の虚血性脳卒中の頭部単純CT（a）とMRI（b）

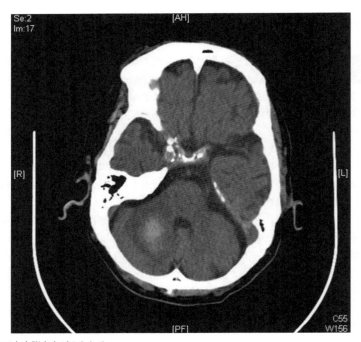

図49.2 頭部単純CTで右小脳出血がみられる

特異度はどちらの方法でも92％であった。陽性適中率（PPV）は頭部CTとDWIを含むMRIでそれぞれ96％であった。陰性適中率（NPV）は頭部単純CTでは23％，DWIを含むMRIでは77％であった。この研究は，後ろ向き研究という性質，不完全な記録の存在，両方の検査を受けた場合の潜在的な選択バイアスという限界があった。

さらに他の7つの小規模研究（サンプルサイズは17～54）について分析が行なわれたが，ほとんどの研究で，患者選択基準が多様であったり，脳卒中の参照基準が多様であったり，頭部CTとDWIを含むMRIの間に時間的な遅れがあったり，評価者の盲検化に多様性があったり，大きな方法論的問題があった[3-9]。（患者選択基準の多様性はあったが）各検査法の感度，

特異度，PPV，NPVを計算するため8つの研究すべてが統合された。DWIを含むMRIでは，計算された感度は97％（CI 94-98％），特異度100％（CI 88-100％），PPV100％（CI 98-100％），NPV91％（CI 75-98％）であった。頭部CTの感度は47％（CI 43-51％），特異度93％（CI 85-97％），PPV97％（CI 94-99％），NPV23％（CI 19-28％）であった。

　他のより最近の前向き比較試験では，単施設のEDでの脳卒中疑いの患者におけるDWIを含むMRIと頭部単純CTの比較が行なわれた[10]。画像は臨床的な情報を隠された4人の別々の放射線科医によって独立して読影された。356人のうち217人は，最終的に急性脳卒中と診断された。MRIはCTよりも高率に急性脳卒中（虚血も出血も）と慢性出血を検出した（すべての比較でp＜0.0001）。急性頭蓋内出血の検出において，MRIはCTと同等であった。MRIでは356人中164人（46％，CI 41-51％）で急性虚血性脳卒中が検出されたが，CTでは356人中35人（10％，CI 7-14％）であった。発症から3時間以内に検査が施行された患者について，サブ解析が行なわれた。これらの患者では，MRIでは90人中41人（46％，CI 35-56％），CTでは90人中6人（7％，CI 3-14％）に急性虚血性脳卒中が検出された。最終的な臨床診断を参照基準として用い，MRIの感度は83％（CI 78-88％），CTの感度は26％（CI 20-32％）と報告された。著者は，急性虚血の検出においてはCTよりMRIのほうがよいと結論した。また，急性および慢性の出血の検出においても差はみられなかった。脳卒中の疑われる患者ではMRIがよりよい検査法であると結論された。

　他の研究で，急性頭蓋内出血の検出において，DWIを含むMRIはCTと同等の感度があることが確認されている。Fiebachらは，脳卒中が疑われる患者における急性頭蓋内出血検出のMRIの精度を検査するために多施設研究を行なった[11]。頭蓋内出血のある62人と，頭蓋内出血のない62人のMRI画像が比較され，これらの患者はすべて発症から6時間以内に撮影が行なわれた。頭蓋内出血の診断基準としては，CTが用いられた。経験豊富なMRI読影者はすべての症例で頭蓋内出血を見つけることができた（感度100％，CI 97-100％）。

　Kidwellらも，脳卒中の急性巣症状から6時間以内の患者の頭蓋内出血検出におけるMRIとCTの精度の比較を2施設で行なった[12]。この研究プロトコールでは，患者はMRIの後に単純CT検査を受けた。4人の

盲検化された読影者が画像を読影した。中間解析でMRIはCTでは検出されない血腫形成を検出していることがわかったため，200人だけ登録された後研究は中止された。71人がMRI陽性で，このうちCT陽性であったのは29人しかいなかった（p＜0.001）。25人でMRIとCTの両方で急性出血が検出され，急性出血の診断能はMRIとCTで同等であった。しかしながら，他の4人の患者では，急性出血はMRIで検出されたがCTでは検出されなかった。さらに3人の患者では，CTで急性出血と解釈された病変はMRIで慢性出血と読影された。CTでくも膜下出血がみられたがMRIではみられなかった患者が1人おり，49人の患者でCTではみえない慢性出血（微小出血）がMRIでみられた。MRIは，脳卒中の急性巣症状を呈する患者の急性出血の検出においてCTと同程度に正確で，慢性頭蓋内出血の検出においてはCTより正確であると結論された。

## コメント

　救急医療では，急性脳卒中患者での頭蓋内出血の出血の存在診断，広範な脳卒中の検出，脳卒中のような症状を呈する他の神経学的原因の除外において，現在の標準的方法は頭部単純CTである。頭部CTと臨床的評価は，一般的に血栓溶解薬を使用すべきか判断するための標準的方法である。しかしながら，頭部CTの感度には限界があり，20％もの症例で血栓溶解薬は脳卒中類似疾患に使用されている。大抵の場合，頭部CTの後にDWIを含むMRI（急性脳卒中に対して，より感受性の高い検査）が行なわれる。しかしながら，この検査法は利用できる場合が限られており，費用が高く，施行に時間がかかり，より高い度合いで患者の協力が必要である。また，出血の危険性の高い広範な脳卒中の同定や，慢性頭蓋内血腫の検出においても，DWIを含むMRIは頭部CTよりも感度が高い。

　急性脳卒中でDWIを含むMRIのみを用いることについての主な歴史的な懸念は，頭部CTのほうが急性頭蓋内出血の検出感度が高いのではないかということである。しかしながら，新しいMRI技術を用いた近年の研究の多くが，この点を誤りだと証明している。近い将来，MRIがより利用しやすくなると，EDにおける脳卒中評価において，単独の検査としてMRIが最良となるかもしれない。

# 第50章

# 一過性脳虚血発作

## ハイライト

- TIAは脳卒中の23％に先行する。ED患者では，TIA後の脳卒中率は2日目で3％，7日目で6％である。
- 初期には，TIA後の予後予測法のABCD²のレジストリーベースの検証が有望と考えられていた。しかし，方法論的に厳格なクリニカル・ディシジョン・ルール研究により，ABCD²は推奨されている閾値では非特異的で，また別のカットオフ値でもABCD²の予後予測精度は改善しないことがわかった。
- 現在のところ，妥当性が評価され，許容範囲内の精度をもったTIA後予後予測法は，存在しない。

## 背景

一過性脳虚血発作（TIA）は，脳梗塞の形跡がなく1時間以内に症状が消失する局在性の脳または網膜の虚血による神経学的機能障害のエピソードと定義されている[1]。TIAは脳卒中の23％に先行し，脳卒中の発生数は年間200,000 〜 500,000症例と見積もられている[2,3]。TIAは慣例的に脳卒中と関連づけられてこなかったので，潜在的内科救急疾患としてのTIAの診断的，治療的管理法は新しい概念である。TIA後の脳卒中の危険性は歴史的に1〜2％と見積もられていたが，Johnstonらは3ヶ月リスクは10.5％，その半分は初めの2日以内に起こると報告した[4]。救急科（ED）患者では，TIA後に脳卒中となる割合は他の患者集団よりも高く，2日目で3.1％，7日目で5.8％である[5]。このように，TIA後の脳卒中のリスク層別化モデルは神経血管救急専門医の中で優先事項となり，迅速検査-治療モデルは様々な医療状況で評価された。

TIAの症状は，低灌流の状態を引き起こす出血性，塞栓性，アテローム硬化性の原因よりも，むしろ虚血の起きている脳領域と関連があり，そのため臨床現場での原因推論は容易ではない。脳虚血の起こりうる原因として，弁膜症や心房細動（10〜15％）からの心原性塞栓，頭蓋外大血管の動脈性疾患（20〜25％），頭蓋内小血管のアテローム硬化（10〜15％）がある[6]。初めの2つの原因は心エコー，テレメトリー，頸動脈ドップラーで同定できる。半分の症例で，TIAの原因は不明なままである[7]。脳卒中専門医による治療，抗血小板薬と抗高脂血症薬の迅速な投与，24時間以内のEDで始める診断テストによって，1年までの間TIA後の脳卒中率が減らせることが，観察研究とRCTによって示唆されている[5,8-12]。TIA患者を入院させることの潜在的な利点としては，NINDSやECASS-Ⅲプロトコールを用いた院内血栓溶解療法は，入院した状態で行なうほうがより適切であるということである[13-15]。しかしながら，TIA患者を日帰りで診療室で評価するのに対して，入院させることの費用対効果については議論が続いている[16,17]。

短期間で脳卒中を起こす危険性の高いTIA患者をEDで迅速に正確に同定できれば，有効性と費用対効果は改善しうるが，簡単にTIAを診断するのは難題である。TIA類似疾患は臨床医の臨床診断の精度を複雑にする。TIA類似疾患には，偏頭痛，潜在性痙攣，一過性低血糖，そして身体化障害がある。結果として，TIAは神経内科医や救急医にEDでよく誤診される[18-20]。神経内科医と救急医の間のTIA診断の不一致と関連する徴候に，頭痛，不随意運動，めまいがあるが，高いABCD²スコアで一致率は増加する[21]。水平断の拡散強調画像（DWI）やFLAIR法を用いたMRI脳卒中プロトコールは10分で撮影でき，通常の検査は脳虚血の危険性を減らしうるが，必ずしも容易に利用できるとは限らない。また，診療の多様性とリソースの制約がすべてのTIA患者に対する迅速な診断，治療経路の一様な適応を制限している[22,23]。

204　PART 7　神経学

# Clinical Question

ABCD，ABCD[2]や他の現在利用可能な予後予測法は，TIA患者の7日目脳卒中発症リスクの増加の危険性を，正確にリスク層別化可能か。

　カリフォルニア・ルール，ABCDルール，ABCD[2]ルール（**表50.1**）の3つのルールを導出し，検証するためにレジストリーデータが用いられた[4,24-27]。ABCD[2]ルールの予後予測の精度が高く，そのため，引き続いて行なわれた試験は，この予後予測法に焦点があてられた。ABCD[2]の予備的な検証試験は有望であった[28-31]。しかしながら，予後予測法を用いる時点では診断も転帰もわかっていない状態で，実際の臨床医と患者を用いて，予後予測法を前向き，リアルタイムに検証するために，確立された厳格な方法論に従って行なわれたたった1つの試験は，期待はずれな結果をもたらした（**表50.2**）[32,33]。American Heart Association（AHA）ガイドラインで推奨されているようにABCD[2]スコア2点以上をカットオフとして用いると，ABCD[2]は7日目脳卒中リスクに対し感度は高かった（94.7%）が，非特異的（12.5%）であった[1]。現在までの最も質の高い検証で示されたこれらのデータに基づくと，87.6%の患者が緊急検査や入院を必要とする。TIA後のリスク層別化能を改善するためにABCD[2]の修正が試みられたが，全体の精度は改善しなかった[34]。したがって，TIA患者を短期脳卒中リスクで層別化するためにABCD[2]を用いるべきではない。

## コメント

　一部の患者にとっては，脳卒中の短期的な危険性を増加させる前兆となる「脳の不安定狭心症」ともいえるTIAを伴う脳卒中の自然経過が，これらのTIAの予後予測法の開発に伴ってわかるようになった。カリフォルニア・ルール，ABCD，ABCD[2]予後予測法は，まずTIAを他の多くの類似疾患から正しく鑑別し，次に少ない診断検査機器を脳卒中のリスクの高い患者に割り当てるためにリスクの層別化を試みるという臨床医の当時の目的に再注目することによって，結果として，TIA後の管理を改善させた。近年は頭部CT，頸動脈画像，MRI拡散強調画像検査結果を予測モデルに組み入れたABCD[3]IやABCD[2]Iルールが提唱されている[35,36]。しかしながら，これらの修正予後予測法は，まだ確立された方法論を用いた検証が行なわれていない[33]。さらに重要なのは，予後予測法を増強するために高度な画像検査がいったん必要となると，いくつかの状況ではこの技術の使用は制限されるため，有用性や外的妥当性は小さくなる。ABCD[2]ルールは臨床徴候に依存しており，動脈塞栓と心原性塞栓性脳卒中が病態生理学的に異なる点や現在の画像技術ではラクナ梗塞の同定が困難である点を軽視している。将来のTIA予後予測法は，不均一な救急現場での予後予測法の利用可能性を保証する十分な簡便性を維持しながらも，このような複雑な性質を組み入れたものでなければならない。

---

**表50.1 一過性脳虚血発作（TIA）のリスク層別化法**

| | |
|---|---:|
| カリフォルニア・ルール | |
| 　年齢＞60歳 | 1点 |
| 　糖尿病 | 1点 |
| 　症状＞10分 | 1点 |
| 　麻痺 | 1点 |
| 　言語障害 | 1点 |
| ABCDルール | |
| 　年齢＞60歳 | 1点 |
| 　血圧＞140/90 | 1点 |
| 　片麻痺 | 2点 |
| 　麻痺を伴わない言語障害 | 1点 |
| 　持続時間 | |
| 　　＞60分 | 2点 |
| 　　10〜59分 | 1点 |
| ABCD[2]ルール | |
| 　年齢＞60歳 | |
| 　血圧＞140/90 | 1点 |
| 　糖尿病 | 2点 |
| 　片麻痺 | 2点 |
| 　麻痺を伴わない言語障害 | 1点 |
| 　持続時間 | |
| 　　＞60分 | 2点 |
| 　　10〜59分 | 1点 |

文献24より

**表50.2 ABCD[2]の7日目，90日目の脳卒中診断精度の尤度比**

| ABCD[2]スコア | 7日目脳卒中 | 90日目脳卒中 |
|---|---|---|
| 0 | 0 | 0 |
| 1 | 0 | 0 |
| 2 | 0.61（0.12〜2.38） | 0.36（0.09〜1.42） |
| 3 | 0.13（0.02〜0.91） | 0.23（0.08〜0.70） |
| 4 | 1.07（0.63〜1.84） | 1.22（0.83〜1.79） |
| 5 | 1.53（0.97〜2.39） | 1.47（1.03〜2.11） |
| 6 | 1.19（0.64〜2.22） | 1.06（0.63〜1.77） |
| 7 | 3.89（1.48〜10.19） | 4.22（1.99〜8.92） |

文献32より

# 第51章

# 痙攣

## ハイライト

- ・救急科での痙攣の大部分は明確な診断が立証されない。
- ・離脱性痙攣はアルコール関連痙攣の少数派である。
- ・新規発症の痙攣のあるすべての生殖可能年齢女性に対して妊娠検査を行なうべきであり，子癇に注意しなければならない。
- ・成人では，ナトリウムや血糖の評価が通常適応となるが，小児の熱性または無熱性痙攣ではルーチンの血液検査は推奨されない。
- ・成人の誘因のない初発痙攣後は頭部CTの適応となるが，患者によっては外来診療にまわせるかもしれない。

## 背景

80歳までに米国民の3.6％が，6ヶ月から6歳の小児期に限定される熱性痙攣を除いて，少なくとも1回は痙攣を起こす[1]。発作性疾患を伴う患者では，患者が救急科（ED）受診した初発痙攣エピソード時から，はっきりと評価を行なうべきである。この章は，初発痙攣患者の診断的アプローチ法に焦点をあてる。初発痙攣患者の5分の1は，初めのED受診時の評価で認識されない[2]。さらに，偏頭痛や失神は，しばしば痙攣や脳卒中と誤診される[3]。初発痙攣の後，40％もの患者で2年以内に再発する[4]。5歳以上のED患者での痙攣の原因上位3つは，中毒（19％），頭部外傷（8％），てんかん（7％）である[5]。中毒にはエタノールが含まれるが，アルコール依存によると考えられる痙攣で離脱として説明がつくのは22％のみである[6]。そのため，アルコール離脱性痙攣の診断は，除外診断とすべきである。痙攣に関連する他の中毒として，コカイン，リドカイン，メペリジン，テオフィリン，ブプロプリオン，一酸化炭素，有機リン，神経剤がある[7,8]。

てんかん重積状態は，30分以上持続する痙攣，または合間に正常な意識状態に戻ることなく複数回起こる痙攣と定義されている。EDでは，痙攣の7％がてんかん重積状態を呈する[9]。てんかん重積の死亡率は小児では3％，高齢者では38％まで増加する[10]。てんかん重積状態の4分の1は非痙攣性で，患者は傾眠や昏睡のようにみえる意識障害を呈することがあり，診断は難しい[11]。また，居合わせた人が痙攣を目撃していない時には，救急医は痙攣と失神を鑑別しなければならない。意識消失から4時間後に測定された血清クレアチンキナーゼは，強直間代性痙攣で上昇するため，失神と見分けることができる[12,13]。

小児では，EDを受診する痙攣の3分の1は熱性痙攣である[8]。単純性熱性痙攣の診断を確定するには，表51.1のすべての基準を満たさなければならない[14]。複雑性熱性痙攣はそれほどうまく定義されておらず，一様でない複数のものが混ざった状態を呈すことがある。単純性熱性痙攣の小児では，熱性痙攣を一度も起こしたことのない小児と比べ，成人のてんかんへ発展する危険性が増すということはないが，熱性痙攣の再発の危険性は高く，痙攣が乳児期に起きたか幼児期に起きたかに依存して12～50％にまで及ぶ。

てんかんの既往のない妊婦で，子癇と呼ばれる妊娠性痙攣発作をきたすことがある。通常は痙攣に進展する前に，妊娠20週以降に始まる高血圧，蛋白尿，浮腫を伴う子癇前症が先行する。子癇発作の4分の1は

**表51.1 単純性熱性痙攣の定義の必須基準**

年齢6ヶ月から5歳
強直間代性痙攣
15分以内の痙攣消失
痙攣後の精神状態正常
38℃未満の発熱
24時間で1回のみの痙攣
神経学的異常の先行がないこと

文献14より

分娩前に起こり，半分は分娩中に，そして残りは出産後10日目までに起こる。子癇前症の母体側の危険因子には，子癇前症の家族歴，多胎妊娠，腎臓病，妊娠前糖尿病，未経産，そして高齢出産がある[15]。

以前は偽痙攣といわれていた心因性痙攣は，一般人の有病率0.002～0.33%でEDでは除外診断である[16]。だいたい3人に1人が心因性痙攣に対し抗てんかん薬を処方されており，痙攣の発症から心因性痙攣の診断までの遅れは平均7年である[17]。てんかんの診断を確定するための機関に紹介となる患者のうち，30%は最終的に心因性痙攣と診断される[18]。さらにこの問題を複雑にしているのは，5～40%の症例でてんかんと心因性痙攣がともに存在しているということである[19]。心因性痙攣は，持続時間（多くは90秒以上），角膜反射の存在，顔面への手の落下を避けること，発作中に意思疎通可能であること，そして発作後の相や発作に関する健忘が存在しないことから，神経性痙攣と区別できるかもしれない[20,21]。

## Clinical Question

誘因のない痙攣の初回発作後にEDを受診した元気そうな成人に対し，どのような診断検査を行なうべきか。

American College of Emergency Physiciansは，診断の意思決定は何に基づいて行なうべきかについて，エビデンスに基づいたガイドラインを規定している[22]。このなかの推奨のいくつかを図51.1に要約している。Level Aのエビデンスに基づいたガイドラインは出されていない。ガイドラインでは，誘因のない初発痙攣後に行なう下記のEDでの診断検査についてLevel Bのエビエンスと規定している。

・脳波検査（EEG）
・CTまたはMRI神経画像
・血清グルコース
・血清ナトリウム
・生殖可能年齢女性の妊娠検査

ルーチンの中毒スクリーニング検査や腰椎穿刺については，支持または反論するだけの十分な根拠が見つからなかった。また，新規発症の痙攣患者がいつも通

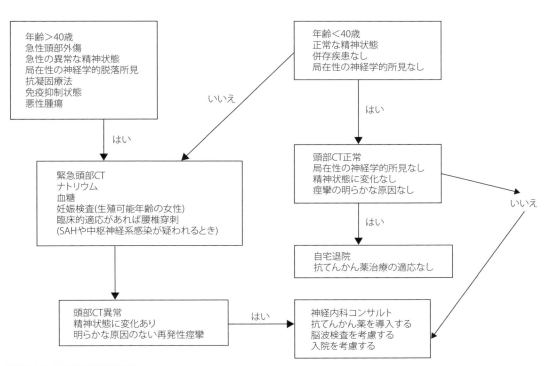

図51.1 初発痙攣の診断的評価

りまで戻っているときには，確実にフォローアップが行なえるのであれば，外来での神経画像検査にまわせば十分である。EDで（外来フォローアップとの対比で）神経内科医にコンサルトするか，または脳波検査を行なうかの適応については，ガイドラインでは定義されていない。脳波検査の感度は発作から時間がたつほど低下するため，緊急外来脳波検査の手配は有用である。

電解質異常の患者では，ほとんどは病歴や身体所見から疑うことができるが，臨床検査によって予期せぬ低血糖や低ナトリウム血症が見つかることが時々ある[23-25]。同じことが中枢神経系画像検査でもいえる。臨床的にアルコール離脱性痙攣が疑われた患者259人についてのある研究では，16人（6%）に頭部CTで頭蓋内病変がみられ，このうち10人はその後の臨床的管理法が変更となった[26]。神経画像検査についての学際的な臨床指針では，局在性の神経学的脱落症状の存在，急性頭部外傷後，40歳以上，全般化痙攣が起こる前の限局性発症，悪性腫瘍，免疫抑制疾患，発熱，持続性の頭痛，抗凝固薬の既往の存在など，急性頭蓋内出血の経過が疑われる場合は，いかなるときであれ，EDで頭部CTを撮ることが推奨されている[27]。

質の低いエビデンスであるが，心因性疑いの痙攣から10〜20分以内に測定した血清プロラクチン値が強直間代性痙攣との鑑別に有用かもしれないという報告がある。強直間代性痙攣では，血清プロラクチン値は基準値の2倍以上に上昇する（累積感度60%，累積特異度96%，陽性尤度比16，陰性尤度比0.42）[28]。これは，プロラクチン値の上昇は全般化強直間代性痙攣の診断を支持するが，プロラクチン値が正常であっても心因性痙攣は十分には診断できないということを意味している。全般化強直間代性痙攣の後に一過性の乳酸アシドーシスとなることも一般に知られているが，心

因性痙攣の状態では調査されていない[29]。

## Clinical Question

**熱性痙攣後元気そうな小児に対し，どのような診断検査を行なうべきか。**

脳神経外科手術歴，重度の神経障害，慢性内科疾患のある患者を除き，初発の複雑性熱性痙攣後の元気そうな小児では，重大な頭蓋内病変がある可能性はめったになく（0%，CI 0-4%），中枢神経系画像検査は通常安全に延期できる[30-32]。同様に，小児の初発の熱性または無熱性の痙攣患者に対して，ルーチンに電解質や血糖を検査する意義は示されていない[14,33-35]。しかしながら，嘔吐，下痢，脱水があり，もとの精神状態に戻らない元気のなさそうな小児では，臨床検査の適応となる。

## コメント

痙攣患者での検査の診断精度を明らかにした試験は行なわれていない。また，初発痙攣患者での臨床検査や中枢神経系画像検査の有用性を評価するための転帰に基づいた研究はない。図51.1は利用可能なガイドラインに基づいて，痙攣患者のED管理のアプローチアルゴリズムを示している。将来の研究では，心因性痙攣と神経性痙攣の鑑別における病歴や身体所見の診断精度や，（遅れて行なう場合と比べて）早期のCTや脳波検査が最も有益となりそうな患者群について探索を行なうことが必要であろう。臨床医は，他に証拠がない限り痙攣患者はすべて神経性痙攣として取り組む必要がある。

208　PART 7　神経学

**PART 8**

# その他：血液学，眼科学，
# 呼吸器学，リウマチ学，老年学

第52章　静脈血栓塞栓症　210

第53章　側頭動脈炎　217

第54章　眼内圧　220

第55章　気管支喘息　225

第56章　非外傷性背部痛　231

第57章　血管内容量　235

第58章　老年症候群　238

# 第52章

# 静脈血栓塞栓症

## ハイライト

- 深部静脈血栓症と肺塞栓症は，ともに静脈血栓塞栓症として知られているが，非典型的に生じうる，死に至る可能性のある疾患である。
- 深部静脈血栓症が疑われる患者を評価する際は，Dダイマー検査と共に行なう2点超音波検査two-point ultrasound（鼠径部の大腿静脈と膝窩静脈）は腓腹を含む全下肢超音波検査と同様の診断能力がある。
- Wellsクライテリア，Genevaスコア，PERCルールのようなスコアリングシステムは，臨床医に深部静脈血栓症を予測させうる。
- 静脈血栓塞栓症の診断評価は，低リスクや超低リスク患者ではDダイマー検査でリスク評価する。
- 肺塞栓症が疑われるハイリスク患者は，肺塞栓症を除外するために胸部のCT血管造影とCT静脈造影を受けるべきである。

## 背景

　静脈血栓塞栓症（VTE）としても知られている深部静脈血栓症（DVT）と肺塞栓症（PE）を診断することは，症状が非特異的で死に至る可能性があるので，救急医療の課題である。救急科（ED）でDVTとPEの患者を正確かつタイミングよく診断することは，合併症や死亡率を最小限にしうる。しかしながら，DVTとPEは相対的に稀な疾患であり，検索しようとしてもめったに見つからない疾患である。米国では10万人に対しおよそ100人がVTEになると言われている[1]。EDでDVTとPEの診断に対する課題は，臨床所見に基づいた診断的検査とリスクの層化を適切に選択することである。ED受診患者のDVTとPEに対し利用可能な検査はたくさんあるが，このトピックに対する多くの文献が存在し，ほとんどがクリニカル・ディシジョン・ルールを用いた検査前確率の決定と診断検査の感度と特異度の算出に興味が向けられている。これから述べることは，EDでのDVTとPEの診断のすべての側面に対する包括的なレビューであることを意味しておらず，むしろ臨床に関連する疑問や特定の臨床的疑問に対する客観的データを備えた研究の寄せ集めである。

　Dダイマー（酵素結合免疫吸着法〈ELISA〉もしくは全血分析法whole-blood assay），胸部CT，肺換気−血流スキャン，肺血管造影のような，PEに対するいろいろな検査がある。慣例上検査を選択する際，PEを除外するために，よりリスクの少ない患者はDダイマー検査を受け，よりリスクの高い患者は胸部CT検査や肺換気−血流スキャンのような，より感度の高い検査を受けるという客観的な臨床診断基準に基づいて疾患の検査前確率を評価することに焦点が当てられている。肺血管撮影は，長い間PE診断における標準的な参照基準（criterion standard）とみなされていたが，検査を受けるにあたって重大な合併症が1.5％生じるため，診断や治療において絶対的な必要がなければめったに行なわれない。

　DVTに関しては，静脈が圧迫されないことが超音波検査上の静脈血栓の重要な診断基準である。しかし，超音波検査で静脈が圧迫されることは無症状の近位DVT，もしくは腓腹にある深部DVTに対しては特異的でも感度が高いわけでもない。また，慢性DVTに対しても正確性に限界があることが証明されている。さらに超音波の使用は肥満や浮腫のある患者には限界がある。通常，その限界に関わらず，超音波で下肢の静脈を圧迫することはEDでDVTを診断するために使用されている。慣例的に近位静脈（大腿静脈から膝窩静脈に至る腓腹の下まで）が検査される。

210　PART 8　その他：血液学，眼科学，呼吸器学，リウマチ学，老年学

DVTは通常腓腹で始まるが，症候性のDVTの80％以上は膝窩静脈やより近位の下肢静脈に生じる。EDで最初に行なわれた超音波検査で検出されなかったかもしれない腓腹のDVTを持った患者のうち，約20％は1週間以内により近位に広がるであろう。腓腹より近位に広がらないDVTがPEの原因になることはほとんどないので，近位のDVTが血栓拡大やPEの原因になるリスクが高い。

## Clinical Question
DVTを検出する超音波検査の感度はどの程度か。

初発もしくは再発のDVTの診断に対する非侵襲的方法の最近のレビューで，DVTを検出する超音波検査の診断感度に対する報告がなされた[2]。著者らはDVT検出の参照基準として造影静脈撮影を用い，前向きコホート研究とランダム化臨床試験のみを含めた。個々の研究から得られた結合データは，ランダムエフェクトモデルを使用し評価された。プール解析における症候性近位DVTと症候性の腓腹にあるDVTに対する静脈超音波検査の感度は，それぞれ97％（CI 96-98％）と73％（CI 54-93％）であった。著者らは静脈超音波検査は症候性DVTに対する最も正確性のある非侵襲的検査であると結論づけた。

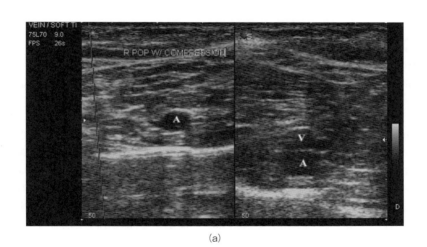

(a)

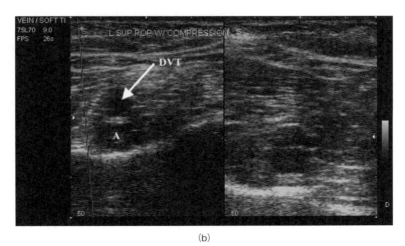

(b)

図52.1 左右の膝窩静脈の圧迫超音波検査法 （a）（上）スクリーン右側は非圧迫時の正常所見を，左側は圧迫時の所見を表わしている。（b）（下）左膝窩静脈は圧迫されず，DVTの存在を表わしている。注：A＝動脈， V＝静脈（Courtesy of Anthony J. Dean, MD）

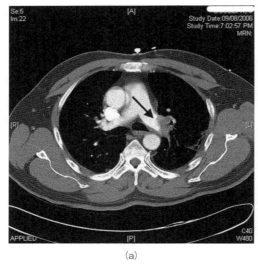
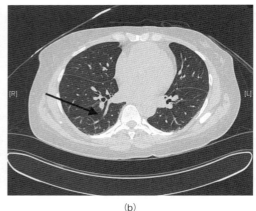

図52.2（a-b） 胸部CT画像で急性PEが認められる

## Clinical Question
DVTの診断におけるDダイマー検査の感度と特異度は，どの程度か。

DVTを除外する陰性Dダイマーの検査の特徴は，分析法に依存する。分析法は高い感度か中等度の感度かのどちらかである。分析の感度が下がると同様に，陰性結果がDVTを除外する能力も低下する。商業上たくさんのDダイマー分析法があるが，なかでも幅広く研究されている2つの方法，ELISAと全血分析法がある。分析法の違いによって感度，正常参照範囲normal reference rangesやカットオフ値に幅広い変動がある。最近発表された，異なったDダイマー分析法のメタアナリシスでは，ELISAやある免疫濁度法immune-turbidimetric testsは95％以上の感度があると報告されたが，DVTを除外するためのカットオフ値を500 ng/dL以上にすると，低い特異度（40％以上）であると報告された[3]。全血分析法やラテックス凝集分析法のような他のDダイマー分析法は感度が85％とより低いが，特異度は65％とより高かった。

最近のシステマティックレビューが，この問題を検査した8,000患者，14研究を調査した[4]。Wells診断基準を用いて低，中，高リスク群に分けると，DVTの有病率はそれぞれ5％，17％，53％であった（表52.1）。プール解析では低リスク群のDダイマー検査の感度と特異度は，それぞれ88％（CI 81-92％）と72％（CI 65-78％），中リスク群のDダイマー検査の感度と特異度は90％（CI 80-95％）と58％（CI 49-67％），高リスク群のDダイマー検査の感度と特異度は92％（CI 85-96％）と45％（CI 37-52％）であった。

## Clinical Question
DVTを除外するために，Dダイマー検査と共に近位下肢超音波検査を受けた場合と比較して，全下肢超音波検査を受けた患者の転帰に違いはあるか。

より技術のある術者が必要であるが，腓腹の静脈血栓を検出する全下肢超音波検査を行ない，この問題に

表52.1 DVTを除外するためのプール研究におけるDダイマー検査の検査特徴

| 具体例 | 検査前確率 低 | 中 | 高 |
|---|---|---|---|
| 感度 | 88％（81-92％） | 90％（80-95％） | 92％（85-96％） |
| 特異度 | 72％（65-78％） | 58％（49-67％） | 45％（37-52％） |
| 陰性適中率 | 99％（98-99％） | 96％（94-97％） | 84％（77-89％） |
| 陽性適中率 | 17％（13-20％） | 32％（25-41％） | 66％（56-75％） |

文献4より

答えるために14のイタリアの大学病院，市民病院でランダム試験が行なわれた[5]。初めて下肢にDVTを疑うエピソードを持った患者が含まれ，患者はDダイマー検査と共に行なう2点超音波検査法（超音波検査は鼠径部の総大腿静脈と膝窩の膝窩静脈に行なわれる）か，全下肢超音波検査法にランダム化された。2点超音波検査法では，超音波検査で異常はないがDダイマー陽性の患者は1週間後にフォローアップの超音波検査が予定された。主要な研究のアウトカムは，最初に正常と評価された患者の症候性DVTの3ヶ月発症率であった。計2,098患者（全下肢超音波検査法1,053患者，2点超音波検査法1,045患者）がランダム化された。症候性DVTは2点超音波検査法群で801患者中7患者で，全下肢超音波検査法群で763患者中9患者で検出された。観察された差は0.3%（CI −1.4-0.8%）で，同等の診断基準であることが示された。著者らは，2つの診断検査はDVTが疑われる患者管理上同等であると結論づけた。

## Clinical Question

**DVTとPEの検査前確率に対するWells診断基準は，どの程度か。**

PEに対するWells診断基準の最初の起源は，PEが疑われる患者の検査前確率を計算するための簡易スコアリングシステムの確立であった[6]。著者らは，前向きコホート研究に参加したDダイマー検査を受け，PEが疑われた患者の80%を無作為に抽出し，サンプルとした（SimpliRED）。そして，クリニカル・プレディクション・ルールを作成するために40の臨床的な変数を用い，ロジスティック回帰分析を施行した。彼らは新しいルールのためにカットポイントを作成し，2つの異なるスコアリングシステムを確立した。

1つ目のスコアリングシステムはPEの確率を低，中，高に分けて患者を分類し，2つ目の確率はPEの見込みあり，なしの2つに分類した。2つ目のシステムの目標は，PEの見込みがなく，Dダイマー検査陰性である患者は，2%未満のPEの有病率であろうと予測できるシステムであった。そして，著者らはスコアリングシステムの妥当性の評価のために，残り20%のサンプルに対しこれらの確率を適応した。最終的に7変数がPEを予測するとされ，PEに対するWells診断基準と名づけられた（**表52.2**）。

診断基準にDダイマー検査は含まれなかった。PEの見込みなしは4ポイント未満とされた。Dダイマー検査なしで，4ポイントよりも多いスコアを持つ患者のPEの有病率は7.8%であった。しかしながら，Dダイマー検査が陰性であれば，PEの確率は描出群で2.2%（CI 1.0-4.0%），検証群で1.7%であった。カットオフ値＜2ポイントとDダイマー検査陰性ならば，PEの確率は描出群で1.5%（CI 0.4-3.7%），検証群で2.7%（CI 0.3-9.0%）であり，全患者の29%のみであった。著者らは，スコア≦4とDダイマー検査陰性の2つの所見は，PEが疑われる患者を安全に退院させうる陰性適中率をもつかもしれないと結論づけた。

Wellsらは，DVTに対しても上記と同様な方法で調査した（**表52.3**）[7]。その妥当性試験で，すべての患者は超音波検査と静脈造影を受けた。529患者のうち，DVTに対するWells診断基準は，高リスク群で85%，中リスク群で33%，低リスク群で5%のDVTの有病率を予測した。

**表52.2** PE疑いに対する検査前確率を評価するWellsクライテリア

| 臨床的因子 | 点数 |
| --- | --- |
| 臨床的なDVT（客観的な下肢腫脹，圧痛） | 3 |
| 心拍数≧100/分 | 1.5 |
| 固定＞3日，もしくは過去4週間の手術治療歴 | 1.5 |
| DVT，もしくはPEの既往 | 1.5 |
| 喀血 | 1 |
| 悪性腫瘍 | 1 |
| 他の疾患と同等，もしくはそれ以上にPEが疑わしい | 3 |

総得点の解釈　＜2点：低リスク（平均確率＝3.6%），2-6点：中リスク（平均確率＝20.5%），≧6点：高リスク（平均確率＝66.7%）
文献6より

**表52.3** DVTに対するWellsクライテリア

| 臨床的因子 | 点数 |
|---|---|
| 活動性の悪性腫瘍（最近もしくは6ヶ月以内の治療歴，もしくは対症療法） | 1 |
| 麻痺，不全麻痺，もしくは最近の固定 | 1 |
| ベッド上安静＞3日，もしくは4週以内の大手術治療歴 | 1 |
| 局所的な腓腹の圧痛 | 1 |
| 全体的な下肢腫脹 | 1 |
| 無症状の下肢に比べて腓腹腫脹＞3cm（脛骨粗面より下10cm） | 1 |
| 症状のある下肢の圧痕浮腫 | 1 |
| 側副表面静脈（静脈瘤ではない） | 1 |
| 他の疾患と同等，もしくはそれ以上にDVTが疑わしい | −2 |

注：高リスク：≧3点，　中リスク：1-2点，　低リスク：≦0点
文献7より

## Clinical Question

**PEに対するGenevaスコアはどうか。また，Wellsスコアと比べてどの程度か。**

Genevaスコアは，臨床医がPEの可能性のある患者をリスク別に分類するために使うことができるスコアリングシステムである。もともとのスコアリングシステムは，痛みがあり低リスク患者には不必要である動脈血液ガス分析が必要とされるという制限があった[8]。改訂Genevaスコアが最近公表され，動脈血液ガス分析がスコアに含まれなくなった。さらに，改訂GenevaスコアはWellsスコアに必要な臨床医による評価（PEと診断するかどうか）が不要である。改訂Genevaスコアは，標準プロトコールに従ってPEと評価された965患者から算出された。スコアが算出されたコホートで全体の23％，妥当性を調査したコホートで全体の26％がPEであった。ROC曲線下の面積は，スコアが算出されたデータセットと妥当性を調査したデータセット共に0.74（CI 0.70-0.78％）であった。改訂Genevaスコア（表52.4参照）は，さらに756患者を対象とした外的妥当性を調査したコホートにおいてもうまく適合した。

## Clinical Question

**PEに対しどの患者に検査が必要か，Pulmonary Embolism Research Consortium（PERC）クライテリアは，この決定を補助するか。**

Dダイマー検査は，低リスクの患者に適用するならば画像検査なしでPEの除外に役立ちうるが，PEの可能性をスクリーンするためにDダイマー検査を多用しても低い特異性のために役に立たないかもしれない。上昇したDダイマーを持つ患者は，通常PE除外のためにCTスキャンを行なうが，PEに対するCT検査陰性数が高いので，PEを除外するための検査がどの患者に必要かを選択することが臨床上重要である。Klineらによる研究は，ED患者にDダイマー検査をしなくても正当化される臨床的な判断基準を作成し，検査することを目的とした[9]。彼らはPEに対し，いかなる検査も必要としない低リスク患者を同定するために，3,148のED患者においてPERCルールと呼ばれる予測ルールを作成した。著者らは，PEがないことと関連する変数を見つけようとした。その研究の副次的な結果としてPEの有病率は11％であった。作成された最終的なモデルには，8つのクライテリアが含まれた（表52.5）。もしすべての判断基準が陰性ならば，患者はPEに対するいかなる検査も必要なく，PE

**表52.4** 改訂Genevaスコア

| リスクファクター | 点数 |
|---|---|
| 年齢＞65歳 | 1 |
| DVT，もしくはPEの既往 | 3 |
| 1ヶ月以内の手術歴，もしくは骨折歴 | 2 |
| 悪性腫瘍 | 2 |
| **症状** | |
| 片側性の下肢の痛み | 3 |
| 喀血 | 2 |
| **臨床的なサイン** | |
| 心拍数75-94/分 | 3 |
| 心拍数≧95/分 | 5 |
| 下肢深部静脈触知に伴う痛みや片側性浮腫 | 4 |

| 総得点 | | PEの有病率* |
|---|---|---|
| 0-3 | 低リスク | 7.9% |
| 4-10 | 中リスク | 28% |
| ≧11 | 高リスク | 74% |

＊妥当性を検証したコホートにおいて
文献8より

214　PART 8　その他：血液学，眼科学，呼吸器学，リウマチ学，老年学

**表52.5** PE疑いに対するPERC診断基準

年齢＜50歳
脈拍＜100/分
酸素飽和度＞94％
片側性の下肢腫脹なし
喀血なし
最近の外傷歴や手術歴なし
DVTやPEの既往歴なし
ホルモン剤の使用なし

文献9より

は臨床上除外されうる。

　1,427人の低リスク患者を含んだ妥当性試験では，PEの有病率は8％であった。PERCルールは妥当性試験の患者の25％で陰性（すべてのクライテリアに満たない）であった。PERCルールが陰性であった患者のうち，PEであった患者はたったの1.4％（CI 0.4-3.2％）であった。これらの低リスク患者において，著者らはPEに対する検査は必要ないと結論づけた。同じルールをPEの有病率が25％のコホートに後ろ向きに適用してみると，6.7％がPEであった[10]。PERCクライテリアは，15％＞の検査前確率を持つ，13救急部門でPEが疑われた患者の前向き研究で確認されている。その主要な研究結果は，45日以内の画像で確認されたVTE，もしくは全死亡であった[11]。8,138患者のうち，20％にあたる1,666患者でPEの可能性が低く，PERCクライテリアが陰性であると報告した。45日以内に561患者（7％）がVTEと診断され，56患者が死亡した。PEの可能性が低く，PERCクライテリア陰性患者1,666人では，15患者がVTEであり，1患者が死亡した。PEの可能性が低く，PERC陰性は，感度97％（CI 96-99％），特異度22％（CI 21-23％）であった。

## Clinical Question

**胸部CT検査は，PEの高リスク患者の診断エンドポイントとして利用可能か。**

　第一世代CTスキャンは，当初胸部CT検査上PEを証明する際，感度がよくなかった（70％）。しかしながら，ここ2, 3年で多検出器CTスキャンが肺血管造影の替わりになるか検証されている。PEが疑われEDを受診した756患者の前向き研究（有病率26％）では，Dダイマー検査（ELISA）陽性で高い臨床的確率，もしくは低・中等度の臨床的確率をもつ524患者に下肢超音波検査と多検出器列胸部CT検査が行なわれ

た[12]。324患者のうち計3患者（0.9％）が超音波検査上，近位深在性静脈血栓症を認めたが，胸部CT検査は陰性であった。3ヶ月のフォローアップでDVTとPEの全体的なリスクは，もしPEを除外するために行なわれた検査がDダイマー分析とCTスキャンのみであるならば，1.5％（CI 0.8-3.0％）と評価された。この研究は，低もしくは中等度リスク患者に対し，Dダイマー検査と共に行なう多検出器列胸部CT検査は，肺血管造影なしで使用しうることを示唆した。これらのデータは，PEが疑われる外来患者を多く含む3,306患者で行なわれた他の研究で確かめられた[13]。Wells診断基準に従って高リスクである患者は，胸部CT検査を施行され，低リスクもしくは中等度リスクである患者はDダイマーによって評価された。Dダイマーが上昇した患者は，胸部CT検査を受けた。胸部CT検査陰性に基づいて治療されなかった患者の3ヶ月後のDVTとPEのリスクは，1.1％（CI 0.6-1.9％）であった。これはPEに対する事前検査確率に依存していなかった。

## コメント

　ここ10年間で，DVTとPEの可能性があるED患者の評価方法がかなり変化した。ベッドサイドでのevidence-based medicineの適用を実行可能なものにしつつ，血液検査と画像検査に対する検査の特性に関する利用可能な情報が豊富に存在する。静脈圧迫超音波検査法は，DVTの評価に際し造影静脈撮影法の代わりとなった。また，Dダイマー検査はDVTの低リスク患者の評価に対し有用であるが，変動があり，検査感度は最も低リスク群において88％しかない。

　Dダイマー検査が，肺塞栓の低もしくは中等度のリスクのある患者に対し安全に使用され，多検出器列胸部CT検査はより高リスク群の評価に対し，安全に使用可能であるという確証のあるエビデンスがある。最近公表されたCT血管造影とCT静脈造影を組み合わせた多施設研究であるPIOPED II研究の結果では，824患者でPEの診断に対するCT血管造影の感度は83％，特異度は96％であった[14]。画像の質が悪かったため，患者の約10％でCT血管造影とCT静脈造影共に結果が不確定であった。PEに対するCT血管造影とCT静脈造影が共に行なわれた場合の感度は90％，特異度は95％であった。著者らは，PEが疑われる患者には多検出器列CT血管造影とCT静脈造影

を共に行なうと，CT血管造影のみに比べて感度がより高くなると結論づけた。しかしながら，著者らは臨床的な確率と画像結果が一致しない場合は，追加検査を行なうべきであると警告している。これらの結果は，PEのより高いリスク症例に対し，可能ならば選択すべき検査として，多検出器列CT血管造影とCT静脈造影を共に行なうことを示唆している。しかし，Wells診断基準のような臨床スコアリングシステムを用い，臨床医の診断に基づきPEの可能性が非常に高い確率である患者の場合は，CT血管造影とCT静脈造影の検査結果が陰性であったとしても最終評価とすべきではなく，参照基準である肺血管造影検査を行なうべきである。

　高い陰性適中率が超低リスク群に要求されるので，PEの検査をする必要のない患者を決定することは課題である。EDでは中等度リスク群か高リスク群か区別するよりも，PEのリスクのある患者かどうかを考える機会がより頻回に起こりうるので，PEの診断的

検査を患者にすべきか選択することが高率に起こりうる。PERCルールは最初の派生研究と妥当性研究で十分に実行され，さらなる検査の必要のないPEの低リスク群の患者を同定するのに有用である。しかしながら，PERCルールはVTEのすべてのリスクファクターを含んでおらず，偽陰性の数が臨床使用にとってあまりにも多いので，高リスク群には適用されるべきではない。

　最終的に，すべてのレビューで参照基準検査（肺血管造影検査）が行なわれない，もしくはDダイマー検査が低リスク群もしくは中等度リスク群に行なわれる時は，患者はDVTやPEを診断されぬまま帰宅する可能性が必ず起こりうると述べている。線引きをする，つまり，患者の持つリスク許容度をどこに設定するかは，各臨床医もしくはその臨床医の経験に依存している。患者に診断ストラテジーのリスクと利点をよく説明し，この診断困難な疾患に対し，診断に至るまでの過程に患者の意志も組み込むべきである。

216　PART 8　その他：血液学，眼科学，呼吸器学，リウマチ学，老年学

# 第53章

# 側頭動脈炎

## ハイライト

- 側頭動脈炎は典型的には高齢者の急性片側性頭痛として生じ，永久的な視覚障害の原因となりうる。
- 確定診断は側頭動脈生検で得られる。
- 側頭動脈超音波検査は，側頭動脈炎を診断するための非侵襲的な方法として行なわれるようになっている。
- 顎跛行のみ（陽性尤度比4～6），もしくは頭皮の圧痛と頭痛の組み合わせ（陽性尤度比15～17）が側頭動脈炎の予測因子である。
- 赤血球沈降速度（陰性尤度比0.2～0.03）が，側頭動脈炎のよいスクリーニング検査である。

## 背景

　側頭動脈炎は，巨細胞性動脈炎としても知られているが，血管損傷，狭窄，そして最終的には閉塞をきたすような，頚動脈の分枝の局所性肉芽腫性変化で特徴づけられる炎症疾患である。側頭動脈生検による組織病理学的所見は，多核性巨細胞，壊死組織，炎症を生じた血管壁のリンパ球浸潤である。側頭動脈炎の典型的な臨床症状は，増悪と寛解する新規の側頭部頭痛，顎跛行（と開口障害のような症状）と視覚症状（フローターから一過性の片眼視力消失）である。

　側頭動脈炎は高齢者の疾患であり，高齢者で最も一般的な全身性の血管炎として報告されている。50歳以上の女性で10万人あたり約23人，男性は女性の約3分の1で発症すると推定される。側頭動脈炎に関連する死亡率は側頭動脈炎を患っていない患者の死亡率と変わらないが，主な合併症は永久的な視覚障害で，その合併率は20％を超える[1]。アメリカリウマチ学会の診断基準を**表53.1**に示す[2]。5項目中3項目を認め

**表53.1 アメリカリウマチ学会の側頭動脈炎の診断基準**

年齢≧50歳
新規発症の局所性頭痛
側頭動脈の圧痛と脈拍減弱
赤血球沈降速度の亢進≧50mm/時
側頭動脈生検陽性

文献2より

れば側頭動脈炎と診断されるが，診断を確定するための生検をうながす臨床指標として使用されることが多い。

　治療することで永久的な視覚消失になる可能性を著明に減らすことが可能であるが，診断するための生検をどの患者が受けるべきか決定することが難しい。そのため，側頭動脈炎の診断研究では，どの患者が治療され，側頭動脈生検を受けるべきかを決定しやすくするための病歴，身体所見，検査結果に焦点が当てられている。そして，より新しい研究では診断のための補助方法としての超音波検査の活用に焦点が当てられている。

## Clinical Question

**患者の病歴，身体所見，検査所見のうち，どの因子が側頭動脈炎の予測因子になるか。**

　2つの大規模研究で，側頭動脈炎と関連する兆候や症状が試験されている[3,4]。両研究とも側頭動脈生検を受けた患者のみを対象とし，標準診断は生検であった。両研究において側頭動脈生検を行なった患者の中で，側頭動脈炎の有病率は33～39％であったが，50歳よりも高齢の全患者を対象とした場合，側頭動脈炎の有病率は500人に1人と推定された[5]。両研究とも後ろ向きカルテレビューであり，臨床所見の観察者内信頼度を評価することはできなかった。**表53.2**に各々の研究から得られた側頭動脈炎の診断と関連する臨床

**表53.2 側頭動脈炎の診断に対する臨床所見と血液所見**

| 変数 | 陽性尤度比 | 陰性尤度比 |
|---|---|---|
| 間欠性顎跛行[3] | 4.2 (2.8–6.2) | 0.7 (0.6–0.8) |
| 複視[3] | 3.4 (1.3–8.6) | 0.95 (0.9–0.99) |
| 数珠状の側頭動脈[3] | 4.6 (1.1–18.4) | 0.93 (0.88–0.99) |
| 膨隆した，もしくは拡大した側頭動脈[3] | 4.3 (2.1–8.9) | 0.6 (0.5–0.9) |
| 赤血球沈降速度の亢進*[3] | 1.1 (1–1.2) | 0.2 (0.08–0.5) |
| 顎跛行[4] | 6.7 (4.9–9.1) | 0.6 (0.5–0.7) |
| 頭皮の圧痛[4] | 3 (2.3–3.9) | 0.75 (0.7–0.81) |
| 顎跛行＋頭皮の圧痛[4] | 17 (8–36) | 0.84 (0.8–0.88) |
| 頭痛＋間欠性顎跛行＋頭皮の圧痛[4] | 15 (7–32) | 0.86 (0.82–0.9) |
| 複視[4] | 3.5 (1.4–8.6) | 0.97 (0.95–1) |
| 赤血球沈降速度の亢進**[4] | 1.16 (1.11–1.21) | 0.28 (0.17–0.45) |
| 赤血球沈降速度の亢進***[4] | 1.19 (1.15–1.22) | 0.03 (0–0.13) |

*全患者において（正常範囲の定義なし）
**全患者において（正常範囲：男性0〜22mm/時，女性0〜29mm/時）
***ステロイド内服していない患者において（正常範囲：男性0〜22mm/時，女性0〜29mm/時）
文献3, 4　"変数"欄より

所見を示す。

顎跛行，複視，数珠状もしくは膨隆した側頭動脈は，中等度の予測因子であった。しかし，顎跛行を含んだ複数因子の組み合わせで考えると，側頭動脈生検の結果が陽性であることを予測する陽性尤度比がより正確であった。注目すべきは，顎跛行，新規の頭痛と頭皮の圧痛の組み合わせで，陽性尤度比15（CI 7-32）であった。あらゆるタイプの頭痛，食思不振，熱，体重減少，全身倦怠感，筋肉痛，眩暈，リウマチ性多発筋痛症のような症状は一般的に側頭動脈炎の診断に関連すると評価されたが，これらの症状は個別には診断に有用と考えられる尤度比1.0を超えなかった。

赤血球沈降速度（ESR）は，正常の時，臨床的に有用であった（陰性尤度比0.2〜0.28）。赤血球沈降速度検査時にステロイドを処方されていない患者群では，赤血球沈降速度が正常であれば側頭動脈炎の可能性はほとんどなかった。しかし，ステロイドの処方がなく，赤血球沈降速度が正常だったにも関わらず側頭動脈炎と診断された症例報告があるので，赤血球沈降速度のみで他の典型的な症状がある患者を除外すべきではない[6]。とりわけ"赤血球沈降速度の亢進"の正確なカットオフ値は，Smetanaらによるメタアナリシスでは彼らがメタアナリシスで使用した多くの研究で正確な値が示されていなかったため，定義されていない。しかし，Youngeらは赤血球沈降速度のカットオフ値を男性22mm/時，女性29mm/時とした[3,4]。

Youngeらは彼らの研究結果に基づいて，側頭動脈生検適用の可能性を評価するための側頭動脈炎に対する側頭動脈生検の公式（図53.1）を作成した[4]。彼ら

は側頭動脈生検の結果を予測するモデルを同定するためにロジスティック回帰分析を行ない，モデルのROC曲線を最大化する係数を使って公式にした。公式は50歳≦患者に基づいて作成されたが，文献の中で最も大規模な患者数の側頭動脈炎患者に基づいており，救急科（ED）で同年代の患者に適応可能である。

## Clinical Question

**側頭動脈炎の診断に対する側頭動脈超音波検査は，どのような特徴があるか。**

側頭動脈生検は，一般的に安全な処置であるとみなされているが，合併症として感染，血腫形成，顔面神経の分枝の稀な損傷を含む合併症が0.5%で生じる[7]。側頭動脈生検は侵襲的で，患者はしばしば側頭動脈を数センチメートルにわたって両側で生検される。それゆえに超音波検査が生検の必要性を回避する方法として研究されている。2005年のメタアナリシスで多く

スコア＝　　　　　－240
　　　　　　　　　＋48（もし頭痛があれば）
　　　　　　　　　＋108（もし顎跛行があれば）
　　　　　　　　　＋56（もし頭皮の圧痛があれば）
　　　　　　　　　＋70（もし虚血性視神経症があれば）
　　　　　　　　　＋赤血球沈降速度（mm/時）
　　　　　　　　　＋年齢（歳）

リスク評価
スコア＜－110＝低リスク（確率＜10%）
スコア≧70＝高リスク（確率＞80%）

**図53.1 側頭動脈生検の公式**
文献4より

の側頭動脈超音波検査の研究が調べられた[8]。患者は，生検もしくはアメリカリウマチ学会の診断基準（**表53.1**）のどちらかで，側頭動脈炎であると診断された。この研究では2,036患者が調べられ，生検もしくはアメリカリウマチ学会の診断基準での診断に関わらず，側頭動脈のhalo sign，狭窄，閉塞のような超音波検査特有の所見が側頭動脈炎の高い予測因子であった。

さらに2010年に公表された2つのシステマティックレビューでも，側頭動脈炎の診断に対する側頭動脈超音波検査について述べられている。側頭動脈超音波検査でみられるhalo signは，浮腫や炎症を表わす側頭動脈壁周囲の低エコー（暗い）リングと記載されている。Aridaら[9]は，アメリカリウマチ学会の診断基準で側頭動脈炎と診断された患者の前向き研究をレビューし，halo signの診断検査的特徴を調査した。Ballら[10]は側頭動脈生検を受けた患者の研究をレビューし，halo signの診断検査的パラメーターについて報告した（**表53.3**）。全般的にhalo signは，生検やアメリカリウマチ学会の診断基準と比べて臨床的に役立つ中等度の予測因子であった。

## コメント

側頭動脈炎は診断しづらく，もし50歳以上の患者が頭痛，複視もしくは視覚消失，頭皮の圧痛，顎跛行を含むいくつかの症状を訴えたならば側頭動脈炎を考えるべきである。臨床医は側頭動脈炎に関連する永久的な視覚消失の長期合併症の重大性に，常に注意すべ

きである。治療は症状のタイミングと鑑別診断に基づいて，臨床医が十分疑えば考慮されるべきである。

この章で言及した，関連を生みだした研究は後ろ向き研究であり，報告された関連は高度に選択された患者集団（側頭動脈生検を実際に受けた患者）から得られた所見である。側頭動脈炎の疑いが十分に高い患者のみが診断基準作成に寄与している場合は，EDのすべての患者に所見を適用し解釈できるかどうか検証バイアスを考慮しなければならない。不運にも，一般人口の側頭動脈炎の低い有病率が，最終的に側頭動脈生検を受けない患者を多く含む患者を登録するために，予測因子を検査する前向き研究を必要としている。

赤血球沈降速度の亢進は，特異度は高くないが，感度が高く（特にステロイドを内服していない患者にとって），疾患を除外するのに役立つ陰性尤度比と関連している。費用も安く，どこででもできる検査でもあるので，赤血球沈降速度検査を行なうことは妥当である。顎跛行のみでは側頭動脈炎の中等度の予測因子であるが，新規の頭痛と頭皮の圧痛を組み合わせて，顎跛行，新規の頭痛と頭皮の圧痛を認めれば，EDで側頭動脈炎と診断し，治療を開始することは妥当である。

今後の十分なエビデンスにより，側頭動脈炎の診断において側頭動脈超音波検査が動脈生検にかわる非侵襲的な検査になるかもしれない。しかしながら，これらの専門性の高いエコーを多く行なうセンターは限られるという技術的な側面から，広く普及するには限界があると思われる。

### 表53.3 側頭動脈炎に対する側頭動脈超音波検査所見

| 変数 | 患者数 | 陽性尤度比 | 陰性尤度比 |
| --- | --- | --- | --- |
| 超音波検査異常（halo sign，狭窄，閉塞）対生検[8] | 332 | 4　（3.1–5.1） | 0.15（0.06–0.39） |
| 超音波検査異常（halo sign，狭窄，閉塞）対アメリカリウマチ学会の診断基準[8] | 853 | 22　（15–31） | 0.14（0.08–0.23） |
| halo signのみ対アメリカリウマチ学会の診断基準[9] | 525 | 7.6（5.3–11） | 0.35（0.28–0.44） |
| halo signのみ対生検[10] | 357 | 4.1（3.2–6） | 0.3　（0.22–0.41） |

文献8より

# 第54章

# 眼内圧

## ハイライト

- 眼内圧亢進は，世界中で失明や視覚障害の主要な原因となる緑内障と関連している。
- 多くの研究において，眼内圧亢進を測る標準的な判定法はゴールドマン眼圧計であるが，救急科では一般的に使用されていない。
- 携帯型眼圧計は，眼内圧亢進を診断するよいスクリーニング法であるが，正確性にバラつきがある。

## 背景

緑内障は，失明や視覚障害の主要な原因であり，眼内圧亢進の結果として生じる。眼内圧亢進の典型的な原因として，前房偶角が急性に狭くなる（閉塞偶角緑内障），もしくは房水流出の減少や房水産生の増加が進行性に生じる（開放性偶角緑内障）ことがあげられる。患者は眼内圧亢進によって生じる症状（眼痛のみならず視覚障害，嘔気，嘔吐，頭痛を含む）に対し，緊急の治療を望むかもしれない。眼内圧の測定が，鈍的眼外傷や虹彩炎と同様，閉塞性，開放性にかかわらず緑内障が疑われる患者を評価する基本的な検査となる。眼内圧が20～22mmHgを超えると異常であり，救急科（ED）もしくは緊急コンサルトで眼科医に速やかに評価してもらう必要がある。

眼内圧測定には種々の方法があり，大まかに圧平法，圧入法（indentation），非接触法（空気を吹き付ける），反跳法，経眼瞼法に分けられる。ゴールドマン圧平眼圧計は細隙灯についていて，半円の光を作り出すコバルトブルーライトフィルターを用いて，フルオレセインで染められた患者の角膜に接触させる圧平プリズムで構成されている。半円の正確な配列が圧の数値に変換される。ゴールドマン圧平式は，多くの研究で標準的な診断基準とみなされている。ゴールドマン眼圧計の主な限界は，角膜に凹凸があったり，傷があったり，浮腫があると正確な測定ができなくなることである。最も一般的な圧入法は，トノペンである（図54.1）。これは，先端がペンのような形態で角膜をやさしく手動で圧入する，手で持てる大きさの器具で（図54.2），眼内圧が平均数値で電子的に表わされる。

トノペンは，EDや迅速に使用する場合において理想的であり，携帯可能で，使い捨てゴム製先端カバーを使用する。シェッツ眼圧計は，仰臥位の患者の角膜を圧入するために，小さな重みのある装置を使用する一般的な圧入眼圧測定法である（図54.3）。圧入量が調整された重さに反して計測され，眼内圧が測られる。角膜を平らにするために空気を吹き付け，角膜が平らになるまでの時間と眼内圧を関連づけることによって眼内圧を計測する非接触法は，EDではあまり使用されない。アイケア眼圧計のような反跳眼圧計（図54.4）は，角膜に小さなプラスティックで先端を覆った金属プローベをはねさせ，挿入コイルを通して戻っ

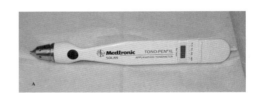

図54.1 トノペンXL眼圧計

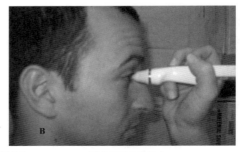

図54.2 トノペンXLの眼内圧測定使用時

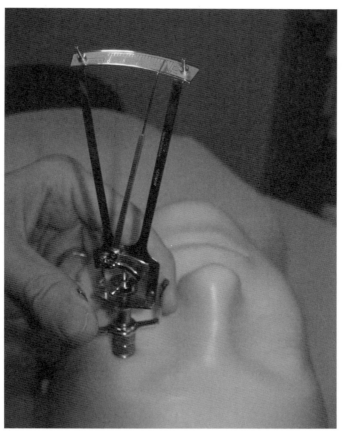

**図54.3** 仰臥位患者にシェッツ眼圧計使用時

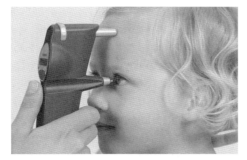

**図54.4** アイケア眼圧計の使用時（Icare-USA, used with permission）

てくる誘導電流に基づいて眼内圧を計測する。アイケア眼圧計は，局所麻酔が必要でないことが特徴であり，患者が自宅で眼圧を定期的に測定する器具としても試されている[1]。最後に，Diaton眼圧計のような経眼瞼眼圧計は，完全に角膜へ接触せずに，上眼瞼を介して眼内圧測定を行なう。

ゴールドマン圧平眼圧計が多くの研究で参照基準（criterion standard）として認められているが，ほとんどの救急医はゴールドマン圧平眼圧計の使い方の訓練を受けていない。ゴールドマン圧平眼圧計は，大きく，携帯不能，高価であり，EDでは幅広くは活用されていない。同様に，空気を吹き付ける非接触法も高価である。これらの限界が，EDで，眼内圧を測定するのに適した他の方法を求めた。シェッツやトノペンのような圧入法は多くのEDで最近使用可能であるが，より新しい反跳眼圧計や経眼瞼眼圧計が市販され，それらは多くのEDの予算内の金額である。

## Clinical Question

**参照基準として使用されるゴールドマン圧平眼圧計と比べて，シェッツ眼圧計，トノペン，アイケア眼圧計やDiaton眼圧計で測る眼内圧の信頼性や正確性はどの程度か。**

ゴールドマン圧平眼圧計での眼内圧計測とシェッツ，トノペン，もしくは両方の眼内圧計測を比較した

いくつかの小規模の研究がある。オーストラリアのJacksonらは，72人の患者でトノペンとシェッツで眼内圧計測を行ない，解析した[2]。患者は一般診療で募集され，50歳より高齢で，緑内障の既往歴がない患者とした。眼内圧は，最初に眼科医によってゴールドマン圧平眼圧計を使って評価され，続いてシェッツ，トノペンで計測された。独立した観察者が計測値を記録し，医師は結果を盲検化された。合計19患者（26%）で眼内圧の上昇（21mmHg以上）が見つかり，うち18患者が専門的な眼治療のために研究後もフォローされた。このうち5患者のみに継続的な眼内圧亢進が認められた。シェッツは，眼内圧測定値が64〜76%で眼内圧を測定する参照基準の±4mmHg以内にあり，最も信頼性があった。トノペンは，ゴールドマン圧平眼圧計の±4mmHg以内になる眼内圧測定値が10〜95%と，かなりバラつきがあった。トノペンを使って計測された値は，眼内圧が過小評価される傾向にあった。この研究は3人の試験医師で行なわれ，各々の検査方法で医師による測定にバラつきがあった。

ミズーリ州での小規模研究では，参照基準としてゴールドマン圧平眼圧計を用い，トノペンとシェッツを含むいくつかの携帯可能な眼圧計で眼内圧測定を試験した[3]。緑内障クリニックの合計31患者（58眼）がこの研究に登録され，解析された。眼内圧測定法は標準化され，試験依頼は，ゴールドマン圧平眼圧計で最初に眼内圧が測定された後に無作為化された。医師はそれぞれの方法で測られた個々の結果に対し，盲検化されなかった。表54.1に結果を示す。トノペン，シェッツ両方とも，ゴールドマン圧平眼圧計に比べて2〜3mmHgほど眼内圧を過小評価した。

オーストラリアの小規模研究では，測定値が同様であるか（2mmHg以内）を調べるために，トノペンとゴールドマン圧平眼圧計で眼内圧測定値を比較した[4]。138患者が緑内障クリニックで募集され，眼内圧亢進がわかっている22人≦の患者が登録された。

138患者のうち，眼内圧の測定値は3〜47mmHgであった。試験の再現性はきわめてよく，クラス内相関係数がゴールドマン圧平眼圧計で0.97，トノペンで0.95であった。対応した眼内圧値の解析では検査方法間に統計学的な有意差は認められなかった（トノペンとゴールドマン圧平眼圧計の平均差：右眼−0.4mmHg，CI−6-5mmHg，左眼−0.3mmHg，CI−5-5mmHg）。3つの圧範囲（0〜10，11〜20，20〜30）でみると，高い圧で結果の一致に違いが現れた。眼内圧亢進（範囲24〜58）がわかっている22人の患者の眼内圧測定結果は，測定法によって有意な差（平均差−4.2mmHg，CI−13-5mmHg）が認められ，トノペンで一貫してより低い値が測定された。研究者は，トノペンによる測定は再現性はあるが，より高い眼内圧での測定値は過小評価されるかもしれないと結論づけた。

イギリスの研究者は，主要な眼科クリニックと緑内障クリニックの105患者に対し，標準化された方法で，ゴールドマン圧平眼圧計とトノペンの両方を用いて眼内圧測定値を比較した[5]。トノペンの平均眼内圧は，ゴールドマン圧平眼圧計で測定した値よりも0.6mmHg低く，これらの差は圧の範囲によって変わりはなかった（表54.2）。

アイケアやIOPen眼圧計（図54.5）のような反跳眼圧計は，局所麻酔なしで使用できるという点で注目を集めている。アイケア，IOPen，ゴールドマン圧平眼圧計を比較した研究で，Jorgeらは全身状態も眼も健康な101人の成人患者の右眼で研究した[6]。それぞれの器具での測定は，検査者間でのバラつきを最小限にするためにすべての患者に対し同じ検査者で行なわれ，器具は無作為に決められ，計測された。ゴールドマン圧平眼圧計の平均値（と標準偏差）は15.7mmHg（4.1），IOPenは12.8mmHg（3.7），アイケアは16.0mmHg（4.6）であった。ゴールドマン圧平眼圧計と比較すると，アイケアの測定値は統計学的に差はなかったが，IOPenの測定値は一貫して（そして有意

**表54.1** 眼内圧測定の結果 （n＝58眼）

| 眼圧計 | 平均眼内圧<br>（mmHg） | 95% CI<br>（mmHg） | 標準誤差 | ゴールドマン圧平眼圧計<br>との平均差（mmHg） |
|---|---|---|---|---|
| ゴールドマン圧平眼圧計 | 18.2 | データなし | 0.8 | — |
| トノペン | 15.8 | 7.7 | 0.6 | 2.5 * |
| シェッツ | 15.3 | 9.7 | 0.8 | 2.9 * |

*P<0.05
文献3より

表54.2 ゴールドマン圧平眼圧計とトノペン眼圧計による眼内圧測定値の比較

| 眼圧計（n = 105） | 平均眼内圧(mmHg) | 範囲(mmHg) | 標準偏差 | ゴールドマン圧平眼圧計との平均差(mmHg) |
|---|---|---|---|---|
| ゴールドマン | 17.2 | 9–32 | 4.3 | — |
| トノペン | 16.6 | 7–29 | 4.4 | 0.6 * |

*P=0.3
文献5より

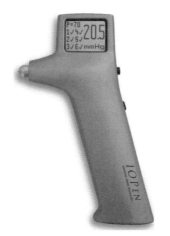

図54.5 IOPen眼圧計（Medicel AGより許可を得て掲載）

に）低かった（表54.3）。

同様の結果は，153患者の292眼でアイケアとゴールドマン圧平眼圧計を比較したPakrouらによっても発見された[7]。彼らは，右眼0.4mmHg，左眼0.8mmHgという2つの器具間の平均差をもって，2つの測定法に有意な一致（クラス内相関係数r = 0.95）を発見した。アイケアでは局所麻酔が必要でないが，患者の74％がゴールドマン圧平眼圧計よりも不快ではなかったと評価した。

経眼瞼眼内圧計は最も新しい非侵襲的な眼内圧測定法であり，Diaton眼圧計はその技術を用い，最初に市販された眼内計である（図54.6）。Liらは129患者でゴールドマン圧平眼圧計と比較して，Diaton眼圧計の正確性を評価した[8]。彼らは，Diatonによる測定

表54.3 IOPenとアイケア眼圧計使用時の眼内圧測定値の比較

| 比較（n = 101） | 平均差 | 標準偏差 | ウィルコクソン符号順位検定によるP値 |
|---|---|---|---|
| IOPen-ゴールドマン | −2.94 | 4.65 | <0.001 |
| アイケア-ゴールドマン | 0.27 | 3.16 | 0.310 |

注：IOP = 眼内圧
文献6より

結果はゴールドマンによる測定結果（参照基準）と中等度相関していることを発見し（r = 0.78），20〜50歳の患者で最も相関していた（平均差0.53 ± 3.4 mmHg）。しかしながら，全体的に，76％の患者のみ2つの測定値間の差が＜3 mmHgであり，研究者は，Diatonは両方の器具で測定した時，眼内圧に幅広いバラつきが生じる患者の割合が著しく，まだ日常の臨床業務で使用される段階ではないと結論した。

## コメント

興味が持たれている臨床上の問題は，携帯可能で小さく，より幅広く利用可能な器具が信頼性と正確性をもって眼内圧を測定しうるかどうかである。研究結果が，トノペンの信頼性は十分であることを確証した。つまり，その結果は絶対的な測定値において容認可能なほど差が最小であった。異なる使用者間で再現性があり，研究データはシェッツとアイケアの信頼性に関して圧倒的に確信できるものではないが，トノペンに比べ，さほど劣らないだろうというのが私たちの意見である。

正確性の問題は，より技術的な関心事で，正確性の定義は研究によって違っている。ある研究は参照基準

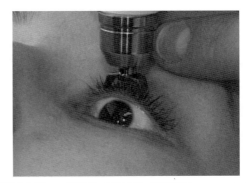

図54.6 Diaton経眼瞼式眼圧計（BiCOM Inc., used with permission）

の4mmHg以内の違いを同等とみなしているが，他の研究では有意な差として2mmHgを用いている。参照基準から臨床的に有意な差をなす値を決定することに対し，必ず関心が集まる。2mmHgの違いは大した差ではないが，4もしくは5mmHgの違いは，患者の直近および近い将来の治療の両方に明らかに影響を与えうる。トノペンの初期研究では，測定した眼内圧値にバラつきを見せていたが，XLモデルを使用したより最近の研究では，測定値はかなり正確で，ゴールドマン圧平眼圧計の測定値と明らかな違いはないことを示唆している。信頼度の議論と同じように，シェッツの正確性はトノペンの正確性と大きな差はないと考えられている。より新しいアイケア反跳眼圧計を使用した研究は少数しかないが，少なくともトノペンと同程度

の信頼性はありそうである。しかし，さらに新しい器具であるDiaton眼圧計は，現時点ではあまり正確ではなく臨床では使用できない。

トノペン，シェッツ，アイケアは異常な眼内圧が疑われる患者のスクリーニング器具として役立ちうる。患者は測定された眼内圧値と併せてタイミング，重症度，病歴に従って治療されるべきである。高眼圧や緑内障は，EDで測定された眼内圧値のみで除外診断されるべきではない。治療に当たった医師が不安に思ったり，測定した眼内圧が亢進している時は，眼科医へ緊急にコンサルトをするべきであろう。境界型，もしくは正常な眼内圧測定値は，専門医による評価を至急問い合わせるべきである。

# 第55章

# 気管支喘息

## ハイライト

- 気管支喘息はありふれた疾患で，毎年多くの患者が救急科を訪れ，また入院する原因となっている。
- 入院率はすべての喘息患者において高く，救急科受診後の再発は成人（〜15%），小児（〜10%）共に頻度が高い。
- 全体的な機能や特定の臨床因子の評価は，救急科で気管支喘息患者を診察する異なる医療提供者間でも信頼できるものである。
- 多くの気管支喘息スコアリングシステムが開発されているが，厳密に検証され，追試されたものはほとんどない。
- Pediatric Assessment Severity Score（PASS）と Pediatric Respiratory Assessment Measure（PRAM）は，両方ともに入院が必要な患者と外来で帰宅可能な患者を区別する指標であるが，実際の適用性はまだ証明されていない。
- 成人の気管支喘息患者において，入院の必要性，または，治療再開になるリスクを確実に予測する統一された変数はない。

## 背景

　気管支喘息は米国だけでも成人で1,600万人，子供で500万人を超え，その約20%は入院が必要になる慢性疾患である。世界規模で推定されている喘息患者数は，3億人を超える[1]。この疾患に対する外来診察の向上を目指した取り組みは，治療ガイドラインの策定を通して推進されてきたが，多くの患者がいまだにきちんと治療されない，あるいは，診断未確定のままである。気管支喘息増悪での受診は，米国での救急科（ED）受診の約1.5%を占めており[2]，標準的なEDでの気管支喘息のマネージメントは複雑ではない（気管支拡張薬，ステロイド，時にマグネシウムを含む補助的治療）が，ある一定の割合で治療不応性の気管支喘息があり，入院しモニタリングが必要になる。気管支喘息患者をEDで評価する際，入院が必要か否かを決めることがしばしば難しいため，数多くの研究が喘息の重症度を分類し，患者の入院の必要性，および帰宅した場合であれば，再発の可能性を予測することを追究してきた。

## Clinical Question

気管支喘息の重症度，入院の必要性や治療後の再発を正確に，そして確実に予測するED受診患者のためのスコアリングシステムはあるか？

　小児と大人で各々，気管支喘息短期間予後予測因子と重症度評価が存在する。このセクションでは小児と大人の各々のシステムについて紹介する。

### 臨床検査の再現性

　研究の場では通常特別な訓練を受けたスタッフが関与しているため，臨床試験の調査結果が実際の臨床診療を反映していないのではないかという懸念に対処するため，2003年Stevensらは，小児気管支喘息患者の身体検査結果の評定者間信頼性を検証した[3]。異なる訓練レベルを持つ者による患者状態の重症度に関する主要な身体検査結果，および全体的で広範なゲシュタルトの再現性が，いかなるスコアリングシステムもうまく策定し，臨床的に使用できることを立証する第一段階である。この研究の観察者には，小児救急医（n = 20），小児科救急看護師（n = 50）と病院呼吸療法士（n = 50）が含まれた。この研究の身体検査の

評価に関するいかなる特別な事前訓練も，この観察者らは受けなかった。急性気管支喘息を発症している都市部の大規模な小児病院の，1〜16歳の患者を試験対象者とした。観察者は，1〜3，もしくは4の尺度による標準化された書式において呼吸仕事量，喘鳴，吸気の減少，呼気時間の増加，息切れ，精神状態，および呼吸回数について，独立して同時に格付けを行なった。複合合計スコアと同様に，「総合的」重症度（無症状，軽度，中等度，および重度の選択肢を含む）も示した。

検証した230対のスコア（評定者間信頼性の判定のために使用）の各構成要素に対する重み付きκ係数は0.61〜0.74の範囲であったが，全体的な重症度（重み付きκ係数0.80）および合計スコア（重み付きκ係数0.82）は，素晴らしく一致していた。同じ専門（医師，看護師，または呼吸療法士）であるペアの観察者の場合，評価した要素に対する評定者間信頼性は，わずかに高かった。著者らは，このことは小児気管支喘息患者を評価するために構造化，および標準化したフォーマットを使用することの妥当性を裏付けていると感じた。さらに心強いことは，様々な医療提供者のグループの中で，急性気管支喘息患者の臨床評価に高レベルの一致が見られたことである。

## 子供の喘息患者における重症度スコア

識別スコア（ある時点における重症度を計測する），予測スコア（特定の転帰の予測を目的とする）および，評価的スコア（経時的変化の記録書類作成が可能）を初めとする数多くの小児気管支喘息スコアが，これまでに策定されてきた。残念ながら，その多くは少数の被験者を選択して策定されたため，結果の一般化に影響が出ていた。1994年の時点で16あった小児気管支喘息スコアのうち，11件のスコアはサンプルサイズが100＞であり，研究被験者数が300を超えるものはわずかに1件であった[4]。さらに懸念を持たせる重大な点は，ほとんどのスコアに対し徹底した評価が行なわれなかった（今までに行なわれていない）ことである。どれ一つとして，その臨床的挙動に対する影響に関して立証評価されているものはない[5]。

2004年，Gorelickらは，重症度，または方針（自宅，または入院）で除外していない，大規模で多様な小児気管支喘息患者に対して策定し，積極的に立証を行なった，Pediatric Assessment Severity Score（PASS）と称する新たな小児気管支喘息スコアを発表した[6]。PASSは，2ヶ所のEDで（1,379人の対象患者のうち）

89%の参加率にあたる1,221名の小児気管支喘息患者のグループに対し，信頼性，および反応性が立証され，検査された。41%（n＝503）が入院治療を受けるべく入院となった。最終スコアに含めるためにこの研究中に検査した臨床項目は，事前の臨床気管支喘息スコアに含められたが，それらはこの研究施設の臨床医にとって受理しうる適切な内容であった。最終的な3項目スコアには，喘鳴（なし，軽度，中等度，重度，または，換気不良のためなし），呼吸仕事量（なし，軽度，中等度，または，重度）および，呼気延長（正常，軽度の延長，中等度の延長，重度の延長）が含まれた。評価はしたものの，最終スコアに含めなかった項目には，吸気，多呼吸，および精神状態があった。

この3項目のPASSスコアは，高レベルの信頼度で入院患者対帰宅患者を選別した。各々2ヶ所のEDのROC曲線の曲線下面積（AUC）は，0.83%（CI 0.80-0.86%）および0.85%（CI 0.81-0.89%）であった。この新しいスコアは，経時的評価における変化（例えば改善）にも反応性があり，帰宅した患者の中でスコアが51〜79%改善したのに対し，入院治療のため入院した気管支喘息患者における改善は，25〜32%にすぎなかった。比較すると，最大呼気速度peak expiratory flow rate（PEFR）も25〜32%改善していたが，その変化は，入院，および帰宅した患者間で同様であった。

2008年，Ducharmeらは，自らが以前に発表した就学前児呼吸評価尺度Preschool Respiratory Assessment Measure（3〜6歳の子供のために策定され，内的妥当性が検証された）[7]が，小児呼吸評価尺度Pediatric Respiratory Assessment Measure（PRAM）にも拡張できるかどうかを評価した[8]。彼らは，2〜17歳の子供におけるPRAMの妥当性，反応性，および信頼性を検証し，PRAMの値が高い場合は，トリアージ，および最初の気管支拡張薬開始後において高い入院率と関連性があるという点で，予測妥当性があることを発見した。PRAMは，0.7というGuyatt反応性係数（経時的変化の評価手段の能力を検出するために使用。0.5および0.8が，各々中程度から大きな効果サイズとみなされる）で証明されるように，変化に対しても反応性を示した。この係数は，入院した患者のPRAMにおける変化の標準偏差に対する，帰宅した患者の最初の気管支拡張後のPRAMにおける変化の割合を判定することにより算出した。最終的に，総体的なスコアは，2〜17歳の子供254人を医師と看護師（κ＝0.78）が評価した際に，高い評定者間信頼性を示すことが判

明した。PASSよりも構成要素の多いPRAMは，斜角筋収縮，胸骨上の陥没，喘鳴，吸気，および酸素飽和度を測定する。

Gouinらは，2010年に283名の患者に対して，PRAMとPASS両方の前向き外部妥当性検証を行なった際，両スコアとも初期識別能に優れていることを確認した[9]。これらのスコアは，トリアージ時，および90分後に再度測定したものである。6時間より長い在院時間，および／もしくは入院の予測因子としてのこれらの初期性能は等しかった（PRAM AUC = 0.69〈0.59〜0.79〉，PASS AUC = 0.70〈0.60〜0.80〉）が，90分経過後はPRAMが改善した（AUC = 0.82〈0.73〜0.90〉）一方で，PASSは横ばいのまま（AUC = 0.72〈0.62〜0.82〉）であった。とはいえ，これが両スコアの外部比較にすぎないことを考慮すると，PASSはやはり有効な予測スクリーニング手法である。

## 小児気管支喘息患者における入院の予測

多施設気道共同研究Multicenter Airway Research Collaboration（MARC）の研究者によるある大規模前向き多施設研究では，1997〜1998年に44ヶ所のEDを受診した2〜17歳の小児を対象に，入院のリスク因子および予測因子を検証した[10]。米国の18州とカナダの4県の37一般病院と7小児病院から参加を得た。前向き登録は，1日24時間，平均で2週間行なわれた。繰り返しEDを受診した場合と，医師の忠告に反してEDから帰宅した患者は除外した。

急性気管支喘息でEDを訪れた合計1,601人の小児が適格であると確認され，1,178人の小児を本解析に加えた（74%）。44のEDを通して，入院率は23%（CI 21-26%），四分位範囲は11〜31%であった。多変量ロジスティック回帰モデルによって，独立して入院を予測する患者変数が得られた（**表55.1**）。PEFRは23%の小児でしか測定されない可能性があるため，このロジスティック回帰モデルには加えなかった。し

**表55.1** 多変量ロジスティック回帰モデルによる小児気管支喘息の入院を独立して予測する因子

| | オッズ比 | 信頼区間 |
| --- | --- | --- |
| 酸素飽和度〈5%低下につき〉 | 2.2 | 1.6–3.0 |
| ED受診中の吸入β刺激薬の数 | 2.1 | 1.8–2.4 |
| 過去1年以内の気管支喘息による入院 | 1.7 | 1.1–2.8 |
| Pulmonary Index Score | 1.3 | 1.1–1.4 |
| ED受診時のコルチコステロイド投与なし | 0.3 | 0.2–0.6 |
| 併存疾患なし | 0.3 | 0.1–0.7 |

文献10より

かしながら，PEFRが測定された23%の小児において，入院した小児の初期PEFRは，入院しなかった小児と比較して低かった（予測された割合は36% vs.50%，平均差14%）。人口統計学的因子は，入院を予測するものではなかった。

このMARCの研究者は，初期の室内酸素飽和度の値も，それが単一変数として，小児の気管支喘息患者の入院を予測できるかどうかを判定するために検証した[11]。この研究は，参加患者数，多施設研究デザインの両方において，以前の研究と異なり，一般化の可能性が高い。初期の酸素飽和度は，平均値が95%の1,040人の小児について記録し，この研究コホートにおける入院を予測するROC曲線のAUC値は0.76であり，中等度の識別能を示しているにすぎず，このことから初期の酸素飽和度は，入院の単一予測因子変数としては有効でないと結論づけることができる。

## 小児気管支喘息患者における治療後の再発

MARC研究者による，もう1つの大規模前向き多施設研究では，44ヵ所のEDを受診した2〜17歳の小児について，再発のリスク因子および予測因子を検証した[12]。37一般病院と7小児病院から参加を得た。EDから帰宅した患者のみを登録した。ここでも，前向き登録およびデータ収集は1日24時間，平均で2週間にわたって行なわれた。電話による追跡調査は，再発を確認するために患者の帰宅後2週間の時点で行なった。再発は，EDから帰宅後，最初の2週間の気管支喘息による緊急のED受診と定義した。

合計1,184名の患者が登録され，そのうち303名は入院，または重症の併存疾患のために除外した。残る881名のうち合計762名（86%）が完全な追跡調査を受け，この解析の中に組み込まれた。小児の10%（CI 8-13%）に再発が見られた。一般病院と小児病院との間の再発率に差異は認めなかった（12% vs.10%）。多変量解析により，再発に対して独立して関連を持つ4つの因子を**表55.2**に示した。ED受診回数とタバコの煙への曝露の変数は，EDから帰宅後3日以内の再発にのみ注目した個別解析では，もはや有意ではなかった。症状の持続期間，治療期間，投薬治療，または家庭で使用するステロイドの処方に関して，最初のED受診の再発患者と非再発患者との間に差はなかった。

**表55.2 多変量ロジスティック回帰モデルによる小児気管支喘息の再発を独立して予測する因子**

| | オッズ比 | CI |
|---|---|---|
| β刺激薬，ステロイド，クロモリン，ネドクロミル以外の気管支喘息薬投与 | 3.7 | 2.2–6.3 |
| 年齢（5歳毎の増加に対し） | 1.4 | 1.0–1.8 |
| ここ1年間の気管支喘息に対してのED受診（5回の受診毎に） | 1.2 | 1.0–1.5 |
| タバコの煙への曝露 | 0.5 | 0.3–0.9 |

文献12より

## 気管支喘息患者（小児と成人）における入院の予測

オーストラリアの研究者たちは，ED受診時の最初の気管支喘息の重症度評価と比較して，EDでの治療1時間後における気管支喘息の重症度判定の方が，入院の必要性の予測因子として優れているかどうかを調査した[13]。この観察コホートでは，2001年に2週間にわたってオーストラリアの36ヶ所のEDを訪れた720名の患者を解析した。受診時，1時間後，そして，EDでの治療終了時の重症度評価を行なった。オーストラリアの気管支喘息ガイドラインに則った成人患者と小児患者の臨床的評価は，オーストラリア全国喘息キャンペーンにより承認された。評価には，軽度，中等度，重度，または，致命的（各カテゴリーに対応する意味を持つ）という格付けがあるが，次の項目も含めた。すなわち，意識変容，肉体的疲労，多弁，奇脈，中枢性チアノーゼ，喘鳴強度，最大呼気流量（PEF），FEV₁（予測割合），症状に対するパルスオキシメトリ，および入院の必要性である。

このコホート研究では，44％を成人が占め，全体で32％の成人患者が入院を必要とした。受診時，または，1時間後のいずれにおいても軽度の気管支喘息と評価された患者では，80％を超える患者が帰宅した。同様に，どちらの評価でも重症と評価された場合は，85％を超える患者が入院となった。受診時の中等度という評価は，入院の必要性に対する良好な予測因子ではなかった。しかしながら，1時間後の評価で中等度と評価された場合は，入院を必要とする患者を84％予測した。著者らは，急性気管支喘息でEDを訪れた患者に対する1時間後の治療に対する反応は，入院を予測する際に受診時の重症度評価よりも優れていたと結論づけた。

## 成人気管支喘息患者における入院の予測

研究者は，急性気管支喘息による入院に関連する患者の特性を検証した別のMARC研究で，電話による2週間追跡調査を行ない米国，およびカナダの64ヶ所のEDから募った4つの前向きコホートから収集したデータを使用した[14]。全データが揃っていて登録された1,805人の患者の入院率は，20％（CI 18-22％）であった。**表55.3**に独立して入院と関連性を持つ変数を示してある。この多変量モデルのAUC値は0.91であり，優れた識別能力を示しているが，このモデルの外的妥当性はまだ検証されていない。

米国とカナダの88ヶ所のEDの研究者は，急性気管支喘息を調査するためにMARC研究協力の一環として，1999〜2002年に平均2週間データを収集した。急性気管支喘息を発症した高齢者 vs. 若年者の解析で，研究者は気管支喘息の重症度，治療，および転帰における違いについて検証を試みた[15]。年齢は，18〜34歳，35〜54歳，および55歳以上の3群に分けた。慢性閉塞性肺疾患（慢性気管支炎，または肺気腫）の既往，または，1日1箱のたばこを10年以上喫煙していた患者は除外した。患者の追跡調査は，EDを受診後2週間の電話インタビューにより行なった。

この研究には，2,064名の患者（適格者はその84％）が登録され，その56％が最も若い年齢，6％が最も高齢の分類に登録された。全体で348名の患者（17％）に入院の必要があった。年齢の分類が高齢になるに従って，入院率が有意に高くなった（最も若い年齢群13％，中間の年齢群19％，最も高齢群38％）。初期PEF（予測割合）に基づくED受診時の急性気管支喘息症状の深刻度は，すべての群で重度（平均47％）であった。多変量モデリングにより，人口統

**表55.3 多変量ロジスティック回帰モデルによる成人気管支喘息の入院を独立して予測する因子**

| | オッズ比 | 信頼区間 |
|---|---|---|
| 家庭でのネブライザー使用* | 2.7 | 1.6–4.5 |
| 最終のピークフロー値（予測値の10％の減少につき） | 2.6 | 2.2–3.1 |
| 女性 | 2.1 | 1.3–3.6 |
| β刺激薬と吸入コルチコステロイド以外の気管支喘息薬投与 | 1.9 | 1.2–3.0 |
| EDでのβ刺激薬治療 | 1.4 | 1.3–1.6 |
| 最初のピークフロー値（予測値の10％の増加につき） | 1.4 | 1.2–1.7 |
| 最初の呼吸回数（5回につき） | 1.3 | 1.1–1.7 |

*過去4週間で
文献14より

計学と重症度因子を調整後，55歳以上の患者の気管支拡張治療に対する反応性が最も悪いことが判明した。PEFの変化を除外したロジスティック回帰モデルでは，年齢の上昇は独立した入院の予測因子であった。しかしながら，このモデルにPEFの変化を加味した場合，年齢は入院の予測因子とはならなかった（表55.4）。

全患者の64%に対して2週間追跡調査が可能であった。55歳以上の患者は，入院期間が長く（各年齢群の入院日数は，年齢が上がるに従い，それぞれ平均で2日，3日，4日），最初のED受診後2週間で再発する可能性がより高いこと（各年齢群の年齢が上がるに従い，それぞれ12%，19%，25%）を示した。

最近，Tsaiらは，国家救急部門安全性研究（NEDSS）とMARCのデータを使用し，入院の可能性に基づいた患者リスクによる層別化でグループ分けするように策定された分類木を導き出し，検証した[16]。著者らは，63ヶ所の米国のEDで8変数，すなわち，人口統計（年齢と性別），慢性気管支喘息関連因子（気管支喘息によるこれまでの入院），およびED受診と重症度（症状の持続期間，室内空気における初期酸素飽和度，初期呼吸数，初期PEF重症度，およびPEF重症度の変化）を収集した14〜54歳の1,825人の患者を含むNEDSSデータセットを使用した。再帰分割を使用して，著者らはPEF重症度分類における変化（C），喘息による以前の入院（H），室内空気の酸素（O）飽和度，および初期PEF（P）の4つの臨床的変数に基づいて1つの決定木を導き出した。この決定木は，その後，米国の36ヶ所のEDの18〜54歳の1,335人のMARC患者の検証コホートにより検証された。

結果として得られた決定木により，このセクションに記した4つの変数に基づいて，気管支喘息患者を7つのリスク群に分類した。この7つの群の中で，最少リスク群と最大リスク群との間で9%から48%（p＜0.001）へと入院リスクが有意に増加し，抽出コホートにおけるAUCが0.72，検証コホートにおけるAUCが0.65と，この決定木は申し分のない識別能を有していることが判明した。これらのAUC値，並びに喘息患者の帰宅に対する許容できるリスク閾値がまったく存在しない（この対象集団における，許容できるリスクに関する意見の一致した定義の欠如を考慮する）という事実の双方から，これらの著者の決定木は目下のところ適用されていないが，使用している方法論は理にかなったものであり，これを気管支喘息患者の大規模なデータセットに適用すれば，今後より有効なリスク層別化ツールの開発に繋がる可能性が高いと思われる。

### 成人気管支喘息患者における治療後の再発

1996年と1997年の間に収集されたMARC研究者によるデータを使用して，Emermanらは641人の患者の急性気管支喘息に対する治療後の成人気管支喘息患者の再発に関連する因子を検証した[17]。合計17%が最初のED受診後2週間で再発を報告している。PEFR値の最初の値，最終の値とその変化は，再発した患者と再発しなかった患者間で差はなかった。多変量ロジスティック回帰モデルにより，年齢，性別，人種，プライマリケア従事者の状況と報告された喘息誘因の数を調整した後，1〜7日の症状持続期間（オッズ比2.5，CI 1.2-5.2），家庭でのネブライザー使用（オッズ比2.2，CI 1.5-3.9），喘息による複数回の緊急診療受診（オッズ比1.4，CI 1.5-3.9），および喘息による複数回のED受診（オッズ比1.3，CI 1.5-1.5）は，いずれも独立した再発関連予測因子であることが判明した。

### コメント

気管支喘息は，頻回なED受診と入院の原因になる高頻度に見られる疾患である。主に小児に対する数多くの喘息スコアリングシステムが考案されているが，

**表55.4** 多変量ロジスティック回帰モデルによる成人気管支喘息の入院を独立して予測する因子

|  | 入院の必要性に対するオッズ比 | | |
| --- | --- | --- | --- |
|  | 年齢18〜35* | 年齢35〜54 | 年齢≧55 |
| PEFの変化を除いたモデル** | 1.0 | 1.2 (0.8-1.7) | 2.0 (1.2-3.4) |
| PEFの変化を含めたモデル** | 1.0 | 1.2 (0.8-2.0) | 0.9 (0.4-2.1) |

*参照カテゴリー
**表55.3に示された変数を含むモデル
文献15より

積極的に導き出され，検証されたものはほとんどなく，幅広く容認されているものは1つもない。急性気管支喘息の重症度の臨床的評価は再現可能であるが，特に正確性の高いスコアリングシステムは存在しない。PASSとPRAMスコアは，（i）選択されなかった研究被験者の広範なグループに対する理にかなった導出と検証，（ii）限定した数の臨床的に関連する項目の使用，および，（iii）識別性と反応性があることが証明され，有効なスコアリングツールの基本的基準を満たしていると思われる。しかしながら，別個のツールの必要性の疑問を投げかけた成人用の同様のツールはまだない。

　帰宅，入院，および治療後の再発といった，特定の転帰の予測因子のセットが，数々の研究で検証された。小児では，入院を確実に予測できる人口統計学的変数のセットはまったくない。入院を予測できると考えられる病歴と臨床的因子には，初期の低酸素飽和度，EDでのβ刺激薬使用の程度（例えば，施したネブライザー治療の総数），前年の気管支喘息による入院，ED受診時の併存疾患，もしくは，ステロイド使用がないことが含まれる。患者によっては急速に改善する場合があるので，EDでの治療から1時間後の入院必要性の評価は，初期の評価と比較してより良好な入院予測因子になると思われる。治療を受けて帰宅した患者に対する，治療後の再発は高いまま（小児では10％以上）であり，気管支喘息関連のED年間受診件数と共に，通常の薬物以外の気管支喘息薬の使用が増加する。成人気管支喘息患者においては，いくつかの変数が入院を予測すると考えられるが，それは様々な研究において一貫していない。同様に，成人の気管支喘息患者における治療後の再発（成人では16％を超える）は，症状の持続期間，家庭における自己治療，喘息に関連した以前の緊急診療とED受診の程度と関連性がある。

　全体的に，入院の必要性，または治療後再発のリスクを信頼できる情報として伝えることのできる一連の均一な予測因子変数はない。以前の入院，ED受診前の薬物治療の程度と，EDにおける治療期間後の評価などのいくつかの変数は，患者の入院，または帰宅の決定に影響を及ぼすであろう直感的要素である。PASSの有望な開発と同様に，MARC研究者による急性気管支喘息を検証している最大かつ最も多様な研究の集積は，この議論に幅と奥行きをもたらしたが，なおいっそうの研究が必要であることは当然である。成人気管支喘息患者のサブグループ内の一連の因子は，小児のスコアが成人の予測因子とは別に策定されたのとほぼ同じように，臨床的使用において予測性，並びに反応性のある指標になるであろうと確認された。最後に，治療法の改善にはあらゆる予測ツールの改良が必要になる。EDでの短期間の集中的治療後の臨床的評価に基づいて，患者の傾向を継続的に見る必要がある。しかしながら，治療へのアクセス，適切な薬物投与へのアクセス，ヘルスリテラシー，および環境因子といったこれまでに行なわれた臨床研究にほとんど組み込まれたことのない，患者の周りを取り巻く問題を含む要素は，今後検討に値する。

# 第56章

# 非外傷性背部痛

## ハイライト

- 背部痛は救急科患者の主要な筋骨格系の愁訴であるが，通常自制内である。
- 急性背部痛の最初の診断的アプローチは，重大な全身疾患に対するリスクを評価し，次の画像検査を決定する。
- 背部痛を呈する全身疾患には，動脈瘤，癌，脊髄感染症，圧迫骨折，強直性脊椎炎がある。
- 病歴と身体所見だけでは，背部痛の病因を診断したり，除外したりするには不十分である。

## 背景

背部痛の生涯発症率は90％で，2007年には200万人以上が背部痛で救急科（ED）を受診した[1,2]。幸い，2週間以上持続する急性背部痛は14％のみであった。腰痛は腰椎，椎骨靱帯，線維輪，椎骨骨膜，椎間関節，傍脊柱筋群，血管，脊髄神経根から生じるかもしれない。加えて，腰痛は多くの全身疾患の症状として生じるかもしれない（**表56.1**）。臨床医は急性背部痛の評価の際，3つの重要な問題に答えを求めるべきである[3]。

1. 重大な全身疾患から痛みが生じているか。
2. 外科的評価が必要かもしれない神経学的障害があるか。
3. 痛みを増強する，もしくは長引かせる社会的，精神的状況があるか。

**表56.1 急性背部痛の鑑別診断**

---
腹部大動脈瘤
強直性脊椎炎
圧迫骨折
椎間板炎（もしくは脊椎骨髄炎）
腸疾患
硬膜外膿瘍
椎間板ヘルニア
悪性腫瘍
筋骨格疾患
潜在的な外傷
膵炎
腎盂腎炎
反応性もしくは乾癬性脊椎炎（reactive or psoriatic spondy-loarthritis）
脊椎狭窄

---

全身疾患には血管疾患，癌，脊髄感染症，圧迫骨折，強直性脊椎炎が含まれる。これらの疾患を診断するのに，補助的な診断検査よりも詳細な病歴聴取が優れているかもしれない。例えば，腹部大動脈瘤は，60歳≦で，アテローム硬化症の既往があり，安静時疼痛がある患者で発見される[4]。馬尾症候群は，しばしばひどく偏位した椎間板ヘルニアの結果として生じ，通常，第4〜5腰椎，第5腰椎〜第1仙椎，もしくは第3〜4腰椎の椎間腔で生じる[5]。馬尾症候群は鑑別疾患に上がりづらく，診断がしばしば遅れる[6,7]。強直性脊椎炎は，典型的には40歳より以前に緩やかに発症し，夜間の痛み，朝のこわばり，運動で改善するという特徴を有している。硬膜外膿瘍は，発熱を伴う背部痛から項部硬直を伴うラセーグ徴候，ケルニッヒ徴候，レルミット徴候や，時に手足に放散する痛み，運動感覚障害，最終的には麻痺に進展する[9]。臨床医はそれぞれの症状の持続期間はとてもまちまちで，非常に短い可能性があることを理解しておくことが大切である。硬膜外膿瘍のリスクファクターは経静脈的薬物依存，アルコール依存，肥満，四肢細菌感染症，外傷，侵襲的手技である[9-11]。EDでの硬膜外膿瘍の診断の遅れは，症例の83.6％で生じるが，徴候や症状の系統的評価，赤血球沈降速度測定（ESR），C反応性タンパク（CRP）測定，そしてMRI検査施行とガイドラインを実行すると，診断の遅れは9.7％まで減らせる[12]。これらの全身疾患の有病率は，EDを母集団にした場合，依然明らかになっていないが，背部痛を持つプライマリケア患者では，4％が圧迫骨折，3％が脊椎すべり症，0.7％が脊髄腫瘍，0.3％が強直性脊椎炎，0.01％が脊髄感染症である[2]。

急性腰痛の最近の診断評価では，National Hospital Ambulatory Medical Care Survey（NHAMCS）EDデータによると30％がレントゲン検査を施行され，9.6％がMRIもしくはCT検査を施行された。MRIもしくはCT検査の使用は2002年～2006年の間で3.2％から9.6％に増加し[13]，他のデータでも同様の結果を認めている[14-16]。プライマリケアの現場では，腰痛に対する最初の画像検査としてMRIを施行することは機能障害の改善に繋がらなかったが，外科的介入と費用の増加をもたらした[17]。同様に，複数のランダム化試験でも，重大な問題を示唆する所見がない場合に，直ちに画像検査をする明らかな利益を証明することはできなかった[18]。救急医はプライマリケア医よりも，通常腰痛の画像評価に対し保守的である[15,19]。救急医が腰痛患者の画像検査をするより前に評価する書面上の診断基準は，不適当な検査を継続的に減少させることを証明した。electronic decision support systemもまた腰椎MRIの不適切な使用を減少させた。

背部痛の診断ガイドラインに則って診断すると医療費が減らせ，結果を改善することが可能であるが，臨床医はほとんどこれらのガイドラインに則って診断しない[22]。急性非外傷性背部痛の診断的評価を目的とした救急医学のガイドラインは存在しないが，複数の専門学会がエビデンスに基づいた方法を公式化できるようにガイドラインを公表している[23]。一般的によく考えられた診断は，最初の画像選択と緊急性をガイドするべきである。"レッドフラッグ"は，通常，臨床医が高度な画像撮影を考慮するサインであり，22のレッドフラッグが，いろいろなガイドラインで定められている（表56.2）[23]。脊椎骨折疑いの画像ガイドラインは，マルチ検出CTが骨構造の選択法であるので，多様性があるが，MRIは脊髄や靭帯に選択される検査である[24]。また，背部痛の持続期間も画像検査をするかしないか，いつすべきかを決定する時に考えられるべきである[25]。

検査依頼をよく考える時に2つの主要な考えが注目される。はじめに，ガイドラインはエビデンスに基づく評価と専門家の合意に基づいているが，ガイドラインはしばしば医療過誤や第3者医療費支払い機関からの推奨マネージメントと異なり，臨床現場にそぐわないことがある[23]。次に臨床医はエビデンスが反対のことを示唆するにもかかわらず，陰性もしくは陽性診断検査結果が，心配している患者に安心を与えると誤って想定する[26]。事実，背部痛のように効果的な治療が存在する診断に直結しそうにないオーダーされた検査が，独立して症状の期間を延ばす。

**表56.2** レッドフラッグと推奨画像検査

| 疾患 | レッドフラッグ | 画像検査選択 |
|---|---|---|
| 馬尾症候群 | 便失禁<br>歩行異常<br>下肢脱力<br>鞍部のしびれ感<br>尿うっ滞<br>広範な神経症状 | MRI　外科的評価 |
| 悪性腫瘍 | 年齢＞50歳<br>癌の既往歴<br>多部位の痛み<br>安静時疼痛<br>難治性疼痛<br>予期せぬ体重減少<br>尿うっ滞 | レントゲン検査　MRI |
| 脊椎骨折 | 年齢≧50歳<br>骨粗鬆症<br>ステロイドの使用<br>器質的変形 | レントゲン検査　CT　MRI |
| 脊髄感染症 | 熱<br>免疫抑制<br>経静脈的薬物依存<br>全身疾患もしくは中毒 | レントゲン検査　MRI　血液培養 |

文献23より

# Clinical Question

急性非外傷性背部痛の様々な病因を同定するための，病歴や身体検査の診断正確度はどの程度か。

強直性脊椎炎患者はたいてい40歳よりも高齢である（**表56.3**）。胸郭拡張の減少（2.5cm以下）は陽性尤度比が9である。病歴に関連する他のリスクファクターは，強直性脊椎炎に対して有用な陽性もしくは陰性尤度比を示さない[28]。癌に対する臨床的に重要な陽性所見は癌の既往歴しかないが，所見がないからといって背部痛の病因が悪性腫瘍である確率を有意には減少させない[29]。ステロイドの使用は圧迫骨折の危険性を増すが，これらのリスクファクターがないからといって検査後確率を有意に減らすわけではない[2]。坐骨神経痛の存在は椎間板ヘルニアのリスクを増加させ，坐骨神経痛がなければ有意に椎間板ヘルニアのリスクは減じる[30,31]。椎間板ヘルニアのリスクを増加させる身体検査所見は，患者が片足のみを使って椅子から立ち上がるsingle-leg sit-to-stand testである。この検査は，もしできなければL3～4のヘルニアをL5～S1のヘルニアと区別し，素晴らしい信頼性を示す（$\kappa = 0.85$）（**表56.4**）[32]。同側の下肢伸展挙上は腰椎椎間板ヘルニアの確率を減らすかもしれないが，陰性尤度比は7研究を通し範囲が広く，0.54まで達する[33]。椎間板ヘルニアの確率を有意に減らす他の身体検査所見はない[32-35]。脊髄狭窄，癌，圧迫骨折，強直性脊椎炎に対する身体検査の診断正確度を記述した質の高い診断学的研究はない[2,36]。

# Clinical Question

急性非外傷性背部痛における放射線画像の診断正確度はどの程度か。

あるシステマティックレビューが，一般的な画像適用の診断正確度を評価している[37]。レントゲン検査は，もし検査陽性ならば癌の評価に有用であるが，癌，感染，強直性脊椎炎で検査陰性ならば疾患の検査後確率を減らす正確度はない（**表56.5**）。CTは検査陽性，陰性でも狭窄の評価に有用であるが，椎間板ヘルニアに対し幅広い尤度比を示す。背部痛のない患者の半分以上がMRI上椎間板ヘルニアを持っていると予想され，幅広い尤度比の範囲が報告されている[38]。MRIは検査陽性ならば，そして癌や感染で特に検査陰性ならば非常に有用である。MRI検査陰性は，狭窄の検査後確率を有意に減少させる。核スキャニング（SPECT）は癌の確率を有意に増加，もしくは減少さ

**表56.3** 背部痛の全身疾患病因追求のための病歴の診断正確度

| 疾患 | 病歴の要素 | 陽性尤度比（LR＋） | 陰性尤度比（LR－） |
|---|---|---|---|
| 強直性脊椎炎 | 5 Calin response[1] のうち4陽性 | 1.3 | 0.94 |
| | 発症年齢≦40歳 | 1.1 | 0 |
| | 仰臥位時に緩和しない痛み | 1.6 | 0.41 |
| | 朝の背部のこわばり | 1.6 | 0.61 |
| | 疼痛期間＞3ヶ月 | 1.5 | 0.54 |
| | 胸郭拡張の減少[2] | 9 | 0.92 |
| 癌 | 年齢≧50歳 | 2.7 | 0.32 |
| | 癌の病歴 | 15.5 | 0.70 |
| | 予期せぬ体重減少 | 2.5 | 0.90 |
| | 治療開始1カ月後も改善なし | 3.1 | 0.77 |
| | ベッド上安静で痛み軽減なし | 1.7 | 0.22 |
| | 1カ月を超す痛みの持続 | 2.6 | 0.62 |
| | 年齢≧50歳もしくは癌の病歴もしくは予期せぬ体重減少もしくは保存的治療の失敗 | 2.5 | 0 |
| 圧迫骨折 | 年齢≧50歳 | 2.1 | 0.26 |
| | 年齢≧70歳 | 5.5 | 0.81 |
| | ステロイド使用 | 12 | 0.94 |
| | 外傷 | 2 | 0.82 |
| 椎間板ヘルニア | 坐骨神経痛 | 7.9 | 0.06 |
| 脊髄狭窄 | 年齢≧50歳 | 3 | 0.14 |

1. Calin responseは （i）40歳以前に背部違和感が発症？ （ii）緩徐に進行？ （iii）少なくとも3カ月間持続？ （iiii）朝のこわばり？ （v）運動で改善？
2. ．拡張≦2.5cm
文献2より

せる。核医学は感染に対しMRIよりも有用性が落ち，強直性脊椎炎では有用でない。

## コメント

　背部痛は米国でED受診の，最も一般的な筋骨格系の愁訴である。背部痛は90％≦の患者で自然改善する症状であるが，臨床医は患者の年齢，併存疾患，心理社会的ストレス，潜在的な外傷機序の可能性，症状の持続期間を考慮し，より重大な病因を考えなければならない。背部痛のより重大な原因に対する救急医学クリニカル・ディシジョン・ルールが作成され，妥当性が確認されているので，EDでの処置を長引かせ，患者中心のアウトカムに重要でない費用のかかる画像検査は，最初の臨床懸念や各検査の診断正確度と注意深く比較検討されるべきである。ガイドラインに基づくアルゴリズムは，プライマリケアや救急現場で出される背部痛検査の効率を上げ，患者への治療に対するばらつきの少ない最善のアプローチであることが最近証明されている。

**表56.4 神経根障害を伴うヘルニアの身体所見の診断正確度**

| 身体検査所見 | 陽性尤度比（LR＋） | 陰性尤度比（LR－） |
| --- | --- | --- |
| 足関節背屈低下 | 1.2 | 0.93 |
| 足関節底屈低下 | 1.2 | 0.99 |
| 交叉性下肢伸展挙上 | 1.6-5.8 | 0.59-0.90 |
| 母趾伸筋筋力低下 | 1.7 | 0.71 |
| アキレス腱反射低下 | 1.3 | 0.83 |
| 患側下肢伸展挙上 | 0.99-2.0 | 0.04-0.54 |
| 椅子立ち上がりテスト | 26.0 | 0.35 |
| 感覚消失 | 1.0 | 1.0 |

文献2より

**表56.5 背部痛の画像検査の診断正確度**

| 画像選択 | 疾患 | 陽性尤度比（LR＋） | 陰性尤度比（LR－） |
| --- | --- | --- | --- |
| レントゲン検査 | 癌 | 12-120 | 0.40-0.42 |
| | 感染症 | 1.9 | 0.32 |
| | 強直性脊椎炎 | ？＊ | 0.55-0.74 |
| CT検査 | 椎間板ヘルニア | 2.1-6.9 | 0.11-0.54 |
| | 狭窄 | 4.5-22 | 0.10-0.12 |
| MRI検査 | 癌 | 8.3-31 | 0.07-0.19 |
| | 感染症 | 12 | 0.04 |
| | 椎間板ヘルニア | 1.1-33 | 0-0.93 |
| | 狭窄 | 3.2 | 0.10-0.14 |
| 核医学検査 | 癌（SPECT） | 9.7 | 0.14 |
| | 感染症 | 4.1 | 0.13 |
| | 強直性脊椎炎 | ？＊ | 0.74 |

＊陽性尤度比が文献上同定されていない
文献37より

# 第57章

# 血管内容量

## ハイライト

- 急性疾患の救急科患者の血管内容量を正確に評価することは重要な臨床スキルで，かつ転帰に強い影響を与える。
- 循環血液量減少に対する病歴の診断正確度を評価する研究はない。
- 循環血液量減少を除外するための最も役立つ所見は，口腔内乾燥と舌の深い溝がないことであるが，循環血液量減少と診断するための身体検査で唯一役立つ所見は，異常な毛細血管再充満である。
- 血液検査の診断正確度は，急性疾患の救急科患者で評価されていない。
- 下肢挙上，超音波心拍出モニター，超音波検査下大静脈径測定のようなベッドサイド検査は，重症患者の輸液反応性を予測する，簡単に利用可能なデータとして評価されている。

## 背景

小児に関する文献は幅広く存在するが，それが必ずしも小児以外に当てはまるとは限らないので，この章では成人の容量状態の評価に焦点を当てる[1]。外傷もしくは外傷以外の出血がある患者，高外気温，うっ血性心不全，敗血症，消化器系からの損失状態の要因に対し，しばしば救急科（ED）で容量のマネージメントを決定することがある。最適な輸液マネージメントに関するストラテジーは必ずしも明らかではなく，患者蘇生の際の輸液過多，輸液過小どちらも合併症や死亡率を増加させるかもしれない[2-5]。血行動態的に不安定な患者の診察に当たる際，患者がスターリング曲線のどこにいるのか，容量の問題が前負荷，後負荷，心収縮性，もしくはどれでもないのか，必ずしも明白ではない。結果的には，血行動態的に不安定な重症疾患患者の半分のみが輸液ボーラスに反応する[6]。

容量不足状態に対する専門用語は混乱しうる。体液量減少が細胞外のナトリウム喪失に関連するのに対し，脱水は血漿ナトリウム濃度と浸透圧を増加させる細胞内の水分の喪失である[7]。臨床医や研究者は，（容量不足を測定する）上昇した血清尿素窒素クレアチニン比や，（脱水を測定する）上昇した血清ナトリウム濃度を容量状態を表す言葉として一まとめにする傾向がある。高ナトリウム血症は主に血管内容量不足の高齢者で生じ，40％の死亡率に関連する。高ナトリウム血症関連死は，低血圧の持続期間と同様に輸液の種類と点滴速度に関連する[8,9]。この章では，脱水と容量不足を合わせて表現した専門用語として循環血液量減少という用語を使うだろう。

脱水もしくは容量不足に対する身体所見は，体位によるバイタルサイン（起立性），皮膚のツルゴール，粘膜乾燥，毛細血管再充満，尿量，神経学的状態の評価を含む。起立性のバイタルサイン計測の注意点は，臨床医は仰臥位のバイタルサインを計側する前に，少なくとも2分，起立時のバイタルサインを計測する前に起立後1分待たなければならないことである。座位時のバイタルサインは，起立時よりもかなり正確性が減少する。また，30秒間の脈拍計測は，15秒間よりもより正確である[10]。毛細血管再充満は患者の中指の爪をやさしく圧迫して評価するが，圧迫解除する前5秒間心臓と同じ高さに中指を置き，爪床が正常な色に戻るのに必要な時間を記録する（正常は成人で3秒，高齢者で4秒）。皮膚のツルゴールは，皮膚を検査者の指でつまんだ後に皮膚が正常な位置に戻ることができるかどうかを示し，エラスチンに関連する反跳機能である。正常な反跳時間に関する研究は見あたらないが，皮膚のツルゴールはエラスチンが減少するので年齢とともに減少（例えば，正常な皮膚の位置に戻るのに，より多くの時間がかかる）する。

研究者は，実験的な瀉血で健康ボランティアの急性出血に伴う体位によるバイタルサインの診断正確度を

評価したが，若い健康なボランティアが対象なので，この実験は病気や怪我に関連する一般的な経過やEDで評価する通常の患者集団に当てはまらない[7]。この研究を要約すると，臥位から立位に伴う30以上の脈拍の変化，もしくは体位に伴うひどいめまいは，大出血に対し感度97%，特異度98%であった。一方，体位による低血圧（収縮期血圧＞20mmHg），臥位時の頻脈もしくは低血圧は感度の低い検査であった[7]。

## Clinical Question

嘔吐，下痢，経口摂取不足でEDを受診した成人患者で，循環血液量減少に対する身体所見の診断正確度はどの程度か。

3カ所のEDでの研究で，身体所見における診断検査の特徴が報告されている（**表57.1**）[11-13]。Schrigerらは，毛細血管再充満を評価するために心血管系薬剤の服用患者を除外して，循環血液量減少（そして，明らかな低血圧もしくは体位による異常なバイタルサイン，平均年齢44歳）が疑われる32人のED受診患者と47人の献血ボランティアを評価した。循環血液量減少が疑われるという診断基準は，彼らの文献には明らかに記載されていなかった。表57.1に報告された毛細血管再充満時間の異常に対する尤度比は，毛細血管再充満に対する年齢や性別特異的な正常上限に関連している[11]。Grossらは38の徴候や症状を評価するために，脱水が疑われて2ヶ所の大学病院のEDのうち1ヶ所を受診した60歳≦の55人の患者を評価した。診断基準として，彼らはゲシュタルト，バイタルサイン，血清ナトリウム濃度，浸透圧，尿素窒素からなる検証されていないphysician dehydration rating scale

を使用した[12]。Johnsonらは，体位に伴うバイタルサインの診断正確度を評価するために，妊娠悪阻でEDを受診した23人の妊婦を評価した。彼らのinclusion criteriaは，$\beta$-hCG陽性，妊娠16週以下，尿比重が1.025以上で尿ケトン40mg/dL以上であった。彼らは，循環血液量減少の診断基準として，水分補給前後の体重により脱水の割合を算出した[13]。Eatonらは，medicine serviceに入院した100人の患者（平均年齢80歳）を対象に，腋窩の湿潤を評価する高齢患者の研究を4ヶ所の非EDで行なった。腋窩の湿潤は腕を内転姿勢で保持し，15分間右腋窩に事前に重さを計ったティシュペーパーを挟むことで入院24時間以内に評価された。15分後ティシュペーパーは再計測された。循環血液量減少の診断基準は，血清尿素：クレアチニン比が1：10よりも高く，血漿浸透圧が295mmol/kgよりも高いとした[14]。

毛細血管再充満の異常は，循環血液量減少の検査後確率を有意に上げる，ただ一つの身体所見である。舌の深い溝もしくは口腔内乾燥がないことは，循環血液量減少の確率を有意に減らす，唯一の身体所見である。身体所見を組み合わせた場合に関しては報告がない。重症患者のある研究で，循環血液量を予測する簡単なディシジョン・ルールが開発され内的に検証されたが，そのルールはクリニカル・ディシジョン・ルールとなるような確立された基準とはならなかった（第4章参照）。また，そのルールは，検証されず，集中治療患者から抽出されたため，ED受診患者に用いるには限界がある[15]。循環血液量減少の診断に対する，病歴の正確度を評価した質の高い研究はない。

**表57.1** 非出血性の循環血液量減少を診断するED受診患者の身体所見の診断正確度

| 所見 | 陽性尤度比（LR＋） | 陰性尤度比（LR－） |
|---|---|---|
| 起立性の脈拍変化＞30 | 1.7 | 0.8 |
| 起立性の収縮期血圧変化＞20mmHg | 1.5 | 0.9 |
| 腋窩の乾燥 | 2.8 | 0.6 |
| 口腔内乾燥 | 2.0 | 0.3（0.1–0.6） |
| 縦走する舌の深い溝 | 2.0 | 0.3（0.1–0.6） |
| 眼球陥凹 | 3.4 | 0.5 |
| 錯乱 | 2.1 | 0.6 |
| 四肢の脱力 | 2.3 | 0.7 |
| 会話が明瞭でない | 3.1 | 0.5 |
| 毛細血管再充満の異常 | 6.9（3.2–15） | 0.7 |

文献11～13より

## Clinical Question

EDを受診した成人患者で，非出血性の循環血液量減少が疑われる場合，血液検査の診断正確度はどの程度か。

　最も質の高い診断正確度試験で血清尿素窒素，ナトリウム濃度，浸透圧が循環血液量減少に対する診断基準として使用されているが，これらの血液検査の正確度は，健康な集団もしくは急性疾患に罹患した集団で評価されていない。また，尿比重増加（≧1.020）もいくつかの研究で循環血液量減少の診断基準として使用されている。Bartokは，診断基準として体重に基づく脱水を使用し，25人の男子大学生レスリング選手で尿比重の診断正確度を評価した。尿比重計による感度は87％，特異度は91％であったのに対し，検査室での尿比重1.020以上の感度は96％，特異度も96％であった[16]。尿比重の診断正確度は，急性疾患のED受診患者では評価されていない。

## Clinical Question

血行動態不安定や容量状態が不確定な成人患者において，容量蘇生反応を予測するための，救急医による超音波検査や他のベッドサイド検査の診断正確度はどの程度か。

　下肢挙上は，簡単で可逆性のある急速輸液負荷状態を模倣する方法として評価されている[17,18]。Biaisらは，半横臥位で下肢挙上後，経胸壁超音波心臓検査とVigileo（Flo Trac）による心拍出量評価を行なった34人の自発呼吸患者を評価した。下肢挙上後，超音波心臓検査の心拍出量13％以上，もしくはFlo Tracによる心拍出量16％以上の増加が，容量拡張を予測する感度と特異度であった（表57.2）[17]。Thielらは，容量拡張を必要とするICU患者で下肢挙上を評価するために輸液負荷に引き続き，経胸壁超音波心臓検査で心拍出量の変化を評価した。下肢挙上に伴う15％以上の心拍出量の変化が容量反応性を予測した[18]。救急医のためのベッドサイド検査は他にも記載されてはいるが，それらの検査の正確度や信頼度は系統的に評価されていない。最も期待できるそのような検査には，超音波心拍出量モニターや下大静脈径が含まれる[6,19-21]。

**表57.2** 容量反応性を予測するベッドサイド検査の診断正確度

| ベッドサイド検査 | 陽性尤度比<br>（LR＋） | 陰性尤度比<br>（LR−） |
| --- | --- | --- |
| 下肢挙上後の超音波検査<br>　心拍出量増加≧13％ | | |
| Biais（2009） | 5.0 | 0.00 |
| Thiel（2009） | 11.6 | 0.20 |
| 下肢挙上後のフロートラック<br>　心拍出量増加≧16％ | 8.5 | 0.17 |

文献17,18より

## コメント

　どのような臨床現場においても，容量反応性を正確に評価することは挑戦的なことであるが，EDでは病歴聴取をしっかりできなかったり，迅速な評価が求められるので，さらに困難になる。病歴と身体所見の限界を理解することが，安全かつ効率的な容量蘇生にとって重要である。不運にも病歴の診断正確度は研究されておらず，身体検査のほとんどの要素も循環血液量減少の確率を判断するのに役に立たない。循環血液量減少が疑われるED患者の病歴や身体検査個々の，そしてさまざまな組み合わせの正確度や信頼度を決定するために，質の高い診断試験が必要である。加えて，これらのEDで行なわれる診断試験は，信頼度，診断正確度，容量反応性の予測可能性を確かめるために，出血による循環血液量減少，消化器系の損失に伴う循環血液量減少，そして重症疾患に関連する循環血液量減少を含む各々の病態別の循環血液量減少患者で評価されるべきである。そのために，研究者は循環血液量減少に対する妥当な参照基準を確立し，臨床的ゲシュタルトの正確性を評価する必要があるだろう。循環血液量減少のリスクに対するクリニカル・ディシジョン・ルールは現在存在しないが，もし血管内容量の評価が誤った治療（容量過負荷患者に対する輸液，もしくは循環血液量減少患者に輸液制限）に導くなら，クリニカル・ディシジョン・ルールは，有害事象のリスク増加をもつ一部のED患者に特に有用かもしれない。循環血液量減少と診断する身体所見の中で最も役立つ要素は，毛細血管再充満時間の異常，眼球陥凹，そして腋窩の乾燥であり，一方口腔内乾燥がないことは循環血液量減少を除外する最も役立つ所見である。

# 第58章

# 老年症候群

## ハイライト

- 認知機能障害は，救急科における地域在住高齢患者の30〜40％に存在するが，スクリーニング作業で認知機能障害に焦点を当てなければ，通常，臨床医によって検出されない。
- 認知症またはせん妄向けの短時間スクリーニング検査は，救急科の現場でほとんど評価されていない。
- Short Blessed Test や Brief Alzheimer's Screen によって認知症の確率を大幅に減らすことができるが，いずれも認知症の確率を大幅に高めることはできない。
- Confusion Assessment Method（CAM）は，救急現場での検証が必要であるが，医師によるCAMはせん妄の診断を正確に選別できる。
- 転倒研究では，救急科患者における個人または集団のリスクファクターの診断精度が報告されていないが，過去の転倒や認知機能障害が救急科を受診する高齢者の将来の転倒に強く関連していると思われる。

## 背景

　世界的に，高齢者が救急科（ED）を訪れる割合が増えている。これは，前世紀にわたる公衆衛生や医療科学の大幅な改善の恩恵を受けた，高齢化社会の兆候である[1-3]。現在の利用率は，米国で65歳より高齢の100人につき年間50回のED受診となり，最も人口が急成長している区分は「最高齢者」，すなわち85歳以上の高齢者である。非定型疾患症状としばしば認知症やせん妄のような診断未確定の複雑な併存疾患を持つ高齢者患者のED受診により，EDの滞在時間が延び，全体的なEDの資源の消費，および入院率が上昇しうる[4,5]。老化表現型に寄与する一般的な併存疾患のことを「老年症候群」と呼び，これには失禁，転倒，せん妄，認知症，虚弱，機能低下，および多剤服用が含まれる[6]。EDの臨床問題解決には，伝統的に高齢者介護モデルが組み込まれていないが，社会の高齢化に伴い，救急医は一般的な老年症候群を特定し，治療を開始することが期待されている[7,8]。

　「認知機能障害」という用語は，軽度認知障害，せん妄，認知症のすべてを含み，EDの医師が患者との短い初回面接で推定できる臨床記述とよく一致する。体系的にスクリーニングを行なうと，高齢のED受診患者の最大42％がなんらかの認知機能障害を抱えて

いる[9-13]。救急医は，EDを受診する大多数の認知機能障害を見過ごす[9,14]。これらの疾患の医療費は膨大で，認知症の世界全体の医療費は2009年で4220億ドル，せん妄関連費用は年間1520億ドルである[15,16]。また，ED受診の高齢患者における認知機能障害は，加速度的な機能低下や短期の再入院[17-19]，転倒[20]，危険運転[21]，患者満足度の低下[22]，および介護者の生活水準の低下[23]に関連している。

　認知症は神経変性過程であり，認知症の最も一般的な原因であるアルツハイマー病は2050年までに85人に1人がかかるであろう[24]。認知症の他の原因には，脳卒中，パーキンソン病，および頭部外傷がある[25]。軽度認知障害は，日常の活動には影響しないが，特定のスクリーニング検査によって検出されうる記憶や言語の問題という特徴がある[26]。EDにおける軽度認知障害の有病率と最適なスクリーニング方式は，まだ評価されていない。

　せん妄は，急性疾患や中毒性薬物摂取の症状である一過性の認知機能障害である。せん妄の診断を確立するための「精神障害の診断および統計マニュアル（DSM）」基準では，時間をかけて生じ，急性生理ストレス要因に起因する意識の変動や認知の変化を記録する必要がある[27]。これに対し，認知症は，意識の変容や不注意の要素がない期間が数カ月から数年にわた

238　PART 8　その他：血液学，眼科学，呼吸器学，リウマチ学，老年学

り，緩徐に発症する。せん妄はED受診患者の8〜30%で検出されうるが，最大87%まで救急医にせん妄を見落とされている[14,28,29]。せん妄をEDで診断することは，現在行なわれている集学的研究の話題である最適スクリーニングと管理戦略を備える医療の質指標と見なされている[30,31]。せん妄は，アルツハイマー関連の認知機能低下を加速化し[32]，入院期間を延長し[33]，死亡率の増加に関連している[34]。また，せん妄は，EDにおける患者と医師の効果的なコミュニケーションを妨げる[35]。EDでは低活動型せん妄が多く，症例の92%を占めている[29]。Confusion Assessment Method（CAM）は，せん妄向けに最も頻繁に評価されているスクリーニング方式であるが，MMSEと同様，CAMはEDの現場で正式に検証されたことがない[36,37]。

転倒は高齢者の外傷に関連する死亡の主要原因であり，有害転倒率は急速に拡大する老年人口を上回っている[38]。現在，65歳≦の高齢者の約3分の1が毎年転倒し，最大15%が毎年複数回転倒する[20]。すべての臨床現場で，高齢者転倒リスクをスクリーニングすることが，二次予防介入として提唱されている[39]。ある集学的なEDでの二次的転倒防止介入は，1年間の転倒に対する20%の絶対的なリスク減少を示したが，この成功は他では再現されていない[40,41]。転倒リスクは，介護施設 vs. 地域在住者だけでなく，入院患者 vs. 外来患者を含めた患者のサブグループ間で異なる。すべてのEDでの転倒予防プログラムが効果的であるためには，やる気があり協力的な患者，信頼性が高く，継続的なコミュニケーションをとり続けられる集学的な専門チーム，および社会経済的階層間の信頼できるフォローアップが必要である[42]。ただし，克服すべき最初の障壁は，有害な転倒を減らすために，転倒リスクが最も高く，ED介入の恩恵を受ける可能性が最も高い個人を特定することである[31]。

## Clinical Question
認知機能障害のリスクをもつED受診の高齢患者で，最も正確で短時間の認知症スクリーニング方法は何か。

認知症の即時診断には，ミニメンタルステート検査（MMSE）が研究の場で最も広く評価されている方法であるが，EDで日常的に使用するには時間がかかりすぎ，かつEDでは正式に検証されていない[43-45]。MMSEは，特に軽度認知障害を特定する上で不正確

で，感度が18%と低い[46]。また，MMSEは教育水準が低く，低社会経済サブグループで，許容できないほど偽陽性率が高い[47,48]。

あるシステマティックレビューで，25個のスクリーニング方法が29の研究で評価されたが，いずれもEDでの分析ではないと記述している[44]。4つの試験では，診断基準としてMMSE 23点以下を使用して，EDの現場で運用するための特別な装置を必要としない短時間（1分以内）方式の診断精度を評価した（**表58.1**）[10-12,49]。Six-Item Screener（SIS）は，認知症の除外について，Short Blessed Test（SBT，**図58.1**）やBrief Alzheimer's Screen（BAS，**図58.2**）より劣っていた。いずれのスクリーニング方式も，認知症診断に取り入れるには精度が十分ではないが，SBTとBASは個々の患者が認知症を持つ確率を大幅に減らすことができる。介護者が行なうAD8（**図58.3**）はSISより劣っていたが，近親者の視点から認知機能低下の機能的影響を評価する際に，意識のある，または協力的な患者であるかに依存しないという利点があった。また，SBTとBASは，せん妄の全症例を特定した[11]。

## Clinical Question
認知機能障害のリスクがあるED受診の高齢患者では，ベッドサイドのせん妄スクリーニング方法の診断試験に，どのような特徴があるか。

あるシステマティックレビューでは，11のベッドサイドせん妄スクリーニング方法を評価する際に，9〜63%のせん妄有病率を持つ3,000人よりも多い患者を含んだ25の研究で評価した[37]。これら11の方法のうち，以下の4方式のみが有用な陽性（LR＋）・陰

**表 58.1** Short Blessed Test（SBT），Brief Alzheimer's Screen（BAS），Six-Item Screener（SIS），Caregiver-Completed AD8（cAD8）の診断検査の特徴

| 試験 | 陽性尤度比（LR＋） | 陰性尤度比（LR－） |
|---|---|---|
| SBT | 2.7 | 0.08 |
| BAS | 2.0 | 0.10 |
| SIS | 3.3 | 0.33 |
| cAD8 | 2.2 | 0.27 |
| SBT+cAD8 * | 1.2 | 0.32 |
| BAS+cAD8 ** | 1.1 | 0.27 |
| SIS+cAD8 *** | 3.0 | 0.16 |

*異常なSBTもしくは異常なcAD8
**異常なBASもしくは異常なcAD8
***異常なSISもしくは異常なcAD8
文献11より

老年症候群

患者への指示：さてあなたの記憶と集中力を検査するためにいくつか質問します。質問は易しい質問もあるし，難しい質問もあります。

| | 正解 | 不正解 |
|---|---|---|
| 1）今は何年ですか？ | 0 | 1 |
| 2）今は何月ですか？ | 0 | 1 |

　　　私の後にこの名前と住所を繰り返し言ってください。
　　　ジョンブラウン，42マーケットストリート，シカゴ
　　　ジョンブラウン，42マーケットストリート，シカゴ
　　　ジョンブラウン，42マーケットストリート，シカゴ
　　　各試験で正確に繰り返し言えた単語に下線を引きなさい
　　　Trials to learn ＿＿＿＿（3回の試験でできなければ＝C）

3）腕時計や時計を見ないで何時か教えてください。（もし反応があいまいなら，1時間以内に答えるように促してください）

| | 正解 | 不正解 |
|---|---|---|
| | 0 | 1 |

4）20から1まで逆に大きな声で数えてください。（正しく順番通りに言った数字を記録しなさい。もし前から数え始めたり，課題を忘れたら，指示を繰り返して，間違い1の得点としなさい）

**0　1　2　間違い**

20　19　18　17　16　15　14　13　12　11　10　9　8　7　6　5　4　3　2　1

5）逆順で1年の月を言ってください。（もし試験者が1年の最後の月を思い出させる必要があれば，間違い1の得点とすべきである。正しく順番通りに言った月を記録しなさい）

　　　D　N　O　S　A　JL　JN　MY　AP　MR　F　J　　　　**0　1　2　間違い**

6）覚えるように言われた名前と住所を再度言ってください。

（ジョンブラウン，42マーケットストリート，シカゴ）　　　**0　1　2　3　4　5　間違い**
　　　＿＿＿＿＿＿＿，＿＿＿＿＿＿＿＿＿，＿＿＿＿

| 項目 | 間違い | 重み係数 | 最終的な項目得点 |
|---|---|---|---|
| 1 | | ×4 | |
| 2 | | ×3 | |
| 3 | | ×3 | |
| 4 | | ×2 | |
| 5 | | ×2 | |
| 6 | | ×2 | |

　　　　　　　　　合計得点（範囲0 ～ 28）＝
　　　　　　　0 ～ 4＝正常認知力
　　　　　　　5 ～ 9＝障害が疑われる
　　　　　　　10≦＝認知症と一致する障害

**図58.1** Short Blessed Test

患者への指示：記憶を試す問題を尋ねます。3つの物の名前を言います。私が3つすべての言葉を言うまで待ってください。それから，3つの言葉を復唱してください。2，3分後に再度名前を言うように尋ねるので覚えていてください。

　それでは，言葉を復唱してください。リンゴ，テーブル，ペニー。（もし必要なら3回復唱しても構いません。復唱は得点に含まれません）

患者は正確に3つの言葉を復唱しましたか？　　　　　　　はい　　　　　　　　いいえ

1) 今日は何日ですか？（D）　　　　　　　　　　**正解**　　　　　　**不正解**
2) 30秒でできるだけたくさんの動物の名前を言ってください。（A）＿＿＿＿＿（数）
3) "world"を逆から綴ってください。（S）　　　正解数
　　　　　　　　　　　　　　　　　　　　　　　0　　1　　2　　3　　4　　5
4) 3つの言葉を思い出してください。（R）　　　正解数
　　　　　　　　　　　　　　　　　　　　　　　0　　1　　2　　3

Brief Alzheimer's Screen $= (3.03 \times R) + (0.67 \times A) = (4.75 \times D) + (2.01 \times S)$
BAS ≦ 26は認知症と一致

**図58.2** Brief Alzheimer's Screen

患者がもし信頼できる情報提供者と一緒なら，情報提供者に次の質問をしなさい。患者は次の問題を抱えていますか？「はい」という回答は，思考や記憶（認知）の問題によって生じた，ここ数年の変化の存在を示唆します。
1) 判断力の問題（例えば，詐欺にあう，金銭面での悪い決断，受け取る相手に対し不適当な贈り物を買うなど）
2) 趣味や活動に対する興味の減弱
3) 質問，話し，供述を繰り返す
4) 機械，電気製品，小道具（ビデオデッキ，コンピューター，電子レンジ，リモコン）の使用法の理解に問題がある
5) 正しい月や年を忘れる
6) 複雑な家計状況（例えば，小切手帳を清算，所得税，請求書の支払）を扱うのが困難である
7) 約束したことを覚えることが困難
8) 思考や記憶に一貫して問題がある
それぞれの回答に当てはまれば1点。2点以上で認知障害高リスクとみなす。

**図58.3** AD8

性尤度比（LR −）を示し，5分以内に実施できた。CAM，Delirium Observation Screening Scale（DOSS），Global Attentiveness Rating（GAR），およびNursing Delirium Screening Scale（Nu-DESC，**表58.2**を参照）。いずれの方法も，EDの現場では明確に評価されていない。老年病専門医が行なうGARはたった1つの試験で優れた精度を示したが，CAMには，単純さ（**図58.4**），外的妥当性の強化（ほとんどの場合，様々な設定で研究された），および優れた診断精度などで他の方法に比べて，いくつかの利点があった。CAMは，看護師が行なった場合，陽性尤度比は7.3（CI 1.9-27），陰性尤度比0.08（CI 0.01-0.38）であった。また，医師が行なった際は，陽性尤度比65（CI 9.3-458），陰性尤度比0.06（CI 0.01-0.38）であった。

## Clinical Question

**ED受診の高齢患者で転倒の既往がある場合，病歴と身体所見のどの特徴が最も正確に将来の転倒を予測できるか。**

　2つの研究が，ED受診患者における転倒リスクファクターを評価した[50,51]。Closeらは，EDでの転倒評価以降，1年間にわたり以下の独立したリスクファクターを特定した。以前の転倒（OR 1.5），屋内転倒（OR 2.4），転倒後に立ち上がれない（OR 5.5），中程度のアルコール消費（OR 0.6），異常な精神状態（OR 0.7），および転倒指数による入院（OR 0.3）[50]。Carpenterらは，6ヶ月のフォローアップで転倒を経験しなかったEDの高齢患者について，以下の転倒リスクファクターを特定した。治癒しない足の痛み（HR 3.7），過去の転倒（HR 2.6），足の爪を切れない（HR 2.0），および自己申告のうつ（HR 1.7）。6カ月の転倒発症率は39％で，発症率の範囲はリスクファクターのない人の4％から4つのリスクファクターすべてを持つ人の42％までであった[51]。なお，いずれのEDでの研究も，将来の転倒を予測するGet Up and Go試験のような機能試験の能力を示さなかった。これらの前向き研究では，ベッドサイドでの様々な機能試験の評価を行なったが，いずれの機能試験もその後の転倒リスクと関連がなかった。いずれの研究も，個人や集団のリスクファクターの感度，特異度，または尤度比を報告しなかった。

　個人のリスクファクターの精度は，他の医療現場で

表58.2 簡易せん妄スクリーニング方法の診断検査の特徴のまとめ

| 検査 | 試験数 | 陽性尤度比（LR＋） | 陰性尤度比（LR－） |
|---|---|---|---|
| Confusion Assessment Method（CAM） | 12 | 9.6 | 0.16 |
| Delirium Observation Screening Scale（DOSS） | 2 | 5.2 | 0.10 |
| Global Attentiveness Rating（GAR）<7 | 1 | 65 | 0.06 |
| Mini Mental Status Exam（MMSE）<24 | 1 | 1.6 | 0.12 |
| Nursing Delirium ScreeningScale（Nu-DESC）>0 | 1 | 3.1 | 0.06 |

文献37参照

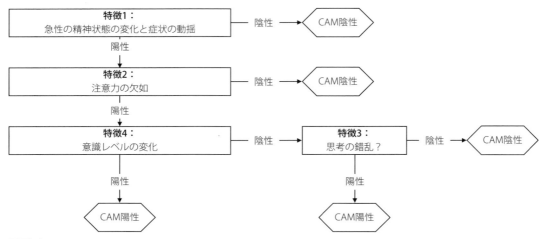

図58.4 The Confusion Assessment Methods

十分記述されている。9つの試験のシステマティックレビューでは，表58.3に示す尤度比を得た[20]。身体検査でわかる医薬品（ベンゾジアゼピン，フェノチアジン，および抗うつ薬），認知症，および古い脳卒中による欠陥が1年以内に転倒する確率を有意に高める。また，認知症も1年間に2回以上の転倒の可能性を増やす（陽性尤度比13，CI 2.3-79）。リスクファクターがなければ転倒リスクを有意に減らす（陰性尤度比0.8）。

## コメント

認知症の短時間スクリーニング方法が，認知症の確率を有意に減らすためにEDの現場で検証されてきたが，それらは正確に診断することができない。Monetteらは，CAMのEDでの利用を検証しているが，この試験は救急看護師や医師のCAMを，DSM基準を使用する独立した専門医の診断で検証していない。そのため，このレビューには含まれず，真の検証試験と見なされない可能性がある[52]。同様に，集中治療室向けのConfusion Assessment Method（CAM-ICU）は，従来のEDでの研究でせん妄の参照基準として使用されてきたが，ED設定ではまだ検証されていない[29,34,35,53]。一つの方法は，図58.5に提案されている認知症とせん妄を見つける事例に，この一連の認知機能障害スクリーニング方法を組み込むことである。EDでのケア中は，スクリーニングを行なうべき時であるが，忙しいEDの現場で，だれがこのスクリーニングを行うべきかを決定する最適なシステム設計や，異常なスクリーニング結果が救急医の管理や意思決定にどのように影響を与えるかについては，ほとんど決まっていない。

EDの高齢患者の転倒リスクを正確に評価することは，課題のまま残っている。特定の薬，認知症，パーキンソン病，および過去の転倒が，高齢外来患者の転倒リスクの増加に関連している。転倒のリスクを高める薬には，ベンゾジアゼピンやフェノチアジンがある。

表58.3 1年以内に1回以上転倒するリスクファクター

| リスクファクター | 陽性尤度比（LR＋） | 陰性尤度比（LR−） |
| --- | --- | --- |
| せん妄 | 17 | 0.99 |
| ここ1ヶ月の転倒 | 3.8 | 0.84 |
| ここ1年の転倒 | 2.8 | 0.86 |
| Short Portable Mental Status Questionnaire（SPMSQ）* で5つ以上の間違い | 4.2 | 0.88 |
| ここ1ヶ月で4日以上寝たきり | 3.7 | 0.94 |
| 薬物* | 27 | 0.88 |
| パーキンソン | 5.0 | 0.98 |
| 脳卒中後遺症** | 15 | 0.91 |
| 椅子から立ち上がれない*** | 4.3 | 0.77 |

*ベンゾジアゼピン，フェノチアジン，抗うつ薬
**女性において
***男性において，腕を使わないで
文献20より

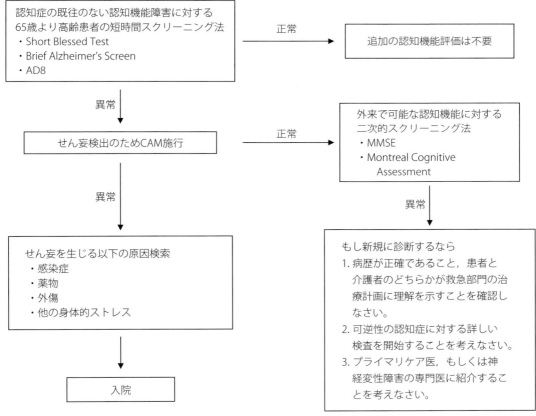

図58.5 潜在的な認知機能障害を検出するための診断アルゴリズム

# 参考文献

## 1章

1. Pauker SG, Kassirer JP. The threshold approach to clinical decision making. New England Journal of Medicine. 1980; 302: 1109–17.
2. Drachman DA. Occam's razor, geriatric syndromes, and the dizzy patient. Annals of Internal Medicine. 2000; 132: 403–4.

**Addictional Reading**

1. Bossuyt PMM, Reitsma JB, Bruns DE, Gatsonis CA, Glasziou PP, Irwig L et al. The STARD statement for reporting studies of diagnostic accuracy: Explanation and elaboration. Annals of Internal Medicine. 2003; 138: W1–W12.
2. Brownlee S. Overtreated:Why too much medicine is making us sicker and poorer. New York: Bloomsbury; 2007.
3. Empey M, Carpenter C, Jain P, Atzema C. What constitutes the standard of care? Annals of Emergency Medicine. 2004; 44: 527 –31.
4. Kovacs G, Croskerry P. Clinical decision making: An emergency perspective. Academic Emergency Medicine. 1999; 6: 947–52.
5. Schünemann AHJ, Oxman AD, Brozek J, Glasziou P, Jaeschke R, Vist GE et al. GRADE: Grading quality of evidence and strength of recommendations for diagnostic tests and strategies. British Medical Journal. 2008; 336（7653）: 0.3. Available from: http://www.bmj.com/content/336/7654/0.3
6. Whiting P, Rutjes AWS, Westwood ME, Mallett S, Deeks JJ, Reitsma JB et al. QUADAS-2: A revised tool for the quality assessment of diagnostic accuracy studies. Annals ofInternal Medicine. 2011; 155: 529–36.

## 2章

1. Sackett DL, Rosenberg WM, Gray JA, Haynes RB, Richardson WS. Evidence based medicine: What it is and what it isn't. British Medical Journal. 1996; 312: 71–2.
2. Sackett et al. Chapter 1.2 in Evidence based medicine:How to practice & teach EBM. Edinburgh: Churchill Livingstone; 1998.
3. Haynes RB, Wilczynski NL: Optimal search strategies for retrieving scientifically strong studies of diagnosis fromMedline: analytical survey. BMJ 2004, 328（7447）: 1040.
4. How to use an article about a diagnostic test. A. Are the results of the study valid? Journal of the American Medical Association. 1994; 271: 389–91.
5. How to use a clinical decision analysis. A. Are the results of the study valid? Journal of the American Medical Association. 1995; 273: 1292–5.
6. Leeflang MM, Scholten RJ, Rutjes AW, Reitsma JB, Bossuyt PM: Use of methodological search filters to identify diagnostic accuracy studies can lead to the omission of relevant studies. J Clin Epidemiol 2006, 59（3）: 234–240.

**Addictional Reading**

1. Carpenter CR, Keim SM, Worster A, Rosen P. Brain natriuretic peptid in the evaluation of emergency department dyspnea:Is there a role? Journal of Emergency Medicine 2012; 42: 489–95.
2. Corrall CJ, Wyer PC, Zick LS, Bockrath CR. How to find evidence when you need it part I:Databases, search programs, and strategies. Annals of Emergency Medicine 2002; 39: 302–6.
3. Lijmer JG, Bossuyt PMM. Various randomized designs can be used to evaluate medical tests. Journal of Clinical Epidemiology. 2009; 62: 364–73.
4. Lijmer JG, Mol BW, Heisterkamp S, Bonsel GJ, Prins MH, van der Meulen JHP, et al. Empirical evidence of design-related bias in studies of diagnostic tests. Journal of the American Medical Association. 1999; 282: 1061–6.
5. Lord SJ, Irwig L, Simes RJ. When is measuring sensitivity and specificity sufficient to evaluate a diagnostic test, and when do we need randomized trials? Annals of Internal Medicine. 2006; 144: 850–5.
6. Mower WR. Evaluating bias and variability in diagnostic test reports. Annals of Emergency Medicine. 1999; 33: 85–91.
7. Newman TB, KohnMA. Evidence-based diagnosis（practical guide to biostatistics and epidemiology）. Cambridge: Cambridge University Press; 2009.

## 3章

1. Ramzi DW, Leeper KV. DVT and pulmonary embolism: Part I. Diagnosis. Am Fam Physician. 2004; 69: 2829–36.
2. Wolf SJ, McCubbin TR, Feldhaus KM, Faragher JP, Adcock DM. Prospective validation of Wells criteria in the evaluation of patients with suspected pulmonary embolism. Annals of Emergency Medicine. 2004; 44: 503–10.
3. Brown MD, Rowe BH, Reeves MJ et al. The accuracy of the enzyme-linked immunosorbent assay D-dimer test in the diagnosis of pulmonary embolism: A meta-analysis. Annals of Emergency Medicine. 2002; 40: 133–44.

**Addictional Reading**

1. Hayden SR, Brown MD. Likelihood ratio: A powerful tool for incorporating the results of a diagnostic test into clinical decision making. Annals of Emergency Medicine. 1999; 33（5）: 575–80.
2. Brown MD, Reeves MJ. Evidence-based emergency medicine skills for evidencebased emergency care. Interval likelihood ratios: Another advantage for the evidence-based diagnostician. Annals of Emergency Medicine. 2003; 42: 292–7.
3. Gallagher EJ. Evidence-based emergency medicine editorial: The problem with sensitivity and specificity. Annals of Emergency Medicine. 2003; 42: 298–303.
4. Pewsner D, Battaglia M, Minder C, Marx A, Bucher HC, Egger M. Ruling a diagnosis in or out with "SpPin" and "SnNout": A note of caution. BritishMedical Journal. 2004; 329: 209–13.
5. Phelps MA, Levitt MA. Pretest probability estimates: A pitfall to the clinical utility of evidence-based medicine? AcademicEmergency Medicine. 2004; 11: 692–4.
6. Smith C, Mensah A, Mal S, Worster A. Is pretest probability assessment on emergency department patients with suspected venous thromboembolism documented before SimpliRED D-dimer testing? Canadian Journal of Emergency Medicine. 2008; 10: 519–23.

## 4章

1. Laupacis A, Sekar N, Stiell IG. Clinical prediction rules: A review and suggested modifications of methodological standards. Journal of the American Medical Association. 1997; 277（6）: 488–94.
2. McGinn TG, Guyatt GH, Wyer PC, Naylor CD, Stiell IG, Richardson WS for the Evidence-Based Medicine Working Group. Users' guide to the medical literature XXII: How to use articles about clinical decision rules. Journal of the American Medical Association. 2000; 284（1）: 79–84.
3. Stiell IG, Clement CM, Grimshaw J et al. Implementation of the Canadian C-spine rule: Prospective 12 centre cluster randomised trial. British Medical Journal. 2009 Oct 29; 339: b4146.

**Addictional Reading**

1. Randolph AG, Guyatt GH, Calvin JE, Doig G, Scott RW. Understanding articles describing clinical prediction tools. Critical Care Medicine 1998; 26 (9): 1603–12.

2. Reilly BM, Evans AT. Translating clinical research into clinical practice: Impact of using prediction to make decisions. Annals of Internal Medicine. 2006; 144 (3): 201–9.

3. Stiell IG, Wells GA. Methodological standards for the development of clinical decision rules in emergency medicine. Annals of Emergency Medicine. 1999; 33 (4): 437–47.

4. McGinn T, Wyer PC, Newman TB, Keitz S, Leipzig R, Guyatt G; Tips for learners of evidence based medicine: 3. Measures of observer variability (kappa statistic); CMAJ 2004; 171: 1369–1373.

## 5章

1. CMS National Health Expenditure Data: National Health Expenditures 2010 Highlights. Available from: http://www.cms.gov/Research-Statistics-Data-and-Systems/Statistics-Trends-and-Reports/NationalHealthExpendData/Downloads/highlights.pdf

2. CMS National Health Expenditure Data:National Health Expenditure Projections 2011–2021. Available from: http://www.cms.gov/Research-Statistics-Data-and-Systems/Statistics-Trends-and-Reports/NationalHealthExpendData/Downloads/Proj2011PDF.pdf

3. A Data Book: Health Care Spending and the Medicare Program (June 2010). MedPAC, Washington, DC. Available from: http://www.medpac.gov/chapters/Jun10DataBookSec8.pdf

4. Waste and Inefficiency in the U.S. Health Care System Clinical Care: A ComprehensiveAnalysis in Support of System-Wide Improvements.NewEngland Healthcare Institute. February 2008. Available from: http://www.nehi.net/publications/27/waste_and_inefficiency_in_the_us_health_care_system_clinical_care

5. How Many More Studies Will It Take? NEHI Compendium on Overuse. New England Healthcare Institute. February 2008. Available from: http://www.nehi.net/publications/30/how_many_more_studies_will_it_take

6. Baicker K, Fisher ES, Chandra A. Malpractice Liability Costs And The Practice Of Medicine In The Medicare Program. Health Affairs. 2007; 26: 3841–852.

7. Gale BD, Bissett-Siegel DP, Davidson SJ, Juran DC. Failure to Notify Reportable Test Results: Significance inMedical Malpractice. Journal of the American College of Radiology. 2011; 8 (11): 776–779.

8. Leonhardt D. Making Health Care Better. The New York Times. November 8, 2009.

9. Roshanov PS, You JJ, Dhaliwal J, Koff D, Mackay JA, Weise-Kelly L, Navarro T, Wilczynski NL, Haynes RB; CCDSS Systematic Review Team. Can computerized clinical decision support systems improve practitioners'diagnostic test ordering behavior? A decision-maker-researcher partnership systematic review. Implementation Science 2011; 6 (88).

10. Mckenna M. CMS Head CT Rule Under Fire. Annals of Emergency Medicine. 2012: August; 60 (1): 20–21.

**Further Reading**

1. Brody H. Medicine's ethical responsibility for health care reform –the top five list. NEJM 2010; 362: 283–5.

2. Kassirer JP. Our stubborn quest for diagnostic certainty: A cause of excessive testing. NEJM. 1989 Jun 1; 320 (22): 1489–91.

3. National Guideline Clearinghouse website. Available from: http://www.guideline.gov

4. MDCalc website. Available from: http://www.mdcalc.com

5. National Quality Measures Clearinghouse website. Available from: http://qualitymeasures.ahrq.gov

## 6章

1. Carpenter CR. Teaching lifelong learning skills: Journal club and beyond. In: Rogers RL, Mattu A, Winters M, Martinez J, editors. Practical teaching in emergency medicine. Oxford:Wiley-Blackwell; 2012.

2. Bossuyt PMM, Reitsma JB, Bruns DE, Gatsonis CA, Glasziou PP, Irwig L et al. The STARD statement for reporting studies of diagnostic accuracy: Explanation and elaboration. Annals of Internal Medicine. 2003; 138 (1):W1–W12.

3. Smidt N, Rutjes AWS, van der Windt DAWM, Ostelo RWJg, Bossuyt PMM, Reitsma JB et al. Reproducibility of the STARD checklist: An instrument to assess the quality of reporting of diagnostic accuracy studies. BMC Medical Research Methodology. 2006; 6: 12.

4. Whiting P, Rutjes AWS, Dinnes J, Reitsma JB, Bossuyt PMM, Kleijnen J. A systematic review finds that diagnostic reviews fail to incorporate quality despite available tools. Journal of Clinical Epidemiology. 2005; 58 (1): 1–12.

5. Whiting P, Rutjes AWS, Reitsma JB, Bossuyt PMM, Kleijnen J. The development of QUADAS: A tool for the quality assessment of studies of diagnostic accuracy included in systematic reviews. BMC Medical Research Methodology. 2003; 3: 25.

6. Whiting PF, Weswood ME, Rutjes AWS, Reitsma JB, Bossuyt PMM, Kleijnen J. Evaluation of QUADAS: A tool for the quality assessment of diagnostic accuracy studies. BMC Medical Research Methodology. 2006; 6: 9.

7. Whiting P, Rutjes AWS, Westwood ME, Mallett S, Deeks JJ, Reitsma JB et al. QUADAS-2: A revised tool for the quality assessment of diagnostic accuracy studies. Annals of Internal Medicine. 2011; 155 (8): 529–36.

8. Stroup DF, Berlin JA, Morton SC, Olkin I, Williamson GD, Rennie D et al. Metaanalysis of observational studies in epidemiology: A proposal for reporting.Meta-Analysis of Observational Studies in Epidemiology (MOOSE) group. Journal of the American Medical Association. 2000; 283 (15): 2008–12.

9. Macaskill P, Gatsonis C, Deeks JJ, Harbord RM, Takwoingi Y. Cochrane handbook for systematic reviews of diagnostic test accuracy. Version 0.9.0. London: The Cochrane Collaboration; 2010.

10. Ransohoff DF, Feinstein AR. Problems of spectrum and bias in evaluating the efficacy of diagnostic tests. New England Journal of Medicine. 1978; 299 (17): 926–30.

11. Mower WR. Evaluating bias and variability in diagnostic test reports. Annals of Emergency Medicine. 1999; 33 (1): 85–91.

12. Lijmer JG, Mol BW, Heisterkamp S, Bonsel GJ, Prins MH, van der Meulen JHP et al. Empirical evidence of design-related bias in studies of diagnostic tests. Journal of the American Medical Association. 1999; 282 (11): 1061–6.

13. Newman TB, KohnMA. Evidence-based diagnosis (practical guide to biostatistics and epidemiology). Cambridge: Cambridge University Press; 2009.

14. Egglin TK, Feinstein AR. Context bias: A problem in diagnostic radiology. Journal of the American Medical Association. 1996; 276 (21): 1752–5.

15. Panzer RJ, Suchman AL, Griner PF.Workup bias in prediction research. Medical Decision Making. 1987; 7 (2): 115–9.

16. Zhou XH. Correcting for verification bias in studies of a diagnostic test's accuracy. Statistical Methods in Medicine Research. 1998; 7 (4): 337–53.

17. Diamond GA. Work-up bias. Journal of Clinical Epidemiology. 1993; 46 (2): 207–9.

18. Kosinski AS, Barnhart HX. Accounting for nonignorable verification bias in assessment of diagnostic tests. Biometrics. 2003; 59 (1): 163–71.

19. Glasziou P, Irwig L, Deeks JJ. When should a new test become the current reference standard? Annals of Internal Medicine. 2008; 149（11）: 816–21.

20. Loy CT, Irwig L. Accuracy of diagnostic tests read with and without clinical information: A systematic review. Journal of the American Medical Association. 2004; 292（13）: 1602–9.

21. Worster A, Carpenter C. Incorporation bias in studies of diagnostic tests: How to avoid being biased about bias. Canadian Journal of Emergency Medicine. 2008; 10（2）: 174–5.

22. Mulherin SA, Miller WC. Spectrum bias or spectrum effect? Subgroup variation in diagnostic test evaluation. Annals of Internal Medicine. 2002; 137（7）: 598–602.

23. Leeflang MMG, Bossuyt PMM, Irwig L. Diagnostic test accuracy may vary with prevalence: Implications for evidence-based diagnosis. Journal of Clinical Epidemiology. 2009; 62（1）: 5–12.

24. Begg CB. Biases in the assessment of diagnostic tests. Statistics in Medicine. 1987; 6（4）: 411–23.

25. Begg CB, McNeil BJ. Assessment of radiologic tests: Control of bias and other design considerations. Radiology. 1988; 167（2）: 565–9.

26. Stein PD, Fowler SE, Goodman LR, Gottschalk A, Hales CA, Hull RD, et al.Multidetector computed tomography for acute pulmonary embolism. New England Journal of Medicine. 2006; 354（22）: 2317–27.

27. Leeflang MMG, Deeks JJ, Gatsonis C, Bossuyt PMM. Systematic reviews of diagnostic test accuracy. Annals of Internal Medicine. 2008; 149（12）: 889–97.

28. Deeks JJ, Macaskill P, Irwig L. The performance of tests of publication bias and other sample size effects in systematic reviews of diagnostic test accuracy was assessed. Journal of Clinical Epidemiology. 2005; 58（9）: 882–93.

29. Simel DL, Rennie D. The rational clinical examination: Evidence-based clinical diagnosis. New York: McGraw-Hill; 2009.

30. Carpenter CR, Schuur JD, Everett WW, Pines JM. Evidence-based diagnostics: Adult septic arthritis. Academic Emergency Medicine. 2011; 18（8）: 781–96.

31. Lang ES, Worster A. Getting the evidence straight in emergency diagnostics. Academic Emergency Medicine. 2011; 18（8）: 797–9.

32. Schünemann AHJ, Oxman AD, Brozek J, Glasziou P, Jaeschke R, Vist GE et al. GRADE: Grading quality of evidence and strength of recommendations for diagnostic tests and strategies. British Medical Journal. 2008; 336（7653）.

33. Lord SJ, Irwig L, Simes RJ. When is measuring sensitivity and specificity sufficient to evaluate a diagnostic test, and when do we need randomized trials? Annals of Internal Medicine. 2006; 144（11）: 850–5.

34. Yee J, Kumar NN, Hung RK, Akerhar GA, Kumar PR, Wall SD. Comparison of supine and prone scanning separately and in combination at CT colonography. Radiology. 2003; 226（3）: 653 –61.

35. Newman DH, Schriger DL. Rethinking testing for pulmonary embolism: Less is more. Annals of Emergency Medicine. 2011; 57（6）: 622–7.

36. Carpenter CR, Keim SM, Worster A, Rosen P. Brain natriuretic peptide in the evaluation of emergency department dyspnea: Is there a role? Journal of Emergency Medicine. 2012; 42（2）: 197 –205.

37. Pearl WS. A hierarchical outcomes approach to test assessment. Annals of Emergency Medicine. 1999; 33（1）: 77–84.

38. Lijmer JG, Leeflang M, Bossuyt PMM. Proposals for a phased evaluation of medical tests. Medical Decision Making. 2009; 29（5）: E13–E21.

## 7章

1. Hoffman JR, Mower WR, Wolfson AB et al. Validity of a set of clinical criteria to rule out injury to the cervical spine in patients with blunt trauma. New England Journal of Medicine. 2000; 343（2）: 94–9.

2. Stiell IG, Wells GA, Vandemheen KL et al. The Canadian c-spine rule for radiography in alert and stable trauma patients. Journal of the American Medical Association. 2001; 286（15）: 1841–8.

3. Vaillancourt C, Stiell IG, Beaudoin T et al. The out-of-hospital validation of the Canadian C-spine rule by paramedics. Annals of Emergency Medicine. 2009 Nov; 54（5）: 663–71.

4. Stiell IG, Clement CM, McKnight RD et al. The Canadian C-spine rule versus the NEXUS low-risk criteria in patients with trauma. New England Journal of Medicine. 2003; 349（26）: 2510–18.

5. Stiell IG, Clement CM, Grimshaw J et al. Implementation of the Canadian C-spine rule: prospective 12 centre cluster randomised trial. British Medical Journal. 2009 Oct 29; 339: b4146.

6. Holmes JF, Akkinepalli R. Computed tomography versus plain radiography to screen for cervical spine injury: A meta-analysis. Journal of Trauma. 2005; 58: 902–5.

7. Bailitz J, Starr F, Beecroft M et al. CT should replace three-view radiographs as the initial screening test in patients at high, moderate, and low risk for blunt cervical spine injury: A prospective comparison. Journal of Trauma. 2009 Jun; 66（6）: 1605–9.

8. Ackland HM, Cameron PA, Varma DK et al. Cervical spine magnetic resonance imaging in alert, neurologically intact trauma patients with persistent midline tenderness and negative computed tomography results. Annals of Emergency Medicine. 2011 Dec; 58（6）: 521–30.

## 8章

1. Mohseni S, Talving P, Branco BC et al. Effect of age on cervical spine injury in pediatric population: A National Trauma Data Bank review. Journal of Pediatric Surgery. 2011; 46（9）: 1771–6.

2. Mannix R, Nigrovic LE, Schutzman SA et al. Factors associated with the use of cervical spine computed tomography imaging in pediatric trauma patients. Academic Emergency Medicine. 2011; 18（9）: 905–11.

3. Viccellio P, Simon H, Pressman BD et al. A prospective multicenter study of cervical spine injury in children. Pediatrics. 2001; 108（2）: e20.

4. Hoffman JR, Mower WR, Wolfson AB, Todd KH, Zucker MI. Validity of a set of clinical criteria to rule out injury to the cervical spine in patients with blunt trauma: National Emergency X-Radiography Utilization Study Group. New England Journal of Medicine. 2000; 343（2）: 94–9.

5. Leonard JC, Kuppermann N, Olsen C et al. Factors associated with cervical spine injury in children after blunt trauma. Annals of Emergency Medicine. 2011; 58（2）: 145–55.

6. Pieretti-Vanmarcke R, Velmahos GC, Nance ML et al. Clinical clearance of the cervical spine in blunt trauma patients younger than 3 years: A multi-center study of the American Association for the Surgery of Trauma. Journal of Trauma. 2009; 67（3）: 543 –9; discussion 549–50.

7. Brenner DJ, Elliston CD, Hall EJ, Berdon WE. Estimated risks of radiationinduced fatal cancer from pediatric CT. American Journal of Roentgenology. 2001; 176（2）: 289–96.

8. Chung S, Mikrogianakis A, Wales PW et al. Trauma Association of Canada Pediatric Subcommittee National Pediatric Cervical Spine Evaluation Pathway: Consensus guidelines. The Journal of Trauma: Injury, Infection, and Critical Care. 2011; 70: 873–84.

9. Garton HJL, Hammer MR. Detection of pediatric cervical spine

injury. Neurosurgery. 2008; 62（3）: 700–8.

10. Hernandez JA, Chupik C, Swischuk LE. Cervical spine trauma in children under 5 years: Productivity of CT. Emergency Radiology. 2004; 10（4）: 176–8.

## 9章

1. Harris MB, Reichmann WM, Bono CM et al. Mortality in elderly patients after cervical spine fractures. Journal of Bone and Joint Surgery, American Volume. 2010; 92（3）: 567–74.

2. Damadi AA, Saxe AW, Fath JJ, Apelgren KN. Cervical spine fractures in patients 65 years or older: A 3-year experience at a level I trauma center. Journal of Trauma. 2008; 64（3）: 745–8.

3. Ngo B, Hoffman JR, Mower WR. Cervical spine injury in the very elderly. Emergency Radiology. 2000; 7（5）: 287–91.

4. Touger M, Gennis P, Nathanson N et al. Validity of a decision rule to reduce cervical spine radiography in elderly patients with blunt trauma. Annals of Emergency Medicine. 2002; 40（3）: 287 –93.

5. Bub LD, Blackmore CC, Mann FA, Lomoschitz FM. Cervical spine fractures in patients 65 years and older: A clinical prediction rule for blunt trauma. Radiology. 2005; 234（1）: 143–9.

6. Barry TB, McNamara RM. Clinical decision rules and cervical spine injury in an elderly patient: A word of caution. Journal of Emergency Medicine. 2005; 29（4）: 433–6.

## 10章

1. Liu M, Lee CH, P'eng FK. Prospective comparison of diagnostic peritoneal lavage, computed tomographic scanning, and ultrasonography for the diagnosis of blunt abdominal trauma. Journal of Trauma. 1993; 35: 267–70.

2. Hoffmann R, Nerlich M, Muggia-Sullam M et al. Blunt abdominal trauma in cases of multiple trauma evaluated by ultrasonography: A prospective analysis of 291 patients. Journal of Trauma. 1992; 32: 452–8.

3. McKenney MG, Martin L, Lentz K et al. 1,000 consecutive ultrasounds for blunt abdominal trauma. Journal of Trauma. 1996; 40: 607–10; discussion 611–12.

4. Rothlin MA, Naf R, Amgwerd M et al. Ultrasound in blunt abdomineal and thoracic trauma. Journal of Trauma. 1993; 34（4）: 488–95.

5. Rozycki GS, Ochsner MG, Jaffin JH et al. Prospective evaluation of surgeons' use of ultrasound in the evaluation of trauma patients. Journal of Trauma. 1993; 34: 516–26; discussion 526–7.

6. Dolich MO, McKenney MG, Varela JE et al. 2,576 ultrasounds for blunt abdominal trauma. Journal of Trauma. 2001; 50（1）: 108–12.

7. Stengel D, Bauwens K, Sehouli J et al. Systematic review and meta-analysis of emergency ultrasonography for blunt abdominal trauma. British Journal of Surgery. 2001; 88（7）: 901–12.

8. Patel JC, Tepas JJ. The efficacy of focused abdominal sonography for trauma（FAST）as a screening tool in the assessment of injured children. Journal of Pediatric Surgery. 1999; 34: 44–7; discussion 52–4.

9. Mutabagani KH, Coley BD, Zumberge N et al. Preliminary experience with focused abdominal sonography for trauma（FAST）in children: Is it useful? Journal of Pediatric Surgery. 1999; 34: 48–52; discussion 52–4.

10. Coley BD, Mutabagani KH, Martin LC et al. Focused abdominal sonography for trauma（FAST）in children with blunt abdominal trauma. Journal of Trauma. 2000; 48: 902–6.

11. Fox JC, Boysen M, Gharahbaghian L, Cusick S, Ahmed SS, Anderson CL, Lekawa M, Langdorf MI. Test characteristics of focused assessment of sonography for trauma for clinically significant abdominal free fluid in pediatric blunt abdominal

trauma. Academic Emergency Medicine. 2011; 18: 477–82.

12. Luks FI, Lemire A, St-Vil D et al. Blunt abdominal trauma in children: The practical value of ultrasonography. Journal of Trauma. 1993; 34: 607–11.

## 11章

1. Bachmann LM, Haberzeth S, Steurer J et al. The accuracy of the Ottawa knee rule to rule out knee fractures: A systematic review. Annals of Internal Medicine. 2004; 140: 121–4.

2. Stiell IG, Greenberg GH, Wells GA, McDowell I, Cwinn AA, Smith NA et al. Prospective validation of a decision rule for the use of radiography in acute knee injuries. Journal of the American Medical Association. 1996; 275: 611–15.

3. Stiell IG, Wells GA, Hoag RH, Sivilotti ML, Cacciotti TF, Verbeek PR et al. Implementation of the Ottawa knee rule for the use of radiography in acute knee injuries. Journal of the American Medical Association. 1997; 278: 2075–9.

4. Richman PB, McCuskey CF, Nashed A, Fuchs S, Petrik R, Imperato M et al. Performance of two clinical decision rules for knee radiography. Journal of Emergency Medicine. 1997; 15: 459–63.

5. Emparanza JI, Aginaga JR. Validation of the Ottawa knee rules. Annals of Emergency Medicine. 2001; 38: 364–8.

6. Szucs PA, Richman PB, Mandell M. Triage nurse application of the Ottawa knee rule. Academic Emergency Medicine. 2001; 8: 112–16.

7. Ketelslegers E, Collard X, Vande Berg B, Danse E, El-Gariani A, Poilvache P et al. Validation of the Ottawa knee rules in an emergency teaching centre. European Radiology. 2002; 12: 1218 –20.

8. Seaberg DC, Yealy DM, Lukens T et al. Multicenter comparison of two clinical decision rules for the use of radiography in acute, high-risk knee injuries. Annals of Emergency Medicine. 1998; 32: 8–13.

9. Bulloch B, Neto G, Plint A et al. Validation of the Ottawa knee rule in children: A multicenter study. Annals of Emergency Medicine. 2003; 42: 48–55.

10. Dalinka MK, Alazraki NP, Daffner RH et al. Expert panel on musculoskeletal imaging: Imaging evaluation of suspected ankle fractures. Reston（VA）: American College of Radiology（ACR）; 2005.

## 12章

1. Bachmann LM, Kolb E, Koller MT et al. Accuracy of Ottawa ankle rules to exclude fractures of the ankle and mid-foot: Systematic review. British Medical Journal. 2003; 326（7386）: 417.

2. Myers A, Kanty K, Nelson T. Are the Ottawa ankle rules helpful in ruling out the need for x ray examination in children? Archives of Disease in Childhood. 2005; 90: 1309–11.

3. Clarke KD, Tanner S. Evaluation of Ottawa ankle rules in children. Pediatric Emergency Care. 2003; 19: 73–8.

## 13章

1. Langlois JA, Rutland-Brown W, Thomas KE. Traumatic brain injury in the United States. Atlanta（GA）: US Department of Health and Human Services; 2006.

2. Kuppermann N, Holmes JF, Dayan PS et al. Identification of children at very low risk of clinically-important brain injuries after head trauma: A prospective cohort study. Lancet. 2009; 374（9696）: 1160–70.

3. Oman JA, Cooper RJ, Holmes JF et al. Performance of a decision rule to predict need for computed tomography among children with blunt head trauma. Pediatrics. 2006; 117（2）: e238–46.

4. Da Dalt L, Marchi AG, Laudizi L et al. Predictors of intracranial injuries in children after blunt head trauma. European Journal of Pediatrics. 2006; 165 (3): 142–8.

5. Dunning J, Daly JP, Lomas J-P et al. Derivation of the children's head injury algorithm for the prediction of important clinical events decision rule for head injury in children. Archives of Disease in Childhood. 2006; 91 (11): 885–91.

6. Osmond MH, Klassen TP, Wells GA et al. CATCH: A clinical decision rule for the use of computed tomography in children with minor head injury. Canadian Medical Association Journal. 2010; 182 (4): 341–8.

7. Nigrovic LE, Schunk JE, Foerster A et al. The effect of observation on cranial computed tomography utilization for children after blunt head trauma. Pediatrics. 2011; 127 (6): 1067 –73.

## 14章

1. Langlois JA, Rutland-Brown W, Thomas KE. Traumatic brain injury in theUnited States. Atlanta (GA): US Department of Health and Human Services; 2006.

2. Rutland-BrownW, Langlois JA, Thomas KE, Xi YL. Incidence of traumatic brain injury in the United States, 2003. The Journal of Head Trauma Rehabilitation. 2006; 21 (6). Available from: http://journals.lww.com/headtraumarehab/Fulltext/2006/11000/ Incidence_of_Traumatic_Brain_Injury_in_the_United.9.aspx

3. Haydel MJ, Preston CA, Mills TJ et al. Indications for computed tomography in patients with minor head injury. New England Journal ofMedicine. 2000; 343 (2): 100–5.

4. Stiell IG, Wells GA, Vandemheen K et al. The Canadian CT head rule for patients with minor head injury. Lancet. 2001; 357 (9266): 1391–6.

5. Stiell IG, Clement CM, Rowe BH et al. Comparison of the Canadian CT head rule and the New Orleans criteria in patients with minor head injury. Journal of the American Medical Association. 2005; 294 (12): 1511–8.

6. Papa L, Stiell IG, Clement CM et al. Performance of the Canadian CT head rule and the New Orleans criteria for predicting any traumatic intracranial injury on computed tomography in a United States Level I trauma center. Academic Emergency Medicine. 2012; 19 (1): 2–10.

7. Smits M, Dippel DWJ, de Haan GG et al. External validation of the Canadian CT head rule and the New Orleans criteria for CT scanning in patients with minor head injury. Journal of the American Medical Association. 2005; 294 (12): 1519–25.

8. Mower WR, Hoffman JR, Herbert M et al. Developing a decision instrument to guide computed tomographic imaging of blunt head injury patients. Journal of Trauma. 2005; 59 (4): 954–9.

9. Jagoda AS, Bazarian JJ, Bruns JJ Jr et al. Clinical policy: Neuroimaging and decision making in adult mild traumatic brain injury in the acute setting. Annals of Emergency Medicine. 2008; 52 (6): 714–48.

10. Stiell IG, Clement CM, Grimshaw JMet al. A prospective cluster-randomized trial to implement the Canadian CT head rule in emergency departments. Canadian Medical Association Journal. 2010; 182 (14): 1527–32.

11. Raja AS, Andruchow J, Zane R, Khorasani R, Schuur JD. Use of neuroimaging in US emergency departments. Archives of Internal Medicine. 2011; 171 (3): 260–2.

12. Prevedello LM, Raja AS, Zane RD et al. Variation in use of head computed tomography by emergency physicians. The American Journal of Medicine. 2012 125 (4): 356–64.

## 15章

1. Rodriguez RM, Hendey GM, Marek G et al. A pilot study to derive clinical variables for selective chest radiography in blunt trauma patients. Annals of Emergency Medicine. 2006; 47: 415–18.

2. Rodriguez RM, Hendey GW,Mower W, Kea B, Fortman J, Merchant G, Hoffman JR. Derivation of a decision instrument for selective chest radiography in blunt trauma. Journal of Trauma. 2011 Sep; 71: 549–53.

3. Demetriades D, Gomez H, Velmahos GC, Asensio JA, Murray J, Cornwell EE et al. Routine helical computed tomographic evaluation of the mediastinum in high-risk blunt trauma patients. Archives of Surgery 1998; 133: 1084–8.

4. Traub M, Stevenson M, McEvoy S et al. The use of chest computed tomography versus chest X-ray in patients with major blunt trauma. Injury. 2007; 38: 43–7.

5. Trupka A, Waydas C, Hallfeldt KK et al. Value of thoracic computed tomography in the first assessment of severely injured patients with blunt chest trauma: Results of a prospective study. Journal of Trauma. 1997; 43: 405–11.

6. Exadaktylos, AK, Sclabas, G, Schmid, SW Do we really need routine computed tomographic scanning in the primary evaluation of blunt chest trauma in patients with"normal"chest radiograph? Journal of Trauma. 2001; 51: 1173–6.

7. Adams JE, Davila-Roman VG, Bessey PQ et al. Improved detection of cardiac contusion with cardiac troponin I. American Heart Journal. 1996; 131 (2): 308–12.

8. Mori F, Zuppiroli A, Ognibene A et al. Cardiac contusion in blunt chest trauma: A combined study of transesophageal echocardiography and cardiac troponin I determination. Italian Heart Journal. 2001; 2: 222–7.

9. Bertinchant JP, Polge A, Mohty, D et al. Evaluation of incidence, clinical significance, and prognostic value of circulating cardiac troponin I and T elevation in hemodynamically stable patients with suspected myocardial contusion after blunt chest trauma. Journal of Trauma. 2000; 48: 924–31.

10. Sangha GS, Pepelassis D, Buffo-Sequeira I, Seabrook JA, Fraser DD. Serum troponin-I as an indicator of clinically significant myocardial injury in paediatric trauma patients. Injury. 2011 Nov 25; epub ahead of print.

## 16章

1. Cummings SR, Rubin SM, Black D. The future of hip fractures in the United States: Numbers, costs, and potential effects of postmenopausal estrogen. Clinical Orthopaedics and Related Research. 1990; (252): 163–6.

2. Dominguez S, Liu P, Roberts C et al. Prevalence of traumatic hip and pelvic fractures in patients with suspected hip fracture and negative initial standard radiographs: A study of emergency department patients. Academic Emergency Medicine 2005; 12: 366–9.

3. Carpenter CR, Stern ME. Emergency orthogeriatrics: Concepts and therapeutic implications. Emergency Medicine Clinics of North America. 2010; 28: 927–49.

4. Hossain M, Barwick C, Sinha AK, Andrew JG. Is magnetic resonance imaging (MRI) necessary to exclude occult hip fracture? Injury. 2007; 38 (10): 1204–8.

5. Mlinek EJ, Clark KC, Walker C. Limited magnetic resonance imaging in the diagnosis of occult hip fracture. American Journal of Emergency Medicine. 1998; 16: 390–3.

6. Perron AD, MillerMD, BradyWJ. Orthopedic pitfalls in the ED: Radiographically occult hip fracture. American Journal of Emergency Medicine. 2002; 20: 234–7.

7. Lubovsky O, Liebergall M, Mattan Y et al. Early diagnosis of hip fractures: MRI versus CT scan. Injury. 2005; 36: 788–92.

8. Verbeeten KM, Hermann KL, Hasselqvist M et al. The advantages of MRI in the detection of occult hip fractures. European Radiology. 2005; 15 (1): 165–9.

9. Oka M, Monu JU. Prevalence and patterns of occult hip fractures

and mimics revealed by MRI. American Journal of Roentgenology. 2004; 182 (2): 283–8.

## 17章

1. Beal SL, Pottmeyer EW, Spisso JM. Esophageal perforation following external blunt trauma. Journal of Trauma. 1988; 28 (10): 1425–32.
2. Biffl WL, Moore EE, Ryu RK et al. The unrecognized epidemic of blunt carotid arterial injuries: Early diagnosis improves neurologic outcome. Annals of Surgery. 1998; 228 (4): 462–70.
3. Fabian TC, Patton JHJr, CroceMA et al. Blunt carotid injury: Importance of early diagnosis and anticoagulant therapy. Annals of Surgery. 1996; 223 (5): 513–22; discussion 522–5.
4. Berne JD, Norwood SH, McAuley CE et al. The high morbidity of blunt cerebrovascular injury in an unscreened population: More evidence of the need for mandatory screening protocols. Journal of the American College of Surgeons. 2001; 192 (3): 314–21.
5. Fakhry SM, Jaques PF, Proctor HJ. Cervical vessel injury after blunt trauma. Journal of Vascular Surgery. 1988; 8 (4): 501–8.
6. Batnitzky S, Price HI, Holden RW, Franken EA Jr. Cervical internal carotid artery injuries due to blunt trauma. American Journal of Neuroradiology. 1983; 4 (3): 292–5.
7. Biffl WL, Cothren CC, Moore EE et al. Western Trauma Association critical decisions in trauma: Screening for and treatment of blunt cerebrovascular injuries. Journal of Trauma. 2009; 67 (6): 1150–3.
8. Bromberg WJ, Collier BC, Diebel LN et al. Blunt cerebrovascular injury practice management guidelines: The Eastern Association for the Surgery of Trauma. Journal of Trauma. 2010; 68 (2): 471 –7.
9. Willinsky RA, Taylor SM, TerBrugge K et al. Neurologic complications of cerebral angiography: Prospective analysis of 2,899 procedures and review of the literature. Radiology. 2003; 227 (2): 522–8.
10. Mutze S, Rademacher G, Matthes G, Hosten N, Stengel D. Blunt cerebrovascular injury in patients with blunt multiple trauma: Diagnostic accuracy of duplex Doppler US and early CT angiography. Radiology. 2005; 237 (3): 884–92.
11. Sturzenegger M, Mattle HP, Rivoir A, Rihs F, Schmid C. Ultrasound findings in spontaneous extracranial vertebral artery dissection. Stroke. 1993; 24 (12): 1910–21.
12. Biffl WL, Ray CE Jr, Moore EE et al. Noninvasive diagnosis of blunt cerebrovascular injuries: A preliminary report. Journal of Trauma. 2002; 53 (5): 850–6.
13. Kaye D, Brasel KJ, Neideen T, Weigelt JA. Screening for blunt cerebrovascular injuries is cost-effective. Journal of Trauma. 2011; 70 (5): 1051–6; discussion 1056–7.
14. Miller PR, Fabian TC, CroceMAet al. Prospective screening for blunt cerebrovascular injuries. Annals of Surgery. 2002; 236 (3): 386–95.
15. Biffl WL, Ray CE Jr, Moore EE et al. Treatment-related outcomes from blunt cerebrovascular injuries: Importance of routine follow-up arteriography. Annals of Surgery. 2002; 235 (5): 699–706; discussion 706–7.
16. Cothren CC, Moore EE, Biffl WL et al. Anticoagulation is the gold standard therapy for blunt carotid injuries to reduce stroke rate. Archivesof Surgery. 2004; 139 (5): 540–5; discussion 545–6.

## 18章

1. Adams JE, Steinmann SP. Acute scaphoid fractures. Orthopedic Clinics of North America. 2007; 38 (2): 229–35.
2. Parvizi J, Wayman J, Kelly P, Moran CG. Combining the clinical signs improves diagnosis of scaphoid fractures. Journal of Hand Surgery, British and European Volume. 1998; 23 (3): 324–7.
3. Rhemrev SJ, Beeres FJP, van Leerdam RH, Hogervorst M, Ring D. Clinical prediction rule for suspected scaphoid fractures: A prospective cohort study. Injury. 2010; 41 (10): 1026–30.
4. Fowler C, Sullivan B, Williams LA et al. A comparison of bone scintigraphy and MRI in the early diagnosis of the occult scaphoid waist fracture. Skeletal Radiology. 1998; 27 (12): 683–7.
5. Kitsis C, Taylor M, Chandey J et al. Imaging the problem scaphoid. Injury. 1998; 29 (7): 515–20.
6. Tiel-van Buul MM, Roolker W, Verbeeten BW, Broekhuizen AH. Magnetic resonance imaging versus bone scintigraphy in suspected scaphoid fracture. European Journal of Nuclear Medicine. 1996; 23 (8): 971–5.
7. Thorpe AP, Murray AD, Smith FW, Ferguson J. Clinically suspected scaphoid fracture: A comparison of magnetic resonance imaging and bone scintigraphy. British Journal of Radiology. 1996; 69 (818): 109–13.
8. Hansen TB, Petersen RB, Barckman J, Uhre P, Larsen K. Cost-effectiveness of MRI in managing suspected scaphoid fractures. Journal of Hand Surgery, European Volume. 2009; 34 (5): 627–30.
9. Dorsay TA, Major NM, Helms CA. Cost-effectiveness of immediate MR imaging versus traditional follow-up for revealing radiographically occult scaphoid fractures. American Journal of Roentgenology. 2001; 177 (6): 1257–63.
10. McCullough NP, Smith FW, Cooper JG. Early MRI in the management of the clinical scaphoid fracture. European Journal of Emergency Medicine. 2011; 18 (3): 133–6.
11. Rhemrev SJ, de Zwart AD, Kingma LM et al. Early computed tomography compared with bone scintigraphy in suspected scaphoid fractures. Clinical Nuclear Medicine. 2010; 35 (12): 931–4.
12. Ilica AT, Ozyurek S, Kose O, Durusu M. Diagnostic accuracy of multidetector computed tomography for patients with suspected scaphoid fractures and negative radiographic examinations. Japanese Journal of Radiology. 2011; 29 (2): 98–103.
13. MalleeW, Doornberg JN, Ring D et al. Comparison of CT and MRI for diagnosis of suspected scaphoid fractures. Journal of Bone and Joint Surgery, American Volume. 2011; 93 (1): 20–8.
14. Yin Z-G, Zhang J-B, Kan S-L, Wang X-G. Diagnosing suspected scaphoid fractures: A systematic review and meta-analysis. Clinical Orthopaedics and Related Research. 2010; 468 (3): 723–34.
15. Platon A, Poletti P-A, Van Aaken J et al. Occult fractures of the scaphoid: The role of ultrasonography in the emergency department. Skeletal Radiology. 2011; 40 (7): 869–75.

## 19章

1. Shaftan GW. Indications for operation in abdominal trauma. American Journal of Surgery. 1960; 99: 657–64.
2. Biffl WL, Moore EE. Management guidelines for penetrating abdominal trauma. Current Opinion in Critical Care. 2010 Sep 16; epub ahead of print.
3. Moore EE, Moore JB, VanDuzer-Moore S, Thompson JS. Mandatory laparotomy for gunshot wounds penetrating the abdomen. American Journal of Surgery. 1980; 140: 847–51.
4. Shanmuganathan K, Mirvis SE, ChiuWC et al. Penetrating torso trauma: Triplecontrast helical CT in peritoneal violation and organ injury: A prospective study in 200 patients. Radiology. 2004; 231: 775–84.
5. Moore EE, Marx JA. Penetrating abdominal wounds: Rationale for exploratory laparotomy. Journal of the American Medical Association. 1985; 253: 2705–8.
6. Uribe RA, Pachon CE, Frame SB et al. A prospective evaluation of thoracoscopy for the diagnosis of penetrating

thoracoabdominal trauma. Journal of Trauma. 1994; 37: 650−4.

7. Murray JA, Demetriades D, Asensio JA et al. Occult injuries to the diaphragm: Prospective evaluation of laparoscopy in penetrating injuries to the left lower chest. Journal of the American College of Surgeons. 1998; 187: 626−630.

8. Himmelman RG, Martin M, Gilkey S, Barrett JA. Triple-contrast CT scans in penetrating back and flank trauma. Journal of Trauma. 1991; 31: 852−6.

9. Boyle EM Jr, Maier RV, Salazar JD et al. Diagnosis of injuries after stab wounds to the back and flank. Journal of Trauma. 1997; 42: 260−5.

10. Biffl WL, Kaups KL, Cothren CC et al. Management of patients with anterior abdominal stab wounds: A Western Trauma Association Multicenter Trial. Journal of Trauma. 2009; 66: 1294 −1301.

11. Quinn AC, Sinert R. What is the utility of the focused assessment with sonography in trauma (FAST) exam in penetrating torso trauma? Injury. 2011; 42: 482−7.

## 20章

1. Manthey DE, Nicks BA. Penetrating trauma to the extremity. Journal of Emergency Medicine. 2008; 34: 187−93.

2. National Center for Injury Prevention & Control, Centers for Disease Control & Prevention. Web-based injury statistics query & reporting system (WISQARS) nonfatal injury reports. Available from: http://www.cdc.gov/injury/wisqars/index.html

3. National Center for Health Statistics (NCHS), National Vital Statistics System. 10 leading causes of injury deaths by age group highlighting violence-related injury deaths, United States− 2008. Available from: http://www.cdc.gov/Injury/wisqars/pdf/ Leading_Causes_Injury_Deaths_Age_Group_Highlighting_ Violence-Related% 20Injury_Deaths_US_2008-a.pdf

4. Giswold ME, Landry GJ, Taylor LM et al. Iatrogenic arterial injury is an increasingly important cause of arterial trauma. American Journal of Surgery. 2004; 187: 590−2; discussion 592− 3.

5. Applebaum R, Yellin AE, Weaver FA et al. Role of routine arteriography in blunt lower-extremity trauma. American Journal of Surgery. 1990; 160: 221−4; discussion 224−5.

6. Dennis JW, Frykberg ER, Crump JM et al. New perspectives on the management of penetrating trauma in proximity to major limb arteries. Journal of Vascular Surgery. 1990; 11: 84−92; discussion 92−3.

7. Frykberg ER, Dennis JW, Bishop K et al. The reliability of physical examination in the evaluation of penetrating extremity trauma for vascular injury: Results at one year. Journal of Trauma. 1991; 31: 502−11.

8. Gonzalez RP, Falimirski ME. The utility of physical examination in proximity penetrating extremity trauma. American Surgeon. 1999; 65: 784−9.

9. Inaba K, Branco BC, Reddy S et al. Prospective evaluation of multidetector computed tomography for extremity vascular trauma. Journal of Trauma. 2011; 70: 808−15.

10. Lynch K, Johansen K. Can Doppler pressure measurement replace"exclusion"arteriography in the diagnosis of occult extremity arterial trauma? Annals of Surgery. 1991; 214: 737−41.

11. Nassoura ZE, Ivatury RR, Simon RJ et al. A reassessment of Doppler pressure indices in the detection of arterial lesions in proximity penetrating injuries of extremities: A prospective study. American Journal of Emergency Medicine. 1996; 14: 151− 6.

12. Kurtoglu M, Dolay K, Karamustafaoglu B et al. The role of the ankle brachial pressure index in the diagnosis of peripheral arterial injury. Ulusal Travma ve Acil Cerrahi Dergisi. 2009; 15: 448−52.

13. Soto JA, Munera F, Cardoso N et al. Diagnostic performance of helical CT angiography in trauma to large arteries of the extremities. Journal of Computer Assisted Tomography. 1999; 23: 188−96.

14. Soto JA, Munera F, Morales C et al. Focal arterial injuries of the proximal extremities: HelicalCTarteriography as the initial method of diagnosis. Radiology. 2001; 218: 188−94.

15. Busquets AR, Acosta JA, Colon E et al. Helical computed tomographic angiography for the diagnosis of traumatic arterial injuries of the extremities. Journal of Trauma. 2004; 56: 625−8.

16. Inaba K, Potzman J, Munera F et al. Multi-slice CT angiography for arterial evaluation in the injured lower extremity. Journal of Trauma. 2006; 60: 502−6; discussion 506−7.

17. Peng PD, Spain DA, TatariaMet al.CTangiography effectively evaluates extremity vascular trauma. American Surgeon. 2008; 74: 103−7.

18. Wallin D, Yaghoubian A, Rosing D et al. Computed tomographic angiography as the primary diagnostic modality in penetrating lower extremity vascular injuries: A level I trauma experience. Annals of Vascular Surgery. 2011; 25: 620−3.

19. Seamon MJ, Smoger D, Torres DM et al. A prospective validation of a current practice: The detection of extremity vascular injury with CT angiography. Journal of Trauma. 2009; 67: 238−43; discussion 243−4.

## 21章

1. Chung P, Hermann L. Acute decompensated heart failure: Formulating an evidence-based approach to diagnosis and treatment (part I). Mount Sinai Journal of Medicine. 2006; 73 (2): 506−15.

2. Wang CS, FitzGerald JM, Schulzer M, Mak E, Ayas NT. Does this dyspneic patient in the emergency department have congestive heart failure? Journal of the American Medical Association. 2005; 294(15): 1944−56.

3. Badgett RG, Lucey CR. Update: Congestive heart failure. In: The rational clinical examination: Evidence-based clinical diagnosis. New York: McGraw-Hill; 2008.

4. Maisel AS, Krishnaswamy P, Nowak RM et al. Rapid measurement of B-type natriuretic peptide in the emergency diagnosis of heart failure. New England Journal of Medicine. 2002; 347(3): 161−7.

5. Collins S, Storrow AB, Kirk JD et al. Beyond pulmonary edema: Diagnostic, risk stratification, and treatment challenges of acute heart failure management in the emergency department. Annals of Emergency Medicine. 2008; 51(1): 45−57.

6. Knudsen CW, Omland T, Clopton P et al. Diagnostic value of B-type natriuretic peptide and chest radiographic findings in patients with acute dyspnea. American Journal of Medicine. 2004; 116(6): 363−8.

7. Collins SP, Lindsell CJ, Peacock WF et al. The combined utility of an S3 heart sound and B-type natriuretic peptide levels in emergency department patients with dyspnea. Journal of Cardiac Failure. 2006; 12(4): 286−92.

8. Carpenter CR, Keim SM, Worster A, Rosen P. Brain natriuretic peptide in the evaluation of emergency department dyspnea: Is there a role? Journal of Emergency Medicine. 2012; 42(2): 197− 205.

9. Fonarow GC, Adams KF, Abraham WT, Yancy CW, Boscardin WJ. Risk stratification for in-hospital mortality in acutely decompensated heart failure. Journal of the American Medical Association. 2005; 293(5): 572−80.

10. Lee DS, Austin PC, Rouleau JL et al. Predicting mortality among patients hospitalized for heart failure. Journal of the American Medical Association. 2003; 290(19): 2581−7.

## 22章

1. Martin GJ, Adams SL, Martin HG et al. Prospective evaluation of syncope. Annals of Emergency Medicine. 1984; 13(7): 499–504.
2. Kapoor WN, Hanusa BH. Is syncope a risk factor for poor outcomes? Comparison of patients with andwithout syncope. American Journal of Medicine. 1996; 100(6): 646–55.
3. Sarasin FP, Pruvot E, Louis-Simonet M et al. Stepwise evaluation of syncope: A prospective population-based controlled study. International Journal of Cardiology. 2008; 127(1): 103–11.
4. Strickberger SA, Benson DW, Biaggioni I et al. AHA/ACCF scientific statement on the evaluation of syncope. Circulation. 2006; 113: 316–27.
5. Colivicchi F, Ammirati F, Melina D, et al. Development and prospective validation of a risk stratification system for patients with syncope in the emergency department: The OESIL risk score. European Heart Journal. 2003; 24: 811–19.
6. Dipaola F, Costantino G, Perego F et al. San Francisco syncope rule, Osservatorio Epidemiologico sulla Sincope nel Lazio risk score, and clinical judgment in the assessment of short-term outcome of syncope. American Journal of Emergency Medicine. 2010; 28: 432–9.
7. Numeroso F, Mossini G, Spaggiari E et al. Syncope in the emergency department of a large northern Italian hospital: Incidence, efficacy of a short-stay observation ward and validation of the OESIL risk score. Emergency Medicine Journal. 2010; 27: 653–8.
8. Quinn JV, Steill IG, McDermott DA et al.Derivation of the San Francisco syncope rule to predict patients with short-term serious outcomes. Annals of Emergency Medicine. 2004; 43: 224–32.
9. Quinn J, McDermott D, Stiell I et al. Prospective validation of the San Francisco syncope rule to predict patients with serious outcomes. Annals of Emergency Medicine. 2006; 47: 448–54.
10. Sun BC, Mangione CM, Merchant G et al. External validation of the San Francisco syncope rule. Annals of Emergency Medicine. 2007; 49: 420–7.
11. Saccilotto RT, Nickel CH, Bucher HC et al. San Francisco syncope rule to predict short-term serious outcomes: A systematic review. CMAJ. 2011; 183(15): E1116–26.
12. Grossman SA, Fischer C, Lipsitz LA et al. Predicting adverse outcomes in syncope. Journal of Emergency Medicine. 2007; 33: 233–9.
13. Grossman SA, Bar J, Fischer C et al. Reducing admissions utilizing the Boston syncope criteria. Journal of Emergency Medicine. 2011 Mar 19:epub ahead of print.
14. Reed MJ, Newby DE, Coull AJ et al. The ROSE (risk stratification of syncope in the emergency department) study. Journal of American College of Cardiology. 2010; 55: 713–21.
15. Serrano LA, Hess EP, Bellolio MF et al. Accuracy and quality of clinical decision rules for syncope in the emergency department: A systematic review and metaanalysis. Annals of Emergency Medicine. 2010; 56: 362–73.

## 23章

1. Sgarbossa EB, Pinski SL, Barbagelata A et al. Electrocardiographic diagnosis of evolving acute myocardial infarction in the presence of left bundle-branch block: GUSTO-1 (Global Utilization of Streptokinase and Tissue Plasminogen Activat or for Occluded Coronary Arteries) Investigators. New England Journal ofMedicine. 1996; 334(8): 481–7.
2. Rude RE, Poole WK, Muller JE et al. Electrocardiographic and clinical criteria for recognition of acute myocardial infarction based on analysis of 3,697 patients. American Journal of Cardiology. 1983; 52(8): 936–42.

3. Gibler WB, Young GP, Hedges JR et al. Acute myocardial infarction in chest pain patients with nondiagnostic ECGs: Serial CK-MB sampling in the emergency department. Annals of Emergency Medicine. 21(5): 504–12.
4. Panju AA, Hemmelgarn BR, Guyatt GH, Simel DL. The rational clinical examination. Is this patient having a myocardial infarction? Journal of the American Medical Association. 1998; 280(14): 1256–63.
5. Simel DL. Update: Myocardial infarction. In: The rational clinical examination: Evidence-based clinical diagnosis. New York: McGraw-Hill; 2008.
6. Tunstall-Pedoe H, Kuulasmaa K, Amouyel P et al. Myocardial infarction and coronary deaths in the World Health Organization MONICAProject. Registration procedures, event rates, and case-fatality rates in 38 populations from 21 countries in four continents. Circulation. 1994; 90(1): 583–612.
7. Jaffe AS, Ravkilde J, Roberts R et al. It's time for a change to a troponin standard. Circulation. 2000; 102(11): 1216–20.
8. Lau J, Ioannidis JP, Balk EM et al. Diagnosing acute cardiac ischemia in the emergency department: A systematic review of the accuracy and clinical effect of current technologies. Annals of Emergency Medicine. 2001; 37(5): 453–60.
9. Balk EM, Ioannidis JP, Salem D, Chew PW, Lau J. Accuracy of biomarkers to diagnose acute cardiac ischemia in the emergency department: A meta-analysis. Annals of Emergency Medicine. 2001; 37(5): 478–94.
10. Fleming SM, Daly KM. Cardiac troponins in suspected acute coronary syndrome: A meta-analysis of published trials. Cardiology. 2001; 95(2): 66–73.
11. Heidenreich PA, Alloggiamento T, Melsop K et al. The prognostic value of troponin in patients with non-ST elevation acute coronary syndromes: A metaanalysis. Journal of the American College of Cardiologists. 2001; 38(2): 478–85.
12. deFilippi CR, de Lemos JA, Christenson RH et al. Association of serial measures of cardiac troponin T using a sensitive assay with incident heart failure and cardiovascular mortality in older adults. Journal of the American Medical Association. 2010; 304(22): 2494–502.
13. Saunders JT, Nambi V, de Lemos JA et al. Cardiac troponin-T measured by a highly sensitive assay predicts coronary heart disease, heart failure, and mortality in the Atherosclerosis Risk in Communities Study. Circulation. 2011; 123(13): 1367–76.
14. Keller T, Zeller T, Ojeda F et al. Serial Changes in highly sensitive troponin I assay and early diagnosis of myocardial infarction. Journal of the American Medical Association. 2011; 306(24): 2684–93.
15. Gianrossi R, Detrano R, Mulvihill D et al. Exercise-induced ST depression in the diagnosis of coronary artery disease: A meta-analysis. Circulation. 1989; 80(1): 87–98.
16. Fleischmann KE, Hunink MGM, Kuntz KM, Douglas PS. Exercise echocardiography or exercise SPECT imaging? A meta-analysis of diagnostic test performance. Journal of Nuclear Cardiology. 2002; 9(1): 133–4.
17. Fonseca Lde A, Picano E. Comparison of dipyridamole and exercise stress echocardiography for detection of coronary artery disease (a meta-analysis). American Journal of Cardiology. 87(10): 1193–6.
18. Kim C, Kwok YS, Heagerty P, Redberg R. Pharmacologic stress testing for coronary disease diagnosis: A meta-analysis. American Heart Journal. 2001; 142(6): 934–44.
19. Shaw L, Peterson E, Johnson L. Non-invasive stress testing. In: Coronary artery disease inwomen:What all physicians need to know. Philadelphia (PA): American College of Physicians; 1999: 327–50.
20. Kwok Y, Kim C, Grady D, Segal M, Redberg R. Meta-analysis of exercise testing to detect coronary artery disease in women. American Journal of Cardiology. 1999; 83(5): 660–6.

21. Geleijnse ML, Krenning BJ, Soliman O II et al. Dobutamine stress echocardiography for the detection of coronary artery disease in women. American Journal of Cardiology. 2007; 99(5): 714-17.

22. Nandalur KR, Dwamena BA, Choudhri AF, Nandalur MR, Carlos RC. Diagnostic performance of stress cardiac magnetic resonance imaging in the detection of coronary artery disease: A meta-analysis. Journal of the American College of Cardiologists. 2007; 50(14): 1343-53.

23. van der Zaag-Loonen HJ, Dikkers R, de Bock GH, Oudkerk M. The clinical value of a negative multi-detector computed tomographic angiography in patients suspected of coronary artery disease: A meta-analysis. European Radiology. 2006; 16 (12): 2748-56.

24. Hamon M, Biondi-Zoccai GGL, Malagutti P et al. Diagnostic performance of multislice spiral computed tomography of coronary arteries as compared with conventional invasive coronary angiography: A meta-analysis. Journal of the American College of Cardiologists. 2006; 48(9): 1896-910.

25. Sun Z, Jiang W. Diagnostic value of multislice computed tomography angiography in coronary artery disease: A meta-analysis. European Journal of Radiology. 2006; 60(2): 279-86.

26. Takakuwa KM, Keith SW, Estepa AT, Shofer FS. A meta-analysis of 64-section coronary CT Angiography findings for predicting 30-day major adverse cardiac events in patients presenting with symptoms suggestive of acute coronary syndrome. Academic Radiology. 2011; 18(12): 1522-8.

27. Hess EP, Brison RJ, Perry JJ et al. Development of a clinical prediction rule for 30-day cardiac events in emergency department patients with chest pain and possible acute coronary syndrome. Annals of Emergency Medicine. 2012; 59(2): 115-25.e1.

## 24章

1. Weber BE, Kapoor WN. Evaluation and outcomes of patients with palpitations. American Journal of Medicine. 1996; 100(2): 138-48.

2. Barsky AJ. Palpitations, arrhythmias, and awareness of cardiac activity. Annals of Internal Medicine. 2001; 139(9Pt 2): 832-7.

3. Thavendiranathan P, Bagai A, Khoo C, Dorian P, Choudhry N. Does this patient with palpitations have a cardiac arrhythmia? Journal of the American Medical Association. 2009; 302(19): 2135-43.

4. Porter MJ, Morton JB, Denman R, Lin AC, Tierney S, Santucci PA et al. Influence of age and gender on the mechanism of supraventricular tachycardia. Heart Rhythm. 2004; 1(4): 393-6.

5. Lampert R, Joska T, Burg MM, Batsford WP, McPherson CA, Jain D. Emotional and physical precipitants of ventricular arrhythmia. Circulation. 2002; 106(14): 1800-5.

6. Coumel P. Clinical approach to paroxysmal atrial fibrillation. Clinical Cardiology. 1990; 13(3): 209-12.

7. Hansson A, Madsen-Härdig B, Olsson SB. Arrhythmia-provoking factors and symptoms at the onset of paroxysmal atrial fibrillation: A study based on interviews with 100 patients seeking hospital assistance. BMC Cardiovascular Disorders. 2004; 4: 13.

8. De Ponti F, Poluzzi E, Cavalli A, Recanatini M, Montanaro N. Safety of nonantiarrhythmic drugs that prolong the QT interval or induce torsade de pointes: An overview. Drug Safety. 2002; 25 (4): 263-86.

9. Roden DM. Drug-induced prolongation of the QT interval. New England Journal of Medicine. 2004; 350(10): 1013-22.

10. Morillo CA, Klein GJ, Thakur RK, Li H, Zardini M, Yee R. Mechanism of "inappropriate" sinus tachycardia: Role of sympathovagal balance. Circulation. 1994; 90(2): 873-7.

11. Lessmeier TJ, Gamperling D, Johnson-Liddon V, Fromm BS, Steinman RT, Meissner MD et al. Unrecognized paroxysmal supraventricular tachycardia: Potential for misdiagnosis as panic disorder. Archives of Internal Medicine. 1997; 157(5): 537-43.

12. Barsky AJ, Cleary PD, Coeytaux RR, Ruskin JN. Psychiatric disorders in medical outpatients complaining of palpitations. Journal of General Internal Medicine. 1994; 9(6): 306-13.

13. Barsky AJ, Cleary PD, Coeytaux RR, Ruskin JN. The clinical course of palpitations in medical outpatients. Archives of Internal Medicine. 1995; 155(16): 1782-8.

14. Barsky AJ, Ahern DK, Delamater BA, Clancy SA, Bailey ED. Differential diagnosis of palpitations: Preliminary development of a screening instrument. Archives of Family Medicine. 1997; 6 (3): 241-5.

15. Zimetbaum P, Josephson ME. Evaluation of patients with palpitations. New England Journal of Medicine. 1998; 338(19): 1369-73.

16. Abbott AV. Diagnostic approach to palpitations. American Family Physician. 2005; 71(4): 743-50.

17. Gürsoy S, Steurer G, Brugada J, Andries E, Brugada P. Brief report: The hemodynamic mechanism of pounding in the neck in atrioventricular nodal reentrant tachycardia. New England Journal of Medicine. 1992; 327(11): 772-4.

18. Summerton N, Mann S, Rigby A, Petkar S, Dhawan J. New-onset palpitations in general practice: Assessing the discriminant value of items within the clinical history. Family Practice. 2001; 18(4): 383-92.

19. Hoefman E, Boer KR, van Weert HCPM, Reitsma JB, Koster RW, Bindels PJE. Predictive value of history taking and physical examination in diagnosing arrhythmias in general practice. Family Practice. 2007; 24(6): 636-41.

20. Barsky AJ, Cleary PD, Sarnie MK, Ruskin JN. Panic disorder, palpitations, and the awareness of cardiac activity. Journal of Nervous and Mental Disease. 1994; 182(2): 63-70.

21. Sakhuja R, Smith LM, Tseng ZH, Badhwar N, Lee BK, Lee RJ et al. Test characteristics of neck fullness and witnessed neck pulsations in the diagnosis of typical AV nodal reentrant tachycardia. ClinicalCardiology. 2009; 32(8): E13-E8.

22. Zwietering PJ, Knottnerus JA, Rinkens PE, Kleijne MA, Gorgels AP. Arrhythmias in general practice: Diagnostic value of patient characteristics, medical history and symptoms. Family Practice. 1998; 15(4): 343-53.

23. Hoefman E, Bindels PJE, van Weert HCPM. Efficacy of diagnostic tools for detecting cardiac arrhythmias: Systematic literature search. Netherlands Heart Journal. 2010; 18(11): 543-51.

24. Eriksson L, Pahlm O. The clinical impact of long-term ECG recording: A retrospective study of 150 patients. Acta Medica Scandinavica. 1980; 208(5): 355-8.

25. Rana MZ, Dunstan EJ, Allen SC. Ambulatory electrocardiography in the elderly: An audit. British Journal of Clinical Practice. 1989; 43(9): 341-2.

26. McClennen S, Zimetbaum PJ, Ho KK, Goldberger AL. Holter monitoring: Are two days better than one? American Journal of Cardiology. 2000; 86(5): 562-4.

27. Safe AF, Maxwell RT. Transtelephonic electrocardiographicmonitoring for detection and treatment of cardiac arrhythmia. Postgraduate Medical Journal. 1990; 66 (772): 110-2.

28. Assayag P, Chailley O, Lehner JP, Brochet E, Demange J, Rezvani Y et al. [Contribution of sequential voluntary ambulatory monitoring in the diagnosis of arrhythmia: A multicenter study of 1287 symptomatic patients]. Archives des maladies du coeur et des vaisseaux. 1992; 85(3): 281-6. [In French]

29. Shanit D, Cheng A, Greenbaum RA. Telecardiology: Supporting the decisionmaking process in general practice. Journal of Telemedicine and Telecare. 1996; 2(1): 7-13.

30. Schuchert A, Behrens G, Meinertz T. [Evaluation of infrequent episodes of palpitations with a patient-activated hand-held electrocardiograph]. Zeitschrift für Kardiologie. 2002; 91(1): 62 -7. [In German]

31. Brown AP, Dawkins KD, Davies JG. Detection of arrhythmias: Use of a patientactivated ambulatory electrocardiogram device with a solid-state memory loop. British Heart Journal. 1987; 58 (3): 251-3.

32. Zimetbaum P, Kim KY, Josephson ME, Goldberger AL, Cohen DJ. Diagnostic yield and optimal duration of continuous-loop eventmonitoring for the diagnosis of palpitations: A cost-effectiveness analysis. Annals of Internal Medicine. 1998; 128 (11): 890-5.

33. Fogel RI, Evans JJ, Prystowsky EN. Utility and cost of event recorders in the diagnosis of palpitations, presyncope, and syncope. American Journal of Cardiology. 1997; 79(2): 207-8.

34. Wu CC, Hsieh MH, Tai CT, Chiang CE, Yu WC, LIn YK et al. Utility of patientactivated cardiac event recorders in the detection of cardiac arrhythmias. Journal of Interventional Cardiac Electrophysiology. 2003; 8(2): 117-20.

35. Grodman RS, Capone RJ, Most AS. Arrhythmia surveillance by transtelephonic monitoring: Comparison with Holter monitoring in symptomatic ambulatory patients. American Heart Journal. 1979; 98(4): 459-64.

36. Klootwijk P, Leenders CM, Roelandt J. Usefulness of transtelephonic documentation of the electrocardiogram during sporadic symptoms suggestive of cardiac arrhythmias. International Journal of Cardiology. 1986; 13(2): 155-61.

37. Visser J, Schuilenburg RM. Trans-telephonic ECG monitoring in the diagnosis of cardiac arrhythmias: A comparison with Holter electrocardiography. Ned Tijdschrift Geneeskund. 1984; 128: 397-401.

38. Kus T, Nadeau R, Costi P, Molin F, Primeau R. Comparison of the diagnostic yield of Holter versus transtelephonic monitoring. Canadian Journal of Cardiology. 1995; 11(10): 891-4.

39. Kinlay S, Leitch JW, Neil A, Chapman BL, Hardy DB, Fletcher PJ. Cardiac event recorders yield more diagnoses and are more cost-effective than 48-hour Holter monitoring in patients with palpitations: A controlled clinical trial. Annals of Internal Medicine. 1996; 124(1Pt 1): 16-20.

40. Scalvini S, Zanelli E, Martinelli G, Baratti D, Giordano A, Glisenti F. Cardiac event recording yieldsmore diagnoses than 24-hour Holter monitoring in patients with palpitations. Journal of Telemedicine and Telecare. 2005; 11(Suppl 1): 14-6.

41. Wu J, Kessler DK, Chakko S, Kessler KM. A cost-effectiveness strategy for transtelephonic arrhythmia monitoring. American Journal of Cardiology. 1995; 75(2): 184-5.

42. Hoefman E, van Weert HCPM, Reitsma JB, Koster RW, Bindels PJE. Diagnostic yield of patient-activated loop recorders for detecting heart rhythm abnormalities in general practice: A randomised clinical trial. Family Practice. 2005; 22(5): 478-84.

43. Roche F, Gaspoz JM, Da Costa A, Isaaz K, Duverney D, Pichot V et al. Frequent and prolonged asymptomatic episodes of paroxysmal atrial fibrillation revealed by automatic long-term event recorders in patients with a negative 24-hour Holter. Pacing and Clinical Electrophysiology. 2002; 25(11): 1587-93.

44. Balmelli N, Naegeli B, Bertel O. Diagnostic yield of automatic and patienttriggered ambulatory cardiac event recording in the evaluation of patients with palpitations, dizziness, or syncope. Clinical Cardiology. 2003; 26(4): 173-6.

45. Martinez T, Sztajzel J. Utility of event loop recorders for the management of arrhythmias in young ambulatory patients. International Journal of Cardiology. 2004; 97(3): 495-8.

46. Reiffel JA, Schwarzberg R, Murry M. Comparison of autotriggered memory loop recorders versus standard loop recorders versus 24-hour Holter monitors for arrhythmia detection. American Journal of Cardiology. 2005; 95(9): 1055-9.

47. Ng E, Stafford PJ, Ng GA. Arrhythmia detection by patient and auto-activation in implantable loop recorders. Journal of Interventional Cardiac Electrophysiology. 2004; 10(2): 147-52.

48. Giada F, Gulizia M, Francese M, Croci F, Santangelo L, Santomauro M et al. Recurrent unexplained palpitations (RUP) study comparison of implantable loop recorder versus conventional diagnostic strategy. Journal ofthe American College of Cardiology. 2007; 49(19): 1951-6.

49. Hoefman E, van Weert HCPM, Boer KR, Reitsma JB, Koster RW, Bindels PJE. Optimal duration of event recording for diagnosis of arrhythmias in patients with palpitations and light-headedness in the general practice. Family Practice. 2006; 24(1): 11-3.

## 25章

1. ThigpenMC, Whitney CG, Messonnier NE et al. Bacterial meningitis in theUnited States, 1998-2007. New England Journal of Medicine. 2011; 364: 2016-25.

2. Nigrovic LE, Kuppermann N, Malley R. Development and validation of a multivariable predictive model to distinguish bacterial from aseptic meningitis in children in the post-Haemophilus influenzae era. Pediatrics 2002; 110: 712-19.

3. Nigrovic LE, Kuppermann N, Macias CG et al. Clinical prediction rule for identifying children with cerebrospinal fluid pleocytosis at very low risk of bacterial meningitis. Journal ofthe American Medical Association. 2007; 297: 52-60.

4. Dubos F, Lamotte B, Bibi-Triki F et al. Clinical decision rules to distinguish between bacterial and aseptic meningitis. Archives of Disease in Childhood. 2006; 91: 647-50.

5. Dubos F, Martinot A, Gendrel D et al. Clinical decision rules for evaluating meningitis in children. Current Opinion in Neurology. 2009; 22: 288-93.

6. Dubos F, Korczowski B, Aygun DA et al. Serum procalcitonin and other biologic markers to distinguish between bacterial and aseptic meningitis in children: A European multicenter case-control study. Archives of Pediatrics & Adolescent Medicine. 2008; 162: 1157-63.

## 26章

1. Baker MD, Bell LM, Avner JR. Outpatient management without antibiotics of fever in selected infants. New England Journal of Medicine. 1993; 329(20): 1437-41.

2. Baker MD, Bell LM, Avner JR. The efficacy of routine outpatient management without antibiotics of fever in selected infants. Pediatrics. 1999; 103(3): 627-31.

3. Dagan R, Powell KR, Hall CB, Menegus MA. Identification of infants unlikely to have serious bacterial infection although hospitalized for suspected sepsis. Journal of Pediatrics. 1985; 107(6): 855-60.

4. Dagan R, Sofer S, PhillipM, Shachak E. Ambulatory care of febrile infants younger than 2 months of age classified as being at low risk for having serious bacterial infections. Journal of Pediatrics. 1988; 112(3): 355-60.

5. Garra G, Cunningham SJ, Crain EF. Reappraisal of criteria used to predict serious bacterial illness in febrile infants less than 8 weeks of age. Academic Emergency Medicine. 2005; 12(10): 921-5.

6. Baker MD, Bell LM. Unpredictability of serious bacterial infections in febrile infants from birth to 1 month of age. Archives of Pediatrics & Adolescence Medicine. 1999; 153: 508 -11.

7. Available from: www.cincinnatichildrens.org

8. Available from: http://pediatrics.uchicago.edu/chiefs/inpatient/documents/FebrileInfant.pdf

## 27章

1. Wong CH, Khin LW, Heng KS et al. The LRINEC (Laboratory Risk Indicator for Necrotizing Fasciitis) score: A tool for distinguishing necrotizing fasciitis from other soft tissue infections based on routine laboratory testing. Critical Care Medicine. 2004; 32(7): 1535-41.
2. Holland MJ. Application of the Laboratory Risk Indicator in Necrotising Fasciitis (LRINEC) score to patients in a tropical tertiary referral centre. Anaesthesia and Intensive Care. 2009; 37: 588-92.
3. Corbin V, VidalM, Beytout J et al. [Prognostic value of the LRINEC score (Laboratory Risk Indicator for Necrotizing Fasciitis) in soft tissue infections: A prospective study at Clermont-Ferrand University hospital]. Annales de Dermatologie et de Vénéréologie. 2010 Jan; 137(1): 5-11. [Article in French]
4. Zacharias N, Velmahos GC, Salama A et al. Diagnosis of necrotizing soft tissue infections by computed tomography. Archives of Surgery. 2010; 145: 452-5.
5. Hall JB, Schmidt GA, Wood L. Principles of critical care. 3rd ed. New York: McGraw-Hill Companies; 2005.

## 28章

1. Bayer AS. Diagnosis and management of infectious endocarditis. Cardiology Clinics. 1996; 345-51.
2. Bayer AS. Infectious endocarditis: State-of-the-art. Clinical Infections Diseases. 1993; 17: 313-22.
3. Dureck DT, Lukes AS, Bright DK. New criteria for diagnosis of infective endocarditis: Utilization of specific echocardiographic findings. Duke Endocarditis Service. American Journal of Medicine. 1994; 96(3): 200-9.
4. Dodds GA III, Sexton DJ, Durack DT et al. and the Duke Endocarditis Service. Negative predictive value of the Duke criteria for infective endocarditis. American Journal of Cardiology. 1996; 77: 403-7.
5. Hoen B, Beguinot I, Maignan M et al. The Duke criteria for the diagnosis of infective ednocarditis are specific: An analysis of 100 patients with acute fever or fever of unknown origin. Clinical Infections Diseases. 1996; 23(2): 298-302.
6. Li JS, Sexton DJ, Mick N, et al. Proposed Modifications to the Duke Criteria for the Diagnosis of Infective Endocarditis. Clin Inf Dis. 2000; 3(4): 633-638.
7. Mueller C, Huber P, Laifer G et al. Procalcitonin and the early diagnosis of endocarditis. Circulation 2004; 109: 1707-10.
8. Horstkotte D, Follath F, Gutschik E et al. Guidelines on prevention, diagnosis and treatment of infective endocarditis - executive summary. European Heart Journal. 2004; 25: 267-76.
9. Fitzpatrick T, Johnson RA, Wolff K, and Suurmond D. Color Atlas and Synopsis of Clinical Dermatology: McGraw-Hill Companies; 2001.

## 29章

1. Pitts SR, Niska RW, Xu J, Burt CW. National Hospital Ambulatory Medical Care Survey: 2006 Emergency department summary. National Health Statistics Reports. 2008 ; 7: 1-38.
2. Newman D. Hippocrates'shadow. New York: Simon & Schuster; 2009.
3. Infectious Diseases Society of America (IDSA). Practice guidelines for the diagnosis and management of group A streptococcal pharyngitis. Clinical Infectious Diseases. 2002; 35: 113-25.
4. Spinks A, Glasziou PP, Del Mar CB. Antibiotics for sore throat (Cochrane Methodology Review). In The Cochrane Library, Issue 9. Chichester, UK John Wiley & Sons, Ltd, 2011.

5. Choby BA. Diagnosis and treatment of streptococcal pharyngitis. American Family Physician. 2009; 79: 383-90.
6. Ebell MH, SmithMA, Barry HC et al. The rational clinical examination: Does this patient have strep throat? Journal of the American Medical Association. 2000; 284: 2912-18.
7. Centor R, Witherspoon J, Dalton H, Brody C, Link K. The diagnosis of strep throat in adults in the emergency room. Medical Decision Making. 1981; 1 (3) : 239-46.
8. McIsaac WJ, Goel V, To T et al. The validity of a sore throat score in family practice. Canadian Medical Association Journal. 2000; 168: 811-15.
9. McIsaac WJ, Kellner JD, Aufricht P, Vanjaka A, Low DE. Empirical validation of guidelines for the management of pharyngitis in children and adults. Journal of the American Medical Association. 2004; 291: 1587-95.
10. CentorR,Allison JJ,CohenSJ. Pharyngitis management: Defining the controversy. Journal of General Internal Medicine. 2007; 22: 127-30.
11. DiMatteo LA, Lowenstein SR, Brimhall B et al. The relationship between the clinical features of pharyngitis and the sensitivity of a rapid antigen test: Evidence of spectrum bias. Annals of Emergency Medicine. 2001; 38: 648-52.
12. American Academy of Pediatrics. Red book: 2003 report of the Committee on Infectious Diseases. 26th ed. Elk Grove Village (IL) : American Academy of Pediatrics; 2003: 576-8.

## 30章

1. Ueda D, Yoto Y. The ten-day mark as a practical diagnostic approach for acute paranasal sinusitis in children. Pediatric Infectious Disease Journal. 1996; 15: 576-9.
2. Scheid DC,Hamm RM. Acute bacterial rhinosinusitis in adults: Part II. Treatment. American Family Physician. 2004; 70: 1697-704.
3. Berg O, Carenfelt C. Analysis of symptoms and clinical signs in the maxillary sinus empyema. Acta Oto-Laryngologica. 1988; 105: 343-9.
4. Williams JW Jr, Simel DL, Roberts L et al. Clinical evaluation for sinusitis: Making the diagnosis by history and physical examination. Annals of Internal Medicine. 1992; 117: 705-10.
5. Lindbaek M, Hjortdahl P, Johnsen UL. Use of symptoms, signs, and blood tests to diagnose acute sinus infections in primary care: Comparison with computed tomography. Family Medicine. 1996; 28: 183-8.
6. Hansen JG, Schmidt H, Rosborg J et al. Predicting acute maxillary sinusitis in a general practice population. British Medical Journal. 1995; 311: 233-6.
7. Brooks I, GoochWM III, Jenkins SG et al. Medical management of acute bacterial sinusitis: Recommendations of a clinical advisory committee on pediatric and adult sinusitis. Annals of Otology, Rhinology and Laryngology. 2000; 182(Suppl) : 2-20.

## 31章

1. Fine MJ, Auble TE, Yealy DM et al. A prediction rule to identify low-risk patients with community-acquired pneumonia. N Engl J Med 1997; 336: 243-50.
2. Metlay JP, Fine MJ. Testing strategies in the initial management of patients with community-acquired pneumonia. Ann Intern Med. 2003; 138: 109-18.
3. Masia M, Gutierrez F, Shum C et al. Usefulness of procalcitonin levels in community-acquired pneumonia according to the patients outcome research team pneumonia severity index. Chest 2005; 128: 2223-9.
4. Maisel A, Neath SX, Landsberg J et al. Use of procalcitonin for the diagnosis of pneumonia in patients presenting with a chief complaint of dyspnoea: results from the BACH (Biomarkers in

Acute Heart Failure) trial. Eur J Heart Fail. 2012 Feb 2: epub ahead of print.

5. Aujesky D, Auble TE, Yealy DM et al. Prospective comparison of three validated prediction rules for prognosis in community-acquired pneumonia. Am J Med 2005; 118: 384–92.

6. Capelastegui A, Espana PP, Quintana JM et al. Validation of a predictive rule for the management of community-acquired pneumonia. Eur Respir J 2006; 27: 151–7.

7. Niederman MS, Feldman C, Richards GA. Combining information from prognostic scoring tools for CAP: an American view on how to get the best of all worlds. Eur Respir J 2006; 27: 9–11.

8. Macfarlane J, Holmes W, Gard P, Macfarlane R, Rose D, Weston V et al. Prospective study of the incidence, aetiology and outcome of adult lower respiratory tract illness in the community. Thorax. 2001; 56: 109–14.

9. Diehr P, Wood RW, Bushyhead J, Krueger L, Wolcott B, Tompkins RK. Prediction of pneumonia in outpatients with acute cough–a statistical approach. J Chronic Dis. 1984; 37: 215–25.

## 32章

1. Nawar EW, Niska RW, Xu J. National Hospital Ambulatory Medical Care Survey: 2005 Emergency department summary. Advance Data. 2007; 386: 1–32.

2. Komaroff AL. Acute dysuria in women. New England Journal of Medicine. 1984; 310: 368–75.

3. Bent S, Nallamothu BK, Simel DL et al. Does this woman have an acute uncomplicated urinary tract infection? Journal of the American Medical Association. 2002; 287: 2701–10.

4. Hurlbut TA 3rd, Littenberg B. The diagnostic accuracy of rapid dipstick tests to predict urinary tract infection. American Journal of Clinical Pathology. 1991; 96: 582–8.

5. Lammers RL, Gibson S, Kovacs D et al. Comparison of test characteristics of urine dipstick and urinanalysis at various test cutoff points. Annals of Emergency Medicine. 2001; 38: 505–12.

## 33章

1. Bone RC, Balk RA, Cerra FB et al. Definitions for sepsis and organ failure and guidelines for the use of innovative therapies in sepsis. The American College of Chest Physicians/Society of Critical Care Medicine (ACCP/SCCM) Consensus Conference Committee. Chest. 1992; 101(6): 1644–1655.

2. Dombrovskiy VY, Martin AA, Sunderram J et al. Rapid increase in hospitalization and mortality rates for severe sepsis in the United States: A trend analysis from 1993 to 2003. Critical Care Medicine. 2007; 35: 1244–50.

3. Wang HE, Shapiro NI, Angus DC et al. National estimates of severe sepsis in United States emergency departments. Critical Care Medicine. 2007; 35: 1928–36.

4. Winters BD, Eberlein M, Leung J et al. Long-term mortality and quality of life in sepsis: A systematic review. Critical Care Medicine. 2010; 38: 1276–83.

5. Rangel-Frausto MS, Pittet D, Costigan M et al. The natural history of the systemic inflammatory response syndrome (SIRS): A prospective study. Journal of the American Medical Association. 1995; 273: 117–23.

6. Rivers E, Nguyen B, Havstad S et al. Early goal-directed therapy in the treatment of severe sepsis and septic shock. New England Journal of Medicine. 2001; 345: 1368–77.

7. Jones AE, Heffner AC, Horton JM et al. Etiology of illness in patients with severe sepsis admitted to the hospital from the emergency department. Clinical Infectious Diseases. 2010; 50: 814–20.

8. Mikkelsen ME, Miltiades AN, Gaieski DF et al. Serum lactate is associated with mortality in severe sepsis independent of organ

failure and shock. Critical Care Medicine. 2009; 37: 1670–7.

9. Shapiro NI, Fisher C, Donnino M et al. The feasibility and accuracy of point-of-care lactate measurement in emergency department patients with suspected infection. Journal of Emergency Medicine. 2010; 39: 89–94.

10. Jones AE, Shapiro NI, Trzeciak S et al. Lactate clearance vs. central venous oxygen saturation as goals of early sepsis therapy. Journal of the American Medical Association. 2010; 303: 739–46.

11. Tang BM, Eslick GD, Craig JC et al. Accuracy of procalcitonin for sepsis diagnosis in critically ill patients: Systematic review and meta-analysis. Lancet Infectious Diseases. 2007; 7: 210–17.

12. Jones AE, Fiechtl JF, Brown MD et al. Procalcitonin test in the diagnosis of bacteremia: A meta-analysis. Annals of Emergency Medicine. 2007; 50: 34–41.

13. Riedel S, Melendez JH, An AT et al. Procalcitonin as a marker for the detection of bacteremia and sepsis in the emergency department. American Journal of Clinical Pathology. 2011; 135: 182–9.

14. Lai CC, Tan CK, Chen SY et al. Diagnostic performance of procalcitonin for bacteremia in patients with bacterial infection at the emergency department. Journal of Infection. 2010; 61: 512–15.

15. Calle P, Cerro L, Valencia J et al. Usefulness of severity scores in patients with suspected infection in the emergency department: A systematic review. Journal of Emergency Medicine. 2011; 42(4): 374–91.

16. Shapiro NI, Wolfe RE, Moore RB et al. Mortality in Emergency Department Sepsis (MEDS) score: A prospectively derived and validated clinical prediction rule. Critical Care Medicine. 2003; 31: 670–5.

17. Chen CC, Chong CF, Liu YL et al. Risk stratification of severe sepsis patients in the emergency department. Emergency Medicine Journal. 2006; 23: 281–5.

18. Howell MD, Donnino MW, Talmor D et al. Performance of severity of illness scoring systems in emergency department patients with infection. Academic Emergency Medicine. 2007; 14: 709–14.

19. Jones AE, Saak K, Kline JA. Performance of the mortality in emergency department sepsis score for predicting hospital mortality among patients with severe sepsis and septic shock. American Journal of Emergency Medicine. 2008; 26: 689–92.

20. Lee CC, Chen SY, Tsai CL et al. Prognostic value of mortality in emergency department sepsis score, procalcitonin, and C-reactive protein in patients with sepsis at the emergency department. Shock. 2008; 29: 322–7.

21. Sankoff JD, Goyal M, Gaieski DF et al. Validation of the mortality in emergency department sepsis (MEDS) score in patients with systemic inflammatory response syndrome (SIRS). Critical Care Medicine. 2008; 36: 421–6.

22. Carpenter CR, Keim SM, Upadhye S et al. Risk stratification of the potentially septic patient in the emergency department: The mortality in the emergency department sepsis (MEDS) score. Journal of Emergency Medicine. 2009; 37: 319–27.

23. Nguyen HB, Van Ginkel C, Batech M et al. Comparison of predisposition, insult/infection, response, and organ dysfunction, acute physiology and chronic health evaluation II, and mortality in emergency department sepsis in patients meeting criteria for early goal-directed therapy and the severe sepsis resuscitation bundle. Journal of Critical Care. 2011 Oct 26; published online.

## 34章

1. Margaretten M, Kohlwes J, Moore D, Bent S. Does this adult patient have septic arthritis? Journal of the American Medical Association. 2007; 297: 1478–788.

2. Goldenberg DL. Septic arthritis. Lancet 1998; 351: 197–202.

3. Kaandorp C, Van Schaardenburg D, Krijnen P, Habbema J, Van De Laar M. Risk factors for septic arthritis in patients with joint disease. Arthritis & Rheumatism.1995; 38: 1819–25.

4. Kaandorp C, Dinant H, Van De Laar M, Moens H, Prins A, Dijkmans B. Incidence and sources of native and prosthetic joint infection: A community based prospective survey. Annals of the Rheumatic Diseases. 1997; 56: 470–5.

5. Gupta MN, Sturrock RD, Field M. A prospective 2-year study of 75 patients with adult-onset septic arthritis. Rheumatology. 2001; 40: 24–30.

6. GuptaMN, Sturrock RD, Field M. Prospective comparative study of patients with culture proven and high suspicion of adult onset septic arthritis. Annals of the Rheumatic Diseases. 2003; 62: 327 –31.

7. Frazee BW, Fee C, Lambert L. How common is MRSA in adult septic arthritis? Annals of Emergency Medicine. 2009; 54: 695–700.

8. Saraux A, Taelman H, Blanche P et al. HIV infection as a risk factor for septic arthritis. British Journal of Rheumatology. 1997; 36: 333–7.

9. Bardin T; Gonococcal arthritis, Best Pract Research Clin Rheum 2003; 17: 201–208.

10. Angulo JM, Espinoza LR. Gonococcal arthritis. Comprehensive Therapy. 1999; 25: 155–62.

11. Carpenter CR, Schuur JD, Everett WW, Pines JM. Evidence-based diagnostics:Adult septic arthritis. Academic Emergency Medicine. 2011; 18: 781–96.

12. Jeng GW, Wang CR, Liu ST et al. Measurement of synovial tumor necrosis factor-alpha in diagnosing emergency patients with bacterial arthritis. American Journal of Emergency Medicine. 1997; 15: 626–9.

13. Kortekangas P, Aro H, Tuominen J, Toivanen A. Synovial fluid leukocytosis in bacterial arthritis vs. reactive arthritis and rheumatoid arthritis in the adult knee. Scandanavian Journal of Rheumatology. 1992; 21: 283–8.

14. Thumboo J, O'Duffy JD. A prospective study of the safety of joint and soft tissue aspirations and injections in patients taking warfarin sodium. Arthritis & Rheumatism. 1998; 41: 736–9.

15. Krey PR, Bailen DA. Synovial fluid leukocytosis: A study of extremes. American Journal of Medicine 1979; 67: 436–42.

16. Shmerling R, Delbanco T, Tosteson A, Trentham D. Synovial fluid tests: What should be ordered? Journal of the American Medical Association. 1990; 264: 1009–14.

17. Söderquist B, Jones I, Fredlund H, Vikerfors T. Bacterial or crystal-associated arthritis? Discriminating ability of serum inflammatory markers. Scandanavian Journal of Infectious Disease. 1998; 30: 591–6.

18. Pauker SG, Kassirer JP. The threshold approach to clinical decision making. New England Journal of Medicine. 1980; 302: 1109–17.

19. Faraj A, Omonbude O, Godwin P. Gram staining in the diagnosis of acute septic arthritis. Acta Orthopaedica Belgica. 2002; 68: 388–91.

20. Shah K, Spear J, Nathanson LA, Mccauley J, Edlow JA. Does the presence of crystal arthritis rule out septic arthritis? Journal of Emergency Medicine. 2007; 32: 23–6.

21. Li SF, Henderson J, Dickman E, Darzynkiewicz R. Laboratory tests in adults with monoarticular arthritis: Can they rule out a septic joint? Academic Emergency Medicine. 2004; 11: 276–80.

22. Li SF, Cassidy C, Chang C, Gharib S, Torres J. Diagnostic utility of laboratory tests in septic arthritis. Emergency Medicine Journal. 2007; 24: 75–7.

23. Hariharan P, Kabrhel C. Sensitivity of erythrocyte sedimentation rate and creactive protein for the exclusion of septic arthritis in emergency department patients. Journal of Emergency Medicine. 2011; 40: 428–31.

24. Ernst AA, Weiss SJ, Tracy LA, Weiss NR.Usefulness of CRP and ESR in predicting septic joints. Southern Medical Journal. 2010; 103: 522–6.

25. Kocher MS, Mandiga R, Zurakowski D, Barnewolt C, Kasser JR. Validation of a clinical prediction rule for the differentiation between septic arthritis and transient synovitis of the hip in children. Journal of Bone and Joint Surgery,American Volume. 2004; 86–A: 1629–35.

26. Newman TB, KohnMA. Evidence-based diagnosis (practical guide to biostatistics and epidemiology). Cambridge: Cambridge University Press; 2009.

## 35章

1. Lew DP, Waldvogel FA. Osteomyelitis. Lancet. 2004; 364 (9431): 369–79.

2. Conterno LO, da Silva Filho CR. Antibiotics for treating chronic osteomyelitis in adults. Cochrane Database Systematic Reviews. 2009(3): CD004439.

3. Haas DW, McAndrew MP. Bacterial osteomyelitis in adults: Evolving considerations in diagnosis and treatment. American Journal of Medicine. 1996; 101(5): 550–61.

4. Wald ER. Risk factors for osteomyelitis. American Journal of Medicine. 1985; 78(6B): 206–12.

5. London NG, Donnelly R. ABC of arterial and venous disease: Ulcerated lower limb. British Medical Journal. 2000; 320(7249): 1589–91.

6. Gierbolini R. Charcot's foot: Often overlooked complication of diabetes. Journal of the American Academy of Physician Assistants. 1999; 12(6): 62–8.

7. van der Ven A, Chapman CB, Bowker JH. Charcot neuroarthropathy of the foot and ankle. Journal of the American Academy of Orthopaedic Surgeons. 2009; 17(9): 562–71.

8. Newman LG, Waller J, Palestro CJ, Schwartz M, Klein MJ, Hermann G et al. Unsuspected osteomyelitis in diabetic foot ulcers: Diagnosis and monitoring by leukocyte scanning with indium in 111 oxyquinoline. Journal of the American Medical Association. 1991; 266(9): 1246–51.

9. Berard LD, Booth G, Capes S, Quinn K, Woo V. Canadian Diabetes Association 2008 Clinical Practice Guidelines for the prevention and management of diabetes in Canada. Canadian Journal of Diabetes. 2008; 32(Suppl 1): 1–215.

10. Apelqvist J, Larsson J, Agardh CD. Long-term prognosis for diabetic patients with foot ulcers. Journal of Internal Medicine. 1993; 233(6): 485–91.

11. Bamberger DM, Daus GP, Gerding DN. Osteomyelitis in the feet of diabetic patients: Long-term results, prognostic factors, and the role of antimicrobial and surgical therapy. American Journal of Medicine. 1987; 83(4): 653–60.

12. Subramaniam B, Pomposelli F, Talmor D, Park KW. Perioperative and longterm morbidity and mortality after above-knee and below-knee amputations in diabetics and nondiabetics. Anesthesia & Analgesia. 2005; 100(5): 1241–7.

13. Stone PA, Flaherty SK,Aburahma AF,Hass SM, Jackson JM, Hayes JDet al. Factors affecting perioperative mortality and wound-related complications following major lower extremity amputations. Annals of Vascular Surgery. 2006; 20(2): 209–16.

14. Eckman MH, Greenfield S, MackeyWC, Wong JB, Kaplan S, Sullivan L et al. Foot infections in diabetic patients: Decision and cost-effectiveness analyses. Journal of the American Medical Association. 1995; 273(9): 712–20.

15. Mushlin AI, Littenberg B. Diagnosing pedal osteomyelitis: Testing choices and their consequences. Journal of General Internal Medicine. 1994; 9(1): 1–7.

16. Gold RH, Hawkins RA, Katz RD. Bacterial osteomyelitis: Findings on plain radiography, CT, MR, and scintigraphy. American Journal of Roentgenology. 1991; 157(2): 365–70.

17. Pineda C, Espinosa R, Pena A. Radiographic imaging in

osteomyelitis: The role of plain radiography, computed tomography, ultrasonography, magnetic resonance imaging, and scintigraphy. Seminars in Plastic Surgery. 2009; 23(2): 80–9.

18. Al-Sheikh W, Sfakianakis GN, Mnaymneh W, Hourani M, Heal A, Duncan RC et al. Subacute and chronic bone infections: Diagnosis using In-111, Ga-67 and Tc-99m MDP bone scintigraphy, and radiography. Radiology. 1985; 155(2): 501–6.

19. Whalen JL, Brown ML,McLeodR, FitzgeraldRH. Limitations of indium leukocyte imaging for the diagnosis of spine infections. Spine. 1991; 16(2): 193–7.

20. Termaat MF, Raijmakers PG, Scholten HJ, Bakker FC, Patka P, Haarman HJ. The accuracy of diagnostic imaging for the assessment of chronic osteomyelitis: A systematic review andmeta-analysis. Journal of Bone and Joint Surgery, American Volume. 2005; 87(11): 2464–71.

21. Butalia S, Palda VA, Sargeant RJ, Detsky AS, Mourad O. Does this patient with diabetes have osteomyelitis of the lower extremity? Journal of the American Medical Association. 2008; 299(7): 806–13.

22. Grayson ML, Gibbons GW, Balogh K, Levin E, Karchmer AW. Probing to bone in infected pedal ulcers: A clinical sign of underlying osteomyelitis in diabetic patients. Journal of the American Medical Association. 1995; 273(9): 721–3.

23. Wagner FW. The dysvascular foot: A system for diagnosis and treatment. Foot Ankle. 1981; 2(2): 64–122.

24. Enderle MD, Coerper S, Schweizer HP, Kopp AE, Thelen MH, Meisner C et al. Correlation of imaging techniques to histopathology in patients with diabetic foot syndrome and clinical suspicion of chronic osteomyelitis: The role of high-resolution ultrasound. Diabetes Care. 1999; 22(2): 294–9.

25. Vesco L, Boulahdour H, Hamissa S, Kretz S,Montazel JL, Perlemuter L et al. The value of combined radionuclide and magnetic resonance imaging in the diagnosis and conservative management of minimal or localized osteomyelitis of the foot in diabetic patients. Metabolism. 1999; 48(7): 922–7.

26. Kapoor A, Page S, Lavalley M, Gale DR, Felson DT. Magnetic resonance imaging for diagnosing foot osteomyelitis: Ameta-analysis. Archives of Internal Medicine. 2007; 167(2): 125–32.

27. Capriotti G, Chianelli M, Signore A. Nuclear medicine imaging of diabetic foot infection: Results of meta-analysis. Nuclear Medicine Communications. 2006; 27(10): 757–64.

28. Lord SJ, Irwig L, Simes RJ. When is measuring sensitivity and specificity sufficient to evaluate a diagnostic test, and when do we need randomized trials? Annals of Internal Medicine. 2006; 144(11): 850–5.

## 36章

1. Sutton MY, Sternberg M, Zaidi A et al. Trends in pelvic inflammatory disease hospital discharges and ambulatory visits, United States, 1985–2001. Sexually Transmitted Diseases. 2005; 32: 778–84.

2. Todd CS,Haase C, Stoner BP. Emergency department screening for asymptomatic sexually transmitted infections. American Journal of Public Health. 2001 Mar; 91(3): 461–4.

3. Mehta SD, Hall J, Lyss SB et al. Adult and pediatric emergency department sexually transmitted disease and HIV screening: Programmatic overview and outcomes. Academic Emergency Medicine. 2007; 14: 250–8.

4. Yealy DM, Greene TJ, Hobbs GD. Underrecognition of cervical Neisseria gonorrhoeae and Chlamydia trachomatis infections in the emergency department. Academic Emergency Medicine. 1997; 4: 962–7.

5. Burnett AM, Anderson CP, Zwank MD. Laboratory-Confirmed Gonorrhea and/or Chlamydia Rates in Clinically Diagnosed Pelvic Inflammatory Disease and cervicitis. American Journal of Emergency Medicine. 2012 Sep; 30(7): 1114–7.

6. Parker CA, Topinka MA. The incidence of positive cultures in women suspected of having PID/salpingitis. Academic Emergency Medicine. 2000; 7: 1170.

7. Blenning CE,Muench J, Judkins DZ et al. Clinical inquiries: Which tests are most useful for diagnosing PID? Journal of Family Practice. 2007; 56: 216–20.

8. Workowski KA, Berman S, Centers for Disease Control and Prevention (CDC). Sexually transmitted diseases treatment guidelines, 2010.MMWRRecommendations and Reports. 2010; 59: 1–110.

9. Stefanski P, Hafner JW, Riley SL et al. Diagnostic utility of the genital Gram stain in ED patients. American Journal of Emergency Medicine. 2010; 28: 13–18.

10. Shapiro T, Dalton M, Hammock J et al. The prevalence of urinary tract infections and sexually transmitted disease in women with symptoms of a simple urinary tract infection stratified by low colony count criteria. Academic Emergency Medicine. 2005; 12: 38–44.

11. Huppert JS, Biro F, Lan D et al. Urinary symptoms in adolescent females: STI or UTI? Journal of Adolescence Health. 2007; 40: 418–24.

12. Berg E, Benson DM,Haraszkiewicz P et al.High prevalence of sexually transmitted diseases in women with urinary infections. Academic Emergency Medicine. 1996; 3: 1030–4.

13. Reed JL, Mahabee-Gittens EM, Huppert JS. A decision rule to identify adolescent females with cervical infections. Journal of Women's Health (Larchmont). 2007; 16: 272–80.

14. Prentiss KA, Newby PK, Vinci RJ. Adolescent female with urinary symptoms: A diagnostic challenge for the pediatrician. Pediatric Emergency Care. 2011; 27: 789–94.

15. Cook RL, Hutchison SL, Ostergaard L et al. Systematic review: Noninvasive testing for Chlamydia trachomatis and Neisseria gonorrhoeae. Annals of Internal Medicine. 2005; 142: 914–25.

16. Hislop J, Quayyum Z, Flett G et al. Systematic review of the clinical effectiveness and cost-effectiveness of rapid point-of-care tests for the detection of genital chlamydia infection in women and men. Health Technology Assessment. 2010; 14: 1–97, iii–iv.

## 37章

1. Thompson WW, Shay DK, Weintraub E, Brammer L, Bridges CC, Cox NJ et al. Influenza-associated hospitalizations in the United States. Journal of the American Medical Association. 2004; 292(11): 1333–40.

2. Neuzil KM, Reed GW, Mitchel EF, Griffin MR. Influenza-associated morbidity andmortality in young and middle-aged women. Journal of the American Medical Association. 1999; 281(10): 901–7.

3. Neuzil KM, Wright PF, Mitchel EF, Griffin MR. The burden of influenza illness in children with asthma and other chronicmedical conditions. Journal of Pediatrics. 2000; 137(6): 856–64.

4. Griffin MR, Coffey CS, Neuzil KM, Mitchel EF,Wright PF, Edwards KM. Winter viruses: Influenza- and respiratory syncytial virus-related morbidity in chronic lung disease. Archives of Internal Medicine. 2002; 162(11): 1229–36.

5. Ellis SE, Coffey CS, Mitchel EF, Dittus DS, Griffin MR. Influenza- and respiratory syncytial virus-associated morbidity and mortality in the nursing home population. Journal of the the American Geriatric Society. 2003; 51(6): 761–7.

6. Estimates of deaths associated with seasonal influenza: United States, 1976–2007. Morbidity and Mortality Weekly Report. 2010; 59(33): 1057–60.

7. Molinari NA,Ortega-Sanchez IR, Messonnier ML, Thompson WW, Wortley PM, Weintraub E et al. The annual impact of seasonal influenza in the US: Measuring disease burden and

costs. Vaccine. 2007; 25(27): 5086–96.

8. Lee TT, Taggart LR, Mater B, Katz K, Mcgeer A. Predictors of pandemic influenza infection in adults presenting to two urban emergency departments, Toronto, 2009. Canadian Journal of Emergency Medicine. 2011; 13(1): 7–12.

9. Monmany J, Rabella N, Margall N, Domingo P, Gich I, Vazquez G. Unmasking influenza virus infection in patients attended to in the emergency department. Infection. 2004; 32(2): 89–97.

10. Jefferson T, Jones M, Doshi P, Del Mar C, Dooley L, Foxlee R. Neuraminidase inhibitors for preventing and treating influenza in healthy adults. Cochrane Database Systematic Reviews. 2010; 17 (2): Cd001265.

11. Nicholson KG, Kent J, Hammersley V, Cancio E. Acute viral infections of upper respiratory tract in elderly people living in the community: Comparative, prospective, population based study of disease burden. British Medical Journal. 1997; 315(7115): 1060 –4.

12. Govaert TM, Dinant GJ, Aretz K, Knottnerus JA. The predictive value of influenza symptomatology in elderly people. Family Practice. 1998; 15(1): 16–22.

13. Carrat F, Tachet A, Rouzioux C, Housset B, Valleron AJ. Evaluation of clinical case definitions of influenza: Detailed investigation of patients during the 1995–1996 epidemic in France. Clinical Infectious Disease. 1999; 28(2): 283–90.

14. Monto AS, Gravenstein S, Elliott M, Colopy M, Schweinle J. Clinical signs and symptoms predicting influenza infection. Archives of Internal Medicine. 2000; 160(21): 3243–7.

15. Hulson TD, Mold JW, Scheid D, Aaron M, Aspy CB, Ballard NL et al. Diagnosing influenza: The value of clinical clues and laboratory tests. Journal of Family Practice. 2001; 50(12): 1051– 6.

16. Van Elden LJR, Van Essen GA, Boucher CAB, Van Loon AM, Nijhuis M, Schipper P et al. Clinical diagnosis of influenza virus infection: Evaluation of diagnostic tools in general practice. British Journal of General Practice. 2001; 51(469): 630–4.

17. Call SA, Vollenweider MA, Hornung CA, Simel DL, Mckinney WP. Does this patient have influenza? Journal of the American Medical Association. 2005; 293(8): 987–97.

18. Lina B, Valette M, Foray S, Luciani J, Stagnara J, Lee DM et al. Surveillance of community-acquired viral infections due to respiratory viruses in Rhone-Alpes (France) during winter 1994 to 1995. Journal of Clinical Microbiology. 1996; 34(12): 3007– 11.

19. Long CE, Hall CB, Cunningham CK, Weiner LB, Alger KP, Gouveia M et al. Influenza surveillance in community-dwelling elderly compared with children. Archives of Family Medicine. 1997; 6(5): 459–65.

20. Ebell MH, White LL, Casault T. A systematic review of the history and physical examination to diagnose influenza. Journal of the American Board of Family Practice. 2004; 17(1): 1–5.

21. Ebell MH, Afonso A. A systematic review of clinical decision rules for the diagnosis of influenza. Annals of Family Medicine. 2011; 9(1): 69–77.

22. Boivin G, Hardy I, Teller G, Maziade J. Predicting influenza infections during epidemics with use of a clinical case definition. Clinical Infectious Disease. 2000; 31(5): 1166–9.

23. Friedman MJ, Attia MW. Clinical predictors of influenza in children. Archives of Pediatrics and Adolescent Medicine. 2004; 158(4): 391–4.

24. Stein J, Louie J, Flanders S, Maselli J, Hacker JK, Drew WL et al. Performance characteristics of clinical diagnosis, a clinical decision rule, and a rapid influenza test in the detection of influenza infection in a community sample of adults. Annals of Emergency Medicine. 2005; 46(5): 412–9.

25. Van Den Dool C, Hak E, Wallinga J, Van Loon AM, Lammers JWJ, Bonten MJM. Symptoms of influenza virus infection in hospitalized patients. Infection Control and Hospital Epidemiology. 2008; 29(4): 314–9.

26. Hak E, Wei F, Nordin J, Mullooly J, Poblete S, Nichol KL. Development and validation of a clinical prediction rule for hospitalization due to pneumonia or influenza or death during influenza epidemics among community-dwelling elderly persons. Journal of Infectious Disease. 2004; 189(3): 450–8.

27. Petrozzino JJ, Smith C, Atkinson MJ. Rapid diagnostic testing for seasonal influenza: An evidence-based review and comparison with unaided clinical diagnosis. Journal of Emerg Medicine. 2010; 39(4): 476–90.

28. Rodriguez WJ, Schwartz RH, Thorne MM. Evaluation of diagnostic tests for influenza in a pediatric practice. Pediatric Infectious Disease Journal. 2002; 21(3): 193–6.

29. Smith KJ, Roberts MS. Cost-effectiveness of newer treatment strategies for influenza. American Journal of Medicine. 2002; 113(4): 300–7.

30. Rothberg MB, Bellantonio S, Rosee DN. Management of influenza in adults older than 65 years of age: Cost-effectiveness of rapid testing and antiviral therapy. Annals of Internal Medicine. 2003; 139(5Pt 1): 321–9.

## 38章

1. Lee GM, Harper MB. Risk of bacteremia for febrile young children in the post Haemophilus influenzae type b era. Archives of Pediatrics and Adolescent Medicine. 1998 Jul; 152(7): 624–8.

2. Kuppermann N, Fleisher GR, Jaffe DM. Predictors of occult pneumococcal bacteremia in young febrile children. Annals of Emergency Medicine. 1998 Jun; 31(6): 679–87.

3. Bachur R, Perry H, Harper MB. Occult pneumonias: Empiric chest radiographs in febrile children with leukocytosis. Annals of Emergency Medicine. 1999 Feb; 33(2): 166–73.

4. Brauner M, Goldman M, Kozer E. Extreme leucocytosis and the risk of serious bacterial infections in febrile children. Archives of Diseases in Childhood. 2010 Mar; 95(3): 209–12.

5. Bulloch B, Craig WR, Klassen TP. The use of antibiotics to prevent serious sequelae in children at risk for occult bacteremia: A meta-analysis. Academic Emergency Medicine. 1997 Jul; 4 (7): 679–83.

6. Lee GM, Fleisher GR, Harper MB. Management of febrile children in the age of the conjugate pneumococcal vaccine: A cost-effectiveness analysis. Pediatrics. 2001 Oct; 108(4): 835– 44.

7. Shaikh N, Morone NE, Lopez J, Chianese J, Sangvai S, D'Amico F et al. Does this child have a urinary tract infection? Journal of the American Medical Association. 2007 Dec 26; 298(24): 2895 –904.

8. Simon AE, Lukacs SL, Mendola P. Emergency department laboratory evaluations of fever without source in children aged 3 to 36 months. Pediatrics. 2011 Dec; 128(6): e1368–75.

## 39章

1. Bhuiya FA, Pitts SR, McCaig LF. Emergency department visits for chest pain and abdominal pain: United States, 1999–2008. NCHS Data Brief. 2010;(43): 1–8.

2. Nagurney JT, Brown DF, Chang Y et al. Use of diagnostic testing in the emergency department for patients presenting with non-traumatic abdominal pain. Journal of Emergency Medicine. 2003; 25: 363–71.

3. Ng CS, Watson CJ, Palmer CR et al. Evaluation of early abdominopelvic computed tomography in patients with acute abdominal pain of unknown cause: Prospective randomised study. British Medical Journal. 2002; 325: 1387.

4. Rosen MP, Siewert B, Sands DZ et al. Value of abdominal CT in the emergency department for patients with abdominal pain. European Radiology. 2003; 13: 418–24.

5. Esses D, Birnbaum A, Bijur P et al. Ability of CT to alter decision making in elderly patients with acute abdominal pain. American Journal of Emergency Medicine. 2004; 22: 270-2.

6. Hustey FM, Meldon SW, Banet GA et al. The use of abdominal computed tomography in older ED patients with acute abdominal pain. American Journal of Emergency Medicine. 2005; 23: 259-65.

7. Ahn SH, Mayo-Smith WW, Murphy BL et al. Acute nontraumatic abdominal pain in adult patients: Abdominal radiography compared with CT Evaluation1. Radiology. 2002; 225: 159-64.

8. Gerhardt RT, Nelson BK, Keenan S et al. Derivation of a clinical guideline for the assessment of nonspecific abdominal pain: The guideline for abdominal pain in the ED setting (GAPEDS) phase 1 study. American Journal of Emergency Medicine. 2005; 23: 709-77.

9. Lameris W, van Randen A, van Es HW et al. Imaging strategies for detection of urgent conditions in patients with acute abdominal pain: Diagnostic accuracy study. British Medical Journal. 2009; 338: b2431.

## 40章

1. Abbas S, Bissett IP, Parry BR. Oral water soluble contrast for the management of adhesive small bowel obstruction. Cochrane Database Systematic Reviews. 2005; (1): CD004651.

2. Frager D, Medwid SW, Baer JW, Mollinelli B, Friedman M. CT of small-bowel obstruction: Value in establishing the diagnosis and determining the degree and cause. American Journal of Roentgenology. 1994; 162(1): 37-41.

3. Nagurney JT, Brown DF, Novelline RA, Kim J, Fischer RH. Plain abdominal radiographs and abdominal CT scans for nontraumatic abdominal pain: Added value? American Journal of Emergency Medicine. 1999; 17(7): 668-71.

4. Jackson K, Taylor D, Judkins S. Emergency department abdominal X-rays have a poor diagnostic yield and their usefulness is questionable. Emergency Medicine Journal. 2011; 28(9): 745-9.

5. Ahn SH, Mayo-Smith WW, Murphy BL, Reinert SE, Cronan JJ. Acute nontraumatic abdominal pain in adult patients: Abdominal radiography compared with CT evaluation. Radiology. 2002; 225 (1): 159-64.

6. Raja AS, Mortele KJ, Hanson R et al. Abdominal imaging utilization in the emergency department: Trends over two decades. International Journal of Emergency Medicine. 2011; 4: 19.

7. Suri S, Gupta S, Sudhakar PJ et al. Comparative evaluation of plain films, ultrasound and CT in the diagnosis of intestinal obstruction. Acta Radiologica. 1999; 40(4): 422-8.

8. Unlüer EE, Yava254i O, Eroğlu O, Yilmaz C, Akarca FK. Ultrasonography by emergency medicine and radiology residents for the diagnosis of small bowel obstruction. European Journal of Emergency Medicine. 2010; 17(5): 260-4.

9. Jang TB, Schindler D, Kaji AH. Bedside ultrasonography for the detection of small bowel obstruction in the emergency department. Emergency Medicine Journal. 2011; 28(8): 676-8.

10. Beall DP, Fortman BJ, Lawler BC, Regan F. Imaging bowel obstruction: A comparison between fast magnetic resonance imaging and helical computed tomography. Clinical Radiology. 2002; 57(8): 719-24.

## 41章

1. Fagenholz PJ, Fernandez-del Castillo C, Harris NS et al. National study of United States emergency department visits for acute pancreatitis, 1993-2003. BMC Emergency Medicine. 2007; 7: 1.

2. Banks PA, Freeman ML, Practice Parameters Committee of the American College of Gastroenterology: Practice guidelines in

acute pancreatitis. American Journal of Gastroenterol. 2006; 101: 2379-400.

3. Tietz NW, Shuey DF. Lipase in serum - the elusive enzyme: An overview. Clinical Chemistry. 1993; 39: 746-56.

4. Vissers RJ, Abu-Laban RB, McHugh DF. Amylase and lipase in the emergency department evaluation of acute pancreatitis. Journal of Emergency Medicine. 1999; 17: 1027-37.

5. Butler J, Mackway-Jones K. Towards evidence based emergency medicine: Best BETs from the Manchester Royal Infirmary: Serum amylase or lipase to diagnose pancreatitis in patients presenting with abdominal pain. Emergency Medicine Journal. 2002; 19: 430-1.

6. Treacy J, Williams A, Bais R et al. Evaluation of amylase and lipase in the diagnosis of acute pancreatitis. ANZ Journal of Surgery. 2001; 71: 577-82.

7. Bradley EL III. A clinically based classification system for acute pancreatitis: Summary of the international symposium on acute pancreatitis, Atlanta, GA, September 11 through 13, 1992. Archives of Surgery. 1993; 128: 586-90.

8. Ho KM, Dobb GJ, Knuiman M et al. A comparison of admission and worst 24-hour acute physiology and chronic health evaluation II scores in predicting hospital mortality: A retrospective cohort study. Critical Care. 2006; 10: R4.

9. Annane D, Bellissant E, Cavaillon JM. Septic shock. Lancet. 2005; 365: 63-78.

10. Wu BU, Johannes RS, Sun X et al. The early prediction of mortality in acute pancreatitis: A large population-based study. Gut. 2008; 57: 1698-703.

11. MdCalc website. Available from: http://www.mdcalc.com/apache-ii-score-foricu- mortality/.

12. Gravante G, Garcea G, Ong SL et al. Prediction of mortality in acute pancreatitis: A systematic review of the published evidence. Pancreatology. 2009; 9: 601-14.

13. Papachristou GI, Muddana V, Yadav D et al. Comparison of BISAP, Ranson's, APACHE-II, and CTSI scores in predicting organ failure, complications, and mortality in acute pancreatitis. American Journal of Gastroenterology. 2010; 105: 435-41; quiz 442.

14. Bollen TL, Singh VK, Maurer R et al. A comparative evaluation of radiologic and clinical scoring systems in the early prediction of severity in acute pancreatitis. American Journal of Gastroenterology. 2011 Apr; 107(4): 612-19.

## 42章

1. Tsze DS, Asnis LM, Merchant RC et al. Increasing computed tomography use for patients with appendicitis and discrepancies in pain management between adults and children: An analysis of the NHAMCS. Annals of Emergency Medicine. 2011 May; 59 (5): 395-403.

2. Andersson RE. Meta-analysis of the clinical and laboratory diagnosis of appendicitis. British Journal of Surgery. 2004; 91: 28-37.

3. Alvarado A. A practical score for the early diagnosis of acute appendicitis. Annals of Emergency Medicine. 1986; 15: 557-64.

4. Ohle R, O'Reilly F, O'Brien KK et al. The Alvarado Score for predicting acute appendicitis: A systematic review. BMC Medicine. 2011; 9: 139.

5. Howell JM, Eddy OL, Lukens TW et al. Clinical policy: Critical issues in the evaluation and management of emergency department patients with suspected appendicitis. Annals of Emergency Medicine. 2010; 55: 71-116.

6. Doria AS, Moineddin R, Kellenberger CJ et al. US or CT for diagnosis of appendicitis in children and adults? A meta-analysis. Radiology. 2006 Oct; 241: 83-94.

7. Poortman P, Lohle PNM, Schoemaker CMC et al. Comparison of CT and sonography in the diagnosis of acute appendicitis: A

blinded prospective study. American Journal of Roentgenology. 2003; 181: 1355-9.

8. Flum DR, Morris A, Koepsell T et al. Has misdiagnosis of appendicitis decreased over time? A population-based analysis. Journal of the American Medical Association. 2001; 286: 1748-53.

9. Frei SP, Bond WF, Bazuro RK et al. Appendicitis outcomes with increasing computed tomographic scanning. American Journal of Emergency Medicine. 2008; 26: 39-44.

10. Wagner PL, Eachempati SR, Soe K et al. Defining the current negative appendectomy rate: For whom is preoperative computed tomography making an impact? Surgery. 2008; 144: 276-82.

11. Poortman P, Oostvogel HJ, Bosma E et al. Improving diagnosis of acute appendicitis: Results of a diagnostic pathway with standard use of ultrasonography followed by selective use of CT. Journal of the American College of Surgeons. 2009; 208: 434-41.

12. Toorenvliet BR, Wiersma F, Bakker RF et al. Routine ultrasound and limited computed tomography for the diagnosis of acute appendicitis. World Journal of Surgery. 2010; 34: 2278-85.

13. Neufeld D, Vainrib M, Buklan G et al. Management of acute appendicitis: An imaging strategy in children. Pediatric Surgery International. 2010; 26: 167-71.

14. Adibe OO, Amin SR, Hansen EN et al. An evidence-based clinical protocol for diagnosis of acute appendicitis decreased the use of computed tomography in children. Journal of Pediatric Surgery. 2011; 46: 192-6.

15. Ramarajan N, Krishnamoorthi R, Barth R et al. An interdisciplinary initiative to reduce radiation exposure: Evaluation of appendicitis in a pediatric emergency department with clinical assessment supported by a staged ultrasound and computed tomography pathway. Academic Emergency Medicine. 2009; 16: 1258-65.

16. Anderson BA, Salem L, Flum DR. A systematic review of whether oral contrast is necessary for the computed tomography diagnosis of appendicitis in adults. American Journal of Surgery. 2005; 190: 474-8.

17. Hlibczuk V, Dattaro JA, Jin Z et al. Diagnostic accuracy of noncontrast computed tomography for appendicitis in adults: A systematic review. Annals of Emergency Medicine. 2010; 55: 51-9.e1.

18. Anderson SW, Soto JA, Lucey BC et al. Abdominal 64-MDCT for suspected appendicitis: The use of oral and IV contrast material versus IV contrast material only. American Journal of Roentgenology. 2009; 193: 1282-8.

## 43章

1. Everhart JE, Khare M, Hill M, Maurer KR. Prevalence and ethnic differences in gallbladder disease in the United States. Gastroenterology. 1999; 117(3): 632-9.

2. Trowbridge RL, Rutkowski NK, Shojania KG. Does this patient have acute cholecystitis? Journal of the American Medical Association. 2003; 289(1): 80-6.

3. Harvey RT, Miller WT Jr. Acute biliary disease: Initial CT and follow-up US versus initial US and follow-up CT. Radiology. 1999; 213(3): 831-6.

4. Chatziioannou SN, Moore WH, Ford PV, Dhekne RD. Hepatobiliary scintigraphy is superior to abdominal ultrasonography in suspected acute cholecystitis. Surgery. 2000; 127(6): 609-13.

5. Ross M, Brown M, McLaughlin K et al. Emergency physician-performed ultrasound to diagnose cholelithiasis: A systematic review. Academic Emergency Medicine. 2011; 18(3): 227-35.

6. Alexander DN, Ragg M, Stella J. Emergency department ultrasound for the investigation of right upper quadrant abdominal pain. Emergency Medicine Australasia. 2008; 20

(Suppl 1): A21.

7. Davis DP, Campbell CJ, Poste JC, Ma G. The association between operator confidence and accuracy of ultrasonography performed by novice emergency physicians. Journal of Emergency Medicine. 2005; 29(3): 259-64.

8. Ha YR, Kim H, Yoo S et al. Accuracy of emergency ultrasonography for biliary parameters by physicians with limited training. Journal of the Korean Society of Emergency Medicine. 13(4): 407-10.

9. Kendall JL, Shimp RJ. Performance and interpretation of focused right upper quadrant ultrasound by emergency physicians. Journal of Emergency Medicine. 2001; 21(1): 7-13.

10. Miller AH, Pepe PE, Brockman CR, Delaney KA. ED ultrasound in hepatobiliary disease. Journal of Emergency Medicine. 2006; 30(1): 69-74.

11. Rosen CL, Brown DF, Chang Y et al. Ultrasonography by emergency physicians in patients with suspected cholecystitis. American Journal of Emergency Medicine. 2001; 19(1): 32-6.

12. Rowland JL, Kuhn M, Bonnin RL, Davey MJ, Langlois SL. Accuracy of emergency department bedside ultrasonography. Emergency Medicine (Fremantle). 2001; 13(3): 305-13.

13. Summers SM, Scruggs W, Menchine MD et al. A prospective evaluation of emergency department bedside ultrasonography for the detection of acute cholecystitis. Annals of Emergency Medicine. 2010; 56(2): 114-22.

14. Tsung JW, Raio CC, Ramirez-Schrempp D, Blaivas M. Point-of-care ultrasound diagnosis of pediatric cholecystitis in the ED. American Journal of Emergency Medicine. 2010; 28(3): 338-42.

15. Trowbridge RL, Shojania KG. Update: Cholecystitis. In: The rational clinical examination: Evidence-based clinical diagnosis. New York: McGraw-Hill; 2008.

16. Brook OR, Kane RA, Tyagi G, Siewert B, Kruskal JB. Lessons learned from quality assurance: Errors in the diagnosis of acute cholecystitis on ultrasound and CT. American Journal of Roentgenology. 2011; 196(3): 597-604.

## 44章

1. Klompas M. Does this patient have an acute thoracic aortic dissection? Journal of the American Medical Association. 2002; 287 (17): 2262-72.

2. Von Kodolitsch Y, Nienaber CA, Dieckmann C et al. Chest radiography for the diagnosis of acute aortic syndrome. American Journal of Medicine. 2004; 116 (2): 73-7.

3. Shimony A, Filion KB, Mottillo S, Dourian T, Eisenberg MJ. Meta-analysis of usefulness of d-dimer to diagnose acute aortic dissection. American Journal of Cardiology. 2011; 107 (8): 1227-34.

4. Tayal VS, Graf CD, Gibbs MA. Prospective study of accuracy and outcome of emergency ultrasound for abdominal aortic aneurysm over two years. Academic Emergency Medicine. 2003; 10 (8): 867-71.

5. Costantino TG, Bruno EC, Handly N, Dean AJ. Accuracy of emergency medicine ultrasound in the evaluation of abdominal aortic aneurysm. The Journal of Emergency Medicine. 2005; 29 (4): 455-460.

## 45章

1. Houry D, Abbott JT. Ovarian torsion: A fifteen-year review. Annals of Emergency Medicine. 2001; 38(2): 156-9.

2. Hasson J, Tsafrir Z, Azem F, Bar-On S, Almog B, Mashiach R et al. Comparison of adnexal torsion between pregnant and nonpregnant women. American Journal of Obstetrics and Gynecology. 2010; 202(6): 536.E1-6.

3. Hibbard LT. Adnexal torsion. American Journal of Obstetrics and Gynecology. 1985; 152(4): 456-61.

4. Shadinger LL, Andreotti RF, Kurian RL. Preoperative sonographic and clinical characteristics as predictors of ovarian torsion. Journal of Ultrasound Medicine. 2008; 27(1): 7–13.

5. Cohen SS, Oelsner G, Seidman DD, Admon D, Mashiach S, Goldenberg M. Laparoscopic detorsion allows sparing of the twisted ischemic adnexa. Journal of American Association of Gynecologic Laparoscopy. 1999; 6(2): 139–43.

6. Lass A. The fertility potential of women with a single ovary. Human Reproduction Update. 1999; 5(5): 546–50.

7. Anders JF, Powell EC. Urgency of evaluation and outcome of acute ovarian torsion in pediatric patients. Archives of Pediatrics and Adolescent Medicine. 2005; 159(6): 532–5.

8. NicholsDH, Julian PJ. Torsion of the adnexa. Clinical Obstetrics and Gynecology. 1985; 28(2): 375–80.

9. Hiller N, Appelbaum L, Simanovsky N, Lev-Sagi A, Aharoni D, Sella T. CT features of adnexal torsion. American Journal of Roentgenology. 2007; 189(1): 124–9.

10. Moore C,Meyers AB, Capotasto J, Bokhari J. Prevalence of abnormal CT findings in patients with proven ovarian torsion and a proposed triage schema. Emergency Radiology. 2009; 16(2): 115–20.

11. Masselli G, Brunelli R, Casciani E, Polettini E, Bertini L, Laghi F et al. Acute abdominal and pelvic pain in pregnancy: MR imaging as a valuable adjunct to ultrasound? Abdominal Imaging. 2011 Oct; 36(5): 596–603.

12. White M, Stella J. Ovarian torsion: 10-year perspective. Emergency Medicine Australasia. 2005; 17(3): 231–7.

13. Bar-On S, Maschiach R, Stockheim D, Soriano D, Goldenberg M, Schiff E et al. Emergency laparoscopy for suspected ovarian torsion: Arewe too hasty to operate? Fertility and Sterility. 2010; 93(6): 2012–5.

14. Newman TB, KohnMA. Evidence-based diagnosis (practical guide to biostatistics and epidemiology). Cambridge: Cambridge University Press; 2009.

15. Bossuyt PMM, Reitsma JB, Bruns DE, Gatsonis CA, Glasziou PP, Irwig L et al. The STARD statement for reporting studies of diagnostic accuracy: Explanation and elaboration. Annals of Internal Medicine. 2003; 138(1):W1–12.

16. Schünemann AHJ, Oxman AD, Brozek J, Glasziou P, Jaeschke R, Vist GE et al. Grade: Grading quality of evidence and strength of recommendations for diagnostic tests and strategies. British Medical Journal. 2008; 336(7653).

## 46章

1. Middleton WD, Dodds WJ, Lawson TL, Foley WD Renal calculi: Sensitivity for detection with US. Radiology. 1988; 167: 239–44.

2. Pfister SA, Deckart A, Laschke S et al. Unenhanced helical computed tomography vs intravenous urography in patients with acute flank pain: Accuracy and economic impact in a randomized prospective trial. European Radiology. 2003; 13: 2513–20.

3. Sheafor DH, Hertzberg BS, Freed KS et al. Nonenhanced helical CT and US in the emergency evaluation of patients with renal colic: Prospective comparison. Radiology 2000; 217: 792–7.

4. Rengifo Abbad D, Rodr ′ ıguez Caravaca G, Barreales Tolosa L et al. Diagnostic validity of helicalCT compared to ultrasonography in renal-ureteral colic. Archivos Espa͂noles de Urologia. 2010; 63: 139–44.

5. Moak JH, Lyons MS, Lindsell CJ. Bedside renal ultrasound in the evaluation of suspected ureterolithiasis. American Journal of Emergency Medicine. 2012; 30: 218–21.

6. Ha M, MacDonald RD. Impact of CT scan in patients with first episode of suspected nephrolithasis. Journal of Emergency Medicine 2004; 27: 225–31.

7. Hoppe H, Studer R, Kessler TM et al. Alternate or additional findings to stone disease on unenhanced computerized tomography for acute flank pain can impact management. Journal of Urology 2006; 175: 1725–30.

8. Goldstone A, Bushnell A. Does diagnosis change as a result of repeat renal colic computed tomography scan in patients with a history of kidney stones? American Journal of Emergency Medicine. 2010; 28: 291–5.

## 47章

1. Molokwu CN, Somani BK, Goodman CM. Outcomes of scrotal exploration for acute scrotal pain suspicious of testicular torsion: A consecutive case series of 173 patients. BJU International. 2011; 107(6): 990–3.

2. Yang C, Song B, Tan J, Liu X, Wei G. Testicular torsion in children: A 20-year retrospective study in a single institution. Scientific World Journal. 2011; 11: 362–8.

3. Cummings JM, Boullier JA, Sekhon D, Bose K. Adult testicular torsion. Journal of Urology. 2002; 167(5): 2109–10.

4. Beni-Israel T, Goldman M, Bar Chaim S, et al. Clinical predictors for testicular torsion as seen in the pediatric ED. Am J Emerg Med. 2010; 28(7): 786–789.

5. Srinivasan A, Cinman N, Feber KM, Gitlin J, Palmer LS. History and physical examination findings predictive of testicular torsion: An attempt to promote clinical diagnosis by house staff. Journal of Pediatric Urology. 2011; 7(4): 470–4.

6. Eaton SH, Cendron MA, Estrada CR et al. Intermittent testicular torsion: Diagnostic features and management outcomes. Journal of Urology. 2005; 174(4Pt 2): 1532–5; discussion 1535.

7. Paltiel HJ, Connolly LP, Atala A et al. Acute scrotal symptoms in boys with an indeterminate clinical presentation: Comparison of color Doppler sonography and scintigraphy. Radiology. 1998; 207(1): 223–31.

8. Nussbaum Blask AR, Bulas D, Shalaby-Rana E et al. Color Doppler sonography and scintigraphy of the testis: A prospective, comparative analysis in children with acute scrotal pain. Pediatric Emergency Care. 2002; 18(2): 67–71.

9. Gunther P, Schenk JP, Wunsch R et al. Acute testicular torsion in children: The role of sonography in the diagnostic workup. European Radiology. 2006; 16(11): 2527–32.

10. Shaikh FM, Giri SK, Flood HD, Drumm J, Naqvi SA. Diagnostic accuracy of hand-held Doppler in the management of acute scrotal pain. Irish Journal of Medical Science. 2008; 177(3): 279 –82.

11. Kalfa N, Veyrac C, Lopez M et al. Multicenter assessment of ultrasound of the spermatic cord in children with acute scrotum. Journal of Urology. 2007; 177(1): 297–301; discussion 301.

## 48章

1. Edlow JA, Panagos PD, Godwin SA, et al. Clinical policy: critical issues in the evaluation and management of adult patients presenting to the emergency department with acute headache, Ann Emerg Med 2008; 52: 407–436.

2. Vermeulen M, van Gijn K; The diagnosis of subarachnoid haemorrhage, J Neurol Neurosurg Psychiatry 1990; 53: 365–372.

3. Perry JJ, et al. BMJ 2010 Oct 28; 341:c5204.

4. van der Wee N, Rinkel GJ, Hasan D. Detection of subarachnoid haemorrhage on early CT: Is lumbar puncture still needed after a negative scan ? Journal of Neurology, Neurosurgery and Psychiatry. 1995; 58: 357–9.

5. Sames TA, Storrow AB, Finkelstein JA, Magoon MR. Sensitivity of new-generation computed tomography in subarachnoid hemorrhage. Academy of Emergency Medicine. 1996; 3: 16–20.

6. Sidman R, Connolly E, Lemke T. Subarachnoid hemorrhage diagnosis: Lumbar puncture is still needed when the computed tomography scan is normal. Academy of Emergency Medicine. 1996; 3: 827–31.

7. Morgenstern LB, Luna-Gonzales H, Huber JC Jr et al. Worst headache and subarachnoid hemorrhage: Prospective, modern computed tomography and spinal fluid analysis. Annals of Emergency Medicine. 1998; 32: 297–304.

8. Boesiger BM, Shiber Jr. Subarachnoid hemorrhage diagnosis by computed tomography and lumbar puncture: Are fifth generation CT scanners better at identifying subarachnoid hemorrhage ? Journal of Emergency Medicine. 2005; 29: 23–7.

9. Perry JJ, Stiell IG, Sivilotti ML et al. Sensitivity of computed tomography performed within six hours of onset of headache for diagnosis of subarachnoid haemorrhage: Prospective cohort study. British Medical Journal. 2011; 343: d4277.

## 49章

1. Davis DP, Robertson T, Imbesi SG. Diffusion-weighted magnetic resonance imaging versus computed tomography in the diagnosis of acute ischemic stroke. Journal of Emergency Medicine. 2006; 31; 269–77.

2. Mullins ME, Schaefer PW, Sorensen AG et al. CT and conventional and diffusionweighted MR imaging in acute stroke: Study in 691 patients at presentation to the emergency department. Radiology. 2002; 224: 353–9.

3. Fiebach J, Jansen O, Schellinger P et al. Comparison ofCTwith diffusion-weighted MRI in patients with hyperacute stroke. Neuroradiology. 2001; 43: 628–32.

4. Fiebach JB, Schellinger PD, JansenOet al.CTand diffusion-weightedMRimaging in randomized order. Stroke. 2002; 33: 2206–10.

5. Urbach H, Flacke S, Keller E et al.Detectability and detection rate of acute cerebral hemisphere infarcts on CT and diffusion-weighted MRI. Neuroradiology. 2000; 42: 722–7.

6. Lansberg MG, Albers GW, Beaulieu C, Marks MP. Comparison of diffusionweighted MRI and CT in acute stroke. Neurology. 2000; 54: 1557–61.

7. Gonzales RG, Schaefer PW, Buonanno FS et al. Diffusion-weightedMR imaging: Diagnostic accuracy in patients imaged within 6 hours of stroke symptom onset. Radiology. 1999; 210: 155–62.

8. Barber PA, Darby DG, Desmond PM et al. Identification of major ischemic change, diffusion-weighted imaging versus computed tomography. Stroke. 1999; 30: 2059–65.

9. Saur D, Kucinski T, Grzyska U et al. Sensitivity and interrater agreement of CT and diffusion-weighted MR imaging in hyperacute stroke. American Journal of Neuroradiology. 2003; 24: 878–85.

10. Chalela JA, Kidwell CS, Nentwich LM et al. Magnetic resonance imaging and computed tomography in emergency assessment of patients with suspected acute stroke: A prospective comparison. Lancet. 2007; 369: 293–8.

11. Fiebach JB, Schellinger PD, Gass A et al. Stroke magnetic resonance imaging is accurate in hyperacute intracerebral hemorrhage: A multicenter study on the validity of stroke imaging. Stroke. 2004; 35: 502–6.

12. Kidwell CS, Chalela JA, Saver JL et al. Comparison of MRI and CT for detection of acute intracerebral hemorrhage. Journal of the American Medical Association. 2004; 292(15): 1823–30.

## 50章

1. Easton JD, Saver JL, Albers GW, Alberts MJ, Chaturvedi S, Feldmann E et al. Definition and evaluation of transient ischemic attack: A scientific statement for healthcare professionals from the American Heart Association/American Stroke Association Stroke Council; Council on Cardiovascular Surgery and Anesthesia; Council on Cardiovascular Radiology and Intervention; Council on CardiovascularNursing; and the

Interdisciplinary Council on Peripheral Vascular Disease: The American Academy of Neurology affirms the value of this statement as an educational tool for neurologists. Stroke. 2009; 40(6): 2276–93.

2. Kleindorfer D, Panagos P, Pancioli A, Khoury J, Kissela B, Woo D et al. Incidence and short-term prognosis of transient ischemic attack in a population-based study. Stroke. 2005; 36(4): 720–3.

3. Rothwell PM, Warlow CP. Timing of TIAs preceding stroke: Time window for prevention is very short. Neurology. 2005; 64 (5): 817–20.

4. Johnston SC, Gress DR, Browner WS, Sidney S. Short-term prognosis after emergency department diagnosis of TIA. Journal of the American Medical Association. 2000; 284(22): 2901–6.

5. Giles MF, Rothwell PM. Risk of stroke after early transient ischaemic attack: a systematic review and meta-analysis. Lancet Neurology. 2007; 6(12): 1063–72.

6. Cucchiara BL, Kasner SE. In the clinic: Transient ischemic attack. Annals of Internal Medicine. 2011; 154(1): Itc11–5.

7. Cucchiara BL, Messe SR, Sansing L, Mackenzie L, Taylor R, Pacelli Journal of et al. D-Dimer, magnetic resonance imaging diffusion-weighted imaging, and ABCD2 score for transient ischemic attack risk stratification. Journal of Stroke and Cerebrovascular Disease. 2009; 18(5): 367–73.

8. Cucchiara BL, Messe SR, Taylor RA, Pacelli J, Maus D, Shah Q et al. Is the ABCD Score useful for risk stratification of patients with acute transient ischemic attack? Stroke. 2006; 37(7): 1710–4.

9. Calvet D, Lamy C, Touze E, Oppenheim C, Meder JF, Mas JL. Management and outcome of patients with transient ischemic attack admitted to a stroke unit. Cerebrovascular Disease. 2007; 24(1): 80–5.

10. Kennedy J, Hill MD, Ryckborst KJ, Eliasziw M, Demchuk AM, Buchan AM. Fast Assessment of Stroke and Transient Ischaemic Attack to Prevent Early Recurrence（FASTER）: A randomised controlled pilot trial. Lancet Neurology. 2007; 6(11): 961–9.

11. Lavallee PC, Meseguer E, Abboud H, Cabrejo L, Olivot JM, Simon O et al. A Transient Ischaemic Attack Clinic with Round-the-Clock Access（SOS-TIA）: Feasibility and effects. Lancet Neurology. 2007; 6(11): 953–60.

12. Ross MA, Compton S, Medado P, Fitzgerald M, Kilanowski P, O' Neil BJ. An emergency department diagnostic protocol for patients with transient ischemic attack: A randomized controlled trial. Annals of Emergency Medicine. 2007; 50(2): 109–19.

13. The National Institute of Neurological Disorders and Stroke Rt-Pa Stroke Study Group. Tissue plasminogen activator for acute ischemic stroke. New England Journal of Medicine. 1995; 333(24): 1581–7.

14. Hacke W, Kaste M, Bluhmki E, Brozman M, Davalos A, Guidetti D et al. Thrombolysis with alteplase 3 to 4.5 hours after acute ischemic stroke. New England Journal of Medicine. 2008; 359 (13): 1317–29.

15. Carpenter CR, Keim SM, Milne WK, Meurer WJ, Barsan WG. Thrombolytic therapy for acute ischemic stroke beyond three hours. Journal of Emergency Medicine. 2011; 40(1): 82–92.

16. Nguyen-Huynh MM, Johnston SS. Is hospitalization after TIA cost-effective on the basis of treatment with TPA? Neurology. 2005; 65(11): 1799–801.

17. Joshi JK, Ouyang B, Prabhakaran S. Should TIA patients be hospitalized or referred to a same-day clinic? A decision analysis. Neurology. 2011; 77(24): 2082–8.

18. Kraaijeveld CL, Van Gijn J, Schouten HJ, Staal A. Interobserver agreement for the diagnosis of transient ischemic attacks. Stroke. 1984; 15(4): 723–5.

19. Prabhakaran S, Silver AJ, Warrior L, Mcclenathan B, Lee VH. Misdiagnosis of transient ischemic attacks in the emergency room. CerebrovascularDisease. 2008; 26(6): 630–5.

20. Castle J, Mlynash M, Lee K, Caulfield AF, Wolford C, Kemp S

et al. Agreement regarding diagnosis of transient ischemic attack fairly low among stroke-trained neurologists. Stroke. 2010; 41 (7): 1367–70.

21. Schrock JW, Glasenapp M, Victor A, Losey T, Cydulka RK. Variables associated with discordance between emergency physician and neurologist diagnoses of transient ischemic attacks in the emergency department. Annals of Emergency Medicine. 2012; 59(1): 19–26.

22. Giles MF, Rothwell PM. Substantial underestimation of the need for outpatient services for TIA and minor stroke. Age Ageing. 2007; 36(6): 676–80.

23. Johnston SC, Smith WW. Practice variability in management of transient ischemic attacks. European Neurology. 1999; 42(2): 105–8.

24. Carpenter CR, Keim SM, Crossley J, Perry JJ. Post-transient ischemic attack early stroke stratification: The ABCD (2) prognostic aid. Journal of Emergency Medicine. 2009; 36(2): 194–200.

25. Shah KH, Metz HA, Edlow JA. Clinical prediction rules to stratify short-term risk of stroke among patients diagnosed in the emergency department with a transient ischemic attack. Annals of Emergency Medicine. 2009; 53(5): 662–73.

26. Rothwell PM, Giles MF, Flossmann E, Lovelock CE, Redgrave JNE, Warlow CP et al. A Simple score (ABCD) to identify individuals at high early risk of stroke after transient ischaemic attack. Lancet. 2005; 366(9479): 29–36.

27. Johnston SC, Rothwell PM, Nguyen-Huynh MN, Giles MF, Elkins JS, Bernstein AL et al. Validation and refinement of scores to predict very early stroke risk after transient ischaemic attack. Lancet 2007; 369(9558): 283–92.

28. Josephson SA, Sidney S, Pham TN, Bernstein AL, Johnston SS. Higher ABCD2 score predicts patients most likely to have true transient ischemic attack. Stroke. 2008; 39(11): 3096–8.

29. Wasserman J, Perry J, Dowlatshahi D, Stotts G, Stiell IG, Sutherland J et al. Stratified, urgent care for transient ischemic attack results in low stroke rates. Stroke. 2010; 41(11): 2601–5.

30. Cancelli I, Janes F, Gigli GL, Perelli A, Zanchettin B, Canal G et al. Incidence of transient ischemic attack and early stroke risk: Validation of the ABCD2 score in an Italian population-based study. Stroke. 2011; 42(10): 2751–7.

31. Galvin R, Geraghty C, Motterlini N, Dimitrov BD, Fahey T. Prognostic value of the ABCD2 clinical prediction rule: A systematic review and meta-analysis. Family Practice. 2011; 28 (4): 366–76.

32. Perry JJ, Sharma M, Sivilotti MLA, Sutherland J, Symington C, Worster A et al. Prospective validation of the ABCD2 score for patients in the emergency department with transient ischemic attack. Canadian Medical Association Journal. 2011; 183(10): 1137–45.

33. Stiell IG, Wells GA. Methodologic standards for the development of clinical decision rules in emergency medicine. Annals of Emergency Medicine. 1999; 33(4): 437–47.

34. Raser JM, Cucchiara BL. Modifications of the ABCD(2) score do not improve the risk stratification of transient ischemic attack patients. Journal of Stroke Cerebrovascular Dis. 2012; 21(6): 467–70.

35. Giles MF, Albers GW, Amarenco P, Arsava MM, Asimos A, Ay H et al. Addition of brain infarction to the ABCD2 score (ABCD2I): A collaborative analysis of unpublished data on 4574 patients. Stroke. 2010; 41(9): 1907–13.

36. Merwick A, Albers GW, Amarenco P, Arsavo EM, Ay H, Calvet D et al. Addition of brain and carotid imaging to the ABCD2 score to identify patients at early risk of stroke after transient ischaemic attack: A multicentre observational study. Lancet Neurology. 2010; 9(11): 1060–9.

# 51章

1. Annegers JF, Hauser WA, Lee JR, Rocca WA. Incidence of acute symptomatic seizures in Rochester, Minnesota, 1935–1984. Epilepsia. 1995; 36(4): 327–33.

2. Leung H, Man CY, Hui ACF, Wong KS, Kwan P. Agreement between initial and final diagnosis of first seizures, epilepsy and non-epileptic events: A prospective study. Journal of Neurology, Neurosurgery and Psychiatry. 2008; 79(10): 1144–7.

3. Moeller JJ, Kurniawan J, Gubitz GJ, Ross A, Bhan V. Diagnostic accuracy of neurological problems in the emergency department. Canadian Journal of Neurological Sciences. 2008; 35(3): 335–41.

4. Berg AT, Shinnar S. The risk of seizure recurrence following a first unprovoked seizure: A quantitative review. Neurology. 1991; 71(7): 965–72.

5. Ong S, Talan DA, Moran GJ, Mower W, Newdow M, Tsang VC et al. Neurocysticerocosis in radiographically imaged seizure patients in U.S. emergency departments. Emergency Infectious Disease. 2002; 8(6): 608–13.

6. Krumholz A, Grufferman S, Orr ST, Stern BJ. Seizures and seizure care in an emergency department. Epilepsia. 1989; 30 (2): 175–81.

7. Holland RW, Marx JA, Earnest MP, Ranniger S. Grand mal seizures temporally related to cocaine use: Clinical and diagnostic features. Annals of Emergency Medicine. 1992; 21 (7): 772–6.

8. Sharma S, Riviello JJ, Harper MB, Baskin MN. The role of emergent neuroimaging in children with new-onset afebrile seizures. Pediatrics. 2003; 111(1): 1–5.

9. Huff JS, Morris DL, Kothari RU, Gibbs MA. Emergency department management of patients with seizures: A multicenter study. Academic Emergency Medicine. 2001; 8(6): 622–8.

10. Delorenzo RJ, Hauser WA, Towne AR, Boggs JG, Pellock JM, Penberthy L et al. A prospective, population-based epidemiologic study of status epilepticus in Richmond, Virginia. Neurology. 1996; 46(4): 1029–35.

11. Drislane FW. Presentation, evaluation, and treatment of nonconvulsive status epilepticus. Epilepsy Behavior. 2000; 1(5): 301–14.

12. Libman MD, Potvin L, Coupal L, Grover SA. Seizure vs. syncope: Measuring serum creatine kinase in the emergency department. Journal of General Internal Medicine. 1991; 6(5): 408–12.

13. Goksu E, Oktay C, Kilicaslan I, Kartal M. Seizure or syncope: The diagnostic value of serum creatine kinase and myoglobin levels. European Journal of Emergency Medicine. 2009; 16(2): 84–6.

14. Hampers LC, Spina LA. Evaluation and management of pediatric febrile seizures in the emergency department. Emergency Medicine Clinics of North America. 2011; 29(1): 83–93.

15. Stead LG. Seizures in pregnancy/eclampsia. Emergency Medicine Clinics of North America. 2011; 29(1): 109–16.

16. Benbadis SR, Allen-Hauser W. An estimate of the prevalence of psychogenic non-epileptic seizures. Seizure. 2000; 9(4): 280–1.

17. Reuber M, Fernandez G, Bauer J, Helmstaedter C, Elger CE. Diagnostic delay in psychogenic nonepileptic seizures. Neurology. 2002; 58(3): 493–5.

18. Friedman JH, Lafrance WC. Psychogenic disorders: The need to speak plainly. Archives of Neurology. 2010; 67(6): 753–5.

19. Bodde NM, Brooks JL, Baker GA, Boon PA, Hendriksen JG, Mulder OG et al. Psychogenic non-epileptic seizures: Definition, etiology, treatment, and prognostic issues: A critical review. Seizure. 2009; 18(8): 543–53.

20. Leis AA, Ross MA, Summers AK. Psychogenic seizures: Ictal characteristics and diagnostic pitfalls. Neurology. 1992; 42(1):

95–9.

21. Jagoda A, Riggio S. Psychogenic convulsive seizures. American Journal of Emergency Medicine. 1993; 11(6): 626–32.

22. ACEP Clinical Policies Subcommittee. Critical issues in the evaluation and management of adult patients presenting to the emergency department with seizures. Annals of Emergency Medicine. 2004; 43(5): 605–25.

23. Turnbull TL, Vanden Hoek TL, Howes DS, Eisner RF. Utility of laboratory studies in the emergency department patient with a new-onset seizure. Annals of Emergency Medicine. 1990; 19(4): 373–7.

24. Tardy B, Lafond P, Convers P, Page Y, Zeni F, Viallon A et al. Adult first generalized seizure: etiology, biological tests, EEG, CT scan, in an ED. American Journal of Emergency Medicine. 1995; 13(1): 1–5.

25. Bradford JC, Kyriakedes CG. Evaluation of the patient with seizures: An evidence based approach. Emergency Medicine Clinics of North America. 1999; 17(1): 203–20.

26. Earnest MP, Feldman H, Marx JA, Harris JA, Biletch M, Sullivan LP. Intracranial lesions shown by CT scans in 259 cases of first alcohol-related seizures. Neurology. 1988; 38(10): 1561–5.

27. American College of Emergency Physicians, American Academy of Neurology, American Association of Neurological Surgeons, and American Society of Neuroradiology. Practice parameter: Neuroimaging in the emergency patient presenting with seizure (summary statement). Annals of Emergency Medicine. 1996; 28 (1): 114–8.

28. Chen DK, So YT, Fisher RS. Use of serum prolactin in diagnosing epileptic seizures. Report of the Therapeutics and Technology Assessment Subcommittee of the American Academy of Neurology. Neurology. 2005; 65(5): 668–75.

29. Lipka K, Bülow HH. Lactic acidosis following convulsions. ActaAnaesthesiologica Scandinavica. 2003; 47(5): 616–8.

30. Garvey MA, Gaillard WD, Rusin JA, Ochsenschlager D, Weinstein S, Conry JA et al. Emergency brain computed tomography in children with seizures: Who is most likely to benefit? Journal of Pediatrics. 1998; 133(5): 664–9.

31. Maytal J, Krauss JM, Novak G, Nagelberg J, Patel M. The role of brain computed tomography in evaluating children with new onset seizures in the emergency department. Epilepsia. 2000; 41 (8): 950–4.

32. Teng D, Dayan P, Tyler S, Hauser WA, Chan S, Leary L et al. Risk of intracranial pathologic conditions requring emergency intervention after a first complex febrile seizure episode among children. Pediatrics. 2006; 117(2): 304–8.

33. Gerber MA, Berliner BC. The child with a "simple" febrile seizure: Appropriate diagnostic evaluation. American Journal of Diseases in Children. 1981; 135(5): 431–3.

34. Nypaver MM, Reynolds SL, Tanz RR, Davis AT. Emergency department laboratory evaluation of children with seizures: Dogma or dilemma? Pediatric Emergency Care. 1992; 8(1): 13–6.

35. Sharieff GQ, Hendry PL. Afebrile pediatric seizures. Emergency Medicine Clinics of North America. 2011; 29(1): 95–108.

## 52章

1. White RH. The epidemiology of venous thromboembolism. Circulation. 2003; 107(23 Suppl 1): 14–18.

2. Kearon C, Julian JA, Newman TE et al. Noninvasive diagnosis of deep vein thrombosis. Annals of Internal Medicine. 1998; 128: 663–77.

3. Stein PD, Hull RD, Patel KC et al. D-dimer for the exclusion of acute venous thrombosis and pulmonary embolism: A systematic review. Annals of Internal Medicine. 2004; 140: 589–602.

4. Wells PS, Owen C, Doucette S et al. Does this patient have deep vein thrombosis? Journal of the American Medical Association.

2006; 295: 199–207.

5. Bernardi E, Camporese G, B ̈uller HR et al. Serial 2-point ultrasonography plus D-dimer vs whole-leg color-coded Doppler ultrasonography for diagnosing suspected symptomatic deep vein thrombosis: A randomized controlled trial. Journal of the American Medical Association. 2008 Oct 8; 300(14): 1653–9.

6. Wells PS, Anderson DR, Rodger M et al. Derivation of a simple clinical model to categorize patients' probability of pulmonary embolism: Increasing the model's utility with the SimpliRED D-dimer. Thrombosis and Haemostasis. 2000; 83: 416–20.

7. Wells PS, Hirsh J, Anderson DR et al. Accuracy of clinical assessment of deep-vein thrombosis. Lancet. 1995; 345 (8961): 1326–30.

8. Perrier A, Roy PM, Aujesky D et al. Diagnosing pulmonary embolism in outpatients with clinical assessment, D-dimer measurement, venous ultrasound, and helical computed tomography: A multicenter management study. American Journal of Medicine. 2004; 116: 291–9.

9. Kline JA, Mitchell AM, Kabrhel C et al. Clinical criteria to prevent unnecessary diagnostic testing in emergency department patients with suspected pulmonary embolism. Journal of Thrombosis and Haemostasis. 2004; 2: 1247–55.

10. Righini M, Le Gal G, Perrier A, Bounameaux H. More on: Clinical criteria to prevent unnecessary diagnostic testing in emergency department patients with suspected pulmonary embolism. Journal of Thrombosis andHaemostasis. 2005; 3: 188 –9.

11. Kline JA, CourtneyDM, Kabrhel C et al. Prospective multicenter evaluation of the pulmonary embolism rule-out criteria. Journal of Thrombosis and Haemostasis. 2008; 6: 772–80.

12. Perrier A, Roy PM, Sanchez O et al.Multidetector-row computed tomography in suspected pulmonary embolism. New England Journal of Medicine. 2005; 352: 1760–8.

13. van Belle A, Buller HR, Huisman MV et al. Effectiveness of managing suspected pulmonary embolism using an algorithm combining clinical probability,D-dimer testing, and computed tomography. Journal of the American Medical Association. 2006; 295: 172–9.

14. Stein PD, Fowler SE, Goodman LR et al. Multidetector computed tomography for acute pulmonary embolism. New England Journal of Medicine. 2006; 354: 2317–22.

## 53章

1. Gonzalez-Gay MA, Martinez-Dubois C, Agudo M et al. Giant cell arteritis: Epidemiology, diagnosis, and management. Current Rheumatology Reports. 2010; 12(6): 436–42.

2. Hunder GG, Bloch DA, Michel BA et al. The American College of Rheumatology 1990 criteria for the classification of giant cell arteritis. Arthritis and Rheumatism. 1990; 33(8): 1122–8.

3. Smetana GW, Shmerling RH. Does this patient have temporal arteritis? Journal of the American Medical Association. 2002; 287(1): 92–101.

4. Younge BR, Cook BE Jr, Bartley GB, Hodge DO, Hunder GG. Initiation of glucocorticoid therapy: Before or after temporal artery biopsy? Mayo Clinic Proceeding. 2004; 79(4): 483–91.

5. Lawrence RC, Helmick CG, Arnett FC et al. Estimates of the prevalence of arthritis and selectedmusculoskeletal disorders in the United States. Arthritis and Rheumatism. 1998; 41(5): 778–99.

6. Ciccarelli M, Jeanmonod D, Jeanmonod R. Giant cell temporal arteritis with a normal erythrocyte sedimentation rate: Report of a case. American Journal of Emergency Medicine. 2009; 27(2): 255.e1–3.

7. Ikard RW. Clinical efficacy of temporal artery biopsy in Nashville, Tennessee. Southern Medical Journal. 1988; 81(10):

1222–4.

8. Karassa FB, Matsagas MI, Schmidt WA, Ioannidis JPA. Meta-analysis: Test performance of ultrasonography for giant-cell arteritis. Annals of Internal Medicine. 2005; 142(5): 359–69.

9. Arida A, Kyprianou M, Kanakis M, Sfikakis PP. The diagnostic value of ultrasonography-derived edema of the temporal artery wall in giant cell arteritis: A second meta-analysis. BMC Musculoskeletal Disorders. 2010; 11: 44.

10. Ball EL, Walsh SR, Tang TY, Gohil R, Clarke JMF. Role of ultrasonography in the diagnosis of temporal arteritis. British Journal of Surgery. 2010; 97(12): 1765–71.

## 54章

1. Asrani S, Chatterjee A, Wallace DK, Santiago-Turla C, Stinnett S. Evaluation of the ICare rebound tonometer as a home intraocular pressure monitoring device. Journal of Glaucoma. 2011; 20(2): 74–9.

2. Jackson C, Bullock J, Pitt M et al. Screening for glaucoma in a Brisbane general practice: The role of tonometry. Australian and New Zealand Journal of Ophthalmology. 1995; 23(3): 173–8.

3. Wingert TA, Bassi CJ, McAlister WH, Galanis JC. Clinical evaluation of five portable tonometers. Journal of the American Optometric Association. 1995; 66(11): 670–4.

4. Horowitz GS, Byles J, Lee J, D'Este C. Comparison of the Tono-Pen and Goldmann tonometer for measuring intraocular pressure in patients with glaucoma. Clinical and Experimental Ophthalmology. 2004; 32(6): 584–9.

5. Tonnu P-A, Ho T, Sharma K et al. A comparison of four methods of tonometry: Method agreement and interobserver variability. British Journal of Ophthalmology. 2005; 89(7): 847–50.

6. Jorge J, Fernandes P, Queirós A et al. Comparison of the IOPen and iCare rebound tonometers with the Goldmann tonometer in a normal population. Ophthalmic and Physiological Optics. 2010; 30(1): 108–12.

7. Pakrou N, Gray T, Mills R, Landers J, Craig J. Clinical comparison of the Icare tonometer and Goldmann applanation tonometry. Journal of Glaucoma. 2008; 17(1): 43–7.

8. Li Y, Shi J, Duan X, Fan F. Transpalpebral measurement of intraocular pressure using the Diaton tonometer versus standard Goldmann applanation tonometry. Graefe's Archive for Clinical and Experimental Ophthalmology. 2010; 248: 1765–70.

## 55章

1. Masoli M, Fabian D, Holt S, Beasley R. The global burden of asthma: Executive summary of the GINA Dissemination Committee report. Allergy. 2004; 59(5): 469–78.

2. Pitts SR, Niska RW, Xu J, Burt CW. National Hospital Ambulatory Medical Care Survey: 2006 emergency department summary. National Health Statistics Reports. 2008; (7): 1–38.

3. Stevens MW, Gorelick MH, Schultz T. Interrater agreement in the clinical evaluation of acute pediatric asthma. Journal of Asthma. 2003; 40(3): 311–15.

4. van der Windt DA, Nagelkerke AF, Bouter LM, Dankert-Roelse JE, Veerman AJ. Clinical scores for acute asthma in pre-school children: A review of the literature. Journal of Clinical Epidemiology. 1994; 47(6): 635–46.

5. McGinn TG, Guyatt GH, Wyer PC et al. Users'guides to the medical literature. Journal of the American Medical Association. 2000; 284(1): 79–84.

6. Gorelick MH, Stevens MW, Schultz TR, Scribano PV. Performance of a novel clinical score, the Pediatric Asthma Severity Score (PASS), in the evaluation of acute asthma. Academic Emergency Medicine. 2004; 11(1): 10–18.

7. Chalut DS, Ducharme FM, Davis GM. The Preschool Respiratory Assessment Measure (PRAM): A responsive index

of acute asthma severity. Journal of Pediatrics. 2000; 137(6): 762–8.

8. Ducharme FM, Chalut D, Plotnick L et al. The Pediatric Respiratory Assessment Measure: A valid clinical score for assessing acute asthma severity from toddlers to teenagers. Journal of Pediatrics. 2008; 152(4): 476–80, 480.e1.

9. Gouin S, Robidas I, Gravel J et al. Prospective evaluation of two clinical scores for acute asthma in children 18 months to 7 years of age. Academic Emergency Medicine. 2010; 17(6): 598–603.

10. Pollack CV, Pollack ES, Baren JM et al. A prospective multicenter study of patient factors associated with hospital admission from the emergency department among children with acute asthma. Archives of Pediatrics and Adolescent Medicine. 2002; 156(9): 934–40.

11. Keahey L, Bulloch B, Becker AB et al. Initial oxygen saturation as a predictor of admission in children presenting to the emergency department with acute asthma. Annals of Emergency Medicine. 2002; 40(3): 300–7.

12. Emerman CL, Cydulka RK, Crain EF et al. Prospective multicenter study of relapse after treatment for acute asthma among children presenting to the emergency department. Journal of Pediatrics. 2001; 138(3): 318–24.

13. Kelly A-M, Kerr D, Powell C. Is severity assessment after one hour of treatment better for predicting the need for admission in acute asthma? Respiratory Medicine. 2004; 98(8): 777–81.

14. Weber EJ, Silverman RA, Callaham ML et al. A prospective multicenter study of factors associated with hospital admission among adults with acute asthma. American Journal of Medicine. 2002; 113(5): 371–8.

15. Banerji A, Clark S, Afilalo M et al. Prospective multicenter study of acute asthma in younger versus older adults presenting to the emergency department. Journal of American Geriatric Society. 2006; 54(1): 48–55.

16. Tsai C-L, Clark S, Camargo CA Jr. Risk stratification for hospitalization in acute asthma: The CHOP classification tree. American Journal of Emergency Medicine. 2010; 28(7): 803–8.

17. Emerman CL, Woodruff PG, Cydulka RK et al. Prospective multicenter study of relapse following treatment for acute asthma among adults presenting to the emergency department. MARC investigators, Multicenter Asthma Research Collaboration. Chest. 1999; 115(4): 919–27.

## 56章

1. Niska R, Bhuiya F, Xu J. National Hospital Ambulatory Medical Care Survey: 2007 emergency department summary. National Health Statistics Reports. 2010(26): 1–31.

2. Deyo RA, Rainville J, Kent DL. What can the medical history and physical examination tell us about low back pain? In: Simel DL, Rennie D, editors. The rational clinical examination: Evidence-based clinical diagnosis. New York: McGraw-Hill; 2009: 75–86.

3. Deyo RA. Early diagnostic evaluation of low back pain. Journal of General Internal Medicine. 1986; 1(5): 328–38.

4. Lederle FA, Simel DL. The rational clinical examination: Does this patient have abdominal aortic aneurysm? Journal of the American Medical Association. 1999; 281(1): 77–82.

5. Shapiro S. Medical realities of cauda equina syndrome secondary to lumbar disc herniation. Spine. 2000; 25(3): 348–51.

6. Small SA, Perron AD, Brady WJ. Orthopedic pitfalls: Cauda equina syndrome. American Journal of Emergency Medicine. 2005; 23(2): 159–63.

7. Jalloh I, Mnihas P. Delays in the treatment of cauda equina syndrome due to its variable clinical features in patients presenting to the emergency department. Emergency Medicine Journal. 2007; 24(1): 33–4.

8. Chou R, Qaseem A, Snow V, Casey D, Cross JT, Shekelle P et al.

Diagnosis and treatment of low back pain: A joint clinical practice guideline from the American College of Physicians and the American Pain Society. Annals of Internal Medicine. 2007; 147(7): 478-91.

9. Reihsaus E, Waldbaur H, Seeling W. Spinal epidural abscess:A meta-analysis of 915 patients. Neurosurgical Review. 2000; 23(4): 175-204.

10. Angsuwat M, Kavar B, Lowe AJ. Early detection of spinal sepsis. Journal of Clinical Neuroscience. 2009; 17(1): 59-63.

11. Tompkins M, Panuncialman I, Lucas P, Palumbo M. Spinal epidural abscess. Journal of Emergency Medicine. 2010; 39(3): 384-90.

12. Davis DP, Salazar A, Chan TC, Vilke GM. Prospective evaluation of a clinical decision guideline to diagnose spinal epidural abscess in patients who present to the emergency department with spine pain. Journal of Neurosurgery: Spine. 2011; 14(6): 765-70.

13. Friedman BW, Chilstrom M, Bijur PE, Gallagher EJ. Diagnostic testing and treatment of low back pain in United States emergency departments: A national perspective. Spine. 2010; 35(24): E1406-E11.

14. Elam KC, Cherkin DC, Deyo RA. How emergency physicians approach low back pain: Choosing costly options. Journal of Emergency Medicine. 1995; 13(2): 143-50.

15. Weiner AL, MacKenzie RS. Utilization of lumbosacral spine radiographs for the evaluation of low back pain in the emergency department. Journal of Emergency Medicine. 1999; 17(2): 229-33.

16. Isaacs DM, Marinac J, Sun C. Radiograph use in low back pain: A United States emergency department database analysis. Journal of Emergency Medicine. 2004; 26(1): 37-45.

17. Jarvik JG, Hollingworth W, Martin B, Emerson SS, Gray DT, Overman S et al. Rapid magnetic resonance imaging vs radiographs for patients with low back pain: A randomized controlled trial. Journal of the American Medical Association. 2003; 289(21): 2810-8.

18. Chou R, Fu R, Carrino JA, Deyo RA. Imaging strategies for low-back pain: Systematic review and meta-analysis. Lancet. 2009; 373(9662): 463-72.

19. Webster BS, Courtney TK, Huang YH, Matz S, Christiani DC. Survey of acute low back pain management by specialty group and practice experience. Journal of Occupational and Environmental Medicine. 2006; 48(7): 723-32.

20. Gallagher EJ, Trotzky SW. Sustained effect of an intervention to limit ordering of emergency department lumbosacral spine films. Journal of Emergency Medicine. 1998; 16(3): 395-401.

21. Blackmore CC, Mecklenburg RS, Kaplan GS. Effectiveness of clinical decision support in controlling inappropriate imaging. Journal of the American College of Radiology. 2011; 8(1): 19-25.

22. Becker A, Leonhardt C, Kochen MM, Keller S, Wegscheider K, Baum E et al. Effects of two guideline implementation strategies on patient outcomes in primary care: A cluster randomized controlled trial. Spine. 2008; 33(5): 473-80.

23. Dagenais S, Tricco AC, Haldeman S. Synthesis of recommendations for the assessment and management of low back pain from recent clinical practice guidelines. Spine Journal. 2010; 10(6): 514-29.

24. Roudsari B, Jarvik JG. Lumber spine MRI for low back pain: Indications and yield. American Journal of Roentgenology. 2010; 195(3): 550-9.

25. Negrini S, Giovannoni S, Minozzi S, Barneschi G, Bonaiuti D, Bussotti A et al. Diagnostic therapeutic flow-charts for low back pain patients: The Italian clinical guidelines. Europa Medicophysica. 2006; 42(2): 151-70.

26. van Ravesteijn H, van Dijk I, Darmon D, van de Laar F, Lucassen P, olde Harman T et al. The reassuring value of

diagnostic tests: A systematic review. Patient Education and Counseling. 2012; 86(1): 3-8.

27. Swedish Council on Technology Assessment in Health Care (SBU). Back pain, neck pain: An evidence based review. Stockholm: Swedish Council on Technology Assessment in Health Care; 2000. Report No. 145.

28. Gran JT. An epidemiological survey of the signs and symptoms of ankylosing spondylitis. Clinical Rheumatology. 1985; 4(2): 161-9.

29. Deyo RA, Diehl AK. Cancer as a cause of back pain: Frequency, clinical presentation, and diagnostic strategies. Journal of General Internal Medicine. 1988; 3(5): 230-8.

30. Deyo RA, Tsui-Wu YJ. Descriptive epidemiology of low-back pain and its related medical care in the United States. Spine. 1987; 12(3): 264-8.

31. Spangfort EV. The lumbar disc herniation: A computer-aided analysis of 2,504 operations. Acta Orthopaedica Scandinavica. 1972; 142: 1-95.

32. Rainville J, Jouve C, Finno M, Limke J. Comparison of four tests of quadriceps strength in L3 or L4 radiculopathies. Spine. 2003; 28(21): 2466-71.

33. van den Hoogen HMM, Koes BW, van Eijk JTM, Bouter LM. On the accuracy of history, physical examination, and erythrocyte sedimentation rate in diagnosing low back pain in general practice:A criteria-based review of the literature. Spine. 1995; 20(3): 318-27.

34. Jönsson B, Strömqvist B. Symptoms and signs in degeneration of the lumbar spine: A prospective, consecutive study of 300 operated patients. Journal of Bone and Joint Surgery, British Volume. 1993; 75(3): 381-5.

35. Deville WLJM, van der Windt DAWM, Dzaferagic A, Bezemer PD, Bouter LM. The test of Las'egue:Systematic review of the accuracy in diagnosing herniated discs. Spine. 2000; 25(9): 1140-7.

36. Turner JA, Ersek M, Herron L, Deyo R. Surgery for lumbar spinal stenosis: Attempted meta-analysis of the literature. Spine. 1992; 17(1): 1-8.

37. Jarvik JG, Deyo RA. Diagnostic evaluation of low back pain with emphasis on imaging. Annals of Internal Medicine. 2002; 137(7): 586-97.

38. Jensen MC, Brant-Sawakski MN, Obuchowski N, Modic MT, Malkasian D, Ross JS. Magnetic resonance imaging of the lumbar spine in people without back pain. New England Journal of Medicine. 1994; 331(2): 69-73.

## 57章

1. Steiner MJ, DeWalt DA, Byerley JS. Is this child dehydrated? Journal of the American Medical Association. 2004; 291(22): 2746-54.

2. Bandstrup B, Tønnesen H, Beier-Holgersen R, Hjortsø E, Ørding H, Lindorff-Larsen K et al. Effects of intravenous fluid restriction on postoperative complications: Comparison of two perioperative fluid regimens: A randomized assessor-blinded multicenter trial. Annals of Surgery. 2003; 238(5): 641-8.

3. Vincent JL, Sakr Y, Sprung CL, Ranieri VM, Reinhart K, Gerlach H et al. Sepsis in European intensive care units: Results of the SOAP study. Critical Care Medicine. 2006; 34(2): 344-53.

4. Wiedemann HP, Wheeler AP, Bernard GR, Thompson BT, Hayden D, deBoisblanc B et al. Comparison of two fluid-management strategies in acute lung injury. New England Journal of Medicine. 2006; 354(24): 2564-75.

5. Wheeler AP, Bernard GR, Thompson BT, Schoenfeld D, WiedemannHP, deBoisblanc B et al. Pulmonary-artery versus central venous catheter to guide treatment of acute lung injury. New England Journal ofMedicine. 2006; 354(21): 2213-24.

6. Michard F, Teboul JL. Predicting fluid responsiveness in ICU

patients: A critical analysis of the evidence. Chest. 2002; 121(6): 2000–8.

7. McGee S, Abernethy WB, Simel DL. Is this adult patient hypovolemic? In: Simel DL, RennieD, editors. The rational clinical examination. New York: McGraw-Hill; 2009: 315–27.

8. Snyder NA, Feigal DW, Arieff AI. Hypernatremia in elderly patients: A heterogeneous, morbid, and iatrogenic entity. Annals of Internal Medicine. 1987; 107(3): 309–19.

9. Mandal AK, Saklayen MG, Hillman NM, Markert RJ. Predictive factors for high mortality in hypernatremic patients. American Journal of Emergency Medicine. 1997; 15(2): 130–2.

10. Hollerbach AD, Sneed NV. Accuracy of radial pulse assessment by length of counting interval. Heart Lung. 1990; 19(3): 258–64.

11. Schriger DL, Baraff LJ. Capillary refill: Is it a useful predictor of hypovolemic states? Annals of Emergency Medicine. 1991; 20(6): 601–5.

12. Gross Cr, Lindquist RD, Woolley AC, Granieri R, Allard K, Webster B. Clinical indicators of dehydration severity in elderly patients. Journal of Emergency Medicine. 1992; 10(3): 267–74.

13. Johnson DR, Douglas D, Hauswald M, Tandberg D. Dehydration and orthostatic vital signs in women with hyperemesis gravidarum. Academic Emergency Medicine. 1995; 2(8): 692–7.

14. Eaton D, Bannister P, Mulley GP, Connolly MJ. Axillary sweating in clinical assessment of dehydration in ill elderly patients. British Medical Journal. 1994; 308(6939): 1271.

15. Stéphan F, Flahault A, Dieudonné N, Hollande J, Paillard F, Bonnet F. Clinical evaluation of circulating blood volume in critically ill patients: Contribution of a clinical scoring system. British Journal of Anaesthesiology. 2001; 86(6): 754–62.

16. Bartok C, Schoeller DA, Sullivan JC, Clark RR, Landry GL. Hydration testing in collegiate wrestlers undergoing hypertonic dehydration. Medicine and Science in Sports and Exercise. 2004; 36(3): 510–7.

17. Biais M, Vidil L, Sarrabay P, Cottenceau V, Revel P, Sztark F. Changes in stroke volume induced by passive leg raising in spontaneously breathing patients: Comparison between echocardiography and Vigileo/FloTrac device. Critical Care. 2009; 13(6): R195.

18. Thiel SW, Kollef MH, Isakow W. Non-invasive stroke volume measurement and passive leg raising predict volume responsiveness in medical ICU patients: An observational cohort study. Critical Care. 2009; 13(4): R111.

19. Barbier C, Loubières Y, Schmit C, Hayon J, Ricôme JL, Jardin F et al. Respiratory changes in inferior vena cava diameter are helpful in predicting fluid responsiveness in ventilated septic patients. Intensive Care Medicine. 2004; 30(9): 1740–6.

20. Dey I, Sprivulis P. Emergency physicians can reliably assess emergency department patient cardiac output using theUSCOMcontinuouswaveDoppler cardiac output monitor. Emergency Medicine Australasia. 2005; 17(3): 193–9.

21. Schefold JC, Storm C, Bercker S, Pschowski R, Oppert M, Krüger A et al. Inferior vena cava diameter correlates with invasive hemodynamic measures in mechanically ventilated intensive care unit patients with sepsis. Journal of Emergency Medicine. 2010; 38(5): 623–37.

## 58章

1. Chu K, Brown A, Pillay R. Older patients' utilisation of emergency department resources: A cross-sectional study. Australian Health Review. 2001; 24(3): 44–52.

2. Downing A, Wilson R. Older people's use of accident and emergency services. Age and Ageing. 2005; 34(1): 24–30.

3. Roberts DC, Mckay MP, Shaffer A. Increasing rates of emergency department visits for elderly patients in the United States, 1993 to 2003. Annals of Emergency Medicine. 2008 51(6): 769–74.

4. Singal B, Hedges J, Rousseau E, Sanders A, Berstein E, Mcnamara R et al. Geriatric patient emergency visits. Part I: Comparison of visits by geriatric and younger patients. Annals of Emergency Medicine. 1992; 21(7): 802–7.

5. Aminzadeh F, Dalziel W. Older adults in the emergency department: A systematic review of patterns of use, adverse outcomes, and effectiveness of interventions. Annals of Emergency Medicine. 2002; 39(3): 238–47.

6. Inouye SK, Studenski S, Tinetti ME, Kuchel GA. Geriatric syndromes: Clinical, research, and policy implications of a core geriatric concept. Journal of the American Geriatric Society. 2007; 55(5): 780–91.

7. Hwang U, Morrison RS. The geriatric emergency department. Journal of the American Geriatric Society. 2007; 55(11): 1873–6.

8. Hogan T, Losman E, Carpenter C, Sauvigne K, Irmiter C, Emanuel L et al. Development of geriatric competencies for emergency medicine residents using an expert consensus process. Academic Emergency Medicine. 2010; 17(3): 316–24.

9. Hustey FM, Meldon SW. The prevalence and documentation of impaired mental status in elderly emergency department patients. Annals of Emergency Medicine. 2002; 39(3): 248–53.

10. Wilber ST, Carpenter CR, Hustey FM. The Six-Item Screener to detect cognitive impairment in older emergency department patients. Academic Emergency Medicine. 2008; 15(7): 613–6.

11. Carpenter CR, Bassett ER, Fischer GM, Shirshekan J, Galvin JE, Morris JC. Four sensitive screening tools to detect cognitive impairment in geriatric emergency department patients: Brief Alzheimer's screen, Short Blessed Test, Ottawa3DY, and the Caregiver Administered AD8. Academic Emergency Medicine. 2011 18(4): 374–84.

12. Carpenter CR, Despain B, Keeling TK, Shah M, Rothenberger M. The Six-Item Screener and AD8 for the detection of cognitive impairment in geriatric emergency department patients. Annals of Emergency Medicine. 2011; 57(6): 653–61.

13. Hirschman KB, Paik HH, Pines JM, Mccusker CM, Naylor MD, Hollander JE. Cognitive impairment among older adults in the emergency department. Western Journal of Emergency Medicine. 2011; 12(1): 56–62.

14. Elie M, Rousseau F, Cole M, Primeau F, Mccusker J, Bellavance F. Prevalence and detection of delirium in elderly emergency department patients. Canadian Medical Association Journal. 2000; 163(8): 977–81.

15. Wimo A, Winblad B, Jonsson L. The worldwide societal costs of dementia: Estimates for 2009. Alzheimers& Dementia. 2010; 6(2): 98–103.

16. Leslie DL, Marcantonio ER, Zhang Y, Leo-Summers L, Inouye SK. One-year health care costs associated with delirium in the elderly population. Archives of Internal Medicine. 2008; 168(1): 27–32.

17. Mccusker J, Bellavance F, Cardin S, Trepanier S, Verdon J, Ardman O. Detection of older people at increased risk of adverse health outcomes after an emergency visit: The ISAR screening tool. Journal of the American Geriatric Society. 1999; 47(10): 1229–37.

18. Runciman P, Currie CT, Nicol M, Green L, Mckay V. Discharge of elderly people from an accident and emergency department: Evaluation of health visitor follow-up. Journal of Advanced Nursing. 1996; 24(4): 711–8.

19. Meldon S, Mion L, Palmer R, Drew B, Connor J, Lewicki L et al. A brief risk-stratification tool to predict repeat emergency department visits and hospitalizations in older patients discharged from the emergency department. Academic Emergency Medicine. 2003; 10: 224–32.

20. Ganz DA, Bao Y, Shekelle PG, Rubenstein LZ. Will my patient fall? Journal of the American Medical Association. 2007; 297(1): 77–86.

21. Carr DB. Commentary: The role of the emergency physician in older driver safety. Annals of Emergency Medicine. 2004; 43(6): 747-8.

22. Nerney MP, Chin MH, Jin L, Karrison TG, Walter J, Mulliken R et al. Factors associated with older patients' satisfaction with care in an inner-city emergency department. Annals of Emergency Medicine. 2001; 32(2): 140-5.

23. Banerjee S, Samsi K, Petrie CD, Alvir J, Treglia M, Schwam EM et al. What do we know about quality of life in dementia? A review of the emerging evidence on the predictive and explanatory value of disease specific measures of health related quality of life in people with dementia. International Journal of Geriatric Psychiatry. 2009; 24(1): 15-24.

24. Brookmeyer R, Johnson E, Ziegler-Graham K, Arrighi HM. Forecasting the global burden of Alzheimer's disease. Alzheimer &Dementia. 2007; 3(3): 186-91.

25. Kawas C. Early Alzheimer's disease. New England Journal of Medicine. 2003; 349(11): 1056-63.

26. Morris JC. Mild cognitive impairment is early-stage Alzheimer disease: Time to revise diagnostic criteria. Archives of Neurology. 2006; 63(1): 15-6.

27. American Psychiatric Association. Diagnostic and statistical manual of mental disorders. 4th ed., text revision. Washington (DC): American Psychiatric Association; 2000.

28. Lewis L, Miller D, Morley J, Nork M, Lasater L. Unrecognized delirium in ED geriatric patients. American Journal of Emergency Medicine. 1995; 13(2): 142-5.

29. Han J, Zimmerman E, Cutler N, Schnelle J, Morandi A, Dittus R et al. Delirium in older emergency department patients: Recognition, risk factors, and psychomotor subtypes. Academic Emergency Medicine. 2009; 16(3): 193-200.

30. Terrell K, Hustey F, Hwang U, Gerson L, Wenger N. Quality indicators for geriatric emergency care. Academic Emergency Medicine. 2009 16(5): 441-9.

31. Carpenter C, Shah M, Hustey F, Heard K, Miller D. High yield research opportunities in geriatric emergency medicine research: Prehospital care, delirium, adverse drug events, and falls. Journal of Gerontology: Medical Sciences. 2011; 66(7): 775-83.

32. Fong TG, Jones RN, Shi P, Marcantonio ER, Yap L, Rudolph JL et al. Delirium accelerates cognitive decline in Alzheimer disease. Neurology. 2009; 72(18): 1570-5.

33. Saravay SM, Kaplowitz M, Kurek J, Zemen D, Pollack S, Novik S et al. How do delirium and dementia increase length of stay of elderly general medical inpatients? Psychosomatics. 2004; 45 (3): 235-42.

34. Han JH, Shintani A, Eden S, Morandi A, Solberg LM, Schnelle J et al. Delirium in the emergency department: An independent predictor of death within 6 months. Annals of Emergency Medicine. 2010; 56(3): 244-52.

35. Han JH, Bryce SN, Ely EW, Kripalani S,Morandi A, Shintani A et al. The effect of cognitive impairment on the accuracy of the presenting complaint and discharge instruction comprehension in older emergency department patients. Annals of Emergency Medicine. 2011; 57(6): 662-71.

36. Inouye SK, Van Dyck CH, Alessi CA, Balkin S, Siegal AP, Horwitz RI. Clarifying confusion: The confusion assessment method: A new method for detection of delirium. Annals of Internal Medicine. 1990; 113(12): 941-8.

37. Wong CL, J. H-L Simel DL, Straus SE. Does this patient have delirium? Value of bedside instruments. Journal of the American Medical Association. 2010; 304(7): 779-86.

38. Kannus P, Parkkari J, Koskinen S. Fall-induced injuries and deaths among older adults. Journal of the American Medical Association. 1999; 281: 1895-9.

39. Panel on Prevention of Falls in Older Persons. Summary of the updated American Geriatrics Society/British Geriatrics Society clinical practice guideline for prevention of falls in older persons.

Journal of the American Geriatric Society. 2011; 59(1): 148-57.

40. Close J, Ellis M, Hooper R, Glucksman E, Jackson S, Swift C. Prevention of falls in the elderly trial (PROFET): A randomised controlled trial. Lancet. 1999; 353(9147): 93-7.

41. Gates S, Lamb SE, Fisher JD, Cooke MW, Carter YH. Multifactorial assessment and targeted intervention for preventing falls and injuries among older people in community and emergency care settings: A systematic review and meta-analysis. British Medical Journal. 2008; 336: 130-3.

42. Ganz DA, Alkema GE, Wu S. It takes a village to prevent falls: Reconceptualizing fall prevention and management for older adults. Injury Prevention. 2008; 14: 266-71.

43. Folstein MF, Folstein SE, Mchugh PR. Mini-Mental State: A practical method for grading the cognitive state of patients for the clinician. Journal of Psychiatric Research. 1975; 12(3): 189-98.

44. Holsinger T, Deveau J, Boustani M, Williams JW. Does this patient have dementia? Journal of the American Medical Association. 2007; 297(21): 2391-404.

45. Carpenter CR. Does this patient have dementia? Annals of Emergency Medicine. 2008; 52(5): 554-6.

46. Nasreddine ZS, Phillips NA, B´edirian V, Charbonneau S, Whitehead V, Collin I et al. The Montreal Cognitive Assessment, Moca: A brief screening tool for mild cognitive impairment. Journal of the American Geriatric Society. 2005; 53(4): 695-9.

47. Ihl R, Frolich L, Dierks T, Martin EM, Maurer K. Differential validity of psychometric tests in dementia of the Alzheimer type. Psychiatry Research. 1992; 44(4): 93-106.

48. Scazufca M, Almeida OP, Vallada HP, Tasse WA, Menezes PR. Limitations of the Mini-Mental State Examination for screening dementia in a community with low socioeconomic status: Results from the Sao Paulo Ageing & Health Study. European Archives of Psychiatry and Clinical Neuroscience. 2009; 259(1): 8-15.

49. Wilber S, Lofgren S, Mager T, Blanda M, Gerson L. An evaluation of two screening tools for cognitive impairment in older emergency department patients. Academic Emergency Medicine. 2005; 12: 612-6.

50. Close J, Hooper R, Glucksman E, Jackson S, Swift C. Predictors of falls in a high risk population: Results from the Prevention of Falls in the Elderly Trial (Profet). Emergency Medicine Journal. 2003; 20(5): 421-5.

51. Carpenter CR, Scheatzle MD, D'Antonio JA, Ricci PT, Coben JH. Identification of fall risk factors in older adult emergency department patients. Academic Emergency Medicine. 2009; 16 (3): 211-9.

52. Monette J, Galbaud Du Fort G, Fung SH, Massoud F, Moride Y, Arsenault L et al. Evaluation of the Confusion Assessment Method (CAM) as a screening tool for delirium in the emergency room. General Hospital Psychiatry. 2001; 23(1): 20-5.

53. Ely EW, Inouye SK, Bernard GR, Gordon S, Francis J, May L et al. Delirium in mechanically ventilated patients: Validity and reliability of the Confusion Assessment Method for the Intensive Care Unit (CAM-ICU). Journal of the American Medical Association. 2001; 286(21): 2703-10.

# 索 引

## 和 文

### あ～お

| | |
|---|---|
| アイケア眼圧計 | 220～224 |
| 圧迫骨折 | 231, 233 |
| アミラーゼ | 171 |
| 一過性脳虚血発作 | 204 |
| 医療コスト | 26 |
| 陰性適中率（NPV） | 12, 14 |
| インデックス検査 | 33 |
| 咽頭炎 | 125, 127 |
| 咽頭痛 | 125, 126 |
| 陰嚢痛 | 190 |
| 陰嚢の変色 | 192 |
| インフルエンザ | 156 |
| 埋め込み型自動起動式ループレコーダー（ILR） | 110 |
| 運動負荷心電図試験 | 103 |
| 壊死性筋膜炎 | 118, 120 |
| エビデンスに基づく医療（EBM） | 5 |
| 横隔膜損傷 | 83 |
| 嘔吐 | 188, 192 |
| 悪心 | 192 |
| オタワ足関節ルール | 3, 54 |
| オタワ膝ルール | 52 |
| オタワルール | 23 |
| オッカムの剃刀 | 4 |
| オッズ | 12, 16 |

### か～こ

| | |
|---|---|
| 改訂Genevaスコア | 214 |
| ガイドライン | 29 |
| 解剖的嗅ぎタバコ入れ（anatomical snuffbox） | 80 |
| 確認バイアス | 24 |
| 顎跛行 | 217, 219 |
| 確率 | 12, 16 |
| 下肢挙上 | 235, 237 |
| 過少使用 | 27 |
| 過剰使用 | 27 |
| カットオフ値 | 19 |
| カットオフバイアス | 34 |
| カナダ頚椎ルール（CCR） | 3, 25, 38, 47 |
| カナダ頭部CTルール | 22, 23, 63 |
| 化膿性関節炎 | 142 |
| カリフォルニア・ルール | 205 |
| 間隔バイアス | 34 |
| 間欠的精巣捻転（ITT） | 193 |

| | |
|---|---|
| 観察者バイアス | 24 |
| 感染性心内膜炎 | 121～124 |
| 感度 | 12, 13, 24 |
| 冠動脈CT検査 | 104, 106 |
| 冠動脈疾患（CAD） | 100 |
| 眼内圧亢進 | 220 |
| 気管支喘息 | 225 |
| 偽痙攣 | 207 |
| 北アメリカ胸痛ルール | 107 |
| 救急科失神リスク層別化（ROSE）ルール | 96, 98 |
| 救急科敗血症死亡率（MEDS） | 137, 140 |
| 急性冠症候群（ACS） | 100 |
| 急性腎盂腎炎 | 191 |
| 急性心筋梗塞（AMI） | 100 |
| 急性膵炎 | 164, 171 |
| 急性単関節炎 | 142 |
| 急性胆嚢炎 | 164, 179 |
| 急性虫垂炎 | 164, 174 |
| 急性背部痛 | 231 |
| 強直性脊椎炎 | 231, 233 |
| 胸腹部外傷 | 84 |
| 胸部大動脈解離 | 182 |
| 虚血性脳卒中 | 201 |
| 区間尤度比 | 12, 13, 17, 21 |
| くも膜下出血 | 198 |
| グラスゴー・コーマ・スケール | 22 |
| クラスターランダム化試験 | 25 |
| クラミジア感染症 | 152 |
| クラミジア・トラコマチス（Chlamydia trachomatis） | 152 |
| クリニカル・クエスチョン | 7 |
| クリニカル・ディシジョン・サポート | 29 |
| クリニカル・パス | 29 |
| 経胸壁心臓超音波検査（TTE） | 122 |
| 憩室炎 | 191 |
| 経静脈的尿路造影 | 188 |
| 経食道超音波検査（TEE） | 121, 122 |
| 携帯式ドップラー（HHD） | 195 |
| 痙攣 | 206 |
| ゲシュタルト | 156 |
| ケース・コントロール研究 | 11 |
| 血液培養 | 121～124 |
| 血栓溶解療法 | 201 |
| 血尿 | 188 |
| 検査閾値 | 4 |
| 検査後確率 | 5, 12, 13 |

269

| | |
|---|---|
| 検査参照バイアス | 34 |
| 検査前確率 | 4, 12, 13 |
| 検査-治療閾値 | 4 |
| 高解像度超音波検査（HRUS） | 195 |
| 高感度トロポニン | 102 |
| 口腔内乾燥 | 235 〜 237 |
| 抗血小板薬 | 204 |
| 抗てんかん薬 | 207 |
| 硬膜外膿瘍 | 231 |
| コクラン共同計画 | 8, 33 |
| 誤使用 | 27 |
| 骨髄炎 | 146 |
| 骨盤内炎症性疾患（PID） | 152, 191 |
| コホート研究 | 11 |
| ゴールドマン圧平眼圧計 | 220, 221 |

## さ～そ

| | |
|---|---|
| 再帰分割法 | 24 |
| 細菌性咽頭炎（A群溶連菌） | 125 |
| 細菌性髄膜炎 | 114, 115 |
| 細菌性髄膜炎スコア（BMS） | 114, 115 |
| 参照基準 | 9 |
| 参照バイアス | 34 |
| サンフランシスコ失神ルール（San Francisco syncope rule） | |
| | 96, 97 |
| シェッツ眼圧計 | 220 〜 224 |
| 子癇 | 206 |
| 子癇前症 | 207 |
| 時間バイアス | 34 |
| 試験紙法 | 135 |
| 四肢穿通性外傷 | 87 |
| システマティックレビュー | 10, 32 |
| 舌の深い溝 | 235, 236 |
| 失神 | 96 |
| 質調整生存年 | 36 |
| シャルコー関節症（Charcot neuropathy） | 148 |
| 舟状骨骨折 | 80 |
| 舟状骨不顕性骨折 | 80 |
| 重症急性呼吸器症候群（SARS） | 156 |
| 重症細菌感染症 | 116, 117 |
| 重症軟部組織感染症 | 118 |
| 出血性脳卒中 | 201 |
| 出版バイアス | 34 |
| 循環血液量減少 | 235 |
| 小腸閉塞（SBO） | 168, 191 |
| 静脈血栓塞栓症（VTE） | 210 |
| 症例シリーズ | 11 |
| 症例報告 | 11 |
| 心因性痙攣 | 207 |
| 心エコー検査 | 103 |

| | |
|---|---|
| 心筋型クレアチンキナーゼ（CK-MB） | 101, 102 |
| 心筋挫傷 | 69 |
| 神経性痙攣 | 207 |
| 心室頻拍（VT） | 108 |
| 腎疝痛 | 164 |
| 心臓超音波検査 | 121, 123 |
| 心臓バイオマーカー | 106 |
| 迅速簡易超音波検査法 | 83 |
| 診断参照バイアス | 34 |
| 診断的腹腔内洗浄法（DPL） | 50, 83 |
| 深部静脈血栓症（DVT） | 210 |
| 心不全 | 92 |
| 心房細動（atrial fibrillation） | 108 |
| 信頼区間 | 12 |
| 髄液細胞増加（CSF pleocytosis） | 114, 115 |
| 性行為感染症 | 152 |
| 精査バイアス | 34 |
| 精巣挙筋反射 | 192 |
| 精巣上体炎 | 195 |
| 精巣シンチグラフィー | 193 |
| 精巣超音波検査 | 193 |
| 精巣捻転 | 164 |
| 脊髄感染症 | 231 |
| 赤血球沈降速度（ESR） | 217 〜 219 |
| 全身性炎症反応 | 137 |
| センタークライテリア | 125, 127 |
| 前腹部損傷 | 85 |
| せん妄 | 238 |
| 早期目標指向型治療（EGDT） | 137 |
| 側頭動脈炎 | 217, 219 |
| 側頭動脈生検 | 217, 218 |
| 側頭動脈超音波検査 | 217 〜 219 |
| 側背部損傷 | 84 |
| 側腹部痛 | 188 |
| 鼠径部痛 | 188 |

## た～と

| | |
|---|---|
| 体液量減少 | 235 |
| 体外式非ループ式心電図レコーダー（PER） | 110 |
| 体外衝撃波砕石術（ESWL） | 188 |
| 大動脈緊急疾患 | 164 |
| 多検出器列CT血管造影 | 215 |
| 脱水 | 235 |
| 多変量解析 | 11 |
| 単純性熱性痙攣 | 206 |
| 胆嚢炎 | 191 |
| 中心静脈酸素飽和度（ScvO2） | 138 |
| 虫垂炎 | 191 |
| 超音波検査下大静脈径測定 | 235 |
| 超音波心拍出モニター | 235 |

270 索引

| | |
|---|---|
| 腸閉塞 | 164 |
| 椎間板ヘルニア | 233 |
| 適中率（予測値） | 14, 24 |
| デューク・クライテリア | 121 ～ 123 |
| てんかん | 207 |
| てんかん重積状態 | 206 |
| 動悸 | 108 |
| 糖尿病性骨髄炎 | 146 |
| 動脈圧インデックス | 87 |
| 特異度 | 12, 13, 24 |
| トノペン | 220 ～ 224 |
| トルサード・ド・ポアン（torsades de pointes） | 108 |
| トロポニン I | 69, 101, 102 |
| トロポニン T | 101, 102 |
| 鈍的胸部外傷 | 69 |
| 鈍的頚部外傷 | 77 |
| 鈍的脳血管損傷 | 77 |

## な～の

| | |
|---|---|
| 軟部組織感染症 | 118 |
| 二重参照基準バイアス | 33 |
| 乳酸 | 138 |
| ニューオリンズ・クライテリア | 63 |
| 尿管疝痛 | 189 |
| 尿試験紙法 | 136 |
| 尿潜血 | 188 |
| 尿培養 | 135, 136 |
| 尿分析 | 135, 136 |
| 尿路感染症 | 135, 136 |
| 認知機能障害 | 238 |
| 認知症 | 238 |
| 熱源不明（FWS） | 160 |
| 脳性ナトリウム利尿ペプチド（BNP） | 92, 93 |
| 脳卒中 | 201, 204 |

## は～ほ

| | |
|---|---|
| バイアス | 11 |
| 肺炎 | 131, 191 |
| 肺炎球菌ワクチン（pneumococcal conjugate vaccine） | 114 |
| 背景バイアス | 33 |
| 敗血症 | 137 |
| 敗血症性ショック | 137 |
| 肺塞栓症（PE） | 210 |
| 馬尾症候群 | 231 |
| 範囲バイアス | 34 |
| 非外傷性くも膜下出血（SAH） | 198 |
| 非骨傷性脊髄損傷（SCIWORA） | 46 |
| ピッツバーグ膝ルール | 52 |
| 皮膚のツルゴール | 235 |
| 費用対効果 | 25 |

| | |
|---|---|
| 非淋菌性化膿性関節炎 | 142 |
| 不安定型狭心症（UA） | 100 |
| フィラデルフィア・プロトコール（Philadelphia protocol） | 116, 117 |
| 負荷MRI試験 | 103 |
| 不確定参照基準バイアス | 34 |
| 負荷心エコー検査 | 103 |
| 負荷心筋血流イメージング | 103 |
| 複雑性熱性痙攣 | 206 |
| 副鼻腔炎 | 128 ～ 130 |
| 腹部穿通性外傷 | 83 |
| 腹部大動脈瘤（AAA） | 182, 231 |
| 不顕性股関節骨折 | 73 |
| 不適切な洞性頻脈（inappropriate sinus tachycardia） | 108 |
| プロカルシトニン | 122, 123, 132, 133, 138 |
| 分割サンプリング検証法 | 24 |
| 米国感染症学会（IDSA） | 126, 127 |
| 米国小児科学会（AAP） | 126 |
| ベイズの定理 | 18 |
| 包含バイアス | 34 |
| 母指スピカスプリント | 80 |
| ボストン失神ルール（Boston syncope rule） | 96 ～ 98 |
| 発作性上室心拍（PSVT） | 108 |
| ホルター心電図 | 110 |

## ま～も

| | |
|---|---|
| マルチスライスCT（MDCT） | 105 |
| ミニメンタルステート検査（MMSE） | 239 |
| 無菌性髄膜炎 | 114 |
| メタアナリシス | 10 |
| メニンギテスト・クライテリア（meningitest criteria） | 115 |
| 盲検化 | 24 |
| 毛細血管再充満 | 235 ～ 237 |

## や～よ

| | |
|---|---|
| 尤度比 | 12, 16 ～ 18, 24 |
| 有病率 | 12, 13 |
| 陽性適中率（PPV） | 12, 14 |
| 腰椎穿刺 | 198 |
| 溶連菌迅速検査 | 126 |
| 予測値（適中率） | 14, 24 |

## ら～ろ

| | |
|---|---|
| 卵巣捻転 | 164, 184 |
| ランダム化比較試験 | 11 |
| 罹患率 | 12, 13 |
| リスク許容度 | 5 |
| リパーゼ | 171 |
| 緑内障 | 220 |
| 淋菌（Neisseria gonorrhea） | 152 |

ループメモリーつき心電図イベントレコーダー（CER）········ 110
ループメモリーを搭載した自動起動式イベントモニター（Auto-
　CER）······································································ 110
レッドフラッグ··································································· 232

連続した臨床的評価··························································· 83
老年症候群······································································ 238
ロジスティック回帰分析······················································ 24
ロチェスター・クライテリア（Rochester criteria）······ 116，117

# 欧 文

## 数字・ギリシャ文字

2点超音波検査（two-point ultrasound）···················· 210，213
2×2表········································································ 12，24
Ⅲ音··············································································· 94
4血管デジタルサブトラクション血管造影·································· 78
95％信頼区間·································································· 18，24
κ統計量··········································································· 24

## A ～ E

A群β溶連菌···································································· 125
A群溶連菌（GAS）···························································· 125
A群溶連菌性咽頭炎··························································· 126
AAA（腹部大動脈瘤）····················································· 182，231
AAP（American Academy of Pediatrics）····························· 126
ABCDルール···································································· 205
ABCD²ルール································································ 204，205
ABCD²Iルール·································································· 205
ABCD³I············································································ 205
ACP-ASIM（American College of Physician および American
　Society of Internal Medicine）········································· 126
ACS（急性冠症候群）························································ 100
AD8················································································ 239
Alvaradoスコア································································· 174
American Academy of Pediatrics（AAP）····························· 126
American College of Physician および American Society of Internal
　Medicine（ACP-ASIM）················································· 126
AMI（急性心筋梗塞）························································ 100
anatomical snuffbox（解剖的嗅ぎタバコ入れ）······················· 80
APACHE Ⅱスコア··························································· 141，172
atrial fibrillation（心房細動）··············································· 108
Auto-CER（auto-triggered event monitors with ooping memory）
　·················································································· 110
bacterial meningitis score（BMS）······································ 114，115
Balthazar score································································ 172
BAS（Brief Alzheimer's Screen）······································ 238，239
belly labs········································································· 166
BMS（bacterial meningitis score）····································· 114，115
BNP（脳性ナトリウム利尿ペプチド）·································· 92，93
Boston syncope rule（ボストン失神ルール）······················ 96 ～ 98

Brief Alzheimer's Screen（BAS）······································ 238，239
CAD（coronary artery disease）··········································· 100
CAM（Confusion Assessment Method）······················238，239，241
Canadian assessment of tomography for childhood head injury
　（CATCH）····································································· 59
Canadian C-spine rules（CCR）······································· 3，25，38
Canadian head CT rule··············································· 22，23，63
CATCH（Canadian assessment of tomography for childhood head
　injury）········································································· 59
CCR（Canadian C-spine rules）································· 3，25，38，47
central venous oxygen saturation（ScvO₂）···························· 138
CER（event recorders with looping memory）························ 110
CHALICE（Children's Head Injury Algorithm for the Prediction of
　Important Clinical Events）················································ 58
Charcot neuropathy（シャルコー関節症）······························ 148
Chlamydia trachomatis（クラミジア・トラコマチス）················ 152
CINAHL············································································· 8
CK-MB（心筋型クレアチンキナーゼ）·································· 101，102
Confusion Assessment Method（CAM）······················238，239，241
context bias········································································ 33
coronary artery disease（CAD）··········································· 100
CSF pleocytosis（髄液細胞増加）······································ 114，115
CT静脈造影································································· 210，215
CTSI················································································ 172
CURB-65····································································· 131 ～ 134
cutoff bias·········································································· 34
Dダイマー検査··········································· 182，210，212
Delirium Observation Screening Scale（DOSS）···················· 241
diagnostic review bias·························································· 34
Diaton眼圧計································································· 221，223
DOSS（Delirium Observation Screening Scale）······················ 241
double criterion standard bias················································ 33
DPL（診断的腹腔内洗浄法）············································ 50，83
DVT（深部静脈血栓症）······················································ 210
EBM（evidence-based medicine）············································ 5
EGDT（Early Goal-directed therapy）····································· 137
EMBASE············································································ 8
ESR（赤血球沈降速度）·················································· 217 ～ 219
ESWL（体外衝撃波砕石術）··················································· 188
event recorders with looping memory（CER）························· 110

| | | | | |
|---|---|
| evidence-based medicine（EBM）……………… 5 | misuse ……………………………………… 27 |
| external event recorders without a loop（PER）……… 110 | MMSE（ミニメンタルステート検査）……………… 239 |
| | MOOSE声明 ………………………………… 33 |

## F ～ J

| | |
|---|---|
| FAST ………………………………………… 50 | Mortality in Emergency Department Sepsis（MEDS）… 137，140 |
| FWS（熱源不明）…………………………… 160 | MRI拡散強調画像 ………………………… 201 |
| GAR（Global Attentiveness Rating）………… 241 | Neisseria gonorrhea（淋菌）……………… 152 |
| GAS（A群溶連菌）………………………… 125 | NEXUS（National Emergency X-ray Utilization Study）… 38，67 |
| GCS（Glasgow Come Scale）………………… 22 | NEXUS低リスク・クライテリア ………………… 47 |
| Geneva スコア ………………………… 210，214 | NEXUS低リスク・ルール（NLR）……………… 38 |
| Global Attentiveness Rating（GAR）………… 241 | NEXUS II頭部CTルール ……………………… 67 |
| GRADE基準 ………………………………… 35 | NLR（NEXUS 低リスク・ルール）……………… 38 |
| H1N1 豚インフルエンザ……………………… 156 | NPV（陰性適中率）………………………… 12，14 |
| Haemophilus influenzae type B vaccine ……… 114 | NT-proBNP ………………………………… 95 |
| hard sign …………………………………… 87 | Nu-DESC（Nursing Delirium Screening Scale）… 241 |
| HHD（handheld Doppler）…………………… 195 | Occam's razor ……………………………… 4 |
| Hibワクチン ……………………………… 114 | odds ratio ………………………………… 16 |
| HRUS（high-resolution ultrasonography）…… 195 | OESIL ルール ……………………………… 96，97 |
| IDSA（Infectious Disease Society of America）……… 126，127 | Osservatorio Epidemiologico sulla Sincope nel Lazio（OESIL） |
| ILR（implantable auto-triggered loop recorder）……… 110 | リスク・スコア ……………………………… 96 |
| inappropriate sinus tachycardia（不適切な洞性頻脈）……… 108 | Ottawa ankle rule ………………………… 3，54 |
| incidence …………………………………… 13 | Ottawa rule ………………………………… 23 |
| incidentaloma …………………………… 27，29 | overuse ……………………………………… 27 |
| incorporation bias………………………… 34 | padded dash syndrome ……………………… 77 |
| indeterminate criterion standard bias ……… 34 | paroxysmal supraventricular tachycardia（PSVT）………… 108 |
| index test ………………………………… 33 | PASS（Pediatric Assessment Severity Score）……… 225，226 |
| Infectious Disease Society of America（IDSA）……… 126，127 | PE（肺塞栓症）…………………………… 210 |
| Injury Severity Scores …………………… 70 | PECARN（Pediatric Emergency Care Applied Research Network） |
| intermittent testicular torsion（ITT）……… 193 | …………………………………… 45，57 |
| interval bias ……………………………… 34 | Pediatric Assessment Severity Score（PASS）……… 225，226 |
| interval likelihood ratio ………………… 12 | Pediatric Emergency Research Canada（PERC）…………… 59 |
| IO Pen …………………………………… 222 | Pediatric Respiratory Assessment Measure（PRAM）… 225，226 |
| ITT（intermittent testicular torsion）……… 193 | PER（external event recorders without a loop）………… 110 |
| | PERC（Pediatric Emergency Research Canada）………… 59 |

## L ～ P

| | |
|---|---|
| Laboratory Risk Indicator for Necrotizing Fasciitis（LRINEC） | PERC（Pulmonary Embolism Research Consortium）クライテリ |
| …………………………………………… 118 | ア ………………………………………… 214 |
| likelihood ………………………………… 16 | PERC ルール ……………………………… 210 |
| LILACS …………………………………… 8 | Philadelphia protocol（フィラデルフィア・プロトコール） |
| LP ………………………………………… 198 | …………………………………… 116，117 |
| LRINEC（Laboratory Risk Indicator for Necrotizing Fasciitis） | PICO ……………………………………… 8 |
| …………………………………………… 118 | PID（骨盤内炎症性疾患）……………… 152，191 |
| LRINEC スコア …………………………… 120 | PIROスコア ……………………………… 141 |
| McIssac の修正によるセンタークライテリア…………… 125，126 | pneumococcal conjugate vaccine（肺炎球菌ワクチン）……… 114 |
| MDCT（マルチスライスCT）………………… 105 | Pneumonia Severity Index ………………… 131，132 |
| Medical Subject Headings（MeSH）………… 8 | POC（point of care）検査 ………………… 138 |
| MEDLINE…………………………………… 8 | PPV（陽性適中率）………………………… 12，14 |
| MEDS（Mortality in Emergency Department Sepsis）… 137，140 | PRAM（pediatric respiratory assessment measure）…… 225，226 |
| meningitest criteria（メニンギテスト・クライテリア）……… 115 | prevalence ………………………………… 13 |
| MeSH（Medical Subject Headings）…………… 8 | probability ………………………………… 16 |
| | PSI ………………………………………… 133，134 |
| | PSVT（paroxysmal supraventricular tachycardia）………… 108 |

publication bias ················· 34

PubMed ················· 8

Pulmonary Embolism Research Consortium（PERC）クライテリア ················· 214

## Q 〜 U

QALY（quality-adjusted life years）················· 36

QT延長症候群 ················· 108

QUADAS法 ················· 32

Ranson らのスコア ················· 172

review bias ················· 34

risk stratification syncope in the ED（ROSE）ルール ······ 96，98

risk tolerance ················· 5

ROC曲線（receiver operator characteristic curve）··· 12，19，34

Rochester criteria（ロチェスター・クライテリア）······ 116，117

ROSE（risk stratification syncope in the ED）ルール ······ 96，98

SAH（非外傷性くも膜下出血）················· 198

San Francisco syncope rule（サンフランシスコ失神ルール）················· 96，97

SARS（重症急性呼吸器症候群）················· 156

SBO（small bowel obstruction）················· 168

SCIWORA（spinal cord injury without radiographic abnormality）················· 46

ScvO₂（central venous oxygen saturation）················· 138

sensitivity ················· 13

Sgarbosa クライテリア ················· 100

Short Blessed Test ················· 238，239

SIRS ················· 137

SIRS スコア ················· 172

small bowel obstruction（SBO）················· 168，191

Snout ················· 14

soft sign ················· 87

specificity ················· 13

SPECT ················· 103

spectrum bias ················· 34

Spin ················· 14

spinal cord injury without radiographic abnormality（SCIWORA）················· 46

Staphylococcus aureus ················· 146

STARD基準 ················· 32

TEE（経食道超音波検査）················· 121，122

temporal bias ················· 34

test review bias ················· 34

TIA ················· 204

torsades de pointes（トルサード・ド・ポアン）················· 108

tPA ················· 201

TTE（経胸壁心臓超音波検査）················· 122

two-point ultrasound（2点超音波検査）················· 210，213

UA（不安定型狭心症）················· 100

underuse ················· 27

UpToDate ················· 8

## V 〜 Z

VT（ventricular tachycardia）················· 108

VTE（静脈血栓塞栓症）················· 210

Wells クライテリア ················· 15，210

Wells 診断基準 ················· 213

workup bias ················· 34

監訳者

**阿部智一**（あべ・としかず）
筑波メディカルセンター病院救急診療科

---

**EBM 救急医学 クリニカル・ディシジョン・ルールと診断テスト**

2016 年 11 月 25 日　初版第 1 刷発行

| | |
|---|---|
| 著　　者 | J. M. パインズ，C. R. カーペンター |
| | A. S. ラジャ，J. D. シューア |
| 監訳者 | 阿部智一 |
| 発行者 | 西村正徳 |
| 発行所 | 西村書店 |
| | 東京出版編集部 |
| | 〒 102-0071 東京都千代田区富士見 2-4-6 |
| | Tel.03-3239-7671　Fax.03-3239-7622 |
| | www.nishimurashoten.co.jp |
| 印　　刷 | 三報社印刷株式会社 |
| 製　　本 | 株式会社難波製本 |

---

本書の内容を無断で複写・複製・転載すると，著作権および出版権の侵害となることがありますのでご注意ください。

ISBN 978-4-89013-468-7

## 西村書店 好評図書

### ポケット判 カラー 内科学

[総編集] 門脇 孝／永井良三
[編集委員] 赤林 朗／大内尉義／黒川峰夫／小池和彦
辻 省次／長瀬隆英／藤田敏郎／森屋恭爾／山本一彦
● B6判・2004頁・カラー図表2740点　◆本体 4,900円

全国の大学・基幹病院の第一線の専門医が執筆！

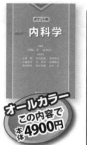

オールカラー
この内容で
本体4900円

いつでも使える、持ち運べる、ハンディサイズで内容充実。ゲノム研究や EBM の最新知見、疾患の概念・病態生理から診断・治療まで、ふんだんな図表でビジュアルにわかりやすく解説。チーム医療に必携。

### カラー版 内科学

図も文字も見やすいワイド版 !!

● B5判　◆本体 14,000円

◆大学図書館・各種医療機関・医療関係者 必備!!

新潟大学名誉教授
日本臨床内科医会顧問　**柴田 昭**氏 推薦！

・従来にない新しいスタイルの注目すべき書。
・読者はこれを座右において必要に応じて目的箇所を読めばよい。
・自信をもってお薦めできる内科教科書である

---

圧倒的に美しい**フルカラーイラスト**、"生きた"ビジュアル解剖学！

### 解剖学　基礎と臨床に役立つ 《全3巻》

【著】ベン・パンスキー
　　　トーマス・R・ジェスト

● B5 判・並製

Ⅰ 背部・上肢・下肢
【訳】星 治　288頁　◆本体 2,800円

Ⅱ 胸部・腹部・骨盤と会陰
【訳】海藤 俊行　312頁　◆本体 2,800円

Ⅲ 頸部・頭部・脳と脳神経
【監訳】樋田 一徳　376頁　◆本体 2,900円

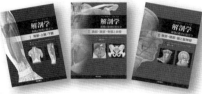

構造と機能の関係の重要性が強調された、フルカラーイラストと概略的かつ網羅的なテキスト。各項目ごとに、臨床的な情報に富んだ「臨床的考察」を付加。三分冊で持ち運びもでき、手軽に本が開ける。

---

### カラー版 循環器病学　基礎と臨床

[編集] 川名正敏／北風政史／小室一成／室原豊明／山崎 力／山下武志
● B5判・1540頁・カラー図表 約1400点　◆本体 16,000円

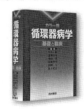

わが国の現状に最もマッチした「循環器病学」体系。最前線で活躍する各分野のエキスパートが執筆。循環器病学の基本から最新の知識まで網羅。

### カラー版 循環器病学 アップデート版

ゲノム・iPS 細胞から structural heart disease・補助人工心臓まで

● B5判・200頁　◆本体 6,500円

---

### カラー版 消化器病学　基礎と臨床

[編集] 浅香正博／菅野健太郎／千葉 勉　● B5判・1560頁　◆本体 19,500円

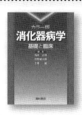

最新の知識からなる消化器病学のスタンダード。消化器病学の「今」がわかる。消化器病学領域における基礎と臨床、国内外のエビデンス、最新知見を網羅。第一線で活躍する執筆陣約 500 名。

---

### 糖尿病学

[編集] 門脇 孝／荒木栄一／稲垣暢也／植木浩二郎／羽田勝計／綿田裕孝
● B5判・636頁　◆本体 12,000円

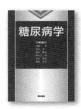

糖尿病学の今がわかる最新の知識からなる決定版。深い理解につながるようなオールカラーの図表をふんだんに盛り込んだ、目にも訴える超ビジュアルなレイアウト。

---

※価格はすべて本体（税別）

西村書店 好評図書

## スワルツ 身体診察法 ―病歴と検査―

問診の和文・英文併記！

[著] M.H.スワルツ　[日本語版監修] 宮城征四郎／納　光弘
[監訳] 西垂水和隆／吉嶺厚生／成田　雅／入江聰五郎／徳田安春　●B5判・664頁　◆本体 **6,800** 円

米国医学界における身体診察法の第一人者によるテキスト。あえてテクノロジーに依存しない旧式のアプローチを強調し、病歴聴取と診察の技術を各章ごとに配置。900以上の症例写真、イラストで解説。

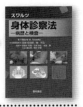

## カラー すぐわかる 腹部エコー超入門

[著] 光井　洋　●B6変型・176頁　◆本体 **1,900** 円

研修医、消化器病非専門医、検査技師が、腹部エコーの基本をマスターするための一冊。装置の各部の名称、プローブの握り方やゼリーの塗り方から検査のコツ、陥りやすいミス、上達するヒントまで。

## カラー版 現場で役立つ 小児救急アトラス

[編集] 内山　聖／安次嶺　馨　●B5判・412頁　◆本体 **3,800** 円

救急外来を訪れる小児患者への最新かつ適切な診断方法と対応を、写真や図表とともに明解に解説。基本手技から症状・各領域の疾患、事故・外傷まで、全135項目を収録。

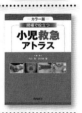

## カラー ER心電図の超速診断

救急現場で初心者から役立つ

[著] J.L. マーティンデール／D.F.M. ブラウン　[監訳] 岩瀬三紀
●B5判ヨコ長・468頁　◆本体 **6,500** 円

世界の最高峰、マス・ジェネラル病院(MGH)のER心電図読解法。波形の重要ポイントはカラーで差別化、平易で視覚的。救急の現場でも、すぐに判読できるようになる。約200の症例で徹底的に習得。

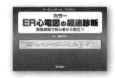

## 判読 ER 心電図 ―実際の症例で鍛える―

Ⅰ 基本編　Ⅱ 応用編

[著] マトゥー／ブラディ
Ⅰ▶ [監訳] 岩瀬三紀　●B5判・164頁　◆本体 **2,800** 円
Ⅱ▶ [監訳] 岩瀬三紀／佐藤直樹／長谷部直幸　●B5判・200頁　◆本体 **3,200** 円

他に類をみない、実際のER心電図を使った判読トレーニング。簡潔な病歴とボリュームのある心電図ファイル、的を射た適切な解説。ERにおいて特に重要な救急疾患の心電図が繰り返し出てくる。

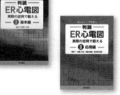

## カラー版 救急・集中治療ビジュアル診断

[編] C.P.ホルステージ／A.B.ベーア／J.M.パインズ／W.J.ブレイディ　[監訳] 阿部智一
●B5判・256頁　◆本体 **6,500** 円

救急・集中治療の現場で出会う典型例を、実際の症例写真を豊富に使い紹介することで、臨床に即対応可能に。詳細な解説により、診断のてがかりや基準、治療プランの立て方などが身につく。

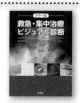

## 救急外来トリアージ

アメリカ救急看護学会・救急医学会 推薦　5段階トリアージプロトコール

[著] J.ブリッグス他　[監訳] 阿部智一／徳田安春　●B6変型・288頁　◆本体 **1,800** 円

米国救急医療のスタンダード！ 患者評価の国際標準である5段階トリアージを採用。すべての年齢層における120種類の訴えを網羅。効果的なトリアージ決定に役立つ鑑別診断のチャート。

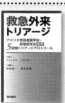

※価格はすべて本体(税別)